JEAN GAGNON, PH. D.

Évaluation psychologique de l'adulte en clinique

JFD Éditions

Évaluation psychologique de l'adulte en clinique
Jean Gagnon, Ph. D.

Catalogage avant publication de Bibliothèque et Archives nationales du Québec et Bibliothèque et Archives Canada

Titre : Évaluation psychologique de l'adulte en clinique

Noms : Jean Gagnon, Ph. D.

Les Éditions JFD inc.
CP 15 Succ. Rosemont
Montréal (Québec)
H1X 3B6

Courriel : info@editionsjfd.com
Web : editionsjfd.com

ISBN : 978-2-89799-681-9

Dépôt légal : 4e trimestre 2025
Bibliothèque et Archives nationales du Québec
Bibliothèque et Archives Canada

Imprimé au Québec

À Agneta, Andreas et Mikhaïl

To look at a star by glances — to view it in a sidelong way, by turning toward it the exterior portions of the retina (more susceptible of faint impressions of light than the interior), is to behold the star distinctly — is to have the best appreciation of its lustre — a lustre which grows dim just in proportion as we turn our vision fully upon it.

— Edgar Allan Poe, *The Murders in the Rue Morgue* (1841)

TABLE DES MATIÈRES

LISTE DES TABLEAUX

LISTE DES FIGURES

NOTE AU LECTEUR

Dans le souci d'alléger la lecture et de favoriser la fluidité du texte, l'usage du genre masculin a été retenu pour désigner le client et le clinicien. Ce choix n'implique aucune intention d'exclusion et doit être compris comme englobant toutes les identités de genre.

Par ailleurs, les questionnaires et instruments d'évaluation mentionnés dans cet ouvrage sont généralement présentés sous leur appellation originale en anglais, conformément à leur nom officiel dans la littérature scientifique. Le lecteur est invité à vérifier, au besoin, l'existence de versions francophones validées de ces outils, notamment lorsqu'une utilisation en contexte clinique francophone est envisagée.

TABLE DES INSTRUMENTS PSYCHOLOGIQUES

b) Instruments pour la formulation de cas et la planification du traitement

   i. *Intolerance of Uncertainty Scale* (IUS)

   ii. *Why-Worry-II* (WW-II)

   iii. *Negative Problem Orientation Questionnaire* (NPOQ)

   iv. *Cognitive Avoidance Questionnaire* (CAQ)

   v. *Beck Anxiety Inventory* (BAI)

5. Instruments pour l'évaluation des troubles de la personnalité

a) Instruments à visée diagnostique

   i. *Structured Clinical Interview for DSM-5 – Personality Disorders* (SCID-5-PD)

   ii. *Structured Clinical Interview for DSM-5 – Alternative Model for Personality Disorders* (SCID-5-AMPD)

b) Instruments pour la formulation de cas et la planification du traitement

   i. *Personality Belief Questionnaire* (PBQ)

   ii. *Psychodiagnostic Chart–2* (PDC-2)

6. Instruments pour mesurer le suivi et l'alliance thérapeutique

a) *Outcome Questionnaire-45* (OQ-45)

b) *Working Alliance Inventory* (WAI)

c) *Revised Helping Alliance Questionnaire* (HAq-II)

INTRODUCTION

Peu importe le champ de pratique dans lequel il œuvre en santé mentale, le clinicien débute ses interventions par l'évaluation psychologique de son client. Cette activité professionnelle représente le fondement de sa compréhension des difficultés psychologiques de son client et de ses besoins d'aide. L'évaluation psychologique peut être conçue comme étant la première étape du travail du clinicien étant donné que toutes ses interventions en découlent logiquement. En plus de servir d'assise à l'intervention, l'évaluation représente aussi un service en soi lorsqu'elle vise à répondre aux questions sur le fonctionnement du client, à expliquer ses difficultés et à offrir des recommandations pour les intervenants qui assureront sa prise en charge. En outre, l'évaluation psychologique peut être, en elle-même, le plus souvent thérapeutique par les effets positifs qu'elle procure au client avec une plus grande connaissance de soi, de ses difficultés et de ses ressources psychologiques. En somme, elle sert à plusieurs buts, incluant l'établissement du diagnostic, la formulation de cas, la planification du traitement et la mesure du suivi et des résultats. Elle représente une démarche clinique complexe par ses différentes étapes, allant de la collecte des données jusqu'à la communication des résultats, en passant par l'intégration des résultats dans une formulation de cas sous forme narrative et cohérente sur les causes, précipitants et facteurs de maintien de ses problèmes psychologiques, interpersonnels et comportementaux. Enfin, elle fait appel à plusieurs méthodes, incluant l'entrevue clinique, les observations comportementales, les questionnaires, les inventaires, les entrevues diagnostiques et les grands tests psychologiques.

Ce livre se veut une ressource indispensable sur l'évaluation psychologique. Plus précisément, deux buts ont guidé sa rédaction. D'abord, il vise à offrir toute l'information essentielle reliée à l'évaluation psychologique à l'intérieur d'un même livre. Avec ses 24 chapitres, le lecteur trouvera les bases théoriques, empiriques, historiques, éthiques et psychométriques essentielles à l'évaluation. Il trouvera aussi une présentation des éléments structuraux et de contenus de l'entrevue clinique, du dépistage neuropsychologique en tant qu'extension de l'examen mental, de l'évaluation du risque suicidaire, ainsi que de l'évaluation par questionnaires, inventaires et entrevues diagnostiques. En plus d'une présentation sur la démarche diagnostique en santé mentale, trois modèles différents pour intégrer les données en une formulation de cas sont aussi inclus. Un chapitre complet est consacré à la planification du traitement, et le dernier chapitre se veut un guide à la rédaction du rapport psychologique ainsi qu'à la communication des résultats auprès du client et de l'équipe multidisciplinaire. Il n'a pas été possible d'inclure le matériel nécessaire à l'administration et à l'interprétation des grands tests psychologiques dans le cadre de ce livre, par exemple la WAIS-IV, le MMPI-2, le R-PAS et le TAT, étant donné le nombre de pages supplémentaires considérables que cela aurait exigé. Malgré tout, le lecteur trouvera une description de ces tests dans la section sur l'historique de l'évaluation psychologique. Concernant le matériel nécessaire à l'administration et à l'interprétation de la WAIS-IV, du MMPI-2, du R-PAS et du TAT, celui-ci fera l'objet d'un ouvrage séparé (J. Gagnon, à paraître).

Le deuxième but de ce livre est d'offrir une ressource pédagogique pour les étudiants aux études supérieures en psychologie ou autres disciplines connexes qui se dirigent vers l'évaluation psychologique dans leur future pratique, ainsi que pour les cliniciens qui sont en démarche d'obtention d'un permis de pratique comme psychothérapeute. Les bases théoriques et techniques sur les aspects essentiels à l'évaluation psychologique qu'offre ce livre pourraient être complétées par des exercices pratiques et de la supervision clinique.

Ce livre s'adresse à tous les professionnels amenés à offrir des services d'évaluation à leurs clients en tant que démarche diagnostique ou comme première étape à des interventions de psychothérapie, soit les psychologues, médecins, conseillers et conseillères d'orientation, infirmiers et infirmières, travailleurs sociaux et thérapeutes conjugaux et familiaux, sexologues, psychoéducateurs et psychoéducatrices, criminologues et ergothérapeutes.

Ce livre se veut unique par la largeur de sa couverture et la profondeur de son traité. En effet, les livres sur l'évaluation psychologique couvrent habituellement l'entrevue clinique, les tests psychologiques ou la formulation de cas. Cet ouvrage tente d'inclure toutes ces composantes de l'évaluation et de les aborder en profondeur. Par exemple, sont présentés en détail la structure et les contenus de l'entrevue clinique accompagnés d'une multitude de questions de dépistage, la démarche pour établir un diagnostic en santé mentale, ainsi que la formulation de cas selon trois approches différentes, soit la formulation par thèmes, et selon les approches cognitive-comportementale et psychodynamique. De plus, chaque formulation de cas est précédée d'une présentation des fondements théoriques essentiels pour organiser les données autour des aspects propres à chaque approche. En outre, dans chaque chapitre, les notions sont illustrées par de nombreux exemples de cas cliniques, et le dernier chapitre offre un exemple complet d'un rapport psychologique. Enfin, le lecteur trouvera également dans cet ouvrage la description de 35 instruments de types questionnaires, inventaires ou entrevues cliniques semi-structurées. Ces instruments sont utiles à l'évaluation diagnostique, à la formulation de cas et à la mesure du suivi et des résultats pour mesurer la symptomatologie générale, la dépression, le trouble d'anxiété généralisée, les troubles de la personnalité et le risque suicidaire.

Cet ouvrage est le fruit des notes de cours que j'ai cumulées depuis 2008 durant mon enseignement de deux cours d'évaluation offerts aux étudiants de doctorat en psychologie clinique de l'Université de Montréal, soit *Évaluation : adultes* (PSY7906) et *Évaluation par les tests* (PSY7916). Ce livre m'a donné l'occasion de compléter mes notes et de les organiser dans une structure qui correspond au modèle par vérification d'hypothèses, un modèle faisant figure de meilleure pratique en évaluation psychologique. Le lecteur pourra se familiariser avec les notions de base de la première partie s'il en ressent le besoin. Par la suite, il pourra consulter directement les chapitres qui concernent ses besoins et sa pratique. Chaque chapitre peut être consulté séparément.

Enfin, ce qui m'a servi de source d'inspiration dans ce long travail de rédaction est ma passion pour l'évaluation psychologique et les nombreux défis intéressants qu'elle pose aux cliniciens. J'espère, avec ce livre, partager cette passion avec les étudiants et les collègues.

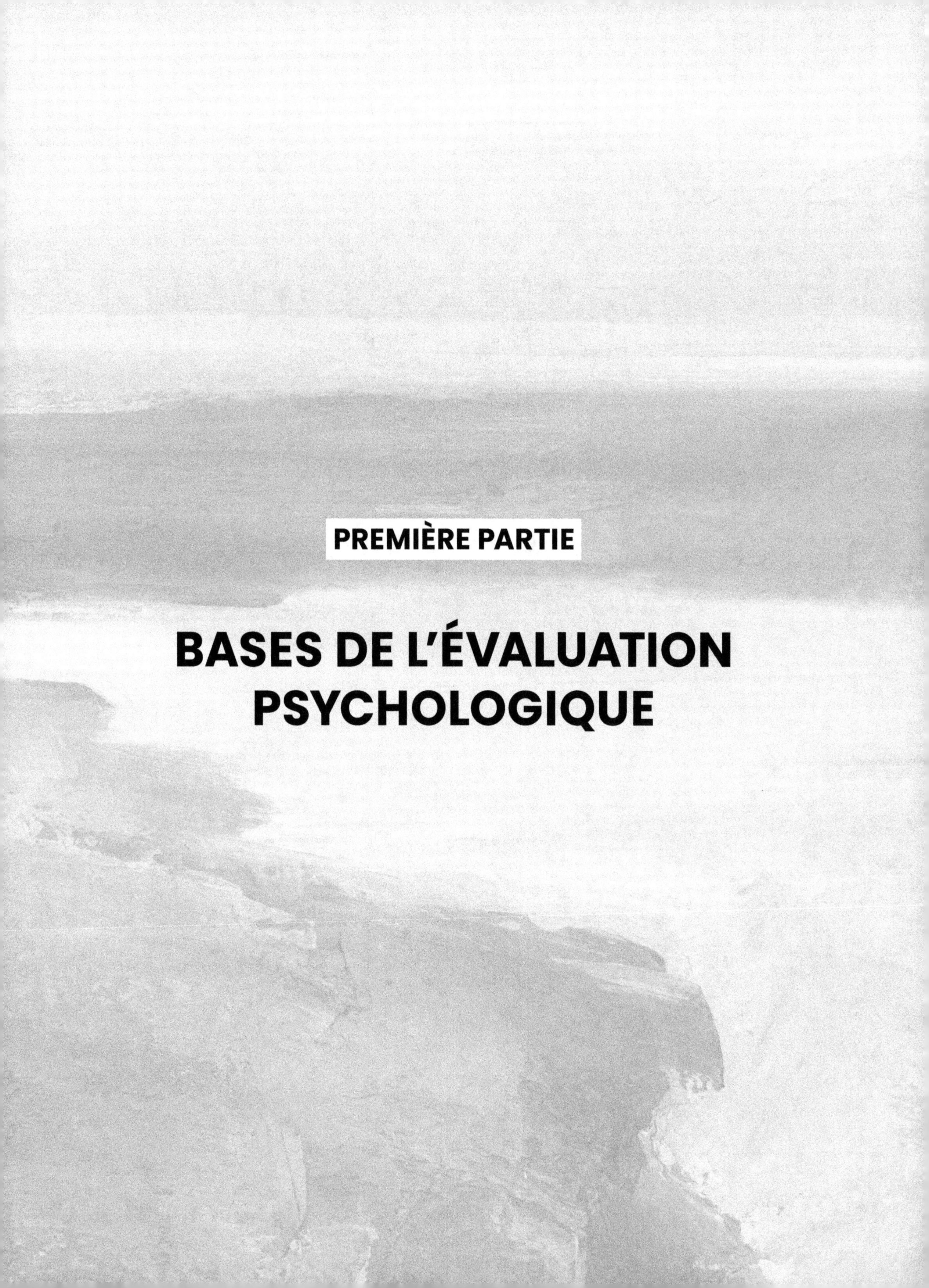

PREMIÈRE PARTIE

BASES DE L'ÉVALUATION PSYCHOLOGIQUE

CHAPITRE 1

DÉFINITION DE L'ÉVALUATION PSYCHOLOGIQUE

1.1 DÉFINITION

L'évaluation psychologique de l'adulte implique une démarche clinique complexe, et c'est pourquoi ses différentes caractéristiques sont rarement comprises à l'intérieur d'une seule définition. Certains auteurs mettent l'accent sur les aspects méthodologiques, alors que d'autres insistent sur le travail d'intégration nécessaire de la part du clinicien, ou encore sur les objectifs visés par la démarche. Selon la définition couramment retrouvée de Groth-Marnat et Wright (2016), l'évaluation psychologique réfère à un processus d'obtention d'informations pertinentes sur un individu en vue de formuler des hypothèses, de poser un diagnostic ou de prendre des décisions éclairées concernant cette personne. On recueille les informations à partir de tests psychométriques, d'entretiens cliniques, d'observations comportementales et d'autres sources de données. Selon Wright (2021), l'évaluation psychologique se définit comme le processus de collecte, d'intégration et d'interprétation d'informations sur le comportement, les aptitudes et les caractéristiques d'un individu. Les sphères de fonctionnement qui font l'objet de l'évaluation peuvent inclure ou non les troubles psychologiques. Par exemple, du point de vue professionnel, on réserve l'évaluation du fonctionnement psychologique et mental à l'analyse des affects, des cognitions, de la personnalité, des défenses, des motivations et des ressources d'une personne et, par conséquent, cette évaluation se distingue du diagnostic psychologique (Marleau, 2019). Pour certains auteurs, comme Castro (2006), le diagnostic psychologique inclut à la fois les caractéristiques fondamentales de la personnalité ainsi que l'identification des symptômes et l'établissement d'un diagnostic psychopathologique. Enfin, certaines définitions peuvent mentionner l'importance de faire appel à une combinaison de tests psychologiques spécialisés et de conceptions théoriques diverses pour dégager une vision globale et intégrée de l'individu. Par exemple, Castro (2016) définit l'examen psychologique comme une démarche clinique visant à comprendre le fonctionnement psychique d'un individu à travers l'utilisation combinée de tests d'intelligence (p. ex., WAIS-IV), de personnalité (p. ex., MMPI-2), d'épreuves projectives (p. ex., Rorschach, TAT) et l'intégration de grilles interprétatives issues de diverses approches théoriques. En somme, les caractéristiques de l'évaluation concernent principalement ses objectifs, ses méthodes et son travail d'intégration.

1.2 OBJECTIFS GÉNÉRAUX

L'objectif principal de l'évaluation psychologique est d'aider la personne qui consulte à améliorer son fonctionnement psychologique en répondant à des questions spécifiques ou en donnant des recommandations claires, spécifiques et réalistes sur la démarche qu'elle peut entreprendre pour retrouver son équilibre et sa santé psychologique (Groth-Marnat & Wright, 2016). L'utilité de l'évaluation peut inclure la description des forces, des ressources, des faiblesses ainsi que des vulnérabilités cognitives, émotionnelles et comportementales de la personne. L'évaluation peut également offrir une conception de la personne sous la forme d'une formulation de cas dans laquelle on retrouve une explication dynamique du fonctionnement psychologique et social de la personne servant à établir un diagnostic ou un profil psychologique, à proposer des interventions et à préciser le pronostic (Wright, 2021).

1.3 MÉTHODES

Bien que le test psychologique se veuille une composante importante de l'évaluation, celle-ci fait appel à plusieurs méthodes pour décrire la personne, dont l'entrevue clinique, les observations du comportement en milieu naturel ou structuré, et, dans certains cas, les enregistrements psychophysiologiques (Goldstein, Allen, & DeLuc, 2019). On doit préciser que les observations comportementales incluent les comportements de l'individu, mais aussi ses affects et cognitions. Avoir recours à plusieurs méthodes auprès du client permet au clinicien d'augmenter son niveau de confiance par rapport à ses conclusions lorsque les résultats convergent, mais aussi de donner un sens aux résultats individuels, étant donné que toutes ces méthodes sont complémentaires et apportent une perspective unique pour décrire la problématique présentée (Meyer *et al.*, 2001).

En parallèle avec l'approche multiméthode, le clinicien diversifie ses sources d'information. En effet, les informations rapportées par le client, les observations du clinicien et les données obtenues aux tests sont utilisées de concert avec d'autres sources d'information. Parmi les nombreuses sources possibles, on retrouve la personne qui recommande le client, les proches de ce dernier, les intervenants du milieu clinique, scolaire ou professionnel ainsi que les données historiques, par exemple les rapports psychologiques et médicaux antérieurs (J.D. Mayer, 2004; Smith & Archer, 2008).

1.4 TRAVAIL D'INTÉGRATION

Étant donné que l'évaluation psychologique dépasse la simple utilisation des tests psychologiques, elle exige de la part du clinicien qu'il assume un rôle particulier. En effet, le clinicien se doit d'intégrer de manière méthodique les multiples informations obtenues dans le but de développer une conception intégrée et cohérente de la personne (Groth-Marnat & Wright, 2016). Par exemple, les résultats aux tests seront interprétés en tenant compte du motif de consultation, des circonstances de vie, de l'histoire familiale et sociale, de l'environnement social et des observations menées en entrevue. Pour être en mesure d'intégrer ces informations, le clinicien doit posséder un corpus de connaissances sur différents champs de la psychologie. Cela inclut notamment la psychopathologie, les théories de la mesure, les tests psychologiques, la personnalité, les fonctions intellectuelles et la psychothérapie (Groth-Marnat & Wright, 2016). L'évaluation psychologique exige donc des connaissances conceptuelles et des habiletés pratiques (Hunsley & Lee, 2006).

L'évaluation psychologique se caractérise par la mise en place d'un processus complexe comprenant plusieurs étapes, allant de la collecte des données jusqu'à la communication des résultats. Il est d'usage de la concevoir comme une démarche itérative de prise de décision où les informations initiales guideront la formulation de questions et l'établissement d'hypothèses, lesquelles seront vérifiées par des procédures d'évaluation additionnelles. Les résultats obtenus viendront enrichir la compréhension et l'intégration des données, le tout se terminant par la présentation des conclusions au client, à ses proches et/ou aux sources de la demande de consultation (Hunsley & Lee, 2006). Le processus d'évaluation s'arrête normalement lorsque le clinicien possède suffisamment d'informations pour répondre aux questions du client et/ou de la source de la demande.

Pour comprendre le travail d'intégration qu'exige l'évaluation psychologique, on doit la distinguer de l'évaluation par les tests. Le test psychologique réfère à un processus ou instrument standardisé qui amène de l'information sur un échantillon de comportements ou de processus cognitifs d'une manière quantifiée (Hogan, 2007). Par opposition à l'évaluation psychométrique par les tests dont le but est la description des traits ou des aptitudes à partir des résultats obtenus aux tests, l'évaluation psychologique tente d'évaluer une personne en tenant compte de sa situation problématique dans le but de l'aider (Groth-Marnat & Wright, 2016). Les tests se veulent uniquement une méthode pour recueillir de l'information et ne sont pas considérés comme une fin en soi. Ils agissent plutôt comme un moyen pour générer, confirmer ou infirmer des hypothèses. L'évaluation psychologique place les données en perspective, et son centre d'attention demeure la résolution de problème et la prise de décision (Groth-Marnat & Wright, 2016).

La spécificité de l'évaluation psychologique explique que le jugement humain se retrouve comme partie intégrante du processus. Par conséquent, le clinicien demeure au centre de ce processus (Murphy & Davidshofer, 1998). Voici quelques exemples démontrant le rôle du clinicien dans l'évaluation. En clinique, les données issues des tests se contredisent parfois. Par exemple, un client peut apparaître déprimé sur un test alors que son niveau de détresse demeure faible sur d'autres indices psychométriques. C'est l'une des raisons pour lesquelles on ne peut réduire l'évaluation psychologique à l'utilisation des tests psychologiques. Le clinicien se doit de résoudre ces contradictions à partir de ses connaissances sur ce qui caractérise et distingue chacun des tests. Il peut arriver à la conclusion que le client rapporte davantage de détresse psychologique qu'il n'en vit en réalité et tenter d'en expliquer la raison. Le clinicien peut aussi décider d'approfondir son évaluation en ayant recours à d'autres tests pour valider ses hypothèses au regard de cette contradiction. Il lui incombe de choisir les tests en fonction de leur utilité pour répondre aux questions de son client et valider la compréhension qu'il développe à son sujet.

Outre les contradictions entre les données provenant des tests, les clients apparaissent parfois peu conscients de certains comportements ou difficultés et encore moins de leurs origines. Lorsqu'ils en sont conscients, ils peuvent également décider ou non de les partager avec le clinicien selon leur niveau d'ouverture à se confier. Le clinicien peut alors faire appel à des tests qui sont conçus pour fournir des informations sur l'attitude du client envers le test au moment de son administration, par exemple, une tendance à sous-rapporter ses difficultés de manière délibérée ou simplement parce qu'il n'en est pas conscient. D'autres tests permettent au clinicien d'obtenir des informations non pas sur le contenu de la pensée ou des difficultés du client, mais sur des processus psychologiques stables sous-jacents à son fonctionnement. Ces processus, référant aux éléments structuraux de la personnalité, ne sont habituellement pas accessibles à la conscience. Par exemple, un client peut rapporter se sentir angoissé dans ses relations amoureuses, étant donné sa peur d'être abandonné, ce qui correspond au contenu de sa pensée consciente, alors que les tests révèlent que cette angoisse s'explique par sa manière non consciente de se représenter les relations interpersonnelles comme étant imprévisibles et malveillantes. L'évaluation psychologique fait donc appel au jugement du clinicien pour choisir le bon test, évaluer l'information qu'il en obtient et combiner les informations obtenues de manière significative pour décrire l'individu dans toute sa complexité.

Malgré le bon jugement du clinicien sur les données obtenues aux tests, certaines informations au sujet du client apparaissent plus susceptibles d'être recueillies par d'autres méthodes que le test. L'évaluation psychologique ne débute généralement pas par les tests, mais par une rencontre entre le clinicien et son client. Le début de l'entrevue clinique laisse la liberté au client de se présenter et de rapporter ses difficultés à sa manière, sans que celles-ci soient déjà préconçues par le format et le contenu des tests. Un client peut ne pas désirer parler de sa dépression même s'il se sent déprimé, et vouloir plutôt parler de sa capacité à faire face au stress ou encore blâmer son entourage pour son état. Ces informations sur des aspects importants du client seraient éclipsées si le clinicien débutait sa réflexion par les données issues des tests. L'entrevue clinique permet au clinicien d'observer son client et de l'écouter pour le comprendre en profondeur. L'entrevue lui permettra aussi de se servir de ses qualités personnelles et professionnelles pour approfondir un domaine problématique chez son client. Par exemple, le clinicien utilise sa sensibilité empathique pour se mettre à la place de son client et le comprendre de l'intérieur. C'est aussi dans le cadre de l'entrevue que le clinicien peut aller chercher plusieurs informations essentielles à son évaluation, comme la description du problème et son histoire, l'histoire familiale et sociale ainsi que les attentes du client face à l'évaluation. Entre les rencontres, le clinicien peut demander à son client de s'auto-observer pour mieux comprendre la relation entre ses comportements problématiques et les événements qui les entourent. De plus, la relation entre le thérapeute et son client, ainsi que la manière dont elle se développe, permet au thérapeute de mettre au jour des aspects importants, parfois conscients, parfois inconscients, par exemple sur ses schémas interpersonnels, qui resteraient difficiles à détecter uniquement par les tests. Cela peut inclure une attitude dépendante, hautaine, contrôlante, hostile ou encore familière envers le clinicien, ou bien des peurs diverses soulevées par la rencontre d'évaluation.

1.5 RÉSUMÉ

L'évaluation psychologique se caractérise par une approche faisant appel à de multiples méthodes d'évaluation, dont les tests et les observations faites en entrevue, et dans laquelle le clinicien demeure au centre de la démarche. Lorsque cela est souhaitable, l'évaluation fait appel à des sources secondaires d'information, comme l'avis d'un médecin ou le rapport antérieur d'évaluation par un autre clinicien. Le point de départ prend place lors d'une rencontre dans laquelle le client exprime ses questionnements et rapporte ses difficultés, alors que le clinicien l'aide à trouver des réponses à ses questions et des explications à ses difficultés en comptant notamment sur ses connaissances et ses qualités personnelles et professionnelles. Durant sa démarche, le clinicien doit porter un jugement clinique éclairé sur la qualité des informations recueillies et la manière de les combiner pour décrire l'état et le fonctionnement psychologique du client. L'évaluation psychologique met toutes les données en perspective en tenant compte de la problématique, de son histoire, des circonstances de vie actuelle et des ressources du client pour faire face à ses difficultés. Son objectif global est d'aider le client à mieux se connaître pour qu'il puisse se sentir davantage en contrôle de sa vie et de ses décisions, ou encore pour qu'il puisse comprendre la nature et l'origine de ses difficultés psychologiques afin d'obtenir des recommandations sur le suivi thérapeutique qui apparaît le plus approprié. Les buts spécifiques de l'évaluation seront abordés au prochain chapitre.

CHAPITRE 2

BUTS DE L'ÉVALUATION PSYCHOLOGIQUE

2.1 RÉPONDRE À DES QUESTIONS DIAGNOSTIQUES

L'évaluation psychologique peut répondre à plusieurs buts spécifiques. D'abord, elle peut servir à décrire la nature, l'étendue et la sévérité de la psychopathologie ainsi qu'à établir un diagnostic descriptif (nommé aussi diagnostic psychologique) lorsque la personne présente un trouble de santé mentale (Hunsley & Lee, 2006 ; Smith & Archer, 2008). L'évaluation se base alors sur un système de classification reconnu des troubles mentaux, comme le *Diagnostic and Statistical Manual of Mental Disorders*, 5e édition (American Psychiatric Association, 2013) couramment utilisé en Amérique du Nord, ou bien la Classification internationale des maladies, 11e édition (World Health Organization, 2022), plus connue en Europe. La demande d'établir un diagnostic peut provenir de la personne qui est évaluée ou encore d'un professionnel de la santé qui souhaite obtenir de l'aide pour mieux orienter son traitement. Par exemple, un médecin peut souhaiter obtenir un second avis sur le diagnostic de son client avant de déterminer la nécessité d'entamer ou de poursuivre un traitement pharmacologique. Le recours à l'entrevue clinique et/ou à une entrevue diagnostique semi-structurée permet de faire le diagnostic différentiel pour répondre à la demande. Lorsque le tableau des symptômes demeure difficile à préciser uniquement par l'entrevue, les tests psychologiques sont d'une contribution précieuse pour obtenir de l'information complémentaire sur les éléments plus implicites du fonctionnement psychologique. Par exemple, un test indiquant qu'un client éprouve certaines difficultés sur le plan de l'épreuve de la réalité pourrait suggérer la présence d'une psychose. À travers son évaluation du trouble, le clinicien se prononce sur les facteurs étiologiques, le pronostic et les options de traitement pour le client.

2.2 DÉVELOPPER UNE FORMULATION DE CAS

L'évaluation psychologique peut aussi servir à décrire le fonctionnement psychologique et mental d'une personne de manière plus globale, que celle-ci présente ou non un trouble de santé mentale (Smith & Archer, 2008). Cette évaluation, anciennement nommée psychodiagnostic (Hunsley & Lee, 2006), se veut plus complète que l'établissement d'un diagnostic, car elle couvre plusieurs sphères de fonctionnement et fait habituellement appel à des tests psychologiques. L'évaluation peut inclure les sphères intellectuelle, affective, cognitive, comportementale, motivationnelle et interpersonnelle. Elle inclut aussi les forces et ressources sur lesquelles la personne peut compter pour s'aider et entreprendre une démarche thérapeutique. Par exemple, sur le plan interpersonnel, le clinicien peut s'intéresser à la qualité des interactions du client et à ses attentes en relation. Du point de vue affectif, il peut s'intéresser à la capacité de la personne à réguler ses émotions et à gérer le stress. Cette évaluation psychologique sert à répondre à des questions précises sur le fonctionnement psychologique du client dans un ou plusieurs domaines de sa vie. Dans ce cas, le client vit le plus souvent des insatisfactions, par exemple dans ses relations, son travail, ses études, dans sa capacité à prendre ses décisions ou par rapport à sa vie en général. Sa souffrance apparaît bien présente, mais la nature de celle-ci demeure imprécise. La souffrance peut se révéler en lien avec des événements actuels ou passés, ou encore dans le lien entre les deux, par exemple lorsqu'un client reste pris par des événements de son histoire qu'il n'arrive pas à intégrer et qui l'affectent encore. L'évaluation permet de déterminer si un diagnostic existe, mais, parfois, les difficultés du client se définissent d'une manière unique qui ne correspond pas nécessairement à un trouble de santé mentale. L'évaluation se doit alors de préciser la nature des difficultés et d'en rechercher les facteurs explicatifs. Ce type d'évaluation psychologique peut se présenter sous la forme d'une formulation ou d'une conceptualisation de cas, car elle utilise les données obtenues pour développer une conception clinique complète et pertinente du fonctionnement psychologique du client (Hunsley & Lee, 2006). La formulation de cas en psychothérapie réfère à la formulation d'hypothèses sur les causes et les facteurs qui influencent la survenue et le maintien des problèmes du client. Elle permet d'organiser toutes les données selon une certaine structure et de guider le traitement (Eells, 2022). La nature des hypothèses s'inscrit habituellement dans le cadre d'un modèle théorique sur la personnalité, la psychopathologie et la psychothérapie.

2.3 SERVICES CENTRÉS SUR L'ÉVALUATION OU L'INTERVENTION

Que l'évaluation serve au diagnostic psychologique ou à la formulation de cas, distinguer les services psychologiques centrés sur l'évaluation et les services psychologiques centrés sur l'intervention se révèle utile (Hunsley & Lee, 2006). Les premiers services réfèrent à une évaluation comme service en soi et visent à répondre à des questions précises sur le fonctionnement actuel et futur de la personne et à établir des recommandations. Lorsqu'une source externe demande une évaluation, celle-ci a souvent des impacts importants sur la vie de la personne, comme l'obtention d'une garde partagée dans le cas d'une évaluation des capacités parentales lors d'un litige au moment d'une séparation, ou encore l'accès à des services thérapeutiques et pédagogiques dans le cas d'un trouble des apprentissages. Cette évaluation peut être réalisée dans un milieu clinique, mais aussi dans un milieu scolaire, professionnel ou psycholégal.

Lorsque les services sont centrés sur l'intervention, l'évaluation est réalisée dans un contexte clinique et sert de première étape à l'intervention en guidant le clinicien à prendre ses décisions. Il doit décider d'abord si un traitement est indiqué, et si oui, quel traitement apparaît le plus efficace compte tenu de la problématique et des caractéristiques du client. Si une décision se penche en faveur d'un traitement ou d'une psychothérapie, cette évaluation peut servir de niveau de base du fonctionnement sur lequel les mesures de suivi et de résultats seront comparées. Elle peut aussi favoriser l'alliance de travail au début de la psychothérapie (Smith & Archer, 2008). Ainsi, l'évaluation comme première étape à l'intervention peut se concevoir comme une amorce à la formulation de cas qui sera amenée à se développer en cours de psychothérapie. Contrairement à l'évaluation comme service en soi qui nécessite environ trois ou quatre rencontres avec le client, l'évaluation centrée sur l'intervention se veut généralement plus courte et peut nécessiter une ou deux rencontres avant le début de la psychothérapie.

2.4 BUTS COMPLÉMENTAIRES DE L'ÉVALUATION

Outre la description de la psychopathologie et la formulation de cas, l'évaluation peut remplir d'autres buts qui sont complémentaires à ces derniers. Lorsque l'évaluation psychologique sert de dépistage, elle permet d'identifier rapidement des individus d'une population donnée qui peuvent présenter une condition clinique ou qui demeurent à risque de la développer. En identifiant les signes précoces d'un trouble, comme la dépression ou l'anxiété, il est possible d'orienter ces individus vers un service psychologique approprié à leur état ou de mettre en place des interventions de prévention avant que leur condition ne se détériore (Hunsley & Lee, 2006). Dans sa pratique, le clinicien peut vouloir maximiser son temps en ayant recours à des instruments de dépistage sur les troubles psychologiques les plus courants afin de déterminer si une évaluation plus approfondie apparaît nécessaire. Par exemple, un score élevé à l'Échelle de dépression de Beck pourrait indiquer au clinicien la nécessité de mener une entrevue clinique structurée pour valider la présence d'un trouble de dépression majeure. Les instruments de dépistage ne permettent généralement pas de poser un diagnostic définitif, mais servent plutôt de première étape dans le processus d'évaluation psychologique.

Après avoir complété l'évaluation psychologique et recommandé un traitement, le clinicien doit prédire le comportement du client ou encore établir son pronostic, c'est-à-dire prédire l'évolution de sa condition. Pour ce faire, le clinicien utilise les données issues de l'évaluation sur la condition et les caractéristiques du client en combinaison avec celles de la littérature empirique (Hunsley & Lee, 2006; Smith & Archer, 2008). Par exemple, une phobie sociale chez un client qui présente une certaine détresse psychologique indiquera un pronostic favorable étant donné que des traitements spécialisés existent pour cette condition et que la détresse subjective modérée augmente la motivation à s'engager dans une psychothérapie exigeant du temps et des efforts. Le pronostic peut demeurer plus ou moins exact et cela peut dépendre de plusieurs variables, comme le taux de base de la condition dans la population de référence du client (un taux faible augmente les chances de se tromper), du temps et de l'argent investis dans la démarche évaluative, ainsi que des conséquences potentielles d'une prédiction inadéquate de la part du clinicien. Par exemple, le fait de ne pas diagnostiquer une condition qui risque de s'aggraver sans une intervention à court terme peut amener le clinicien à vouloir augmenter son niveau de confiance vis-à-vis de son pronostic en poursuivant son évaluation. Par exemple, un trouble bipolaire en phase maniaque ou un trouble panique avec agoraphobie présentent un risque élevé de dégradation rapide ou de chronicité si on néglige leur traitement, surtout si des facteurs de risque existent, comme la présence de facteurs de stress ou un isolement social.

En lien avec la formulation de cas décrite plus haut, l'évaluation sert à la planification de traitement en déterminant des recommandations sur la nature du traitement, les objectifs et les moyens à mettre en place, l'échéancier et la mesure des progrès (Hunsley & Lee, 2006; Meyer *et al.*, 2001 ; Smith & Archer, 2008). La planification de traitement peut découler d'une formulation de cas qui fait ressortir certains facteurs explicatifs ou de maintien du trouble. Ces facteurs peuvent se révéler grâce à des mesures spécifiques. Par exemple, si le client obtient un score élevé à l'Échelle des attitudes dysfonctionnelles permettant de mesurer les schémas de pensée négatifs et rigides qui prédisposent à la dépression, le clinicien pourrait recommander une psychothérapie d'approche cognitive comportementale. D'autres instruments utiles à la planification de traitement existent. Ils concernent non pas les facteurs explicatifs ou de maintien, mais plutôt les caractéristiques du client. En effet, certaines caractéristiques, comme le niveau de détresse, le style défensif ou encore la qualité du soutien social, peuvent servir d'indication sur la modalité de traitement qui, selon la recherche, a le plus de chance de répondre favorablement à la condition du client. En plus des caractéristiques du client pouvant se mesurer à partir d'instruments (p. ex., Systematic Treatment Selection; STI; Harwood & Williams, 2003), d'autres outils mesurent les différents enjeux et défis importants pour la planification, comme l'Inventaire de la planification de traitement de Butcher (*Treatment Planning Inventory*; BTPI; Butcher, 1998).

Une fois que la psychothérapie a débuté ou encore qu'elle arrive à sa fin, l'évaluation peut servir à obtenir une mesure des progrès (*monitoring*) et des résultats (*outcome*) du traitement (Hunsley & Lee, 2006; Smith & Archer, 2008). Concernant les progrès, le clinicien peut prendre des mesures répétées, par exemple des symptômes du client, de manière à documenter son évolution et, au besoin, à ajuster plus rapidement ses interventions thérapeutiques. Un instrument couramment utilisé à cette fin est le Questionnaire sur les résultats (Outcome Questionnaire-45; OQ-45; M. J. Lambert, Gregersen, & Burlingame, 2004). Concernant l'évaluation des résultats, celle-ci renvoie à des mesures à la fin du traitement dans le but d'estimer l'efficacité des interventions offertes au client et, de manière plus générale, l'efficacité des traitements offerts par un service psychologique (p. ex., durée typique du traitement).

L'évaluation peut aussi servir à recueillir des renseignements dans le but d'aider les personnes à mieux se comprendre, à découvrir leurs forces et leurs faiblesses, à prendre conscience des aspects de leur fonctionnement émotionnel et psychologique qui influencent leurs prises de décision et leur développement personnel (AERA, APA, & NCME, 2003). Lorsque le clinicien et son client travaillent de manière collaborative, l'évaluation peut être conçue comme un service thérapeutique en soi grâce aux effets positifs de la rétroaction sur la réduction des symptômes, l'augmentation de l'espoir et de l'estime de soi (Finn & Tonsager, 1997 ; Meyer *et al.*, 2001 ; Smith & Archer, 2008).

2.5 RÉSUMÉ

L'évaluation psychologique peut s'inscrire dans une démarche où celle-ci constitue le service en soi ou encore comme évaluation initiale rigoureuse avant d'entreprendre une psychothérapie. Elle permet de répondre à des questions spécifiques concernant le diagnostic et la planification de traitement. L'évaluation permet aussi d'obtenir un portrait global du fonctionnement psychologique d'un individu servant de base à la formulation de cas en psychothérapie. La formulation de cas sert à organiser toutes les données obtenues durant l'évaluation et à formuler des hypothèses sur les causes et les facteurs qui influencent la survenue et le maintien des problèmes du client. Enfin, de manière complémentaire aux buts précédents, elle peut servir à préciser le pronostic, à planifier le traitement et à mesurer l'évolution du client et les résultats de la psychothérapie. Pour recueillir des données, l'évaluation psychologique fait appel à plusieurs méthodes, dont les tests psychologiques, les observations du comportement et l'entrevue clinique. Le prochain chapitre brossera un bref historique de ces méthodes.

CHAPITRE 3

HISTORIQUE DE L'ÉVALUATION PSYCHOLOGIQUE

3.1 TESTS DE RENDEMENT INTELLECTUEL

L'histoire de l'évaluation psychologique peut se retracer à partir de quatre courants de recherche clinique interreliés portant sur le test psychologique, les systèmes de classifications, l'entrevue clinique et l'évaluation comportementale. L'origine des tests psychologiques remonte à l'Antiquité chinoise et grecque durant laquelle l'usage des examens informels permettait de classer les élèves et, plus tard au Moyen Âge, de leur décerner leur diplôme (Anastasi, 1994). C'est également durant l'Antiquité que des philosophes comme Aristote s'intéressaient à établir des relations entre des mesures de la physionomie des individus, comme la grandeur des yeux, des lèvres et des sourcils d'une part et des mesures de leur personnalité, comme leurs vertus ou leur penchant criminel d'autre part (Smith & Archer, 2008). Toutefois, c'est vers la fin du 19e siècle que les tests psychologiques formels se sont développés. Cette époque correspond à l'origine de la psychologie moderne sous l'influence des premiers laboratoires de la psychologie expérimentale et de l'intérêt de classifier les déficients mentaux. Les travaux de deux médecins français, Esquirol et Séguin, ont visé à établir un système objectif de classification pour distinguer les déficients des malades mentaux et à proposer des méthodes d'entraînement pour les éduquer dans des classes spéciales et améliorer leurs conditions de vie (Anastasi, 1994). Les efforts de ces cliniciens-chercheurs ont contribué à l'établissement des critères de classification et de techniques de mesure qui influencent encore aujourd'hui la manière de concevoir l'intelligence et sa mesure, comme le rôle que jouent les habiletés verbales dans la conception de l'intelligence et le *Seguin Form Board,* permettant de mesurer la discrimination sensorielle et le contrôle moteur.

Contrairement aux travaux sur les déficients mentaux s'intéressant aux différences individuelles, les premiers laboratoires de psychologie expérimentale, dont celui de Wundt à Leipzig, se sont intéressés aux comportements humains de manière uniforme, c'est-à-dire décrire comment les individus de manière générale arrivent à percevoir et à discriminer des stimuli sensoriels, et à quelle vitesse. Les premiers tests psychologiques ont donc été conçus pour mesurer des phénomènes visuels, auditifs et autres, ainsi que les temps de réaction. Les travaux de ces chercheurs ont influencé l'importance accordée aujourd'hui à la standardisation dans l'administration des tests psychologiques.

Le développement des tests psychologiques a connu un nouvel essor dans le contexte de leur contribution à la mesure de l'intelligence. En Angleterre, dans ses études sur l'hérédité, le biologiste Galton s'est intéressé à mesurer les différences individuelles au niveau des traits physiques et des fonctions sensorielles et motrices simples, comme la discrimination visuelle des longueurs, la discrimination auditive du son le plus élevé ou encore la discrimination kinesthésique de différents poids (Anastasi, 1994). Par ses recherches, Galton a contribué au mouvement de l'évaluation par les tests en constituant la première grande banque de données, en développant de nouvelles techniques de mesure, comme les échelles de cotation et les questionnaires, et en appliquant les méthodes statistiques à l'analyse des données. Selon la conception de Galton, les processus psychologiques simples étaient reliés à l'intelligence d'une personne dans la mesure où une plus grande perception des différences de stimuli augmente le champ sur lequel agit l'intelligence (Anastasi, 1994). Pour sa part, le psychologue américain Cattell, influencé à la fois par les travaux de Wundt et de Galton, a développé une série de tests standardisés pour mesurer les différences individuelles sur la discrimination sensorielle et les temps de réaction qu'il nommait tests mentaux (Anastasi, 1994). Tout comme Galton, il concevait que les fonctions psychologiques simples étaient reliées à l'intelligence, et c'est la raison pour laquelle il a fait passer ses tests mentaux à des étudiants de collège pour évaluer leur niveau intellectuel. On a par la suite critiqué ces mesures pour la faiblesse de leurs liens empiriques avec d'autres estimations indépendantes du rendement intellectuel d'un individu, comme l'appréciation des élèves par les enseignants.

Se montrant critique par rapport aux batteries de tests existantes de l'époque, Binet a fait ressortir l'importance d'élaborer des mesures des fonctions plus complexes pour mesurer l'intelligence (Anastasi, 1994). Mandatés par le ministère de l'Éducation de Paris pour explorer des moyens d'offrir une éducation adaptée aux enfants présentant un retard mental, Binet et son collègue Simon développèrent au début du 20e siècle la première échelle d'intelligence Binet-Simon s'adressant aux enfants. Cette échelle était composée de 30 épreuves mesurant des fonctions psychologiques jugées comme des composantes essentielles de l'intelligence, comme le jugement, la compréhension et le raisonnement. En faisant passer ces épreuves à des enfants âgés de 3 à 13 ans, ces chercheurs ont pu établir le niveau mental associé à chacun de ces tests et sur lequel ils pouvaient comparer la performance des enfants pour déterminer leur niveau dit d'âge mental. Gagnant en popularité, l'échelle d'intelligence Binet-Simon a connu plusieurs traductions et adaptations, dont la Stanford-Binet aux États-Unis, qui fut la première échelle à établir le quotient intellectuel (QI) à partir du ratio entre l'âge mental obtenu par l'enfant et son âge chronologique (âge mental/âge chronologique X 100; Anastasi, 1994; Hunsley & Lee, 2006). Durant la Première Guerre mondiale, on a adapté les tests d'intelligence pour permettre leur passation à de grands groupes de manière à évaluer plusieurs personnes à la fois. Ceci était nécessaire étant donné le besoin pressant de classer rapidement de très grands groupes de recrues dans l'armée selon leur niveau intellectuel général de manière à leur assigner des fonctions adaptées à leurs aptitudes (Anastasi, 1994). C'est dans ce contexte que les épreuves *Army Alpha* et *Army Beta* ont été mises sur pied, la première adaptée de l'échelle Stanford-Binet mesurant les aptitudes générales, et la seconde composée d'un nouveau groupe de tests mesurant les habiletés non verbales pour les recrues ne maîtrisant pas la langue anglaise. À la suite de l'utilisation civile de ces tests, le mouvement de l'évaluation de l'intelligence par les tests passés individuellement ou en groupe a gagné en popularité et s'est retrouvé rapidement dans les habitudes d'évaluation de différents groupes dans la société, dont les étudiants et les travailleurs (Anastasi, 1994).

L'échelle Stanford-Binet a connu de nouvelles révisions jusqu'au milieu du 20e siècle. Toutefois, une nouvelle échelle d'intelligence, la Wechsler-Bellevue, développée par David Wechsler à partir de 1939 à l'hôpital Bellevue de New York, a largement dépassé cette échelle (Lichtenberger & Kaufman, 2009). Comptant sur ses habiletés de clinicien, sa formation en statistiques ainsi que son expérience comme évaluateur durant la Première Guerre mondiale, Wechsler entreprend de construire une mesure d'intelligence composée des épreuves *Army Alpha,* qui mesurent les habiletés verbales, et des épreuves *Army Performance Scale Examination,* qui mesurent les habiletés non verbales. En plaçant les deux échelles sur un même pied d'égalité, la Weschler-Bellevue devient la première mesure de l'intelligence multiéchelle s'inscrivant dans une conception factorielle de l'intelligence composée d'habiletés spécifiques et d'une aptitude générale. Wechsler entreprend un travail de standardisation stratifié selon le niveau socio-économique des individus et développe une forme adaptée aux adultes et une forme adaptée aux enfants, qui deviendra la *Wechsler Intelligence Scale for Children (WISC).* Wechsler innove également par le calcul du QI basé sur la déviation des scores par rapport à la distribution normale. Avec l'intérêt de documenter les divergences entre les habiletés verbales et non verbales dans les troubles des apprentissages et en neuropsychologie, l'échelle Wechsler-Bellevue, devenue l'échelle de rendement intellectuel de Wechsler (*Wechsler Adult Intelligence Scale*; WAIS), s'imposera comme mesure de l'intelligence à partir des années 1960. Depuis sa création, l'échelle pour adultes a connu plusieurs révisions visant notamment à développer des données normatives pour une plus grande étendue d'âges de la population. On la considère aujourd'hui comme la mesure étalon de l'intelligence (Hunsley & Lee, 2006). La version française actuelle, soit la WAIS-IV, adaptée pour les personnes âgées entre 16 et 90 ans, se base sur un cadre théorique plus spécifique que les versions précédentes et s'inscrit dans un modèle hiérarchique de l'intelligence composé d'un score global de quotient intellectuel estimant les capacités intellectuelles générales et de scores mesurant différentes habiletés plus spécifiques pouvant être regroupées en quatre facteurs, soit la compréhension verbale, la mémoire de travail, le raisonnement perceptuel et la vitesse de traitement (Lichtenberger & Kaufman, 2009). Aujourd'hui, on utilise en clinique les épreuves de rendement intellectuel non seulement pour diagnostiquer les individus présentant des incapacités intellectuelles (DSM-5; American Psychiatric Association, 2013), mais également pour examiner les processus cognitifs dans un but de diagnostic différentiel ou pour documenter le fonctionnement cognitif dans des conditions cliniques plus sévères, comme la schizophrénie (Goldstein *et al.*, 2019).

3.2 TESTS DE PERSONNALITÉ AUTORAPPORTÉS

Outre la mesure du rendement de l'intelligence, les psychologues ont développé des tests pour mesurer les aspects affectifs et non intellectuels que l'on nomme la personnalité (Anastasi, 1994). L'évaluation de la personnalité touche à la fois aux caractéristiques à long terme (traits ou structures psychologiques stables) et à court terme (états psychologiques momentanés) que les individus présentent dans leurs façons de penser, de se comporter, de ressentir et d'interagir avec leur environnement (Gurley, 2017). Deux courants de pensée en psychologie, mis en évidence par Allport (1937; voir Goldstein *et al.*, 2019), ont influencé la mesure de la personnalité. Le premier courant veut que la mesure doive s'intéresser à ce qui est unique chez la personne, c'est-à-dire à ce qui la définit comme étant distincte d'autres individus. Cette approche se nomme idiographique et s'oppose à l'approche nomothétique, qui cherche au contraire à décrire un individu en le comparant à un groupe servant de référence. En accord avec l'approche idiographique, concevoir un test qui permet de faire ressortir les caractéristiques uniques de la personne revêt des avantages, et c'est pourquoi les tests projectifs répondent à cet objectif. En effet, ces tests tirent leur origine de l'hypothèse de Frank publiée en 1939 voulant que, devant une tâche ou un stimulus ambigu non structuré, lorsque l'individu est libre de répondre à sa façon, la manière dont il organise le percept ou structure la solution au problème révèle des aspects importants de sa personnalité (p. ex., angoisses, besoins, sentiments, processus de pensée) (Smith & Archer, 2008). Selon l'approche nomothétique, concevoir des tests objectifs comprenant des questions pouvant se répondre par un choix de réponses défini est avantageux, car ceux-ci permettent d'obtenir des scores quantifiés que l'on compare ensuite à des normes pour en saisir le sens. À l'origine, on distinguait souvent les tests objectifs et les tests projectifs. Aujourd'hui, on désigne ces deux catégories de tests par mesures autorapportées et par des tests basés sur la performance pour éviter de donner l'impression que les tests projectifs sont inférieurs aux tests objectifs, car plus subjectifs (Meyer & Kurtz, 2006). Tous les tests de personnalité, quelle que soit la catégorie de tests, sont sujets à une certaine interprétation de la part de la personne et requièrent le jugement et l'habileté du clinicien pour interpréter les résultats (Gurley, 2017).

Les mesures autorapportées correspondent aux questionnaires et aux entrevues structurées dans lesquels on demande à la personne de répondre à une série de questions à propos d'elle-même à partir d'un choix limité. De la même manière qu'il était nécessaire d'évaluer le rendement intellectuel des recrues de l'armée durant la Première Guerre mondiale, il était nécessaire d'évaluer leur personnalité, notamment pour déterminer quel individu était susceptible de développer des problèmes affectifs durant le combat. C'est à cette fin qu'on a construit le *Woodworth Personal Data Sheet* (Woodworth, 1920) à partir d'une série de questions portant sur différents symptômes que pouvaient présenter les militaires. Les auteurs du test ont choisi de manière rationnelle les items des échelles, avec l'idée que les personnes présentant des symptômes seraient plus enclines à répondre par l'affirmative aux questions mesurant ces symptômes. Les premières critiques de cet instrument ainsi que de celui qui a suivi, soit le *Bernreuter Personality Inventory* (Bernreuter,

1933), ont fait ressortir que l'échelle mesurant les tendances psychonévrotiques ne permettait pas de discriminer les personnes névrotiques des personnes psychotiques et, en outre, que les personnes non cliniques endossaient plus fréquemment certains items que les personnes névrotiques.

En réponse à la faiblesse de l'approche rationnelle pour construire un inventaire de la personnalité, Hathaway et McKinley ont misé sur l'approche empirique dite approche par critères. Dans cette approche, on ne sélectionne les items d'une échelle que si des recherches empiriques ont démontré que le groupe critique, soit celui que l'on veut mesurer, répond différemment du groupe normatif à ces items. Durant les années 1940, Hathaway et McKinley entreprennent un long travail pour construire un inventaire de personnalité, le *Minnesota Multiphasic Personality Inventory* (MMPI ; Hathaway & McKinley, 1951), servant à mesurer différentes catégories de psychopathologies basées sur l'approche par critères. Pour ces auteurs, les items composant chacune des échelles de l'inventaire devaient passer plusieurs étapes de validation avant d'être retenus. D'abord, les items étaient retenus par suite d'une étude de groupe contrastée permettant de conserver les items répondus de manière significativement plus élevée par le groupe critère que le groupe normatif. Ensuite, la validité des échelles devait également s'appuyer sur des études subséquentes démontrant la validité croisée des items, c'est-à-dire leur pouvoir de discrimination sur de nouveaux groupes de participants. Enfin, Hathaway et McKinley ont aussi élaboré des échelles de validité pour mesurer spécifiquement l'attitude des individus au test afin de détecter ceux qui ont tendance à sur – vs sous-rapporter leurs symptômes. En 1951, dans sa version finale, le MMPI comptait 10 échelles cliniques de base (dont 2 échelles non cliniques) et 3 échelles de validité. Ce test a connu un succès immédiat. Même si, au départ, le questionnaire visait à établir le diagnostic différentiel et le pronostic des clients, on a découvert par la suite que le test était plus utile comme instrument permettant de mesurer des profils majeurs de la personnalité.

En 1989, une nouvelle édition de l'inventaire a paru à la suite de plusieurs années de recherche dans le but d'adapter certains items à un langage contemporain, de développer de nouvelles échelles additionnelles et de constituer un large échantillon normatif représentant davantage les caractéristiques de la population des années 1980. Traduit rapidement en plusieurs langues dès sa première édition, le MMPI-2 fait partie des tests les plus fréquemment cités dans la littérature depuis sa création, et on l'utilise dans plusieurs contextes, outre ceux de la clinique (p. ex., sélection de personnel, populations incarcérées, recherche). Le développement du MMPI s'est poursuivi avec la publication du MMPI-2-RF (*Restructured Form*) en 2008 et le MMPI-3 en 2020. Avec leur stratégie différente d'interprétation des échelles mettant l'accent sur le contenu des items, plusieurs experts jugent ces deux dernières versions comme des instruments qui divergent fondamentalement de la stratégie de construction originale mettant l'accent sur une interprétation empirique des échelles du MMP-2 (Greene, 2011 ; Nichols, 2011).

En contraste avec la méthodologie empirique par critères du MMPI-2, certains inventaires de la personnalité se sont développés à partir d'une approche d'analyse factorielle sur le contenu des items permettant de les regrouper en différents traits de personnalité. Parmi les plus utilisés, on retrouve le 16PF de Cattell et le NEO-PI-R de Costa et McCrae, que les psychologues du travail utilisent principalement pour évaluer les traits normaux de la personnalité (Smith & Archer, 2008).

Dans l'évaluation des troubles mentaux par questionnaire, il faut souligner la 3e édition du *Million Clinical Multiaxial Inventory* (MCMI-III) publiée en 1997, qui s'arrime avec le DSM-IV et que les cliniciens utilisent largement pour évaluer les syndromes mentaux majeurs et les troubles de la personnalité selon le modèle de la personnalité de Million (Craig, 2008).

3.3 TESTS DE PERSONNALITÉ BASÉS SUR LA PERFORMANCE

Parmi les tests basés sur la performance, deux tests ressortent parmi l'ensemble pour leur utilisation fréquente parmi les cliniciens : le Rorschach et le Test d'aperception thématique (*Thematic Apperception Test*; TAT.) Le psychiatre suisse Hermann Rorschach, qui s'intéressait à la manière différente dont les clients avec schizophrénie réagissaient à une série de taches d'encre par rapport aux autres clients, a développé le test du Rorschach au début des années 1920 (Gurley, 2017). Il entreprend alors la fabrication et la sélection minutieuse d'une série de 10 taches d'encre se caractérisant par leurs aspects visuels suffisamment structurés pour évoquer des réponses communes chez un grand nombre de personnes, mais aussi par leur complexité, permettant ainsi d'évoquer plusieurs impressions perceptuelles différentes en compétition. Auprès de 400 participants, dont des clients porteurs de différents diagnostics et des personnes non cliniques, Rorschach mène alors une étude empirique sur les réponses données à la question « qu'est-ce que cela pourrait être ? » lorsqu'on leur présente les taches (Gurley, 2017). À partir de réponses obtenues, il démarre un système de cotation des réponses comprenant notamment la localisation, le contenu et le mouvement perçu, mais ses recherches sont demeurées incomplètes à cause de son décès prématuré (Gurley, 2017). Toutefois, certains collègues du psychiatre, qui y ont trouvé un intérêt clinique, ont assuré l'utilisation du test du Rorschach. En conséquence de leur influence, Samuel Beck et Marguerite Hertz, deux chercheurs américains, ont poursuivi le travail de recherche systématique de Rorschach par la collecte de données, mais en développant leur propre système de cotation (Gurley, 2017). Pour sa part, le psychologue allemand Bruno Klopfer s'est intéressé à l'application clinique du test à partir de la théorie psychanalytique et a développé également son propre système de cotation, mais de manière plus intuitive et moins empirique (Gurley, 2017).

Dans les années 1950, on dénombre cinq systèmes Rorschach différents aux États-Unis. C'est dans ce contexte qu'à la fin des années 1960, John Exner entreprend de comparer ces systèmes pour y découvrir les nombreuses différences en termes d'administration, de cotation et d'interprétation (Gurley, 2017). En fondant le Conseil pour la Recherche sur le Rorschach, Exner se donne pour mission de conduire des études dans le but d'identifier les variables du Rorschach qui sont les mieux supportées empiriquement, et ses efforts ont débouché sur la création du Système Intégré (SI ; *Comprehensive System* ; CS), qui regroupe les données Rorschach les mieux validées empiriquement et d'autres caractéristiques à l'étude (Gurley, 2017). Publié en 1974, le SI devient rapidement le système le plus utilisé aux États-Unis, et Exner a révisé périodiquement ce système sur la base des données de la recherche jusqu'à sa mort en 2006.

Le décès d'Exner a laissé un vide juridique sur la possibilité ou non de poursuivre la recherche pour changer le SI dans le but de l'améliorer (Gurley, 2017). Dans ce flou juridique, un groupe de cinq cliniciens-chercheurs, dont plusieurs faisaient partie de la Fondation pour la Recherche sur le Rorschach, ont entrepris de développer un nouveau système, le *Rorschach Performance Assessment System* (R-PAS), dont le but était de simplifier et d'améliorer les aspects du SI identifiés par la recherche comme comportant des faiblesses ainsi que de mettre à jour les normes pour leur donner une envergure internationale et multiculturelle (Meyer, Viglione, Mihura, Erard, & Erdberg, 2011). Aujourd'hui, les tenants du SI poursuivent leur travail de révision de leur côté, si bien que l'on retrouve aujourd'hui des utilisateurs des deux systèmes (Gurley, 2017). Avec ses interprétations idiographiques sur le contenu des réponses de la personne et ses interprétations nomothétiques sur son profil des scores pondérés sur plusieurs domaines de son fonctionnement psychologique, le Rorschach est conçu comme un test permettant de faire des observations in vivo sur la manière dont un individu résout les problèmes visuels, cognitifs et perceptuels des taches d'encre, ce que les auteurs de la R-PAS nomment l'observation de sa personnalité en action (Meyer *et al.*, 2011).

Contrairement au Rorschach, que l'on considère comme un test, de par ses procédures hautement standardisées d'administration, de cotation et d'interprétation, le TAT peut se décrire plutôt comme une technique projective, étant donné qu'on peut administrer et corriger l'instrument de plusieurs manières, que les systèmes ne font pas consensus et qu'ils amènent des données différentes (Smith & Archer, 2008). Malgré tout, le TAT demeure un instrument que plusieurs cliniciens adoptent pour son utilité clinique à faire ressortir un matériel riche en contenu. Il est donc une mesure basée sur la performance qui s'interprète plus naturellement de manière idiographique par une analyse de contenu à l'aide de différentes théories de la personnalité. Le médecin et professeur de psychologie américain Henry Murray a développé et publié le TAT en 1943 dans le but de mesurer les aspects inconscients de la personnalité. Ces aspects portaient sur les besoins de l'individu pouvant entrer en conflit avec les contraintes de son environnement (Bellak & Abrams, 1997). Avec l'aide de sa collègue Christiana Morgan, il développe sur une période de 8 ans une série de 31 images de couleurs achromatiques de gens dans différentes situations solitaires ou en interaction sociale que l'on présente à la personne évaluée en lui demandant de raconter une histoire. Certaines images mettent en scène un personnage plus central variant en termes d'âge et de genre dans le but de permettre à la personne qui est évaluée de se sentir plus à l'aise de révéler ses sentiments profonds. D'autres images mettent en scène des personnages dont le genre est plus ambigu. Les images varient aussi en termes d'intensité entre des situations quotidiennes et des situations plus dramatiques.

Au départ, influencé par la théorie de Freud sur le rêve, Murray conçoit le TAT comme l'occasion d'obtenir une narration de la part de la personne dans laquelle transparaissent des contenus psychologiques plus ou moins cachés au même titre que le récit du rêveur contient des aspects manifestes (conscients) et latents (inconscients) (Bellak & Abrams, 1997). Toutefois, s'opposant à la théorie pulsionnelle de Freud, qu'il considérait comme étant limitée pour décrire l'étendue des besoins humains, Murray développe sa propre théorie des besoins-contraintes, et son système de cotation visait à les identifier à partir de l'analyse de contenu des histoires. On n'a pas adopté ce système à grande échelle en raison de sa complexité d'application.

Parmi les systèmes du TAT que les cliniciens et les chercheurs ont largement utilisé, on compte celui de Bellak, étudiant de Murray, qui a développé un système de cotation intégré basé sur la théorie freudienne du moi. Ce système comprend 10 catégories d'analyse visant à mesurer plusieurs dimensions dynamiques de la personnalité, dont le thème de l'histoire, les besoins et caractéristiques du héros, la conception de son environnement et de ses relations interpersonnelles, ses conflits et mécanismes de défense principaux, le fonctionnement surmoïque et les capacités d'adaptation du moi (Bellak & Abrams, 1997). Des chercheurs ont étudié et révisé le système de cotation intégré de Bellak sur une longue période à partir des années 1950 jusqu'au milieu des années 1990, et cela a mené à plusieurs adaptations, dont celles pour enfants (*Children Apperception Test*; CAT), pour personnes âgées (*Senior Apperception Test*; SAT) et pour différentes populations et cultures (Bellak & Abrams, 1997).

Plus récemment, on a développé et validé des systèmes de cotation standardisés permettant d'obtenir des scores quantifiables pour analyser le contenu des histoires du TAT. On peut penser à ceux de Cramer sur les mécanismes de défense (Cramer, 1991 ; Hibbard *et al.*, 1994) et à celui de Westen sur les relations d'objet et la cognition sociale (Westen, 1991). Toutefois, ces systèmes sont surtout utiles pour la recherche, notamment sur les troubles de la personnalité (Westen, Lohr, Silk, Gold, & Kerber, 1990).

3.4 ENTREVUES CLINIQUES

Bien que le test occupe une place importante dans l'histoire de l'évaluation psychologique, l'entrevue demeure la méthode la plus vieille pour obtenir de l'information sur son client (Goldstein & Hersen, 2000). On considère l'entrevue clinique comme étant au cœur de l'évaluation, étant donné qu'elle donne un contexte pour mieux comprendre la signification des résultats aux tests et qu'elle permet d'établir une relation de confiance avec le client afin d'approfondir la compréhension de ses difficultés. Elle offre aussi la possibilité d'observer les aspects particuliers du client et ses réactions devant ses difficultés et le processus évaluatif (Groth-Marnat & Wright, 2016).

Au départ, l'évaluation psychologique par entrevue était modelée sur le format de l'entrevue médicale visant à examiner le malade en l'observant du regard et en posant des questions spécifiques sur ses symptômes physiques. Il revient probablement à Freud d'avoir introduit un nouveau paradigme dans la manière de conduire une entrevue clinique en donnant préséance à la parole du client et à l'écoute libre du clinicien comme méthode thérapeutique (Ellenberger, 1970). Le flux d'association du client qui prend un rôle plus actif dans la thérapie et l'attention flottante du clinicien qui prend un rôle plus neutre permettaient à la dyade thérapeute/client de découvrir des informations importantes qui n'étaient pas nécessairement recherchées au départ. L'approche thérapeutique de la psychanalyse a influencé le style d'entrevue non structurée permettant au client de raconter ce qu'il veut à sa façon et au thérapeute d'aider ce dernier à explorer ce qui lui vient à l'esprit.

En évaluation psychologique, l'importance de structurer davantage l'entrevue pour aller chercher les informations utiles à l'établissement du diagnostic ou à l'examen du statut mental a rapidement été ressentie. Ainsi, dans les années 1940 et 1950, la question du degré de structure de l'entrevue fait partie des intérêts des chercheurs (Groth-Marnat & Wright, 2016). Par exemple, on a démontré que l'entrevue structurée permettait de préciser les thèmes à aborder de manière à ne pas en oublier, alors que l'entrevue non structurée était avantageuse pour encourager la personne à approfondir un sujet particulier en se sentant libre de le faire sans trop de résistance. Les années qui ont suivi, soit durant les années 1960, et ceci sous l'influence de la thérapie centrée sur le client de Rogers, les recherches se sont intéressées aux qualités interpersonnelles du thérapeute qui sont nécessaires pour obtenir une relation thérapeutique optimale (Groth-Marnat & Wright, 2016). Les années 1960 ont aussi vu se dessiner des démarcations plus accentuées entre les approches thérapeutiques et la manière de conduire l'entrevue clinique, par exemple l'approche centrée sur le client focalisant sur l'auto-exploration du client, l'approche psychodynamique faisant appel à l'interprétation, notamment pour aider le client à découvrir les aspects inconscients de son fonctionnement, et l'approche comportementale s'intéressant aux antécédents et conséquences du comportement (Groth-Marnat & Wright, 2016).

Durant les années 1970, par suite des études ayant fait ressortir les faiblesses de l'entrevue non structurée pour établir des diagnostics fidèles et valides de la part du clinicien, un intérêt grandissant pour le développement d'entrevues structurées a vu le jour (Goldstein *et al.*, 2019). L'entrevue structurée détermine de manière précise les sphères de fonctionnement et les symptômes du client à étudier ainsi que la formulation des questions posées à ce dernier pour s'assurer de la standardisation de l'administration de l'entrevue. On donne de l'importance à l'efficacité de l'entrevue de mener à un diagnostic chez un client donné qui est le même, peu importe le clinicien qui mène l'entrevue. Le développement des entrevues structurées s'inscrit donc plus précisément dans le cadre de l'évaluation diagnostique et entretient une relation proche avec les systèmes de classification des troubles mentaux (Goldstein *et al.*, 2019). Depuis la 3e version du DSM en 1980, on définit de manière opérationnelle les critères diagnostiques dans le but d'augmenter la validité des diagnostics, ce qui devient nécessaire pour une planification pertinente et adéquate du traitement. Avec ces critères diagnostiques opérationnels, le clinicien doit s'assurer que son client remplit tous les critères avant de poser son diagnostic, mais il est aussi encouragé à faire appel à des entrevues structurées pour s'aider dans sa tâche (Goldstein *et al.*, 2019).

Les entrevues structurées s'adaptent aux différentes éditions des systèmes de classification des troubles mentaux. Avec leur place importante dans l'évaluation psychologique, on retrouve plusieurs entrevues structurées, dont les entrevues structurées générales mesurant une étendue de troubles, comme l'Entrevue clinique structurée pour le DSM-5 (Structured Clinical Interview for DSM-5 ; SCID-5-CV ; First & First, 2015) ou encore des entrevues structurées plus spécifiques sur un trouble en particulier et sur sa sévérité, comme l'Échelle de dépression de Hamilton (*Hamilton Depression Scale*; HDS ; Hamilton, 1960) (voir Goldstein *et al.*, 2019). Aujourd'hui, on trouve plusieurs entrevues structurées pour chacun des troubles de santé mentale (Hersen & Thomas, 2007).

Enfin, avec l'importance mise aujourd'hui sur l'utilisation d'instruments courts et directement utiles à la planification de traitement ainsi que sur la formulation de cas permettant d'établir des liens entre un diagnostic, ses causes possibles et l'orientation du traitement, on retrouve aussi plusieurs entrevues structurées sur la formulation de cas selon différentes approches thérapeutiques et sur la mesure du suivi et des résultats (Hunsley & Mash, 2008).

3.5 ÉVALUATION COMPORTEMENTALE

L'introduction de l'évaluation comportementale a marqué l'histoire de l'évaluation psychologique pour compléter les informations obtenues par les entrevues et les tests. L'évaluation comportementale en contexte clinique a débuté durant les années 1960 avec comme paradigme dominant le conditionnement opérant (Groth-Marnat & Wright, 2016). Ce paradigme vise à préciser le comportement cible et à identifier les renforçateurs qui peuvent le modifier dans une approche de cas unique en contexte unique, comme dans un milieu hospitalier ou une résidence avec services thérapeutiques. Le débat « personne versus situation », lancé par Mischel (1968) à propos des déterminants du comportement, a encouragé les cliniciens à mettre leurs efforts thérapeutiques sur les déterminants situationnels (Groth-Marnat & Wright, 2016). Les propos de Mischel indiquaient que les traits ne permettent pas de prédire le comportement comme le font les variables de la situation. Par la suite, une conscience plus grande de l'importance d'élargir et de rendre plus écologiques les contextes de vie du client s'est développée durant les années 1970, dans laquelle étaient mises en œuvre les méthodes de modification du comportement de manière à assurer une plus grande généralisation/maintien des apprentissages. Les plans d'intervention incluaient par exemple l'école, le travail ou la famille (Groth-Marnat & Wright, 2016). L'arrivée de l'approche fonctionnelle multimodale a permis de mettre l'accent non plus uniquement sur le comportement, mais sur d'autres aspects importants de la personne, comme ses émotions, sensations et cognitions, ainsi que sur des mesures plus indirectes du comportement, par exemple, les questionnaires autorapportés (Goldstein *et al.*, 2019).

L'évaluation comportementale a connu des transformations fondamentales durant les années 1980 et 1990 sous l'influence d'autres disciplines, notamment la psychiatrie du DSM-III intéressée à développer des stratégies d'évaluation et de traitement basées sur les faits (Groth-Marnat & Wright, 2016). Toutefois, contrairement au DSM, l'évaluation cognitive comportementale n'a pas besoin de comparer le client à des normes. L'évaluation cognitive comportementale a aussi démontré une plus grande ouverture envers l'évaluation traditionnelle basée sur les grands tests psychologiques et le jugement clinique en entrevue structurée ainsi que la psychologie cognitive (Groth-Marnat & Wright, 2016). L'importance accordée aux structures cognitives, par exemple les schémas cognitifs sous-jacents aux comportements, a conduit à des évaluations davantage de types inférentiels (Groth-Marnat & Wright, 2016).

Depuis les années 2000, on assiste à une 3e vague dans l'approche cognitive comportementale rassemblant des modèles d'intervention visant non plus un changement de comportement et de cognition, mais plutôt une mise à distance saine et une relation plus harmonieuse du client envers certaines de ses difficultés affectives et comportementales (Chin, Stanton, Sanford, & Hayes, 2022).

3.6 RÉSUMÉ

D'abord influencée par le développement des épreuves mesurant le rendement intellectuel, l'histoire de l'évaluation psychologique a connu différents courants de mesure de la personnalité, comme l'approche idiographique et nomothétique, s'intéressant respectivement à documenter les caractéristiques uniques de l'individu et à le comparer à son groupe de référence. Parmi les tests de personnalité, la famille des inventaires MMPI et le test du Rorschach comptent parmi les tests les plus utilisés en clinique et en recherche.

Leurs approches de mesure dite autorapportée et basée sur la performance se complètent pour former un portrait global du fonctionnement de la personne. Chaque instrument a connu plusieurs développements en lien avec les données obtenues en recherche sur leurs indices de fidélité et de validité. Considérées au centre du travail du clinicien, les entrevues semi-structurées et structurées ont également influencé l'histoire de l'évaluation psychologique par leur utilité à augmenter la validité du diagnostic posé par le clinicien. Enfin, les évaluations comportementales, d'abord centrées sur les contingences du comportement, se sont élargies à d'autres sphères de fonctionnement, comme les affects et cognitions, et se sont ouvertes aux approches évaluatives traditionnelles par les tests. Le point commun entre tous ces développements est probablement la préoccupation grandissante de proposer des instruments fidèles et valides pour évaluer la personne. En plus des mesures de l'intelligence, de la personnalité et du comportement, l'évaluation psychologique fait appel à des systèmes reconnus de classification des troubles mentaux. Le prochain chapitre sera consacré au développement de l'un de ces systèmes, le *Diagnostic and Statistical Manual of Mental Disorders* (DSM).

CHAPITRE 4

HISTORIQUE DU DSM

4.1 DSM-I ET DSM-II

Pour bien comprendre le système nosographique du DSM, nous devons connaître son évolution depuis sa première édition, passant d'un système basé sur des critères théoriques à un système empirique. Le système empirique a aussi connu une évolution allant d'un intérêt envers les données comportementales à un intérêt envers les données de plus en plus neurobiologiques. Voici les moments marquants de son évolution (voir notamment American Psychiatric Association, 2013).

Au début, les besoins de classifications étaient uniquement statistiques. En 1840, on fait l'enregistrement de la fréquence de la catégorie « *idiocy/insanity* » dans le recensement américain. En 1880, le recensement américain compte 7 catégories de troubles mentaux : manie, mélancolie, monomanie, parésie, démence, dipsomanie et épilepsie. En 1893, l'Institut international de statistique adopte une nomenclature internationale des causes de décès, mais sans mention des troubles mentaux. En 1917, le Comité statistique de l'APA collabore avec le recensement. Ensuite, il collabore avec la NY Academy of Medecine pour développer la meilleure nomenclature à inclure dans le *American Medical Association's Standard Classifed Nomenclature of Disease* pour la psychiatrie sévère et la neurologie à l'interne. En 1938 voit le jour la Classification internationale des maladies (CIM) par l'Organisation mondiale de la Santé (OMS) dans laquelle on reconnaît 5 diagnostics psychiatriques : 1) paralysie générale (démence causée par syphilis) ; 2) déficience mentale ; 3) schizophrénie (démence précoce) ; 4) psychose maniaco-dépressive ; 5) autres troubles mentaux. En 1948, dans la CIM-6, les troubles mentaux ont une rubrique autonome et séparée des maladies du système nerveux et des organes des sens. Cela faisait suite aux blessés de guerre.

En 1952 voit le jour le *Diagnostic and Statistical Manual of Mental Disorders* (DSM-I) par l'American Psychiatric Association (APA). C'est le premier manuel à avoir une utilité clinique. Ce manuel diffère de la CIM, car Adolf Meyer le dirige, et son approche psychobiologique inspirée par les écrits de Freud considère toutes les maladies mentales comme une réaction inadaptée de la personnalité à des facteurs psychologiques, sociaux ou biologiques, provoquée chez une personne ayant une fragilité psychique spécifique. On parle de réaction schizophrénique, réaction maniaque, réaction psychonévrotique, etc. La pratique du diagnostic est très contestée pour plusieurs raisons. Les praticiens présentent une très grande variabilité. Les psychanalystes ne croient pas à la nécessité d'une telle pratique. Un mouvement antipsychiatrique voit le jour. Toutes ces divergences tiennent à des considérations plus politiques que scientifiques.

En 1965, à la suite de la formation du premier groupe scientifique de l'OMS dirigé par Stengel, des recommandations sur la classification sont données pour la rendre internationale. Il est recommandé de rendre les définitions plus explicites pour augmenter la validité. De là débouche la création de la CIM-8. En 1968, l'APA publie le DSM-II, mais celui-ci (et le CIM-8) n'a pas vraiment suivi les recommandations de Stengel. Le DSM-II est semblable au DSM-I, bien qu'on élimine le terme *réaction*.

4.2 DSM-III

En 1974, on forme le Groupe de travail de l'APA pour préparer le DSM-III, dont la parution arrive en 1980. Cette édition marque un tournant dans l'évolution du DSM. Les principes directeurs qui seront définis resteront les mêmes pour le DSM-III-R et le DSM-IV. D'abord, les classifications et nomenclatures sont athéoriques, les descriptions sont neutres, ne sont pas basées sur des concepts non démontrés par des méthodes scientifiques rigoureuses. Par exemple, la névrose disparaît, car elle est basée sur la notion de conflit qui est invérifiable. Nous sommes dans une approche empirique dont les données proviennent des entrevues semi-structurées. De plus, le diagnostic est catégoriel et comprend des critères d'inclusion et d'exclusion décrivant des symptômes et l'évolution du trouble. Ce qui caractérise le trouble, c'est l'agrégation des critères et non pas juste une description du trouble qui permet de le distinguer d'autres entités. Enfin, le diagnostic est établi selon un système multiaxial comportant 5 axes. L'Axe I est celui du diagnostic d'une psychopathologie manifeste. L'Axe II est réservé au trouble de la personnalité (TP) ou au retard mental. L'Axe III permet de noter un diagnostic de maladie somatique concomitant du diagnostic psychiatrique. L'Axe IV permet de noter les problèmes psychosociaux et environnementaux qui peuvent influer sur le diagnostic, le traitement et l'évolution. Enfin, l'Axe V permet d'indiquer le niveau de fonctionnement global par une échelle d'évaluation globale du fonctionnement (EGF). La validité du diagnostic est basée sur la description des symptômes, les données de laboratoire, l'élimination par rapport à d'autres maladies (critères d'exclusion), les études longitudinales prédisant l'évolution et les études familiales de transmission génétique. Les premières expériences avec le DSM-III ont fait ressortir que certaines contradictions et des critères qui n'étaient pas clairs existaient. En 1987 voit le jour le DSM-R, qui se veut une tentative pour corriger ces faiblesses.

4.3 DSM-IV

En 1994 paraît le DSM-IV (American Psychiatric Association, 1994) parce que le DSM-III a permis l'expansion de la recherche et l'obtention de nouvelles données maintenant disponibles pour la construction du DSM-IV. Cette édition est le résultat d'un effort considérable. Tout de suite après la publication du DSM-III-R en 1987, l'APA forme un groupe de travail de 27 membres (*Task Force*) et débute le processus de révision en trois étapes. D'abord, on procède à la réévaluation de plusieurs catégories par 13 sous-groupes (5-8 personnes) qui font une revue de littérature en profondeur. Chaque sous-groupe a 50 à 100 conseillers. On procède à la diffusion de textes préliminaires (*Option Book*) aux membres de l'APA pour obtenir leurs commentaires et propositions. Enfin, on réalise 12 études terrain (*Field trials*) permettant de comparer les critères diagnostiques de plusieurs maladies décrites dans le DSM-III-R et la CIM-10. Cette démarche amène la suppression de 8 diagnostics (p. ex., transsexualisme, personnalité passive-agressive) et l'ajout de 13 diagnostics (p. ex., syndrome d'Asperger, trouble bipolaire II, état de stress aigu, trouble du sommeil lié à la respiration).

Les modifications majeures introduites par le DSM-IV sont les suivantes. D'abord, on a supprimé les troubles mentaux organiques en conséquence des progrès de la psychiatrie biologique. On a démontré une étiologie organique pour plusieurs pathologies psychiatriques (schizophrénie, maladies affectives) considérées auparavant comme des psychoses fonctionnelles. Par conséquent, les maladies groupées antérieurement sous la rubrique *Syndromes cérébraux organiques* se retrouvent sous la rubrique *Délirium, démence, trouble amnésique et autres troubles cognitifs*. Les troubles mentaux organiques sont introduits dans la rubrique de chaque grande catégorie (p. ex., troubles anxieux dus à une condition médicale générale ou troubles anxieux induits par substance), sauf pour le trouble catatonique et le changement de personnalité. La différence tient au fait que « organique » laisse croire à un dualisme corps-esprit, alors que « dû à une condition médicale générale » est basé sur une étiologie connue spécifique pour le client (relation directe de cause à effet). De plus, dans la catégorie troubles mentaux dus à une affection médicale générale, on retrouve : 1) le trouble catatonique dû à une affection médicale générale; 2) le changement de personnalité dû à une affection médicale générale (antérieurement appelé personnalité organique). Dans les troubles liés à l'utilisation de substances psychoactives, une seule rubrique regroupe dépendance/abus à une substance et troubles mentaux induits par une substance. L'abus de substances (utilisation inadéquate) n'est pas nécessairement lié à la dépendance, mais deux critères sont ajoutés : incapacité de remplir les rôles sociaux et récurrence de problèmes judiciaires.

On apporte des changements importants aux critères d'exclusion (en plus des critères d'inclusion) de façon à rendre le diagnostic différentiel plus souple et à permettre une démarche hiérarchisée. Les critères d'exclusion sont de cinq types. D'abord, le sujet n'a jamais réuni les critères du trouble. Ce critère s'appuie sur une hiérarchie longitudinale basée sur les antécédents (p. ex., on ne peut poser un diagnostic de dépression si la personne a connu un épisode maniaque dans le passé). Ensuite, le sujet ne remplit pas les critères du trouble. Ce critère se base sur une hiérarchie selon un mode transversal des sous-types d'un trouble (p. ex., épisode dépressif majeur avec caractéristique mélancolique prend le pas sur la spécification « caractéristique atypique » parce que l'ensemble des critères de cette dernière demeure incomplet). De plus, un trouble doit être exclu lorsqu'il ne survient qu'au cours de l'évolution d'un autre trouble. Ainsi, on ne doit pas poser un diagnostic donné quand ses symptômes n'apparaissent qu'au cours d'un autre trouble (p. ex., le diagnostic de boulimie ne doit pas être retenu lorsque la boulimie ne se manifeste qu'au cours d'un épisode d'anorexie mentale). Le diagnostic principal doit être hiérarchisé. De plus, le trouble n'est pas dû aux effets psychologiques directs d'une substance (p. ex., médicaments, substance donnant lieu à un abus) ou d'une affection médicale (p. ex., on ne peut poser un diagnostic de manie si les symptômes sont consécutifs à la prise d'un médicament (stéroïde) ou d'une drogue (cocaïne) ou causés par une tumeur cérébrale frontale). Enfin, un autre trouble n'explique pas mieux le trouble. Cela implique que nous devons prendre en compte tous les diagnostics possibles dans le diagnostic différentiel et, dans les cas limites, que le jugement clinique doit déterminer le diagnostic le plus approprié.

En 2000, le DSM-IV-TR (American Psychiatric Association, 2000b) voit le jour, dans lequel les auteurs ont bonifié le texte sur la prévalence, l'étiologie et l'évolution pour intégrer les nouvelles données de recherche. En bref, le DSM-IV comprend 297 catégories. Le système multiaxial permet de faire une évaluation complète et systématique qui ne serait pas possible si elle portait juste sur le trouble. Il permet de saisir la complexité des situations cliniques et de décrire l'hétérogénéité des individus présentant le même diagnostic. Il fait aussi la promotion d'un modèle biopsychosocial. L'Axe I inclut toutes les catégories diagnostiques, sauf les troubles de la personnalité (TP) et les retards mentaux. Si un diagnostic constitue le diagnostic principal ou la raison de la consultation, on le rapporte en premier sur la liste. L'Axe II comprend les TP (conditions au long cours) et les retards mentaux (ou arriération mentale). Donc, les Axes I et II couvrent tous les troubles mentaux. L'Axe II est séparé pour inciter le clinicien à porter attention aux TP qui diminuent le pronostic de l'axe I. Souvent, un individu présente plusieurs TP. On peut aussi utiliser l'Axe II pour indiquer les traits inadaptés qui n'atteignent pas le seuil pour un TP. On peut aussi indiquer les défenses inadaptées.

L'Axe III comprend toute condition médicale pertinente aux troubles. Cela vient nuancer le diagnostic de l'Axe I où l'affection est due à une condition médicale. Les Axes III, IV et V sont conçus pour donner un contexte de vie plus large des troubles. Si on code les Axes I, II et III séparément, cela ne veut pas dire qu'il y a des différences fondamentales au niveau de leur conceptualisation, ou qu'il n'y a pas de lien entre le trouble psychologique et les facteurs somatiques, ou que les conditions médicales ne sont pas liées aux facteurs psychosociaux. C'est simplement pour encourager une évaluation complète et augmenter la communication entre les intervenants. Le lien peut être direct (c.-à-d. dû à…) et, dans ce cas, on spécifie sur l'Axe I « dû à une condition médicale » en précisant sur l'Axe III la condition médicale. Si le lien n'est pas clair, on mentionne alors sur l'Axe I le trouble mental approprié et la condition médicale sur l'Axe III. On peut aussi ajouter une condition sur l'Axe III lorsque cela nous aide à comprendre la situation d'ensemble du client et que ça influence le traitement (p. ex., Axe I : réaction psychologique à un Axe III ; ou Axe III problème cardiaque qui empêche de donner un certain médicament).

L'Axe IV est une codification des problèmes psychosociaux qui contribuent au trouble, incluant les problèmes occupationnels, économiques, interpersonnels. Cet Axe influence aussi le traitement et le pronostic. Il peut s'agir d'un événement de vie négatif, une difficulté ou une déficience de l'environnement, un stress interpersonnel ou familial, un soutien social inadéquat, des problèmes reliés au contexte dans lequel ces derniers se sont développés. Cela peut être des facteurs de stress positifs (p. ex. promotion), seulement s'ils conduisent à un trouble. Les problèmes psychosociaux peuvent jouer un rôle dans le déclenchement et le maintien des problèmes ou être la conséquence d'une psychopathologie. Le clinicien est encouragé d'en noter autant que nécessaire, mais seulement ceux qui étaient présents durant la dernière année, sauf si ces problèmes contribuent clairement au trouble. On trouve la catégorie générale et on note le facteur spécifique.

Enfin, dans l'Axe V, on retrouve l'Échelle d'évaluation globale du fonctionnement (EGF ; *Global Assessment of Functioning* : GAF), qui donne une indication du niveau de fonctionnement adaptatif actuel en considérant les relations sociales, le fonctionnement occupationnel et l'utilisation des temps libres. Cette information est utile pour planifier le traitement, mesurer son impact et prédire les résultats. On cote pour le fonctionnement psychologique, social et occupationnel. On ne cote pas pour les altérations dues à des limitations physiques. Chaque catégorie est composée de deux parties : a) symptômes et b) fonctionnement. On cote le niveau qui correspond soit au symptôme, soit au fonctionnement. Si les deux composantes sont discordantes, on cote la pire des deux. L'évaluation doit prendre en compte le fonctionnement actuel pour traduire le besoin de traitement. Mais d'autres périodes peuvent se présenter (p. ex., admission, congé, deux dernières semaines, etc.). On trouve trois autres échelles de fonctionnement : *Social and Occupational Functioning, Global Assessment of Relational Functioning, Defensif Functioning Scale.*

4.4 CRITIQUES DU DSM-IV ET AUTRES SYSTÈMES

Plusieurs critiques du DSM-IV ont été émises avec les années. D'abord, le fait que trop de diagnostics existent. Avec près de 300 diagnostics, le DSM-IV encourage à psychiatriser tous les problèmes psychologiques sans trop de justification, comme les « autres conditions qui peuvent exiger une attention clinique ». Les distinctions trop fines entre les diagnostics amènent aussi le problème des codiagnostics (45 % des personnes qui reçoivent un diagnostic répondent aux critères d'au moins un autre diagnostic). Enfin, le nombre important de diagnostics fait que plusieurs facteurs de risque semblent déclencher plus d'un trouble. Un médicament comme le Prozac aide aussi plusieurs conditions différentes. Devrait-on regrouper les troubles anxieux et la dépression dans la même catégorie ? Une autre critique concerne le diagnostic par catégorie vs sur un continuum. L'approche par catégorie ne considère pas la continuité entre le normal et le pathologique. Pourquoi deux critères sur cinq, et non pas trois, par exemple ? Entre 20 et 50 % des clients qui consultent entrent dans la catégorie « *not otherwise specified category* », c'est-à-dire que leurs symptômes sont trop légers pour poser un diagnostic. Le système catégoriel donne une fausse impression de discontinuité entre les catégories, comme entre les Axes I et II.

Parmi les critiques du DSM-IV, certaines concernent sa fidélité. On peut se demander, malgré son caractère plus explicite, si le DSM-IV permet à deux cliniciens de poser le même diagnostic concernant un patient. Entre autres, parce que les cliniciens ne se fient pas toujours de manière précise aux critères, et aussi parce que certains critères portent à formuler un jugement de valeur de ce qui doit être normal. Par exemple, une humeur anormalement élevée dans la manie. D'autres critiques touchent à sa validité. Les catégories du DSM-IV sont des entités inférées et non prouvées. On doit alors se demander si elles ont une bonne validité de construits, étant capables de prédire les caractéristiques associées (p. ex., relations sociales pauvres dans la schizophrénie), l'évolution, la réponse aux traitements et les causes possibles. Il n'existe pas de tests de laboratoire, de marqueurs neurobiologiques ou d'indicateurs génétiques pour nous aider à faire un diagnostic. On met parfois une très forte insistance sur sa fidélité aux dépens de sa validité. Une autre critique importante est l'absence d'information sur les causes. On connaît l'occurrence des troubles, mais on n'a jamais d'information sur ce qui a causé la dépression, par exemple. Une alternative serait d'avoir un système nosologique plus théorique qui souligne la fonction du comportement, c'est-à-dire quelle est la raison pour laquelle une personne est déprimée, etc. De plus, l'effet de la stigmatisation et de l'étiquetage qui découle du système nosographique, lorsque les gens nous traitent différemment, de manière discriminatoire. L'étiquette devient péjorative. L'individu peut avoir tendance à s'identifier à la connotation négative de l'étiquette. Enfin, une dernière critique concerne la perte du caractère unique de la personne et l'emploi abusif des diagnostics. Une personne dépressive est vue comme toutes les autres personnes dépressives. On devrait s'exprimer en disant « une personne avec une dépression » et non « un dépressif ». En outre, penser que chaque condition doit nécessairement correspondre à une catégorie existante est une hypothèse erronée.

On trouve d'autres systèmes de classification des troubles mentaux. En 1993 paraît la CIM-10, qui s'est rapprochée des éditions du DSM en adoptant une classification basée sur des critères. On compte trois versions : 1) pour les cliniciens ; 2) pour les chercheurs (critères plus stricts) ; 3) version courte et simplifiée pour les intervenants de première ligne. En 2018, on note la parution de la onzième édition de la CIM (Organisation mondiale de la Santé).

Dans un cadre théorique, on doit mentionner un autre système de classification. D'abord, le *Psychodynamic Diagnostic Manual* (PDM). Il s'agit d'un système de classification publié en 2006 basé sur la théorie analytique et qui décrit les troubles chez l'adulte et l'enfant, le profil du fonctionnement mental et l'expérience subjective des symptômes. En 2017, on voit la parution de la seconde édition du PDM, éditée par Vittorio Lingiardi et Nancy McWilliams (2017a).

4.5 DSM-5

La démarche de révision du DSM-5 (American Psychiatric Association, 2013) s'est échelonnée sur 12 ans et a impliqué la participation de plusieurs centaines d'experts. Cette révision est expliquée en détail dans l'introduction du manuel. Voici quelques points saillants. Parmi les raisons qui ont motivé cette révision, la volonté de tenir davantage compte des avancées récentes des neurosciences cognitives, de l'imagerie cérébrale, de l'épidémiologie et de la génétique des troubles mentaux se trouve au premier plan. Une plus grande conscience des problèmes existants avec un système catégoriel trop rigide émanait de plus en plus à travers l'expérience clinique et les observations scientifiques. Parmi ces problèmes, la comorbidité élevée chez les clients et la nécessité chez les cliniciens de recourir fréquemment à la catégorie diagnostique *Not otherwise specified*. Ces réalités indiquaient que les frontières entre plusieurs catégories diagnostiques sont plutôt fluides au cours de la vie d'un individu et que plusieurs symptômes attribués à un trouble peuvent se retrouver, à des degrés divers, dans plusieurs autres troubles. Force était alors de constater que le système de classification du DSM devait laisser une plus grande place à une approche dimensionnelle des troubles mentaux, incluant des dimensions qui touchent à plusieurs catégories actuelles. En effet, des données scientifiques actuelles suggèrent de mettre, sur un même spectre, des troubles qui partagent des symptômes, des facteurs de risques génétiques et environnementaux et des substrats neuronaux.

Les travaux de révision ont débuté en 1999 par l'APA en collaboration avec l'OMS et avaient pour but d'étudier les forces et les faiblesses du DSM-IV au sujet des données de la recherche qui ne supportent pas les frontières entre certaines catégories diagnostiques. De là, on a organisé une dizaine de congrès internationaux entre 2006 et 2008 dans le but de réviser la littérature scientifique mondiale sur certains troubles et de préparer les révisions du DSM-5 et de la CIM-11. En 2006, l'APA nomme Dr David Kupfer et Darrel Regier pour être respectivement président et vice-président du DSM-5 *Task Force* composé de 28 membres. Relevant du *Task Force*, treize groupes d'experts reconnus et issus de plusieurs disciplines ont aussi été formés pour travailler sur une catégorie diagnostique donnée, et chaque groupe comptait des centaines de conseillers scientifiques et professionnels. Outre les recensions de la littérature et les méta-analyses, le développement des critères diagnostiques à l'étude, la révision des textes, les appels publics de révision auprès de tous les acteurs (psychiatres, médecins, professionnels de la santé, clients et familles) et des conseils et comités issus de l'APA (p. ex., Clinical and Public Health Committee et le APA Council on Psychiatry and Law), plusieurs études terrain ont été réalisées pour vérifier la validité et la fidélité de certains diagnostics. Les versions du DSM-5 ont fait l'objet de trois révisions successives jusqu'à la recommandation et l'adoption du texte final en 2012 par l'APA.

Les travaux du DSM-5 ont conduit à revoir les définitions de plusieurs diagnostics individuels, mais aussi à réorganiser la structure générale du DSM, c'est-à-dire la manière dont les différents troubles sont regroupés ensemble. Ce regroupement se veut en accord avec les avancées de la recherche et en harmonie avec la CIM-11. Il a pour but de stimuler le développement de nouvelles approches thérapeutiques et d'encourager la recherche sur les facteurs psychologiques et physiologiques communs à plusieurs troubles. Par exemple, les facteurs internalisants (représentant les troubles avec symptômes dépressifs, anxieux et somatiques) et externalisants (représentant les troubles avec symptômes impulsifs, troubles des conduites et addictions) permettent de regrouper la grande partie des troubles mentaux. Les facteurs de risque génétiques et environnementaux, comme démontré par les études chez les jumeaux, permettent d'expliquer une grande partie de la comorbidité entre les troubles associés à une dimension. De manière à rendre justice à ces facteurs, l'ordre des chapitres a été révisé, ainsi que les diagnostics qui les composent : les troubles internalisants se retrouvent parmi les premiers chapitres, tandis que les troubles externalisants sont situés parmi les derniers. De plus, de manière à rendre le DSM plus utile à la clinique, l'ordre des chapitres a été guidé par des considérations développementales. Ainsi, les troubles qui apparaissent au début du cycle de la vie et les troubles survenant vers la fin du cycle de vie se retrouvent respectivement au début et à la fin du manuel, avec les troubles de l'âge adulte au milieu. En outre, les différences culturelles dans l'identification et l'expression des troubles mentaux ont été revues, de même que les différences en ce qui concerne le sexe et le genre. Enfin, le système multiaxial a été délaissé, considéré comme artificiel et peu valide sur certains axes, au profit de l'enregistrement combiné des troubles de l'axe I, II et III, et l'enregistrement des problèmes psychosociaux et environnementaux selon les codes Z de la CIM. Quant à elle, l'échelle du fonctionnement global a été remplacée par une mesure se voulant plus objective, mais encore à l'étude (section III), soit la *WHO-Disability Assessment Schedule* (WHODAS).

4.6 PRINCIPAUX REMANIEMENTS DU DSM-5

Voici les grandes lignes des principaux remaniements structuraux du DSM-5 que l'on peut lire dans la préface du manuel. D'abord, on retrouve une représentation des enjeux développementaux reliés au diagnostic, tant dans l'ordre des chapitres qu'à l'intérieur des critères diagnostiques. De plus, on fait une place à l'intégration des données scientifiques issues de la recherche récente en génétique et en neuro-imagerie. On a procédé à une consolidation sur un même spectre de l'autisme, le trouble de l'autisme, le trouble d'Asperger et le trouble envahissant du développement. On a fait une rationalisation de la classification des troubles dépressifs et bipolaires en intégrant troubles et épisodes dans les critères respectifs de chaque trouble. On a procédé à une restructuration des troubles liés à une substance par la proposition d'éliminer trouble d'abus et trouble de dépendance et de les remplacer par une nouvelle catégorie de trouble d'usage de substances. On note une plus grande spécificité pour les troubles neurocognitifs. De plus, on souhaite effectuer une transition dans la conception des troubles de la personnalité. Enfin, on a ajouté la section III sur les nouveaux troubles à l'étude et les mesures d'évaluation.

Les diagnostics principaux du DSM-5 se retrouvent à la section II du manuel et comprennent les chapitres suivants : troubles neurodéveloppementaux ; spectre de la schizophrénie et des autres troubles psychotiques ; troubles bipolaires et troubles reliés ; troubles dépressifs ; troubles anxieux ; troubles obsessionnels-compulsifs et troubles reliés ; troubles dissociatifs ; troubles somatiques et autres troubles reliés ; troubles des conduites alimentaires ; troubles de l'élimination ; troubles sommeil-veille ; dysfonctions sexuelles ; dysphorie de genre ; troubles des comportements perturbateurs, des conduites et du contrôle des impulsions ; troubles reliés à une substance et d'addiction ; troubles neurocognitifs ; troubles de la personnalité ; troubles de paraphilie ; autres troubles mentaux ; troubles moteurs induits par la médication et autres conditions liées aux effets négatifs de la médication ; autres conditions pouvant faire l'objet d'une attention clinique.

Concernant les TP, le DSM-5 propose une conception hybride. La classification catégorielle demeure la nosographie actuelle, mais à celle-ci s'ajoute un modèle dimensionnel à l'étude que l'on peut retrouver à la section III. Issu à la fois de la théorie et de la recherche, le modèle dimensionnel propose une définition des troubles de la personnalité dans laquelle on retrouve une déficience modérée ou plus grande sur au moins deux aspects du fonctionnement de la personnalité, et un ou plusieurs traits de personnalité pathologique. Ce modèle propose 6 TP spécifiques (antisociale, évitante, limite, narcissique, obsessionnelle-compulsive, schizotypique) selon une combinaison de caractéristiques spécifiques de traits, et un *TP – trait spécifié,* c'est-à-dire un TP que le clinicien spécifie lui-même à partir de son appréciation des traits de la personnalité de son client sur 5 domaines et, si possible, sur 25 facettes de la personnalité. Les éléments du fonctionnement de la personnalité concernent le soi et les relations interpersonnelles et sont mesurés sur une échelle allant de 0 (absence ou peu de déficience) à 4 (déficience extrême). Dans le fonctionnement de soi, on retrouve l'identité et l'auto-direction, alors que dans le fonctionnement des relations interpersonnelles, on retrouve l'empathie et l'intimité. Les cinq domaines des traits de la personnalité sont l'affectivité négative, le détachement, l'antagonisme, la désinhibition et le psychoticisme, et leur mesure nécessite l'administration d'un questionnaire autorapporté ou administré à un proche du client.

On a apporté des changements dans les critères diagnostiques et d'inclusion/exclusion de plusieurs diagnostics dans chaque chapitre du DSM-5. Par exemple, dans le chapitre des troubles dépressifs, on a ajouté de nouveaux diagnostics : le trouble disruptif de dysrégulation émotionnelle, qui s'applique aux enfants et aux adolescents qui présentent une irritabilité persistante et des épisodes fréquents de manque de contrôle du comportement ; le trouble dysphorique prémenstruel ; le trouble dépressif persistant. D'autres modifications concernent les spécifications, par exemple l'épisode de dépression majeure avec spécification « caractéristiques mixtes » pour les symptômes de manie ne satisfaisant pas les critères de la manie, et l'élimination du critère d'exclusion pour les symptômes dépressifs survenant moins de 2 mois à la suite du décès d'un proche. On peut prendre connaissance de tous ces changements dans le premier appendice du DSM-5.

4.7 CRITIQUES DU DSM-5

Le DSM-5 a fait l'objet de plusieurs critiques et de pétitions en défaveur de certaines révisions durant ses années de préparation. Le Dr Allen Frances (2013), ancien président du DSM-IV *Task Force*, ainsi que le professeur de psychiatrie de l'Université McGill, le Dr Joel Paris (2015), ont tous deux exprimé des critiques virulentes à l'endroit du DSM-5. Une de leurs critiques majeures concerne la médicalisation de la condition humaine et l'inflation du diagnostic découlant d'une plus grande étendue des critères diagnostiques, de dimensions présentant des frontières floues entre le normal et le pathologique, et l'ajout de diagnostics qui représentent non pas de véritables psychopathologies, mais davantage des réactions à des stress transitoires. Par exemple, trois nouveaux diagnostics possèdent des frontières floues avec la normalité : le trouble d'hyperphagie boulimique, le trouble neurocognitif léger et le trouble disruptif avec dysrégulation émotionnelle. Ce dernier trouble, dont la validité repose sur une seule équipe de recherche, a fait l'objet de 51 pétitions d'associations professionnelles de la santé exigeant une révision par un groupe d'experts indépendants, mais l'APA aurait rejeté cette demande sans explications. De plus, les seuils cliniques pour certains troubles ont baissé, ce qui pose le risque de diagnostiquer des souffrances que toute personne peut rencontrer de manière normale au cours de sa vie, comme l'omission du critère d'exclusion du deuil dans la dépression majeure ou encore des critères plus inclusifs sur la distractibilité dans le TDAH. Surdiagnostiquer a plusieurs conséquences négatives tant sur la société avec son système de santé déjà très sollicité et débordé, que pour l'individu présentant une condition plus légère (p. ex., seuil sous-clinique) et pour qui les traitements pharmacologiques types ne conviennent pas et entraînent des effets secondaires négatifs.

L'autre critique importante est le prétendu changement de paradigme du DSM-5. En effet, les auteurs du DSM-5 avaient l'objectif de recourir aux neurosciences et à la génétique pour documenter les processus pathologiques sous-jacents aux troubles mentaux. Pour les critiques du DSM-5, ce changement n'est jamais survenu : les imageries cérébrales n'expliquent pas les causes des troubles mentaux, et la génétique soulève plus de questions qu'elle n'en résout. Pour un véritable changement de paradigme, nous devrions être en mesure de trouver les facteurs étiologiques des troubles mentaux, ce qui n'est pas toujours le cas avec les connaissances actuelles. On n'observe actuellement aucune application clinique des neurosciences, et la prétention du contraire laisse croire que les catégories des troubles mentaux sont « vraies » et que l'unique traitement est la médication. Devant l'absence de marqueurs biologiques et le peu de connaissances des causes des troubles mentaux, Frances (2013) et Paris (2015) sont en faveur d'un modèle biopsychosocial pouvant mieux rendre compte de la complexité et de la spécificité de la vie mentale par rapport au fonctionnement cérébral (phénomène émergeant), et encouragent les cliniciens à user de leur jugement clinique en cas de doute, et à opter pour la prudence afin d'éviter de surdiagnostiquer.

4.8 RÉSUMÉ

L'historique du DSM est influencé par les courants scientifiques de chaque époque. D'abord formulé en termes théoriques, il est passé à une approche résolument empirique et objective depuis le DSM-III. La dernière version, soit le DSM-5, est plus influencée par le courant actuel des neurosciences et mise sur l'imagerie cérébrale et la génétique pour classifier les troubles mentaux. Parmi les critiques formulées à l'endroit du DSM-5, les principales concernent la tendance à pathologiser des conditions humaines pouvant être considérées normales et le réductionnisme du paradigme des neurosciences pour expliquer les troubles mentaux.

Après ce rappel historique sur les mesures, notamment de l'intelligence et de la personnalité, ainsi que sur les systèmes nosographiques des troubles mentaux, le prochain chapitre servira de rappel sur les notions de fidélité et de validité de la mesure de tous ces construits. Étant donné que toutes les conclusions tirées d'une évaluation psychologique doivent s'appuyer sur des données solides, une réflexion sur la fidélité et la validité des instruments de mesure fait partie intégrante de la démarche évaluative.

CHAPITRE 5

RAPPEL SUR LES NOTIONS DE FIDÉLITÉ ET DE VALIDITÉ

5.1 FIDÉLITÉ

Peu importe les allégeances théoriques du clinicien qui mène une évaluation psychologique, ce dernier doit tenir compte des propriétés psychométriques de ses méthodes d'évaluation incluant l'entrevue clinique. Plus précisément, il doit considérer la standardisation, la fidélité et la validité de ses mesures. Voici un bref rappel de ces notions.

La standardisation réfère à l'uniformité de la procédure d'administration et de correction du test (ou entrevue) ainsi qu'à la préparation de normes qui permet d'interpréter le score d'un individu à ceux obtenus par d'autres individus ayant passé le même test (Anastasi, 1994). Le clinicien doit s'assurer que les normes qui ont été préparées pour le test ont été construites à partir d'un groupe qui est suffisamment grand et représentatif de la population à qui s'adresse le test, et aussi qu'une similitude suffisante existe entre son client et le groupe de normalisation.

La fidélité d'un test réfère à sa stabilité dans le temps, à sa cohérence entre les items qui le composent et à la prévisibilité de son résultat lorsqu'il est administré par différents évaluateurs (Groth-Marnat & Wright, 2016; Wright, 2021). Ainsi, un score obtenu à un test devrait rester sensiblement le même s'il est administré à plusieurs reprises ou après le passage du temps selon que le construit qui est mesuré est lui-même plus ou moins stable. Par exemple, la mesure du rendement intellectuel possède généralement des indices de fidélité supérieurs à la mesure des traits de personnalité qui, eux, peuvent changer selon la situation et l'humeur de la personne. Cet aspect de la fidélité se calcule par la *méthode test-retest,* où l'on administre deux fois la même épreuve pour en connaître la stabilité temporelle, ou encore par la *méthode des formes alternatives,* où l'on administre deux formes du test composées d'items (ou de problèmes) différents, mais équivalents. Ici, la fidélité renvoie à l'exactitude du test à un moment donné. Dans les deux cas, on calcule la corrélation entre les scores administrés à deux moments différents ou entre les deux formes administrées l'une après l'autre.

Un test doit aussi être composé d'items qui mesurent le même construit, c'est-à-dire démontrer une consistance interne. Pour mesurer cet aspect de la fidélité, on utilise la *méthode de la bissection* (*split-half reliability*) ou du *coefficient alpha* qui calculent la corrélation entre les items pairs et impairs du test ou encore entre tous les items.

Enfin, le score au test doit refléter la performance de la personne et ne devrait pas varier selon l'administrateur du test. Ceci est particulièrement pertinent pour les entrevues cliniques qui peuvent être plus ou moins flexibles au niveau de la formulation des questions ou dans l'interprétation des réponses. Cet aspect de la fidélité se vérifie par la *méthode de l'accord interjuges,* dans laquelle deux administrateurs font passer le test à la même personne. On calcule ensuite jusqu'à quel point leurs scores se rapprochent l'un de l'autre en termes de pourcentage d'accord ou par différentes méthodes de corrélation selon que celles-ci prennent en compte le niveau d'accord attribuable à la chance (coefficient de kappa) ou le style de correction (p. ex., plus ou moins sévères) des administrateurs (corrélation intraclasse).

Globalement, l'erreur de mesure, c'est-à-dire l'estimation de l'étendue de la fluctuation aléatoire qu'un score d'un individu peut présenter, réduit la fidélité d'un test. Étant donné que les tests sont souvent des mesures indirectes d'un construit, l'erreur de mesure est inhérente à tous les tests en psychologie. Le concepteur du test doit réduire au minimum cette erreur de mesure afin que les scores obtenus puissent s'interpréter avec confiance.

L'administrateur, c'est-à-dire le clinicien, doit sélectionner le meilleur test à partir de ses indices de fidélité selon la variable qu'il désire mesurer et le but pour lequel il compte l'utiliser. Par exemple, la méthode du test-retest est pertinente pour la mesure d'un trait stable ou lorsque l'on veut faire des prédictions dans le temps, alors que les méthodes permettant de calculer la cohérence interne sont plus adéquates pour la mesure d'un seul construit ou de caractéristiques qui fluctuent dans le temps. La méthode des formes alternatives est préférable à la méthode test-retest si l'instrument est sensible à un effet de pratique entre la première et la seconde passation. Enfin, les échelles de cotation sur un comportement donné ou les entrevues cliniques qui exigent un certain jugement de la part de l'administrateur devraient démontrer un bon accord interjuges avant qu'on les utilise.

5.2 VALIDITÉ

Pour qu'un test soit valide, il doit d'abord être fidèle, c'est-à-dire apporter la même information entre les passations, les formes, les items et les administrateurs. La fidélité d'un test est donc un prérequis à sa validité. La validité réfère à la capacité du test de bien mesurer ce qu'il est censé mesurer. Étant donné la nature abstraite et intangible de la plupart des variables psychologiques, la démonstration de la validité d'un test est un exercice complexe (Groth-Marnat & Wright, 2016). En effet, on ne peut pas mesurer directement des concepts comme l'intelligence, l'estime de soi, l'extraversion ou l'anxiété, car leur existence doit s'inférer à partir de moyens indirects. De plus, l'évaluation de la validité du test doit continuellement être mise à jour selon l'avancement de la théorie et l'accumulation des données de recherche sur ces construits. Tenant compte de cette complexité, la validité d'un test doit être démontrée à partir de trois méthodes, soit la validité de contenu, la validité de critère et la validité de construit (Groth-Marnat & Wright, 2016; Wright, 2021).

Dans le processus de validation, la validité de contenu prend place au départ de la construction d'un test. Lorsque le constructeur d'un test a bien défini son concept en fonction de la théorie et a développé des items pour le mesurer, il doit démontrer que les items qu'il a choisis sont représentatifs et pertinents par rapport au concept. Pour ce faire, il fait appel à des experts qui portent un jugement sur le contenu des items. La validité de contenu doit être distinguée de la validité de surface qui n'est pas la même chose. La validité de surface ne contribue pas nécessairement à la validité du test, car elle fait appel aux utilisateurs du test qui déterminent jusqu'à quel point le test semble mesurer le construit qu'il est censé mesurer. En surface, les items d'un test peuvent sembler pertinents pour mesurer le construit sans que cela garantisse qu'ils sont les plus pertinents pour le faire ou qu'ils ne négligent pas d'autres domaines du construit en question. Par exemple, un questionnaire mesurant la dépression avec des questions sur «la tristesse», la «perte d'intérêt» et le «ralentissement psychomoteur» obtiendra probablement un score élevé sur la validité de surface, alors qu'un instrument mesurant la métacognition avec des items comme la «tendance à penser à la manière dont on pense» pourrait sembler confus pour un lecteur moyen, alors que les items représentent bel et bien le construit. D'un autre côté, une haute validité de surface n'est pas toujours souhaitable pour mesurer certains construits pour lesquels l'utilisateur pourrait vouloir biaiser ses réponses dans une direction ou une autre de manière à créer l'effet qu'il désire sur ses scores. Un client ne voulant pas paraître en détresse durant une entrevue de sélection pourrait facilement répondre par la négative aux items d'un questionnaire sur la dépression.

En plus de sa validité de contenu, un test doit démontrer une validité de critères, nommée aussi validité empirique. Cette validité renvoie à la comparaison de la performance obtenue au test avec une mesure extérieure à celui-ci ayant une relation théorique avec la variable mesurée. Par exemple, une mesure de la participation à des activités sociales pourrait servir à valider une mesure du trait d'extraversion. On parle de validité concurrente lorsque les deux mesures se prennent à peu près en même temps, et de validité prédictive lorsque la mesure externe s'effectue après un certain délai à la suite de la passation du test. La validité concurrente d'un test est préférable lorsque le clinicien vise à décrire l'état de la personne, alors que la validité prédictive est préférable lorsqu'il vise à prédire ce qui lui arrivera dans le futur. On doit mentionner que la force de la validité de critères dépend de la complexité du construit mesuré. En effet, certaines variables, comme la personnalité, sont complexes et interagissent avec d'autres variables dont l'influence n'est pas possible à contrôler, réduisant ainsi leur degré de validité. En outre, lorsque le trait mesuré ne subit pas l'influence d'autant de variables, comme l'intelligence ou une aptitude donnée, le degré de validité de critères dépend aussi jusqu'à quel point nous pouvons espérer obtenir de fortes corrélations entre les mesures. La relation entre le trait mesuré et le trait prédit peut elle-même être restreinte, comme dans le cas entre le rendement intellectuel et le rendement scolaire.

Enfin, on doit démontrer la validité d'un test par sa validité de construit, qui correspond à la vérification des hypothèses découlant de la théorie du construit à l'aide du test. En quelque sorte, c'est l'établissement de la preuve que le test mesure bien ce qu'il est censé mesurer. On peut démontrer la validité de construit d'un test par plusieurs méthodes, et la plus usuelle est la mesure de sa validité convergente et sa validité discriminante. La validité convergente renvoie au degré de corrélation élevé que le test possède avec d'autres variables qui sont similaires selon la théorie. La validité discriminante renvoie au degré de corrélation faible qu'il possède avec des variables différentes.

Il est possible d'étendre la démonstration de la validité de construit en faisant ressortir l'effet que peuvent avoir d'autres variables sur le construit mesuré par le test. Par exemple, un traitement conçu pour aider les personnes présentant des symptômes dépressifs devrait exercer une influence à la baisse sur les scores du test avant et après traitement si le test mesure bien les symptômes de dépression.

Les analyses de facteurs qui peuvent démontrer la validité de construit en identifiant la présence ou la force d'un ou de plusieurs facteurs qui composent le construit du test existent aussi. Par exemple, un test peut mesurer l'agressivité verbale, l'agressivité motrice, la colère et l'hostilité en tant que différentes modalités de l'agressivité démontrées par l'analyse de facteurs. Pour sa part, le degré de cohérence interne permet de vérifier si les sous-échelles d'un test sont corrélées avec le score total du test. Enfin, on peut aussi considérer un test comme valide s'il permet d'identifier correctement les personnes souffrant d'une condition (% de vrais positifs) et, à l'inverse, permet d'identifier celles qui n'en souffrent pas (% de vrais négatifs), référant respectivement à la sensibilité et à la spécificité du test.

En somme, la démonstration de la validité de construit est une démarche qui englobe les autres catégories de validité, car elle se rapporte à la connaissance théorique du construit, à ses relations avec d'autres variables et à la vérification de ces relations de manière empirique (Groth-Marnat & Wright, 2016). Le clinicien doit se familiariser d'abord avec le construit que le test permet de mesurer pour déterminer si ce dernier est une mesure adéquate du construit en question. Pour ce faire, il peut consulter la littérature scientifique à ce sujet, le manuel du test et examiner les items du questionnaire. Le clinicien qui souhaite connaître les qualités psychométriques d'un instrument commercial publié en anglais peut consulter les ressources suivantes : *Mental Measurements Yearbook* et *Tests in Print* (https://buros.org/mental-measurements-yearbook).

5.3 CRITÈRES OPÉRATIONNELS SUR LA FIDÉLITÉ ET LA VALIDITÉ DE L'ÉVALUATION

Hunsley et Mash (2008) ont proposé des critères opérationnels pour définir une évaluation basée sur des données probantes. Ces critères se regroupent par catégories de fidélité et de validité dans le tableau suivant. Le clinicien est encouragé à faire appel à ce tableau pour comparer les données psychométriques de son instrument avec ces critères afin de déterminer si son instrument répond ou se rapproche des standards de la recherche.

Tableau 5.1 Critères de l'évaluation basée sur les données probantes selon Hunsley et Mash (2008)

	Adéquat[1]	Bon	Excellent
Normes	Échantillon clinique	Plusieurs échantillons (cliniques et non cliniques)	1 ou + échantillons représentatifs
Consistance interne	Alpha de Cronbach = 0,70-0,79	Alpha = 0,80-0,80	Alpha = 0,90 et +
Interjuges	Kappa de Cohen = 0,60-0,74 Pearson = 0,70-0,79	Kappa = 0,75-0,84 Pearson = 0,80-0,89	Kappa = 0,85 et + Pearson = 0,90 et +
Test-retest	r = 0,70 plusieurs jours-plusieurs semaines	r = 0,70 plusieurs mois	r = 0,70 1 an et +
Validité de contenu	Domaine du construit clairement défini et sélection d'items représentatifs de toutes les facettes du domaine	Adéquat + tous les éléments de l'instrument évalués par des juges	Bon + multiples groupes de juges avec cotation quantitative
Validité de construit	Certaines données répliquant de façon indépendante la validité de construit (concurrente, prédictive, convergente, discriminante)	Prépondérance de données sur plusieurs types de validités de construits	Bon + validité incrémentielle par rapport à d'autres données cliniques

1 Répond à un minimum de rigueur scientifique.

	Adéquat[1]	Bon	Excellent
Validité de généralisation	Certaines données qui supportent l'utilisation de l'instrument avec : (a) plus qu'un groupe spécifique (caractéristiques démographiques : âge, sexe, ethnie) ; (b) multiples contextes (domicile, école, soins primaires, hôpital)	Prépondérance de données qui supportent (a) **ou** (b)	Prépondérance de données qui supportent (a) **et** (b)
Sensibilité au traitement	Certaines données qui supportent la sensibilité au changement durant le traitement	Prépondérance de données qui supportent de manière indépendante la sensibilité	Bon + données qui supportent la sensibilité à travers différents types de changements
Utilité clinique	En termes de considérations pratiques (coût, facilité à administrer, disponibilité des consignes de passation et correction, durée, disponibilité des scores seuils (*cutoff score*), acceptabilité pour client)	Adéquat + existence de données publiées qui supportent des bénéfices cliniques démontrables (meilleur résultat au traitement, diminution du niveau d'attrition, plus grande satisfaction du client envers les services)	Adéquat + données répliquées de manière indépendante et publiées qui supportent des bénéfices cliniques démontrables

5.4 VALIDITÉ INCRÉMENTIELLE

La validité démontrée d'un test n'assure pas qu'il est toujours valide et que sa validité se généralise à un client particulier dans une situation spécifique (Groth-Marnat & Wright, 2016). Cela dépend de la similarité entre la population qui a servi à la construction du test et celle que l'évaluation vise, ainsi que des conditions dans lesquelles le clinicien utilisera le test.

Selon Groth-Marnat et Wright (2016), au-delà de la qualité psychométrique de son test, le clinicien doit tenir compte de la validité incrémentielle (*incremental validity*) du test et de la validité conceptuelle qu'il est capable d'obtenir dans son évaluation par les tests. La validité incrémentielle ou validité croissante est la capacité d'un test à fournir des informations supplémentaires à celles connues par d'autres méthodes, notamment des instruments plus faciles à utiliser et moins coûteux. Évaluer le coût de l'utilisation d'un test en termes de temps et d'argent afin de maximiser le temps consacré au traitement offert au client s'avère important.

La recherche sur l'utilisation des tests psychologiques tente de connaître la validité croissante de la description du clinicien selon le nombre et la combinaison des outils utilisés, et les résultats de celle-ci sont controversés. Ces études sont critiquées pour le manque de précision de leurs analyses statistiques et pour le type de descriptions trop générales auxquelles elles s'intéressent. On peut croire que la validité croissante serait meilleure lorsqu'on la teste dans des circonstances ou contextes uniques. Parmi les conclusions des recensions d'études, l'utilisation du MMPI-2 augmente la validité obtenue par l'histoire de cas, et l'utilisation d'un seul test en combinaison avec l'histoire de cas est aussi efficace que celle obtenue par un grand nombre de tests en combinaison avec l'histoire de cas.

Par ailleurs, le fait de recourir à plusieurs méthodes pour évaluer le même construit a aussi son avantage. En effet, des méthodes différentes évaluant un même construit obtiennent souvent des coefficients de corrélation faibles ou modérés, car chaque méthode apporte une information unique (p. ex., entrevue non structurée vs SCID, questionnaire du client vs celui du proche vs observations du clinicien). Le clinicien doit donc adopter une approche équilibrée dans son approche multiméthode. En effet, il doit choisir des instruments donnant des informations qui ne sont pas redondantes, c'est-à-dire ne pas choisir une combinaison de tests semblables qui a des chances de fournir des informations qui étaient déjà connues. Il doit aussi faire appel à des méthodes différentes sur le même construit, mais qui apporteront un éclairage unique et différent du même problème ou de la variable clinique (Meyer *et al.*, 2001). La confiance du clinicien envers ses conclusions augmente lorsqu'elles reposent sur des résultats obtenus à partir de plusieurs méthodes (Wright, 2021).

5.5 VALIDITÉ CONCEPTUELLE

La validité conceptuelle est pertinente à la pratique clinique, car elle renvoie à l'exactitude des conclusions du clinicien à propos de l'individu qu'il évalue. La validité conceptuelle ressemble à la validité de construit, mais ici le construit est la personne évaluée et non ce que mesure le test. En ce sens, la validité de construit débute avec des construits bien définis par la théorie, alors que la validité conceptuelle termine avec le construit, c'est-à-dire une bonne compréhension du client.

Le clinicien développe sa compréhension du client au fur et à mesure qu'il arrive à intégrer les multiples données obtenues durant l'évaluation en un portrait cohérent et intégré de ce dernier. Le clinicien peut s'aider dans le développement de la validité conceptuelle de son client en ayant recours à une approche par vérification d'hypothèses basée sur un modèle théorique (p. ex., cognitif-comportemental, psychodynamique) ou athéorique (p. ex., thématique, par les tests) pour organiser et intégrer les multiples données de l'évaluation (Wright, 2021).

5.6 RÉSUMÉ

Alors que la démonstration des qualités psychométriques des tests est la responsabilité des chercheurs qui les développent, le clinicien doit faire bon usage des tests et questionnaires psychologiques. Pour cela, il doit s'informer sur l'orientation théorique du test, tenir compte des aspects pratiques de son administration, vérifier si l'échantillon de normalisation est approprié selon les caractéristiques de son client et s'assurer que les indices de fidélité et de validité du test sont minimalement adéquats. Groth-Marnat et Wright (2016) dressent une liste des questions les plus importantes que le clinicien devrait se poser avant d'utiliser le test.

Orientation théorique

Comprenez-vous bien le construit théorique que le test est censé mesurer ?

Est-ce que les items du test correspondent bien à la description théorique du construit ?

Considérations pratiques

Si le test exige une lecture de la part du client, est-ce que les capacités de lecture de ce dernier correspondent au niveau de lecture exigé par le test?

Est-ce que la longueur du test est appropriée pour le client, la situation d'évaluation, etc.?

Normalisation

Est-ce que la population qui subira l'évaluation par le test est semblable à celle sur laquelle on a établi les normes générales?

Est-ce que la grandeur de l'échantillon de normalisation est adéquate?

Est-ce qu'on trouve des normes spécifiques? (c.-à-d., plusieurs sous-groupes différents dans la population de référence)

Est-ce que les consignes sont suffisamment claires pour permettre une administration standardisée?

Fidélité

Est-ce que les coefficients de fidélité sont suffisamment élevés?

Est-ce que la stabilité relative du trait, la méthode retenue pour évaluer le coefficient de fidélité, ou encore le format du test ont pu jouer sur le coefficient de fidélité?

Validité

Quels sont les critères et procédures qui ont été retenus pour évaluer la validité du test?

Est-ce que le test vous donnera une mesure adéquate dans le contexte dans lequel vous l'utiliserez et en accord avec le but pour lequel vous voulez l'utiliser?

Le recours aux instruments de mesure exige de se soucier de leurs qualités psychométriques, mais aussi de leur bon usage à l'intérieur des grands principes éthiques qui guident la pratique d'évaluation psychologique. Le prochain chapitre abordera ces grands principes éthiques.

CHAPITRE 6

ASPECTS ÉTHIQUES DE L'ÉVALUATION

6.1 CADRE ÉTHIQUE, JURIDIQUE ET DÉONTOLOGIQUE

Plusieurs principes éthiques ont été développés pour refléter les valeurs d'organismes professionnels au sujet de la protection des clients qui participent à une évaluation psychologique. Des spécialistes ont publié des normes de pratique pour traduire ces valeurs en pratique idéale et restreindre l'usage de certains tests pouvant causer préjudice à la suite d'une utilisation inappropriée (Groth-Marnat, 2006 ; Groth-Marnat & Wright, 2016).

Sur le plan juridique, les principes éthiques et les normes de pratique, eu égard à l'évaluation psychologique et à l'utilisation des tests psychologiques, concernent plusieurs ordres professionnels. D'abord, tous les professionnels de la santé qui ont la compétence réservée et reconnue par la loi de poser un diagnostic de troubles mentaux. À titre d'exemple, au Québec, cette compétence est partagée entre les psychologues, les médecins, les conseillers et conseillères d'orientation et les infirmiers et infirmières. Quant à l'évaluation du fonctionnement psychologique et mental, cette compétence est réservée aux psychologues. De plus, dans la mesure où toute psychothérapie exige une évaluation rigoureuse avant l'intervention, tous les professionnels ayant la compétence réservée d'offrir des services de psychothérapie sont soumis à ces mêmes principes et normes. La psychothérapie est une compétence réservée partagée par plusieurs professionnels (avec ou sans obligation d'obtenir un permis délivré par l'Ordre des psychologues du Québec), dont les psychologues, médecins, travailleurs sociaux et thérapeutes conjugaux et familiaux, conseillers et conseillères d'orientation, infirmiers et infirmières, sexologues, psychoéducateurs et psychoéducatrices, criminologues et ergothérapeutes.

Enfin, plusieurs professionnels font usage de tests psychologiques dans leur pratique. Le type de tests utilisés par le professionnel peut varier en fonction du niveau de compétence exigé pour son utilisation selon les normes de pratique et le concepteur du test. Le choix de l'instrument de mesure repose à la fois sur la compétence du professionnel et sur la finalité de son évaluation. Le champ d'exercice de chaque professionnel détermine les outils d'évaluation à utiliser.

Un code de déontologie établit les devoirs et obligations des professionnels envers leurs clients, le public et la profession. Chaque profession possède un code qui dicte les bonnes pratiques en matière d'évaluation. À titre d'exemple, les articles du code de déontologie des psychologues sont présentés ici, mais on invite chaque professionnel à consulter le code de déontologie de son ordre professionnel pour connaître les lignes directrices propres à sa profession.

Dans la fiche déontologique de l'Ordre des psychologues du Québec (OPQ) sur les tests (Ordre des psychologues du Québec, 2000), on peut lire que les psychologues détiennent la formation leur permettant d'exercer pleinement les activités professionnelles visant à utiliser et à interpréter les tests standardisés des capacités mentales, mais que ce droit d'exercice n'est pas exclusif à leur profession. On y mentionne aussi la démarcation entre données brutes incluant tout le matériel recueilli (entrevue, tests, annotations, hypothèses et pistes à explorer) et données interprétées référant aux résultats qui ont fait l'objet d'une analyse en relation avec d'autres informations (normes, limites du test, particularité du sujet). Le psychologue a un devoir de discrétion dans la diffusion de ce type de matériel en respect du droit d'auteur, la préservation de la validité du test, et en évitant toute fausse interprétation des informations obtenues.

Concernant l'évaluation psychologique, on mentionne que l'obtention de données concomitantes crédibles et l'utilisation de diverses méthodes pour acquérir de l'information (entrevue, observation structurée, mesure de traits et attributs) augmentent la qualité de celle-ci. Les standards auxquels le code fait référence exigent qu'un psychologue se préoccupe d'obtenir de différentes sources des renseignements susceptibles de tracer un tableau complet de la personne évaluée en relation avec son mandat. En ce qui concerne les tests et services de correction de tests sur Internet, les balises déontologiques manquent de précision, et le psychologue devrait adopter une approche critique pour évaluer ces services.

Le Code de déontologie des psychologues du Québec (Québec, 2023) discute des articles suivants en lien avec l'évaluation psychologique (nouveau code le 19 août 2008) :

1. En ce qui a trait à l'administration, l'interprétation et l'utilisation des tests psychologiques, le psychologue doit s'en tenir aux principes scientifiques et professionnels reconnus explicités dans l'ouvrage *Normes de pratique du testing en psychologie et en éducation* (AERA *et al.*, 2003) (article 47).
2. Le psychologue doit éviter l'administration de tests par correspondance. Puisque c'est le psychologue qui interprète le matériel recueilli, il a la responsabilité d'avoir en main toutes les informations relatives au contexte dans lequel le sujet a passé le test (article 47).
3. Le psychologue doit interpréter le matériel psychologique (incluant tests) avec prudence en tenant compte de plusieurs facteurs, dont le sexe, l'âge, les normes adaptées à une population donnée (p. ex., les normes franco-ontariennes du WISC) et l'état psychologique du client au moment du testing qui peuvent influencer ses scores (article 48).
4. Un psychologue ne peut donner des avis et des conseils à son client que s'il possède les informations professionnelles et scientifiques suffisantes (article 38).
5. Dans tout rapport psychologique, écrit ou verbal, le psychologue doit s'en tenir à son interprétation du matériel psychologique relié à la consultation, à ses conclusions et à ses recommandations. Ses conclusions doivent être pertinentes à son mandat (p. ex., ne pas faire d'affirmation sur la conjointe du client dont l'évaluation manque) (article 51).
6. En ce qui concerne la transmission de l'information de l'évaluation avec des tests, les psychologues peuvent s'échanger entre eux tout le contenu d'un dossier (incluant protocoles de tests) lors d'une évaluation (article 49) uniquement si le client leur donne une autorisation écrite (article 46).
7. Le psychologue s'assure qu'une personne ne possédant pas les qualifications pour se servir du matériel découlant des tests psychologiques ne peut y avoir accès (article 50).
8. Le psychologue peut restreindre l'accessibilité à des informations (p. ex., données brutes provenant d'un test) qui pourraient être préjudiciables à son client, par exemple lorsque le psychologue est appelé à se présenter à un tribunal. Il doit alors inscrire dans son rapport les motifs de son refus (article 20).

Les principes éthiques encadrant la pratique de l'évaluation psychologique peuvent être consultés dans plusieurs documents officiels ou des publications scientifiques. Au Québec, les Instituts de Recherches Psychologiques ont publié les *Normes de pratique du testing en psychologie et en éducation* (AERA *et al.*, 2003). On peut aussi consulter le *Code canadien d'éthique pour les psychologues* (SCP, 2017) et le *Ethical Principales of Psychologists and Code of Conduct* de l'Association des psychologues américains (American Psychological Association, 2002). Ces principes ont fait l'objet de fiches déontologiques (Desjardins, 2017 ; Dupuis, 2009) et de lignes directrices dans l'utilisation des instruments de mesure (OPPQ, 2017).

Groth-Marnat et Wright (Groth-Marnat & Wright, 2016) regroupent ces informations en sept principes éthiques.

6.2 RELATION PROFESSIONNELLE

Un des principes éthiques réfère au développement d'une relation professionnelle avec le client. Ce principe repose sur plusieurs éléments clés. D'abord, on doit mener l'évaluation psychologique uniquement dans le cadre d'une relation professionnelle clairement définie où le clinicien et le client ont discuté et se sont entendus sur la nature, les buts et les conditions de celle-ci. Avant de débuter l'évaluation, le clinicien peut communiquer des informations sur le type d'évaluation et la longueur de celle-ci ainsi que sur les limites de la confidentialité. Ce principe renvoie donc aux aspects contractuels de la relation et exige la signature d'un formulaire de consentement. Un autre élément clé de ce principe touche à la conscience que doit avoir le clinicien de l'impact que peut avoir la qualité de son rapport avec le client sur la performance de ce dernier aux différents tests. Par exemple, le clinicien peut encourager son client à faire de son mieux durant la passation d'épreuves de rendement intellectuel ou encore d'être le plus honnête possible en répondant à un questionnaire de personnalité. Il peut aussi se questionner sur ce qu'il communique de manière non verbale au client sur ses attentes et sentiments envers lui et qui pourrait influencer ses performances. De manière importante, le clinicien doit évaluer l'état émotionnel du client ou encore sa motivation avant de décider si l'évaluation est appropriée compte tenu de son état ou, à tout le moins, pour en tenir compte dans l'interprétation. Un client qui serait en détresse élevée en se présentant à son rendez-vous devrait être écouté avant toute chose. Après avoir exprimé les raisons de son anxiété et s'être senti compris, le client pourrait reprendre son contrôle et être maintenant disposé à passer des épreuves exigeant de la concentration. En somme, ce principe rappelle l'importance de créer un environnement dans lequel le client se sent en sécurité et traité de manière respectueuse pour assurer la validité de l'évaluation.

6.3 CONSENTEMENT LIBRE ET ÉCLAIRÉ

Un autre principe éthique touche aux enjeux reliés au consentement libre et éclairé. Pour obtenir le consentement libre et éclairé de son client, le clinicien explique de quelle manière l'évaluation va se dérouler, ce qu'elle comprendra comme type de tests et leur pertinence, et enfin comment il utilisera les résultats. Les limites de la confidentialité sont aussi expliquées au client dans les situations où un enfant est victime d'abus ou lorsqu'un danger existe envers le client ou une autre personne. Le consentement devrait inclure des explications quant au rationnel dans le choix des tests, les types de données et leurs possibles utilisations de manière simple, directe et respectueuse, sans donner des informations trop détaillées sur les échelles comprises dans le test qui pourraient compromettre sa validité.

Malgré les précautions du clinicien pour obtenir le consentement de son client, des événements non anticipés peuvent parfois découler de l'évaluation, qui ne font pas nécessairement partie des informations qui lui sont transmises. Un de ces événements concerne la protection de la vie privée du client et renvoie aux aspects personnels de ce dernier, par exemple les éléments de sa personnalité ou son QI, mis à jour par l'évaluation dont le client n'est pas conscient, ne veut pas révéler, ou dont la révélation n'est pas dans son meilleur intérêt. Le devoir du clinicien est d'expliquer la pertinence des tests en fonction de la demande et d'obtenir son autorisation à divulguer de l'information. Le client demeure la seule personne qui contrôle où et comment on peut utiliser l'information.

Une autre possibilité non anticipée concerne la protection envers les inconvénients (*inviolacy*) de l'évaluation. En effet, la confrontation au test ou à la situation d'évaluation peut entraîner des sentiments négatifs chez le client, comme l'anxiété ou l'inconfort de répondre à une question sur un sujet délicat (p. ex., tabous sexuels). Ce problème exige de la part du clinicien de la sensibilité envers les réactions du client et la nécessité de fournir des informations précises sur ses méthodes d'évaluation. En clinique, lorsque le client présente ses difficultés, l'information obtenue par le clinicien ne pose généralement pas de problème, étant donné qu'elle servira à offrir une aide psychologique, à favoriser une plus grande conscience de soi et à changer certains comportements qui maintiennent ses difficultés. Ce n'est pas le cas lorsque l'information se rattache à une situation où la confidentialité est sujette à certaines limitations (p. ex., intention suicidaire) et qui exige du clinicien de se référer aux guides de pratique pour savoir jusqu'où et comment il peut divulguer l'information.

6.4 ÉTIQUETTE DIAGNOSTIQUE ET LIMITATION DE LA LIBERTÉ

Ce principe éthique touchant à l'étiquette diagnostique et à la limitation de la liberté renvoie aux conséquences négatives et au risque de stigmatisation sociale associés au fait de recevoir un diagnostic de trouble de santé mentale. En plus d'être victime d'un traitement défavorable de la part de son environnement à cause de son diagnostic, une personne pourrait subir les conséquences des croyances que l'on développe à son égard sur la base de ce diagnostic. On nomme ce phénomène prophétie autoréalisatrice, qui renvoie au fait de croire à une chose qui finit par se réaliser étant donné les changements de comportements et d'attitudes que cette croyance nous amène à développer à notre égard ou à l'égard des autres. Par exemple, une personne ayant déjà reçu un diagnostic de trouble de dépression majeure pourrait, à son retour au travail, être l'objet d'une croyance voulant qu'elle soit moins apte à assumer un poste plus exigeant dans la compagnie. Cette croyance finirait par se réaliser simplement par le fait qu'on lui offre moins de responsabilités.

Les étiquettes diagnostiques peuvent également affecter les croyances que la personne diagnostiquée véhicule envers elle-même. On dit alors que la personne a accepté l'étiquette qu'on lui a attribuée et se soumet à ses propres croyances par rapport au diagnostic. La personne qui a reçu un diagnostic de dépression peut se percevoir comme victime d'une maladie, passive, incapable de se prendre en main et d'être proactive dans la recherche de solutions. Elle devient alors impuissante, en attente que les autres trouvent des solutions à sa place. Elle peut s'excuser par son diagnostic et nier sa responsabilité envers son comportement. Dans le domaine de la sélection du personnel, une conception du candidat idéal basée sur des données recueillies antérieurement peut avoir comme conséquence une sélection future d'employés ayant tous les mêmes caractéristiques et, par conséquent, priver la compagnie d'une diversité de profils pouvant être enrichissants et mieux adaptés aux tendances futures. Pour toutes ces raisons, le clinicien doit rester sensible aux conséquences négatives et aux limitations possibles que son diagnostic peut entraîner sur son client, que ces conséquences soient le résultat de l'influence de son diagnostic sur les autres ou sur le client lui-même.

6.5 UTILISATION COMPÉTENTE DES INSTRUMENTS D'ÉVALUATION

Le principe suivant concerne l'utilisation compétente des instruments d'évaluation. L'utilisation des tests exige une formation adéquate pour protéger le public, incluant des cours officiels et une supervision clinique. Les cliniciens devraient avoir des connaissances sur les tests et leurs limites. Les tests de rendement intellectuel administrés individuellement, ainsi que la plupart des tests de personnalité, nécessitent une formation intensive pour les administrer et les interpréter. L'étudiant (ou le clinicien débutant) devrait recevoir une supervision adéquate lorsqu'il utilise des tests, ou, sinon, il devrait informer le client qu'il fait passer le test dans un but de formation uniquement.

Le clinicien devrait avoir acquis des compétences spécifiques, telles que l'évaluation des forces et faiblesses techniques de l'instrument, la sélection des tests appropriés, une connaissance des enjeux reliés à la fidélité et à la validité du test, et l'interprétation auprès de plusieurs populations. Une utilisation adéquate du test implique également de consulter son manuel afin de s'informer sur les qualifications professionnelles nécessaires à son administration et à son interprétation. Le clinicien demeure aussi à jour du point de vue des nouvelles connaissances issues de la recherche concernant le construit mesuré et sur le test lui-même depuis sa première publication. Dans sa réflexion, le clinicien doit se demander si on a développé le test dans un but et un contexte semblable à ceux pour lesquels il souhaite utiliser le test. Il doit être également attentif aux conditions d'administration du test et qui, selon le cas, pourraient affecter la performance du client. Ses stratégies d'interprétation devraient tenir compte de l'origine ethnique du client.

Selon les normes de pratiques du testage, les tests psychologiques peuvent se diviser en cinq catégories : les tests cognitifs et neuropsychologiques, les tests mesurant l'adaptation, la socialisation et les problèmes de comportement, les tests pour la famille et les couples, les tests de personnalité et les tests d'intérêts professionnels (AERA *et al.*, 2003). Les normes de pratique s'appliquent plus directement à ces tests en tant que mesures standardisées et s'appliquent moins rigoureusement aux questionnaires non standardisés ou à l'entrevue d'évaluation.

Concernant les qualifications professionnelles requises à l'administration et à l'interprétation d'un test, celles-ci dépendront du but de l'utilisation du test, le domaine d'expertise professionnelle, le niveau de formation, le contenu des cours reçus et le contrôle de la qualité lors de l'utilisation des tests (Groth-Marnat & Wright, 2016). Le clinicien doit consulter les manuels fournis avec les tests pour décider s'il possède ou non les qualifications professionnelles nécessaires. Les manuels contiennent habituellement un rationnel du test, une description du test et les objectifs poursuivis, des informations sur le développement du test, des consignes pour l'administration et la correction, des données concernant la fidélité et la validité, des tables de normes et des informations sur l'interprétation des résultats (Desjardins, 2017). Bien que l'Association américaine de psychologie (American Psychological Association ; APA) ait délaissé le système de classification des qualifications professionnelles qu'elle avait établi dans les années 1950, les catégories suivantes se révèlent toujours utiles pour certains ordres professionnels dans leur guide de pratique (Desjardins, 2017 ; OPPQ, 2017). Ce système de classification définit trois niveaux de qualification pour l'administration et l'interprétation des tests psychologiques, en fonction de la complexité du test et du niveau de formation requis, du moins restrictif au plus restrictif.

Les tests du niveau A sont ceux que des non-psychologues peuvent administrer et qui ne requièrent aucune formation avancée en évaluation. Dans cette catégorie, on retrouve par exemple l'Inventaire des intérêts professionnels Strong et Échelles d'auto-évaluation de bien-être ou de stress général (p. ex., Échelle de stress perçu – PSS).

Les tests du niveau B nécessitent un diplôme de deuxième cycle ou une formation en évaluation, des connaissances suffisantes en psychométrie et en évaluation ainsi que l'obligation de se soumettre à des règles déontologiques de par son appartenance à un ordre professionnel. Par exemple, on retrouve dans cette catégorie le *Achenbach System of Empirically Based Assessment* (ASEBA) et les échelles d'évaluation de Conners, qui sont des outils d'évaluation pour identifier et évaluer les problèmes comportementaux et émotionnels chez les enfants et les adolescents.

Enfin, les tests du niveau C requièrent une formation avancée et une expérience supervisée dans l'administration, la notation et l'interprétation de la mesure spécifique. Ce niveau est souvent associé à un doctorat en psychologie ou dans un domaine connexe, ou à une formation équivalente. Les tests de ce niveau regroupent notamment les tests d'intelligence, les tests de personnalité et les épreuves projectives administrés individuellement.

6.6 INTERPRÉTATION ET UTILISATION DES RÉSULTATS AUX TESTS

Ce principe touche à l'interprétation et à l'utilisation des résultats aux tests. L'interprétation des résultats devrait toujours être le résultat d'une mûre réflexion sur les données, en tenant compte des caractéristiques uniques de la personne et de la résolution des contradictions entre les informations issues de différences sources. En évaluant les raisons possibles de ces contradictions et en mettant les scores du test en perspective avec le reste des données, le clinicien développe des hypothèses qui apparaissent les plus appropriées, exactes et utiles. Par conséquent, l'interprétation ne devrait jamais découler d'un processus mécanique basé sur des normes et des scores seuils cliniques, mais devrait être le fruit d'une réflexion et d'un jugement professionnel.

Les tests font l'objet de développements réguliers issus des données empiriques et de ce fait, les normes et les stimuli des tests deviennent désuets, par exemple après 10 ans. Par conséquent, le clinicien s'assure que les tests qu'il compte utiliser sont pertinents et qu'ils répondent aux normes actuelles. Lorsque le test n'a pas été normé auprès de la population à laquelle appartient son client, il doit le mentionner dans son rapport et se montrer prudent dans ses conclusions. De plus, s'il compte apporter un changement dans la langue utilisée pour faire passer le test, il doit baser cette décision sur une justification lui permettant d'affirmer que ce changement ne compromettra pas les qualités psychométriques du test.

La validité d'un test peut varier en fonction du contexte de son administration et de la population auprès de laquelle on l'utilisera. Le clinicien doit connaître ces informations pour sélectionner le meilleur test compte tenu de son client et du contexte d'évaluation. Enfin, concernant l'utilisation de logiciels dans l'interprétation des tests, il est recommandé au clinicien d'évaluer le logiciel par la lecture de son manuel, de ne pas accepter aveuglément les affirmations générées par ordinateur et d'évaluer de manière critique les interprétations dans le contexte de la recherche empirique et de la situation et de l'histoire du client.

On peut résumer ce principe en affirmant que l'interprétation des tests doit se faire avec prudence, rigueur et nuance.

6.7 COMMUNICATION DES RÉSULTATS AUX TESTS

Ce principe éthique discute de la manière de communiquer les résultats aux tests. Les résultats devraient être communiqués au client et à la source de la demande de consultation dans un langage clair et de tous les jours, en tenant compte de la question de la source de la demande et de son contexte. Le client devrait avoir été préparé au préalable avant l'évaluation sur le rationnel des tests, le type de conclusion que permettent les tests et leurs limites. Le clinicien peut inviter les personnes significatives au besoin. Il doit prendre en considération les caractéristiques de la personne qui reçoit les résultats afin de s'y adapter, et les éventuelles réactions émotionnelles envers ce qui sera communiqué. Une communication bien menée n'est pas seulement informative, mais amène une réduction de la détresse et une augmentation de l'estime de soi. Le clinicien ne doit pas sous-estimer la responsabilité qu'il a envers le client qui prendra des décisions à partir des informations qu'il donne.

6.8 MAINTIEN DE LA SÉCURITÉ DES TESTS ET PUBLICATION DES DONNÉES DE TEST

Ce dernier principe éthique précise comment conserver les tests et les résultats d'évaluation en sécurité. Le clinicien doit faire tous les efforts en son pouvoir pour s'assurer que le matériel des tests demeure en sécurité afin de protéger la validité des instruments. En l'occurrence, il doit garder les tests sous clé et ne pas donner accès au matériel à des personnes non formées. Le clinicien ne devrait pas remettre le protocole de test à son client ou encourager l'utilisation des tests par des personnes qui n'ont pas la compétence.

Les résultats découlant d'une évaluation devraient être tenus en sécurité et rester accessibles uniquement pour les personnes désignées, notamment le client et la source de la demande de consultation. On doit souligner que le clinicien peut avoir plusieurs clients pour une même démarche évaluative. Par exemple, la personne qui demande le service, celle qui le reçoit et enfin celle qui paie les honoraires découlant de l'évaluation peut être la même personne ou encore des personnes différentes selon le cas. Bien que la situation soit différente et propre à chaque client, le clinicien a des devoirs envers tous ses clients au regard de la divulgation des résultats. Dans certaines situations, le client peut autoriser la divulgation des informations le concernant alors que, dans d'autres situations, ce n'est pas le cas, par exemple dans un contexte médical, interdisciplinaire, d'assurance et légal d'expertise psychologique. Le code déontologique du professionnel peut le guider dans l'exercice de ses devoirs.

6.9 DIVERSITÉ DE POPULATIONS

Nos sociétés se caractérisent de plus en plus par l'augmentation de l'immigration et du respect de la diversité des groupes qui les composent. Dans ce contexte, le clinicien doit développer ses compétences pour évaluer des individus issus d'une diversité de populations (Groth-Marnat & Wright, 2016). Les défis avec lesquels le clinicien doit composer sont le biais potentiel des tests et la nécessité de se former à travailler à des groupes divers. Des normes de pratique en testage touchant à l'équité en évaluation d'individus d'origines linguistiques diverses et de personnes présentant un handicap existent (AERA *et al.*, 2003), mais les efforts de développement de normes doivent se poursuivre sur les enjeux liés à la diversité, tels que la compétence culturelle, l'évaluation de l'identité culturelle et raciale, l'utilisation appropriée des instruments, les enjeux du point de vue du diagnostic et les lignes directrices de l'interprétation (Groth-Marnat & Wright, 2016).

La première étape de l'évaluation du clinicien doit toujours être de vérifier jusqu'à quel point le client maîtrise la langue dans laquelle il sera évalué (Groth-Marnat & Wright, 2016). Si son niveau de maîtrise est insuffisant, l'évaluation peut se faire dans la langue maternelle du client. Dans ce cas, l'évaluation peut se faire par le clinicien ou avec l'aide d'un traducteur selon le cas, ou encore par un autre clinicien maîtrisant la langue. Si les services d'un traducteur sont retenus, ce dernier doit parler couramment les deux langues et avoir une compréhension de base du processus d'évaluation (AERA *et al.*, 2003). Un client qui ne maîtrise pas la langue dans laquelle l'évaluation se déroule peut se voir désavantagé au niveau de ses scores aux tests. Ses interactions réduites avec le clinicien peuvent être mal interprétées comme le signe de dysfonctionnement. Le clinicien doit tenir compte de ses difficultés dans l'interprétation des scores et des comportements. Une autre possibilité est d'utiliser des instruments que quelqu'un a traduits dans la langue du client.

Avant d'évaluer un client appartenant à une autre culture que la sienne, il est avisé que le clinicien se questionne sur son niveau de connaissance, de confort et de ses possibles biais envers cette culture (Groth-Marnat & Wright, 2016). Cette attitude d'ouverture et d'honnêteté envers soi permet au clinicien d'en tenir compte dans son travail avec le client et aussi de se préparer à ajuster ses interventions le cas échéant. Par exemple, selon la culture, les ajustements peuvent toucher au niveau de familiarité dans les échanges, l'étendue du contact visuel, la proximité physique, le volume de la voix et les attentes concernant l'étendue avec laquelle les émotions sont exprimées. Ces ajustements favorisent l'établissement d'une relation de confiance avec le client, ce qui est un préalable pour obtenir une évaluation valide.

Pour déterminer si les tests sont appropriés pour le client, nous devons évaluer jusqu'à quel point ce dernier s'identifie à sa culture d'origine (Groth-Marnat & Wright, 2016). Pour un client qui devient complètement acculturé avec la culture dominante, les instruments standards ne posent pas de problème. Toutefois, pour un client qui s'identifie fortement à sa culture d'origine, il peut être nécessaire d'utiliser des traductions du test, des normes différentes ou encore des instruments spécifiques à sa culture. Le clinicien peut évaluer le niveau d'identité culturel du client durant son entrevue par des questions portant sur ses préférences linguistiques, sa relation, ses croyances, la nourriture qu'il aime, la structure familiale, ses valeurs, son statut socio-économique, ses traditions culturelles, ses habitudes et ses identifications. Si nécessaire, le clinicien peut aussi faire appel à des questionnaires conçus spécifiquement pour évaluer le niveau d'identité envers une culture donnée.

La littérature s'est longtemps penchée sur un des enjeux importants, qui concerne les équivalences du test et l'utilisation appropriée des instruments. Si le test proposé n'est pas équivalent, cela risque d'entraîner un biais de testage, qui réfère à la présence d'une erreur systématique dans la mesure de certains facteurs envers certains groupes ou individus. Le biais dans les tests et dans l'évaluation réfère à des composantes non pertinentes au construit mesuré, entraînant des scores systématiquement supérieurs ou inférieurs pour des groupes identifiables (AERA *et al.*, 2003). Par exemple, un test de rendement intellectuel ou de personnalité favoriserait les individus et les valeurs d'un groupe majoritaire. Les sources de biais peuvent être liées au contenu du test (p. ex., des questions de connaissances mettant l'accent sur des événements dont le client n'est pas familier), aux réponses permises et aux formats de réponses (p. ex., les clients avec de meilleures capacités d'expression verbale pourraient se faire valoir davantage dans les questions à développement, ou la performance des candidats ne maîtrisant pas la langue pourrait être affectée si le test fait appel à des compétences linguistiques), ou encore par le modèle d'association entre les scores à un test et d'autres variables (p. ex., une différence entre les groupes quant à ce que le test peut prédire).

La question de savoir si les différences observées entre les groupes majoritaires et les groupes minoritaires reflètent des différences réelles ou des artefacts liés aux instruments n'est pas complètement résolue aujourd'hui (Groth-Marnat & Wright, 2016). Malgré tout, le clinicien doit porter un jugement sur l'équivalence de son instrument à trois niveaux : linguistique, conceptuel et métrique. L'équivalence linguistique réfère au fait de savoir si les items verbaux du test ont été traduits à partir d'une méthode reconnue, comme celle de la traduction renversée, et si les items non verbaux, le cas échéant, sont semblables à ceux que l'on retrouve dans la culture du client (p. ex., l'apparence d'une personne stéréotypée). L'équivalence conceptuelle consiste à vérifier si les concepts évalués par le test ont la même signification que ceux existant dans diverses cultures (p. ex., affirmation de soi comme trait de personnalité). Enfin, l'équivalence métrique renvoie à la question si les qualités psychométriques du test sont comparables d'une culture à l'autre. Par exemple, un score faible d'une personne issue d'un groupe minoritaire dans une épreuve de connaissances générales comprenant des items faisant référence à des événements qui ne font pas partie de sa culture peut indiquer, non pas un manque de connaissances, mais un manque de familiarité avec ces événements.

Toutefois, la question de l'équivalence métrique est plus complexe qu'elle ne paraît, car plusieurs études tendent à démontrer que les différences entre les groupes demeurent après qu'on a retiré les items sources de biais. On observe le même constat tant pour les tests de rendement intellectuel que pour les tests de personnalité : ce qui semble plus important que l'origine ethnique dans les différences de groupes ethniques représente les variables sociodémographiques, comme le statut socio-économique, l'âge et l'éducation. En effet, lorsqu'on contrôle l'influence de ces variables, les différences entre les groupes s'atténuent ou encore deviennent non significatives. On doit aussi souligner le développement d'épreuves d'intelligence ayant un minimum de biais culturels lorsqu'on les administre à différents groupes. Ces épreuves font appel à des tâches non verbales. Pour leur part, certains grands tests de personnalité, comme le MMPI-2, ne recommandent pas l'utilisation de normes basées sur l'origine ethnique étant donné le manque de constance dans les résultats des individus d'une culture donnée. De plus, la recherche a démontré que les différences entre groupes minoritaires et non-minorités n'étaient pas suffisantes pour changer l'interprétation du clinicien ou ne changeaient pas la puissance des prédictions des critères empiriques.

Étant donné la complexité de garantir l'équivalence d'un test, le clinicien doit conserver une attitude prudente et flexible en faisant appel à des stratégies d'évaluation différentes, comme l'utilisation d'épreuves ayant un minimum de biais culturels, l'observation du client comme sa capacité d'apprendre durant le testage, et le recours à des sources d'informations secondaires. Lorsque l'équivalence du test n'est pas assurée, Groth-Marnat et Wright (2016) recommandent aux cliniciens d'ajouter cette phrase dans leurs rapports : « Les résultats doivent être interprétés avec prudence, car les instruments n'ont pas été suffisamment adaptés à la culture du client. »

L'établissement du diagnostic doit aussi tenir compte du contexte culturel du client (Groth-Marnat & Wright, 2016). Le clinicien peut questionner le client appartenant à une autre culture sur la manière dont il explique ses difficultés. Certains symptômes, bien qu'en apparence répondant à des critères diagnostiques, peuvent s'expliquer par des différences culturelles. De plus, les stress sociaux dont peuvent être victimes certains groupes minoritaires peuvent favoriser des erreurs diagnostiques. Par exemple, l'oppression et la discrimination sur certains groupes ethniques peuvent conduire à confondre une méfiance normale chez l'individu avec un symptôme de paranoïa. À l'inverse, une personne peut présenter un symptôme qui échappe à toute reconnaissance en raison des différences dans les modes de présentation entre les cultures. Une recommandation de traitement approprié pour la condition du client dépend de la prévention de ces erreurs potentielles du point de vue du diagnostic.

MacCluskie *et al.* (2002) font référence à la diversité non seulement à propos de l'ethnicité, mais aussi de toutes les façons dont un individu peut différer du groupe majoritaire, comme sur le plan de l'orientation sexuelle, des croyances religieuses, des conditions médicales. Par conséquent, c'est une erreur d'assumer que, chez une personne qui ressemble à un membre de la majorité, les influences culturelles qui ont un effet sur son individualité n'existent pas. Ainsi, lorsqu'on interprète la signification des scores d'un client, la bonne question n'est pas : « Est-ce qu'on observe des influences culturelles qui se manifestent dans les scores ? », mais bien : « Comment les influences culturelles de cette personne se manifestent-elles dans les scores ? ».

Bien que le clinicien se doive d'être au courant des normes et des valeurs de la culture de son client, il doit aussi être prudent de ne pas développer un système de croyances stéréotypées à propos des comportements spécifiques à une culture. En effet, la recherche démontre que la variabilité existe plus à l'intérieur des groupes minoritaires qu'à l'extérieur de ces groupes. Une classification dichotomique des croyances, attitudes, valeurs et comportements en culturel vs non culturel est pratiquement impossible. Le clinicien doit éviter des conséquences négatives à son client en demeurant sensible à l'effet de la culture et en étant conscient des deux types d'erreurs qu'il peut faire dans son interprétation, soit diagnostiquer une pathologie alors qu'elle fait défaut (type 1) et ne pas diagnostiquer une pathologie alors qu'elle se manifeste (type 2) (Ridley *et al.*, 1998 ; voir MacCluskie *et al.*, 2002). En d'autres termes, les données doivent toujours être considérées dans leur contexte culturel et aussi comme étant spécifiques à l'individu.

Lorsque le client évalué présente un handicap, le clinicien qui fait passer et qui interprète le test doit prendre toutes les mesures nécessaires pour garantir que les inférences faites à partir des scores reflètent avec exactitude le construit mesuré et non pas le handicap ou les limitations qui lui sont associés (AERA *et al.*, 2003). Selon les recommandations du concepteur du test, le clinicien peut prendre la décision d'apporter des ajustements et des modifications aux tests et documenter les raisons pour lesquelles il a procédé à ces modifications. Les modifications peuvent toucher au format de présentation et de réponse, au temps de passation, au contexte de l'évaluation, ou encore à l'utilisation partielle du test. Le clinicien doit connaître les recherches concernant les effets de ce handicap sur la performance au test. Il doit s'informer si des données normatives existent pour le groupe de personnes présentant le même handicap, si une version modifiée du test ou une alternative de test existe. Selon les preuves de validité existantes, le clinicien doit juger de la crédibilité accordée aux interprétations basées sur les scores. Il doit faire appel à des sources d'informations autres que les tests pour compléter l'évaluation du fonctionnement.

6.10 RÉSUMÉ

La loi encadre la pratique de l'évaluation psychologique, permettant à certains ordres professionnels d'offrir des services diagnostiques ou de psychothérapie, par le code déontologique que possède chaque profession, ainsi que par plusieurs principes éthiques qui sont dictés dans les documents officiels des associations professionnelles et développés dans les publications professionnelles et scientifiques. Deux de ces principes touchent à la relation professionnelle et à la notion de consentement libre et éclairé, un de ces principes concerne les dangers de l'étiquette diagnostique, et quatre principes sont liés à l'usage des tests psychologiques. Enfin, le clinicien doit se former dans l'évaluation de groupes divers et développer des stratégies d'évaluation adaptées à leurs cultures afin de respecter les normes d'équité en évaluation.

Avant de présenter les différentes étapes et méthodes de l'évaluation psychologique, un dernier aspect se doit d'être discuté, soit le jugement clinique. En effet, le jugement clinique est au centre de toutes les décisions importantes prises durant l'évaluation psychologique, dont la gestion de ces différentes étapes et l'intégration des données en une formulation de cas signifiante pour le client. Le prochain chapitre présentera un modèle pour concevoir le jugement clinique et les données de la recherche à propos de son exactitude.

CHAPITRE 7

JUGEMENT CLINIQUE DANS LA PRATIQUE CLINIQUE

7.1 DÉFINITION DU JUGEMENT CLINIQUE

L'évaluation psychologique réfère à un processus complexe comprenant plusieurs étapes dont le but est de répondre à des questions spécifiques et faire des recommandations précises et utiles pour le bien-être du client. Pour s'assurer de la validité de la démarche d'évaluation, des modèles ont été développés pour concevoir la nature et la séquence de ces étapes. Mais avant d'aborder ces modèles, il importe d'aborder la notion de jugement clinique, qui fait partie intégrante de toute la démarche d'évaluation.

Le jugement clinique occupe une place importante dans l'évaluation psychologique. Qu'est-ce que le jugement clinique, et quel est son degré d'exactitude? Le jugement clinique dans la pratique clinique est un exemple particulier de perception à travers laquelle le clinicien tente d'utiliser toutes les sources d'informations disponibles pour créer une description exacte du client (Groth-Marnat & Wright, 2016). Selon le modèle lentille de Brunswick appliqué au jugement clinique, deux facteurs peuvent influencer ce dernier : a) la validité de l'information recueillie; b) la manière dont le clinicien utilise cette information pour intégrer les données (Murphy & Davidshofer, 1998). Lorsque l'on prend en compte les relations entre le statut du client, l'information utilisée pour évaluer le client et le jugement du clinicien, on peut obtenir les définitions suivantes : a) l'exactitude du jugement clinique est la relation entre le jugement du clinicien concernant son client et le statut véritable de ce dernier; b) la validité est la relation entre les informations disponibles et le statut du client; c) l'utilisation des informations est la relation entre les différentes informations et le jugement final du clinicien. Ainsi, que ce soit par son entrevue clinique, ses observations du comportement du client, la passation de questionnaires ou l'administration de tests psychologiques, le clinicien doit être en mesure d'aller chercher une information valide à propos de son client. Une fois cette étape complétée, il se retrouve avec la tâche d'intégrer toutes ces informations de manière cohérente et pertinente pour décrire son client.

Tant sur la collecte que sur l'intégration des données, des menaces sur le plan de la validité peuvent survenir (Groth-Marnat & Wright, 2016). Si l'on regarde la collecte des données, les informations données par le client peuvent être plus ou moins exactes ou complètes selon sa volonté de se confier, la conscience de ses difficultés ou encore la présence de bénéfices secondaires pouvant conduire le client à vouloir mentir. Du côté du clinicien, l'information recherchée peut être plus ou moins influencée par ses hypothèses de travail, son cadre théorique ou encore le choix de ses instruments. Il en va de même pour la manière dont le clinicien intègre l'information, car il peut, par exemple, négliger de prendre en compte des informations qui contredisent ses premières impressions. Une autre raison importante pouvant influencer la validité des informations fournies/recueillies et leur intégration est la qualité de la relation de confiance qui se développe entre le clinicien et son client. Une relation dans laquelle un client ne se sent pas en sécurité peut l'empêcher de s'ouvrir et de partager des informations personnelles.

7.2 RECHERCHE SUR L'EXACTITUDE DU JUGEMENT CLINIQUE

Les multiples dangers qui guettent le jugement clinique nous amènent à la question de son exactitude. Cette question occupe un champ important de la littérature sur le jugement clinique et la prise de décision depuis la publication en 1954 du livre du psychologue américain Paul Meehl intitulé *Clinical versus statistical prediction : A theoretical analysis and a review of the evidence* (Meehl, 1954). Ce livre a eu une incidence majeure sur l'intérêt et la recherche portant sur le jugement clinique et a suscité un long débat qui persiste encore aujourd'hui (Grove & Lloyd, 2006).

Après avoir analysé les différences entre la prédiction clinique et la prédiction statistique, Meehl fait la recension critique de 20 études ayant comparé les deux types de prédictions et arrive à la conclusion que la prédiction statistique est égale, sinon supérieure à la prédiction clinique dans presque toutes les études recensées. Les prédictions clinique et statistique réfèrent à deux méthodes pour combiner et intégrer les données de l'évaluation. Plus précisément, la prédiction clinique se définit comme celle qui utilise le jugement du clinicien lorsqu'il combine et intègre les informations de manière intuitive ou informelle pour prédire un événement comme un diagnostic ou un pronostic (AEgisdottir *et al.*, 2006 ; Grove, Zald, Lebow, Snitz, & Nelson, 2000). Le clinicien fait appel à son expérience, à sa sensibilité interpersonnelle et à sa perspective théorique dans la manière de synthétiser et d'interpréter ces informations. Les cliniciens diffèrent dans leur manière d'intégrer les données, et la nature des processus qui régissent le jugement clinique n'est pas spécifiée. Cette prédiction s'oppose à la prédiction statistique, nommée aussi mécanique, qui réfère à une méthode très bien spécifiée, reproductible et qui ne requiert pas le jugement du clinicien (AEgisdottir *et al.*, 2006 ; Grove *et al.*, 2000). La méthode est fixe, automatique et basée sur des données empiriques pour faire les mêmes prédictions (Faust, 1997). La prédiction clinique se passe dans la tête du clinicien alors que la prédiction statistique peut très bien se faire par un ordinateur, car elle se base plutôt sur des données établies dans le passé par la recherche sur la relation, par exemple, entre un score et une condition clinique.

Typiquement, les études qui s'intéressent à comparer ces deux types de prédictions fournissent des données aux participants cliniciens sous forme d'histoires de cas ou de résultats à des tests et les laissent libres de faire une prédiction concernant le diagnostic ou le pronostic du client dont on connaît par ailleurs le statut diagnostique ou pronostique par l'évaluation d'experts ou l'évolution de sa condition de manière rétrospective (Murphy & Davidshofer, 1998). Cette prédiction intuitive est comparée à la prédiction statistique, qui peut être plus ou moins complexe selon la formule retenue (AEgisdottir *et al.*, 2006 ; Meehl, 1954). De manière simple, elle peut être la consultation facile d'un tableau actuariel donnant des informations, par exemple, sur le pourcentage d'individus qui ont un diagnostic donné selon différentes caractéristiques mesurées par les tests. De manière plus complexe, cela peut inclure des formules statistiques qui intègrent les données du client avec le taux de base de la problématique présentée par le client dans la population à laquelle il appartient ainsi que les données empiriques comprenant plusieurs variables, tout en tenant compte de la valeur de prédiction relative de chacune d'elles. Enfin, l'algorithme ou l'arbre décisionnel peut simuler le jugement des experts en présentant une série de questions à répondre par oui ou non de manière conditionnelle à la réponse obtenue à une question précédente jusqu'à l'établissement d'une conclusion sur la condition du client ou la probabilité qu'il présente un comportement donné (Grove *et al.*, 2000). Les centaines d'études qui ont suivi la publication du livre de Meehl lui ont donné en grande partie raison. Une confirmation plus formelle est venue de deux méta-analyses permettant de consolider les résultats de plusieurs études pour estimer les différences entre les deux types de prédictions (AEgisdottir *et al.*, 2006 ; Grove *et al.*, 2000). Les deux méta-analyses ont fait ressortir des tailles d'effet de 0,12 ou de 0,13, représentant une petite différence à l'avantage de la prédiction statistique, mais très stable entre les études. En moyenne, les prédictions statistiques sont entre 10 % et 13 % plus exactes que les prédictions cliniques.

7.3 CRITIQUES DES ÉTUDES

Ce courant de recherche a fait beaucoup réagir tant chez les cliniciens que chez les chercheurs. On peut regrouper les réactions d'abord en ce qui concerne les critiques qu'on a soulevées par rapport à la méthodologie de ces études. Les défenseurs de la prédiction clinique (Holt, 1970) ont fait remarquer que ces études avaient des problèmes de généralisation externe dans la mesure où ce qui est demandé aux participants ressemble plus ou moins aux prédictions du clinicien dans sa pratique. Toutefois, les méta-analyses démontrent que les résultats ne varient pas selon le type de prédiction demandée aux participants, que celle-ci touche au diagnostic, au pronostic, à une offense ou violence, ou encore à la performance scolaire (AEgisdottir *et al.*, 2006; Grove *et al.*, 2000).

Une autre critique concerne le fait que les participants n'ont pas accès à toute l'information que le clinicien aurait pu normalement obtenir. Encore une fois, les résultats des méta-analyses démontrent que le nombre d'informations données aux participants cliniciens ou encore la familiarité avec le contexte clinique dans lequel on a extrait les données et sur lesquelles ils doivent faire leur prédiction n'augmentent pas la valeur de prédiction clinique et qu'au contraire, parfois, ils la diminuent (AEgisdottir *et al.*, 2006; Grove *et al.*, 2000).

On a aussi abordé la question de la formation et de l'expérience des participants de ces études, qui n'est possiblement pas optimale par rapport à celle du clinicien pour arriver à prendre de telles décisions. Toutefois, les résultats ont démontré que l'exactitude des prédictions cliniques dépend peu ou pas de l'expérience ou de la formation du clinicien (Grove *et al.*, 2000; Spengler & Pilipis, 2015), alors que les experts font mieux que les non-experts et aussi bien que la prédiction statistique (AEgisdottir *et al.*, 2006). Les cliniciens ou experts font mieux que les gens sans formation pour des tâches ou domaines précis, comme le diagnostic clinique, le statut mental, l'entrevue, la prédiction de la violence et l'interprétation des scores aux tests psychologiques (Groth-Marnat & Wright, 2016). Ce dernier constat a été pris avec beaucoup de sérieux chez certains auteurs, qui ont voulu sonner l'alarme pour revoir le modèle de formation des cliniciens dans le domaine de l'évaluation psychologique. Parmi les recommandations qu'on a données, une concerne l'importance de ne pas mettre l'accent uniquement sur les contenus, par exemple la définition des conditions cliniques, mais aussi sur la nature des processus impliqués dans le jugement clinique et sur la façon dont le clinicien arrive à intégrer l'information de manière valide (Ridley & Shaw-Ridley, 2009). Par exemple, le jugement clinique pourrait être amélioré si les programmes de formation enseignaient des stratégies visant une meilleure fidélité des observations durant la collecte de données, une plus grande pensée critique durant l'analyse des données, et des tests rigoureux durant l'évaluation des conclusions.

Une autre réaction devant les données probantes sur le jugement clinique a été de faire ressortir des distinctions au niveau des polarités dans ce débat (Westen & Weinberger, 2004). En effet, on prend souvent la comparaison entre la prédiction clinique et statistique comme une opposition entre les statistiques et le clinicien en tant que tel. En fait, l'opposition concerne plutôt la méthode utilisée pour combiner et intégrer les données, et non pas qui combine et intègre ces données. On doit distinguer la méthode du type de données (Meehl, 1954), mais aussi de la source des informations (Westen & Weinberger, 2004). Les données subjectives provenant de l'entrevue, par exemple, peuvent faire partie de la prédiction statistique une fois qu'elles sont codées et combinées de manière objective, au même titre que les scores objectifs des tests peuvent faire partie de la prédiction clinique lorsque c'est le clinicien qui les interprète (Faust, 1997). Concernant la source des données, celles-ci peuvent provenir des clients lorsqu'ils répondent aux questions en entrevue ou lorsqu'ils remplissent des questionnaires, ou bien du clinicien lorsqu'il fait ses observations ou lorsqu'il code ses impressions cliniques selon différents systèmes de cotation (Westen & Weinberger, 2004).

En distinguant ces différentes polarités, on peut établir que le jugement du clinicien peut faire partie d'une prédiction statistique et, par conséquent, qu'il peut être aussi valide que les scores obtenus par les questionnaires. En outre, bien que certains chercheurs considèrent les scores obtenus par questionnaires comme étant plus valides que le jugement du clinicien, nous pouvons croire que ces deux sources de données comportent les mêmes limites (Westen & Weinberger, 2004). En effet, tout comme les cliniciens, les clients ont eux-mêmes des biais dans leurs réponses, ou encore les chercheurs présentent eux aussi une certaine subjectivité dans le choix des analyses statistiques ou l'interprétation des résultats. Percevoir la prédiction clinique et statistique comme pouvant être traitée de manière objective, mais comprenant également une part de subjectivité, s'avère probablement plus juste (Westen & Weinberger, 2004). Les questionnaires autorapportés sont susceptibles de fournir des données valides lorsque les participants décrivent des comportements ou des processus mentaux qui ne nécessitent pas d'expertise ou qui sont facilement observables par eux-mêmes, alors que les rapports des cliniciens sont susceptibles d'être plus utiles lorsque les réponses nécessitent une expérience avec la psychopathologie ou lorsque le domaine évalué n'est pas accessible par autoquestionnaire, mais qu'un observateur expérimenté peut coder les manifestations du comportement de ce domaine (Westen & Weinberger, 2004). Quoi qu'il en soit, la littérature sur le jugement clinique et la prise de décision invite le clinicien à être prudent et conscient des limites de son jugement clinique de manière à prendre certains moyens pour augmenter son exactitude. Avant d'aborder ces limites, regardons d'abord ce qui caractérise le jugement clinique.

7.4 CARACTÉRISTIQUES DU JUGEMENT CLINIQUE VS STATISTIQUE

Malgré les données probantes envers les prédictions statistiques, on doit admettre que l'approche clinique se distingue nettement des tests et des formules statistiques dans la prise de décision en clinique. Avant d'arriver à ses conclusions, le clinicien prend par moment un rôle actif dans l'entrevue en posant des questions à son client, en décidant quelles questions apparaissent pertinentes pour approfondir une sphère de fonctionnement selon le déroulement de l'entrevue et en observant la manière dont le client répond et réagit à ses interventions (Groth-Marnat & Wright, 2016). De la même manière, il peut aller chercher des informations uniques dans l'histoire personnelle du client qui sont pertinentes et qui changeront les conclusions de l'évaluation. Ce type d'information qui découle du rôle actif du clinicien et de l'attention portée aux événements idiographiques n'est pas possible à obtenir par une approche purement statistique.

De plus, le jugement clinique demeure central dans la génération des hypothèses pour expliquer les difficultés du client, et aucune formule mécanique ne permet de construire une conception nouvelle sur les raisons possibles qui ont conduit le client à développer ses symptômes ou encore sur les facteurs qui les maintiennent (Westen & Weinberger, 2004).

De plus, l'évaluation comprend plusieurs étapes permettant un aller-retour entre les données recueillies et la construction de nouvelles hypothèses, et c'est justement le jugement clinique qui permet de faire fonctionner ces boucles itératives ou de prendre la décision d'y mettre fin lorsqu'on a obtenu suffisamment d'informations pour répondre à la question de la source de la demande de consultation (Hunsley & Lee, 2006).

En outre, le clinicien travaille avec des clients qui évoluent dans un monde qui n'est pas stable et fixe comme dans un protocole de recherche, mais plutôt avec des clients qui ont une réalité dynamique qui évolue dans le temps et au contact de l'environnement (Groth-Marnat & Wright, 2016). Les formules statistiques ne peuvent s'appliquer à des événements qui sont imprévisibles. Par exemple, prédire le risque de poser un geste violent chez son client n'est pas un jugement qui porte sur un comportement fixe dont les déterminants sont connus et ne changent pas, mais porte plutôt sur un comportement qui peut augmenter ou diminuer selon les circonstances et l'environnement dans lequel le client évolue. Les phénomènes que le clinicien doit prédire sont souvent incertains et difficiles à prévoir, car soumis à l'influence d'une multitude de facteurs que le client et le clinicien ne contrôlent pas.

Enfin, le jugement clinique ne concerne pas seulement la phase de l'évaluation, qui a pour but d'arriver à des conclusions diagnostiques ou pronostiques, mais aussi d'autres phases, dont notamment celles qui visent à déterminer quelle est l'information à donner au client et comment la donner pour que les conclusions du clinicien aient un effet positif sur ce dernier.

7.5 BIAIS DANS LE JUGEMENT CLINIQUE ET RECOMMANDATIONS

Le jugement clinique ne peut être aussi performant que les formules statistiques pour tenir compte des relations entre plusieurs variables. Le jugement clinique fonctionne plutôt de manière heuristique, c'est-à-dire en simplifiant les processus décisionnels au niveau du diagnostic ou du pronostic (Konstantinos, Machery, Pachur, & Wallin, 2004). Par exemple, le clinicien peut faire appel à son expérience passée avec différents clients pour dégager un prototype de certaines conditions cliniques et ensuite comparer son client sur ces prototypes pour prédire son diagnostic ou son pronostic (Garb, 1996). Les prototypes peuvent être différents d'un clinicien à l'autre. Ainsi, malgré les avantages du jugement clinique dans certains aspects de son travail, le clinicien doit être conscient des dangers qui menacent la validité de son jugement clinique. Parmi les dangers, on compte les biais possibles dans son jugement (Borum, Otto, & Golding, 1993).

Parmi les biais menaçant le jugement clinique, mentionnons les biais de rappel, qui amènent le clinicien à se rappeler les informations qui vont dans le sens de ses premières impressions ou qui ont une plus grande saillance par rapport aux autres informations durant l'entrevue. Pour contrer ce biais, il est recommandé de documenter au maximum les informations obtenues en entrevue plutôt que de se fier à sa mémoire.

Un autre biais dans le jugement est celui de la confirmation d'hypothèse. Il peut être tentant pour un clinicien de chercher davantage d'informations qui appuient sa manière de concevoir la problématique de son client, mais qui ne supportent pas ou ne réfutent pas d'autres hypothèses alternatives. Il est recommandé de chercher des informations qui contredisent les hypothèses pour se protéger de ce biais.

Fait intéressant, la recherche démontre que les cliniciens ont généralement confiance en leur jugement clinique, ce qui est probablement justifié dans bien des cas. Toutefois, un trop haut degré de confiance devant une conclusion que des données peu valides appuient apparaît injustifié. Il est recommandé au clinicien d'ajuster le niveau de confiance en son jugement selon les circonstances et la qualité des informations sur lesquelles il doit tirer une conclusion ou prendre une décision (Groth-Marnat & Wright, 2016). D'autres sources possibles de biais dans la collecte et la synthèse des données (les deux facteurs pouvant affecter le jugement clinique) seront abordées dans le chapitre 9 consacré à l'entrevue clinique (section sur la validité et la fidélité).

Voici une liste de recommandations proposées aux cliniciens pour améliorer leur jugement clinique (Garb, 1994) :

- Afin d'éviter de passer à côté d'informations cruciales lorsque la prise de décision peut avoir un impact important, comme la prédiction d'un danger pour soi ou pour les autres, il est recommandé d'avoir recours à une entrevue structurée ou semi-structurée.
- Afin de réduire le biais de confirmation d'hypothèse, écrire sur une feuille toutes les données qui supportent une hypothèse ainsi que celles qui ne la supportent pas.

› Afin de réduire les biais issus de nos prototypes, établir un diagnostic sur les critères spécifiques du DSM-5.

› Afin de réduire la reconstruction mnésique, éviter de se fier uniquement à sa mémoire et prendre des notes détaillées durant ou après l'entrevue.

› Afin d'augmenter la validité des prédictions, tenir compte des taux de prévalence dans une population donnée ou un contexte donné comme point de départ dans notre évaluation des probabilités sur la présence d'une condition donnée.

› Afin de développer son jugement clinique et de faire des apprentissages tout au long de sa pratique professionnelle, obtenir une rétroaction sur l'exactitude et l'utilité des informations et recommandations qu'on a communiquées, par exemple obtenir des commentaires sur l'utilisation de nos rapports d'évaluation.

› Afin de développer de bonnes stratégies d'évaluation, d'estimer la précision de son jugement et d'obtenir le taux de prévalence, rechercher des informations sur les aspects théoriques et empiriques concernant la clientèle que l'on évalue.

› Enfin, se tenir à jour sur la littérature scientifique concernant le jugement clinique.

7.6 PRÉDICTIONS LIMITÉES VS NON LIMITÉES

On peut mieux comprendre le défi du clinicien lorsque l'on considère l'existence de deux types de prédictions selon qu'elles sont plus ou moins associées à un contexte particulier (Bellack & Hersen, 1998). Les prédictions limitées sont conçues pour faire des inférences limitées à partir d'un test, comme la prédiction d'un résultat spécifique à un moment spécifique. Les prédictions non limitées, comme celles que l'on retrouve en clinique, correspondent à la pratique de faire une évaluation générale sur les tendances, le comportement d'un individu, et ensuite à inférer un pronostic pour des situations qui peuvent ne pas avoir été spécifiées au moment de l'évaluation. Ce sont des affirmations générales à partir de plusieurs sources d'informations qui indiquent comment une personne risque de se comporter à travers les situations. Par exemple, sur la base d'informations déjà obtenues, un clinicien peut être appelé à faire des prédictions à propos d'un client sur ses chances de retourner au travail ou d'agir violemment. Étant donné que la fidélité et la validité d'une mesure nécessitent un contexte précis, on ne peut estimer la fidélité et la validité d'une mesure pour des circonstances non spécifiées. Ceci explique en partie la difficulté d'évaluer la fidélité et la validité du jugement clinique dans la pratique.

7.7 RÉSUMÉ

Depuis la publication devenue classique de Meehl (1954) sur l'exactitude de la prédiction du clinicien, un courant de recherche s'est intéressé à savoir quelle est la meilleure prédiction : clinique ou statistique. Alors que le clinicien utilise indirectement les données des tests lorsqu'il combine les informations de manière à porter un jugement sur l'individu dans la prédiction clinique, les scores des tests servent à la prédiction statistique, sans l'aide du clinicien, à partir des données empiriques pour prédire la relation entre les scores du test et une condition clinique. La leçon que peut tirer le clinicien de ce courant de recherche est qu'une combinaison des deux types de prédictions est essentielle dans son travail d'évaluation. En effet, alors que le jugement clinique est important pour décider quels tests ou bouts d'informations sont pertinents et comment les intégrer de manière valide pour le client, les méthodes objectives sont utiles pour dégager les tendances parmi plusieurs données. Cette recommandation est en accord avec le principe éthique concernant l'interprétation des tests. On doit cependant admettre que le jugement clinique est vulnérable à certains biais cognitifs et que le clinicien devrait rester prudent et mettre en place des stratégies pour les atténuer.

Après avoir présenté les bases conceptuelles, historiques, empiriques et éthiques de l'évaluation psychologique, il sera maintenant possible de présenter ses étapes et ses méthodes dans le prochain chapitre.

CHAPITRE 8

ÉTAPES DE L'ÉVALUATION PSYCHOLOGIQUE

8.1 ÉVALUATION DE LA DEMANDE DE CONSULTATION

Avant d'entreprendre une évaluation psychologique, avoir un cadre conceptuel spécifiant les étapes qui la composent et les objectifs propres à chacune d'elles s'avère crucial (Groth-Marnat, 2006; Groth-Marnat & Wright, 2016).

La première étape est l'évaluation de la demande de consultation, dont le but consiste à aller chercher des informations utiles sur les questions qui sont adressées au clinicien et les particularités du milieu clinique qui fait la demande d'évaluation (Groth-Marnat & Wright, 2016). Pour que son évaluation soit pertinente et réponde bien aux attentes, le clinicien doit être familier avec le milieu de pratique dans lequel il travaille. C'est la responsabilité du clinicien de comprendre les décisions que la personne à la source de la demande de consultation doit prendre, les possibilités qui s'offrent à elle ainsi que l'utilité de l'évaluation psychologique pour répondre à ces questions.

Dans un milieu psychiatrique, le clinicien évaluateur peut être appelé à assister le psychiatre dans sa prise de décision au sujet du client selon le rôle que ce dernier joue dans l'unité psychiatrique (Groth-Marnat & Wright, 2016). Sur le plan de la gestion de l'unité, les questions du psychiatre-administrateur d'une unité tournent autour de la gestion des risques (p. ex., risque suicidaire), les admissions et congés, la dangerosité, le caractère convenable ou non d'une intervention médicale, le type d'unité approprié, la nature des activités sur l'unité et la méthode thérapeutique à adopter. Pour répondre de manière pertinente à ces questions, le clinicien doit aller chercher des données au-delà du simple diagnostic du client, clarifier les questions spécifiques et pratiques qui lui sont posées et connaître les responsabilités légales du psychiatre. Du point de vue de la gestion de la thérapie, les questions du psychiatre-thérapeute tournent autour du type de thérapie et des stratégies qui peuvent le mieux répondre aux besoins du client, ainsi que le pronostic du client. Pour répondre, le clinicien tiendra compte des caractéristiques du client, comme les problèmes susceptibles de survenir durant la thérapie, le niveau d'introspection du client et son niveau d'altération fonctionnelle, pour n'en nommer que quelques-uns. Le clinicien peut aussi assister le psychiatre en évaluant les problématiques pouvant survenir en cours de thérapie, comme la relation entre le thérapeute et son client. Dans un tel environnement, le clinicien doit ajuster sa communication et traduire son modèle conceptuel pour que le psychiatre puisse le comprendre tout en demeurant utile pour remplir la tâche qui lui est assignée.

Un autre environnement fréquent de l'évaluation psychologique est le milieu médical. Jusqu'à deux tiers des personnes qui consultent un médecin présentent principalement des difficultés psychosociales ou encore un trouble psychologique qui accompagne une condition médicale (Groth-Marnat & Wright, 2016). Le médecin est responsable de tenir compte de tous ces facteurs pour traiter ou encore pour recommander le client. Dans un milieu médical, le clinicien peut contribuer à éclairer les relations complexes entre les variables physiques et les facteurs psychosociaux dans la prise en charge des clients suivis en médecine. On pense ici aux troubles de santé mentale, comme le trouble des symptômes physiques pouvant être ou non concurrent à une condition médicale ou bien à des facteurs psychologiques affectant d'autres conditions médicales. Les références les plus fréquentes concernent la présence d'un facteur psychologique sous-jacent, les facteurs émotionnels possibles associés à des plaintes physiques, l'évaluation des incapacités neuropsychologiques, le traitement psychologique pour la douleur chronique, le traitement d'une dépendance à une substance, l'établissement du diagnostic différentiel et l'évaluation préchirurgie. Après son évaluation sur la nature des difficultés et l'influence des variables psychologiques et sociales sur les plaintes et/ou la condition médicale, le clinicien peut contribuer en faisant des recommandations le cas échéant sur l'approche et les interventions psychologiques à privilégier pour aider le client. Encore une fois, le clinicien se doit d'apprendre le vocabulaire médical pour travailler efficacement dans ce milieu ainsi que les instruments spécialisés en psychologie de la santé et en médecine comportementale.

L'évaluation psychologique occupe une place importante en pratique privée (Groth-Marnat & Wright, 2016). En bureau privé, le clinicien n'est pas un consultant. Par conséquent, il doit prendre les décisions au sujet de son client. Une évaluation longue et formelle n'est pas toujours appropriée pour les clients qui consultent d'eux-mêmes et qui cherchent une psychothérapie. Une évaluation brève orientée sur la planification du traitement peut être suffisante. Une évaluation avec tests est plus indiquée pour les clients qui ont des problématiques particulières devant lesquelles le clinicien doit prendre la décision de les traiter ou les référer. Cependant, un clinicien peut aussi recevoir un client que quelqu'un a recommandé, par exemple un proche, un médecin ou un autre professionnel. Lorsque le client est dirigé vers le clinicien, ce dernier a l'obligation de clarifier la demande et les questions de la source de la demande de consultation. Il prendra aussi le temps de connaître le réseau du client et ses rapports avec celui-ci ainsi que l'historique des événements qui ont conduit à cette demande de consultation. Ces informations lui permettront de déterminer si une évaluation plus formelle est nécessaire ou encore si une rencontre entre différentes personnes impliquées dans le dossier est souhaitable pour prendre des décisions concertées, comme une référence pour une thérapie familiale ou un changement de milieu de soins.

En somme, à cette étape de l'évaluation, le clinicien ne doit pas s'arrêter à la demande initiale, mais prendre le temps avec la personne qui nous recommande le client de clarifier le problème que ce dernier présente ou les décisions qu'il doit prendre à son sujet, et de définir plus spécifiquement les questions sur lesquelles elle souhaite obtenir une réponse à partir de l'évaluation. De la même manière, le clinicien prendra le temps d'aller chercher ces informations auprès de la personne qui reçoit les services d'évaluation. Le clinicien a des devoirs et obligations tant envers la personne qui demande l'évaluation qu'envers celle qui la reçoit. Bien souvent, le clinicien doit se demander s'il existe des attentes non exprimées de la part de la personne qui recommande le client, ou des attentes implicites (ou un agenda caché) chez le client (la personne évaluée) envers l'évaluation. Ces attentes pourraient ressortir durant les échanges avec le référent et le client, ou encore, celles-ci pourraient être déduites par le clinicien à partir des informations qu'il possède. Dans tous les cas, le clinicien tiendra compte de ces informations dans sa démarche afin d'adapter son approche pour mieux répondre aux besoins du référent et de son client (qui reçoit le service), et prévenir les obstacles potentiels. De manière utile, le clinicien fait la différence entre motif de consultation, problème et demande. Le motif de consultation réfère à la plainte telle qu'exprimée par le client. Quant au problème, celui-ci renvoie aux difficultés vécues par le client dont la nature peut être différente du motif. Enfin, la demande réfère à ce que le client attend explicitement ou implicitement du clinicien.

Au début de l'évaluation, le clinicien discute avec ses clients (la personne qui recommande et la personne évaluée) pour préciser ou raffiner les questions qui lui sont posées, ou encore les modifier avec son aide pour tenir compte de ses objectifs ainsi que des limites de ses outils d'évaluation. Si le client est référé, le clinicien tiendra compte de ses limites professionnelles avant d'accepter un mandat d'évaluation. S'il accepte le mandat, il pourra reprendre contact au besoin avec la personne qui réfère le client pour clarifier les questions initiales.

8.2 ACQUISITION DE CONNAISSANCES RELIÉES AU PROBLÈME DU CLIENT

La seconde étape de l'évaluation est l'acquisition de connaissances reliées au problème du client (personne évaluée) et aux stratégies pour l'évaluer (Groth-Marnat & Wright, 2016). À cette étape, le clinicien prend soin de bien se préparer et de planifier adéquatement l'évaluation. D'abord, il doit développer une bonne connaissance du problème qui sera mesuré et être capable de le reconnaître sous ses différentes expressions. De plus, il doit bien connaître les forces et les limites des instruments qui existent afin de choisir celui qui possède les meilleures qualités psychométriques tout en étant adéquat en fonction du problème présenté par le client. Dans son choix, il doit prendre aussi en considération les caractéristiques du client en termes d'âge, de genre, de culture, d'éducation, de motivation, de niveau de résistance anticipée, d'environnement social et de relations interpersonnelles. Dans sa démarche de réflexion, le clinicien consulte le manuel des tests ou les ressources qui existent à leur sujet et se renseigne sur les variables qu'il doit mesurer. Dans son choix du test, il tient compte des indices psychométriques, mais aussi de leur utilité pour la planification du traitement.

8.3 COLLECTE DES DONNÉES

La troisième étape de l'évaluation est la collecte des données, qui vise à obtenir toutes les informations pertinentes à partir de différentes sources et méthodes (Groth-Marnat & Wright, 2016). Les principales données sont les résultats aux tests, l'histoire personnelle, les observations du comportement et les données issues de l'entrevue. La deuxième partie du livre est consacrée à la collecte des données.

D'autres sources d'informations peuvent s'ajouter au besoin, comme les rapports psychologiques antérieurs, les rapports médicaux, les rapports de police, les discussions avec le conjoint ou la conjointe. Le cas échéant, il est recommandé au clinicien d'obtenir des informations de sources externes, notamment un rapport d'évaluation psychologique antérieur. Bien que la lecture d'un rapport antérieur puisse influencer son jugement, analyser et intégrer toutes les informations de manière critique, objective et rigoureuse relève de la responsabilité du clinicien. Il peut être en accord ou en désaccord avec les conclusions antérieures ou actuelles d'un autre clinicien, mais ceci, après avoir analysé toutes les données au meilleur de son jugement.

Les différentes méthodes et sources d'informations se complètent et s'enrichissent. Un score unique à un test interprété à partir des normes n'est pas toujours très utile pour comprendre le problème du client. À l'opposé, l'histoire personnelle du client met habituellement les problèmes actuels et les résultats aux tests en perspective et leur donne une signification. En outre, les contradictions entre les données issues de différentes méthodes et sources peuvent être l'occasion pour le clinicien de développer davantage sa compréhension du problème s'il arrive à les expliquer. À cette étape, le clinicien doit vérifier la cohérence des informations entre les différentes méthodes et sources, et les résoudre le cas échéant. On trouvera une description des étapes à suivre pour résoudre les contradictions entre les données au chapitre 19 sur la formulation de cas fondée sur les thèmes.

8.4 INTERPRÉTATION DES RÉSULTATS

La quatrième et dernière étape de l'évaluation est l'interprétation des données, dont le but est de décrire et d'expliquer le problème du client, et d'offrir des recommandations ainsi qu'un plan d'intervention (Groth-Marnat & Wright, 2016). L'évaluation doit conduire à quatre éléments essentiels. D'abord, elle doit offrir une description du niveau de fonctionnement actuel du client. Au-delà du diagnostic ou de la classification, la description doit permettre de comprendre la personne en profondeur, le plus exactement possible, tout en étant conscient des limites des outils d'évaluation et du jugement clinique. Si une formule actuarielle existe pour une variable précise et importante à prédire (p. ex., score seuil d'une procédure structurée pour prédire une récidive de violence), le clinicien devrait l'utiliser dans ses prédictions.

Ensuite, l'évaluation doit ouvrir sur des considérations étiologiques qui tiennent compte de la complexité du problème présenté, par exemple des relations et interactions entre plusieurs variables psychologiques et situationnelles. Les descriptions et considérations étiologiques peuvent être organisées selon différents modèles conceptuels, théoriques ou athéoriques. La quatrième partie de ce livre présente quatre approches différentes pour développer une formulation de cas.

Enfin, cette étape se termine avec le pronostic et le plan de traitement. L'évaluation devrait conduire à un pronostic sur les chances du client de profiter d'une intervention ou d'une psychothérapie. De plus, l'évaluation devrait offrir une recommandation générale qui découle des conclusions de l'évaluation et un plan d'intervention au besoin comprenant des objectifs spécifiques et des moyens pour les atteindre. La cinquième et dernière partie du livre est consacrée à la planification du traitement.

8.5 MODÈLES DE L'ÉVALUATION PSYCHOLOGIQUE

On trouve plusieurs modèles visant à concevoir les processus qui composent l'évaluation psychologique. Ces modèles diffèrent à propos du nombre d'étapes et de ce qu'elles incluent comme activités, ainsi que sur la nécessité ou non de construire des hypothèses sur la base de la théorie. Toutefois, ils convergent sur deux caractéristiques essentielles de la démarche évaluative : le processus itératif et non linéaire de l'évaluation et l'approche par vérification d'hypothèses. Le processus itératif et non linéaire signifie que les différentes étapes de l'évaluation sont conçues comme une séquence du point de vue logique, mais que le clinicien, bien souvent dans sa pratique, les aborde en parallèle et de manière récurrente. L'approche de vérification d'hypothèses conçoit l'évaluation comme un mini-projet de recherche mené sur un individu. Dans celui-ci, on formule et on vérifie plusieurs hypothèses à partir de plusieurs sources de données de manière à développer une plus grande confiance envers les conclusions de l'évaluation. Voici une brève description des modèles couramment mentionnés dans les manuels de psychologie clinique.

Le modèle de Hunsley et Lee (2003) conçoit l'évaluation psychologique comme un processus de décision itératif (par opposition à une batterie de tests) dans lequel les données sont recueillies de manière systématique sur une personne, son histoire, son environnement physique, social et culturel. En fonction de la compréhension initiale du problème à évaluer, des informations préliminaires sont recueillies, conduisant à un raffinement de la compréhension du problème et à un changement dans l'activité d'évaluation. Ce cycle se répète jusqu'à ce que le clinicien décide qu'il a suffisamment d'informations pour donner une réponse adéquate à la question initiale. Le processus itératif se compose de plusieurs étapes. D'abord, définir des buts spécifiques selon la demande de la référence. Ensuite, formuler des questions précises, puis sélectionner les outils les plus appropriés pour y répondre. Au fur et à mesure que les données sont recueillies, débuter la formulation d'hypothèses sur les problèmes du client, ce qui permet un raffinement des questions. Ces nouvelles questions conduiront à des procédures d'évaluation additionnelles et de nouvelles données. Une fois toutes les données recueillies, le clinicien doit donner du sens à toutes ces informations et résoudre les incohérences et contradictions. Dans le processus d'intégration et d'interprétation, générer plusieurs hypothèses et s'efforcer d'évaluer jusqu'à quel point les données recueillies appuient ou non ces hypothèses revêt une grande importance. Avant de conclure, il est recommandé de valider les hypothèses retenues avec le client.

Maloney et Ward (1976) proposent un modèle d'évaluation de la personnalité basé sur une approche hypothético-déductive athéorique pouvant servir de base à toutes les formulations de cas. Voici une brève description des étapes. Le processus ne se déroule pas de manière linéaire, mais des moments de l'évaluation caractérisés par des activités précises existent.

Étape 1 : recueillir des données initiales

La première étape vise à recueillir les données initiales par un premier contact avec le dossier et le client. Le clinicien prend connaissance de la référence et des rapports antérieurs et établit un premier vrai contact avec le client en entrevue.

Étape 2 : développer des inférences

La seconde phase vise à développer des inférences. Les inférences permettent de résumer et d'expliquer (le Quoi ; p. ex., anxiété) les problèmes ou traits de personnalité du client et de générer une base conceptuelle pour la formulation des hypothèses (le Pourquoi ; p. ex., anxiété situationnelle devant le regard des autres). À cette étape, le clinicien est encouragé à générer plusieurs inférences qu'il pourra vérifier en entrevue ou par les tests.

Étape 3 : accepter, modifier et rejeter les inférences

La troisième phase vise à rejeter, à modifier ou à accepter les inférences. Pour ce faire, le clinicien doit recueillir les informations nécessaires pour les accepter ou les rejeter. Par exemple, on peut penser ici aux questions plus ciblées d'une seconde entrevue d'évaluation et à l'administration de tests. Typiquement, on examine une variété de données pour voir quelles inférences sont supportées de manière constante. En recueillant d'autres données, de nouvelles inférences peuvent aussi apparaître.

Étape 4 : développer et intégrer des hypothèses

La quatrième phase vise à développer et à intégrer les hypothèses sur le problème, la personnalité et le fonctionnement du client. Une hypothèse est une affirmation générale qui intègre les inférences.

Étape 5 : développer un modèle dynamique de la personne

À la cinquième phase, le clinicien a toutes les informations nécessaires pour construire un modèle dynamique de la personne qui intègre les hypothèses variées.

Étape 6 : variables situationnelles

La sixième phase s'intéresse aux variables situationnelles. C'est une étape où le clinicien tente de spécifier les effets des variables situationnelles sur le fonctionnement du client. Les variables peuvent toucher à la nature des demandes sur la personne, le degré d'intensité des stimuli, le niveau de structure des tâches, etc.

Étape 7 : prédiction du comportement

Enfin, la septième et dernière phase s'intéresse à la prédiction du comportement basée sur toute l'information recueillie durant les étapes précédentes.

Illustration clinique du modèle de Maloney et Ward (1976)

Étape 1 : recueillir des informations initiales

Madame L., une femme dans la cinquantaine, s'est récemment présentée en consultation dans un contexte de détresse psychologique croissante. Ancienne coiffeuse, elle a dû abandonner sa profession à la suite d'un problème à l'épaule devenu invalidant. Depuis, elle s'est réorientée vers le milieu de l'enseignement en tant que suppléante, tout en suivant des cours universitaires pour se perfectionner dans ce nouveau domaine. Malgré sa motivation, elle se dit dépassée par les exigences universitaires, se sentant inefficace et souvent submergée lorsqu'elle doit effectuer des travaux. Elle rapporte des sentiments dépressifs croissants, associés à une perte de confiance en elle. Son entourage mentionne qu'elle a toujours eu des difficultés d'attention et qu'elle pourrait être dyslexique, bien que personne n'ait jamais réalisé d'évaluation formelle à ce sujet.

Étape 2 : développer des inférences

Madame L. a grandi dans une grande famille sur une ferme, où les responsabilités ont rapidement pris le pas sur l'enfance. Elle évoque une impression d'avoir été « volée » de son enfance, ayant dû adopter un rôle adulte très jeune. À l'école, elle a rencontré des difficultés persistantes, particulièrement en lecture et en attention, qui ont contribué à fragiliser son estime de soi. Face à ses problèmes d'attention, elle a adopté un style cognitif impulsif : répondre rapidement sans prendre le temps de bien écouter. Par ailleurs, madame a toujours aimé son travail comme coiffeuse. Elle apprécie aussi, une fois par année, son rôle d'organisatrice à la cabane à sucre.

Étape 3 : accepter, modifier et rejeter les inférences

Les résultats à l'échelle WAIS indiquent une compréhension verbale diminuée tandis que la mémoire de travail se situe dans la norme. Les épreuves de lecture ne révèlent pas de déficit significatif, ce qui suggère que ses difficultés ne relèvent pas d'un trouble d'apprentissage formel comme la dyslexie.

Étape 4 : développer et intégrer des hypothèses

Madame L. ne présente pas de trouble déficitaire de l'attention au sens diagnostique, mais plutôt une faiblesse dans le traitement verbal de l'information, exacerbée en situation sociale ou d'évaluation. Lorsqu'elle se sent jugée, sa performance baisse notablement. Son style cognitif, orienté vers la rapidité d'exécution, nuit à sa compréhension et à sa capacité à intégrer l'information.

Étape 5 : modèle dynamique de la personne (ou pourquoi la cliente est dépressive)

Sur le plan émotionnel, la tentative de réorientation professionnelle de Madame L. peut être vue comme un effort pour réparer une estime de soi endommagée depuis son enfance. Elle cherche inconsciemment à « réussir l'école » aujourd'hui comme adulte, pour effacer les échecs du passé. Toutefois, cette nouvelle voie ne correspond pas à ses intérêts profonds. Elle éprouve ainsi un conflit intérieur entre le désir de se prouver qu'elle est capable, et le sentiment d'avoir trahi ce qui lui procurait réellement du plaisir, comme la coiffure ou son engagement dans des activités communautaires (p. ex., organisation à la cabane à sucre). Madame n'arrive pas à faire le deuil de ses pertes cognitives.

Étape 6 : variables situationnelles

Madame L. fonctionne mieux lorsqu'elle est seule, à l'abri du regard des autres. Les situations de groupe, surtout lorsqu'elle s'y sent évaluée, déclenchent chez elle des sentiments d'incompétence. Le changement d'emploi lui donne l'occasion de regagner son estime de soi, mais au prix de perdre ce qu'elle aime faire.

Étape 7 : prédiction du comportement (ou pronostic)

La dynamique psychologique de Madame L. révèle une tension entre ses aspirations à se valoriser et un vécu de perte sur le plan cognitif. La reconnaissance de ses limites actuelles en compréhension verbale, combinée à l'acceptation de soi, pourrait constituer un levier important pour atténuer ses symptômes dépressifs. Une psychothérapie axée sur l'acceptation, la réconciliation avec son histoire personnelle et l'écoute de ses besoins réels apparaît pertinente.

Pour leur part, Groth-Marnat et Wright (2016) adaptent le modèle de Maloney et Ward (1976) pour répondre plus spécifiquement aux buts et activités de l'évaluation psychologique. Ce modèle comprend huit étapes qui développent de manière détaillée les quatre étapes générales de l'évaluation présentée précédemment.

Étape 1 : clarifier et évaluer la question de la référence

Cette étape sert à clarifier et à évaluer les questions à partir de la source de la référence. Celle-ci peut être la personne qui réfère le client ou le client lui-même, par exemple lors d'une entrevue de triage ou un appel téléphonique. À partir de cette première source de données, le clinicien commence à développer des hypothèses à propos du problème du client, l'impact sur sa vie et les conditions dans lesquelles le problème survient. Il est à souligner que, contrairement au modèle athéorique de Maloney et Ward qui débute la démarche de réflexion par des inférences visant à nommer les phénomènes cliniques, le modèle de Groth-Marnat débute la formulation d'hypothèses aussitôt que des données sont recueillies. L'existence d'hypothèses implique que le clinicien oriente davantage sa démarche de réflexion par la théorie.

Étape 2 : mener une entrevue clinique et collatérale

Cette étape se centre sur deux sources additionnelles de données, soit l'entrevue clinique auprès du client et d'autres informations, comme les rapports psychologiques antérieurs, et l'entrevue collatérale avec l'entourage ou les proches. Ces sources additionnelles de données favorisent l'éclaircissement des hypothèses à propos des différents domaines de fonctionnement du client, comme son fonctionnement cognitif et émotionnel, sa personnalité, ses capacités et ses ressources.

Étape 3 : développer des hypothèses causales

C'est à cette étape que le clinicien développe une série d'hypothèses sur les facteurs qui causent et qui renforcent les difficultés du client. Pour réaliser cette étape, le clinicien doit compter sur de solides connaissances théoriques dans plusieurs domaines, comme les théories de la personnalité, la psychologie du développement, la psychopathologie et la neurobiologie. Le clinicien peut formuler ces hypothèses sur la base de différentes orientations théoriques, mais elles doivent être claires, logiques et cohérentes à l'intérieur de son cadre théorique.

Étape 4 : sélectionner les tests

Cette étape vise à sélectionner les tests qui serviront à vérifier les hypothèses formulées. Les tests doivent être sélectionnés en considérant leurs propriétés psychométriques, mais aussi en jugeant s'ils sont appropriés selon les buts de l'évaluation ainsi que les caractéristiques et besoins du client. L'étape 4 ainsi que les étapes 5 et 6 se conçoivent comme un processus itératif d'aller-retour pour évaluer en continu toutes les données en fonction des hypothèses.

Étapes 5 et 6 : rassembler les preuves des tests, accepter, modifier et rejeter les hypothèses

Cette étape vise à recueillir des preuves provenant des tests et à les évaluer dans le contexte des hypothèses dans le but d'accepter, de modifier ou de rejeter celles-ci. Les hypothèses qui ne sont pas appuyées par les données seront rejetées. Les nouvelles données qui inciteront le clinicien à modifier ses hypothèses initiales donneront lieu à une nouvelle sélection de tests pour les vérifier. Les hypothèses acceptées devront faire l'objet d'une plus grande prudence de la part du clinicien, car les données sur lesquelles elles s'appuient ne sont jamais définitives. Par exemple, un score faible sur une échelle de mémoire de travail appuie l'hypothèse d'un trouble attentionnel, mais ne peut servir de preuve, car d'autres explications sont possibles pour ce score.

Étape 7 : développer un modèle dynamique de la personne

C'est une étape complexe, car elle exige de la part du clinicien qu'il fasse sens avec toutes les données recueillies et qu'il les communique clairement au client ou à la personne qui recommande le client. Le clinicien est encouragé à ne pas dresser une liste de forces et de faiblesses, mais plutôt à offrir une compréhension intégrée et dynamique des éléments importants de l'évaluation, par exemple en expliquant comment ces différents facteurs interagissent entre eux pour rendre compte des difficultés du client. Cette étape requiert une bonne formation théorique et pratique chez le clinicien, ainsi qu'un certain niveau d'expérience en évaluation.

Étape 8 : développer des recommandations

Toute évaluation devrait conduire à émettre des recommandations claires, spécifiques et réalistes qui ont le potentiel d'améliorer la vie et le fonctionnement du client. Les différentes options de traitements seront analysées en tenant compte de la nature des difficultés, mais aussi en considérant la recherche sur l'efficacité du traitement envisagé, les raisons pour lesquelles le traitement fonctionne et son adéquation pour le client et sa situation actuelle. Parmi les courants de recherche utiles à consulter pour le clinicien, on trouve celui qui identifie les grandes dimensions des caractéristiques du client à considérer dans la planification du traitement.

Enfin, le modèle de Wright (2021) propose un modèle pratique se centrant sur les six processus essentiels de l'évaluation dans une approche par vérification d'hypothèses.

Étape 1 : évaluation clinique initiale

À partir de l'entrevue clinique incluant l'examen mental, des rapports antérieurs et de l'entrevue collatérale le cas échéant, le clinicien commence par identifier le problème du client et les altérations fonctionnelles associées. Ces informations proviennent du client lui-même ou de la personne qui le réfère. Certains problèmes, plus subtils ou dont le client n'est pas conscient, peuvent se découvrir seulement une fois que l'évaluation a débuté. Parfois, le client ne présente pas de difficulté particulière, mais désire plutôt arriver à mieux se connaître ou à se comprendre, savoir quel domaine de son fonctionnement pourrait être amélioré.

L'entrevue clinique et les autres sources associées doivent aussi servir à obtenir des informations sur le contexte actuel et la situation de vie du client, ainsi que sur son histoire personnelle, qui pourront donner un sens au reste des données.

Enfin, cette première étape doit servir à développer des hypothèses spécifiques basées sur une classification des troubles mentaux et des théories du comportement, de la personnalité, de la psychopathologie, et cela, peu importe l'orientation théorique du clinicien. Pour ce faire, le clinicien est encouragé à d'abord prendre du recul sur toutes les données recueillies afin d'identifier le ou les domaines de fonctionnement qui sont altérés ou problématiques (p. ex., gestion du stress, relations interpersonnelles, capacité d'apprentissage). Ensuite, le clinicien doit générer toutes les causes possibles de ces problèmes de fonctionnements (p. ex., trouble d'anxiété, dépression, trouble d'adaptation, schémas cognitifs dysfonctionnels, représentations de soi et des autres clivées). Il est à noter que le clinicien doit aussi considérer l'hypothèse nulle, soit que le client ne présente pas de trouble psychologique ou d'altération fonctionnelle et qu'une autre personne dans une situation semblable réagirait de la même manière.

Deux causes possibles doivent être éliminées d'emblée dans toute évaluation : un trouble d'usage de substances et une condition médicale pouvant affecter le fonctionnement du client.

Toutes les causes qui auront été générées servent ensuite à sélectionner les tests et instruments de mesure pour les confirmer ou les infirmer.

Étapes 2 et 3 : sélection des tests et *testing*

À cette étape, le clinicien sélectionne des tests et instruments pour vérifier ses hypothèses. Sa sélection se base sur une série de critères, dont les propriétés psychométriques, ce que le test mesure, comment le construit est mesuré, si le test est approprié dans les circonstances actuelles et pour le client en question. Sachant que chaque instrument présente des limites, le clinicien est encouragé à utiliser au moins trois méthodes différentes pour évaluer le même construit de manière à augmenter son niveau de confiance envers ses données et à solidifier ses conclusions. Un accent est mis sur l'importance de respecter les standardisations dans l'administration et la correction des épreuves, étant donné que les résultats serviront de bases aux étapes subséquentes et qu'il sera impossible de les réviser.

Étape 4 : intégration de toutes les données

C'est l'étape délicate qui vise à combiner et à intégrer les données de l'entrevue et des tests dans une description cohérente, concise et individualisée du client pour vérifier chaque hypothèse. Les hypothèses retenues sont ensuite organisées en thèmes, et ultimement les thèmes organisés en narration, permettant de raconter l'histoire qui émerge de l'évaluation et qui explique les difficultés et altérations du fonctionnement du client. Plus qu'une liste de forces et de faiblesses, cette histoire a plus de chances d'avoir du sens et d'être retenue par le client, ce qui favorisera sa motivation à suivre les recommandations.

Étapes 5 et 6 : rédaction du rapport et rétroaction

Les deux dernières étapes servent à rédiger un rapport d'évaluation psychologique et à donner une rétroaction au client et/ou à la personne qui le réfère. Le rapport doit viser un équilibre entre un langage professionnel et une communication compréhensible. La rétroaction ou l'entrevue bilan doit permettre d'informer le client sur les résultats, conclusions et recommandations de l'évaluation de manière flexible pour répondre aux réactions particulières de chaque client. Pour ce faire, le clinicien doit user de ses compétences cliniques pour offrir du soutien lorsque nécessaire, ou encore être créatif dans ses interventions psychoéducatives pour faire comprendre au client les points qui ressortent de l'évaluation, par exemple, le diagnostic et ses implications. Les recommandations doivent être claires et spécifiques et surtout utiles pour le client et son bien-être. On trouvera au chapitre 23 des recommandations sur la manière de communiquer les résultats au client.

8.6 RÉSUMÉ

On peut concevoir l'évaluation psychologique à partir de modèles utiles. Peu importe le nombre d'étapes conçues dans ces modèles, les mêmes processus qui composent l'évaluation se retrouvent dans chacun d'eux, soit l'entrevue clinique permettant d'élaborer des hypothèses que des procédures additionnelles, notamment les tests psychologiques et les questionnaires, testeront. À travers un processus itératif, le clinicien arrive à développer une plus grande confiance envers certaines hypothèses en fonction des données qui les appuient ou non. La tâche complexe et importante du clinicien est de se saisir de toutes les données obtenues et, à partir d'un cadre théorique bien défini, construire une conception cohérente et pertinente de la personne et de ses difficultés. Cette conception se caractérise par la capacité de choisir les éléments importants de l'évaluation et de faire des liens logiques afin de raconter une histoire sur les causes de ces difficultés. Cette conception peut prendre la forme d'un diagnostic ou d'une formation de cas, mais doit avant tout avoir du sens pour le client si le clinicien espère que ses recommandations seront utiles pour ce dernier.

Les prochaines parties du livre seront consacrées à toutes les étapes de l'évaluation psychologique, inspirées du modèle par vérification d'hypothèses de Wright (2021), allant de la collecte des données à la planification du traitement et à la communication des résultats. Ainsi, les chapitres suivants couvriront plusieurs processus de collectes de données, instruments de mesure et modèles théoriques et athéoriques pour intégrer les données. Le dernier chapitre abordera la rédaction du rapport psychologique et la communication des résultats au client et à l'équipe multidisciplinaire.

Les chapitres 9 et 10 aborderont les aspects structuraux et techniques de l'entrevue clinique, alors que les chapitres 11 et 12 seront consacrés à ses contenus.

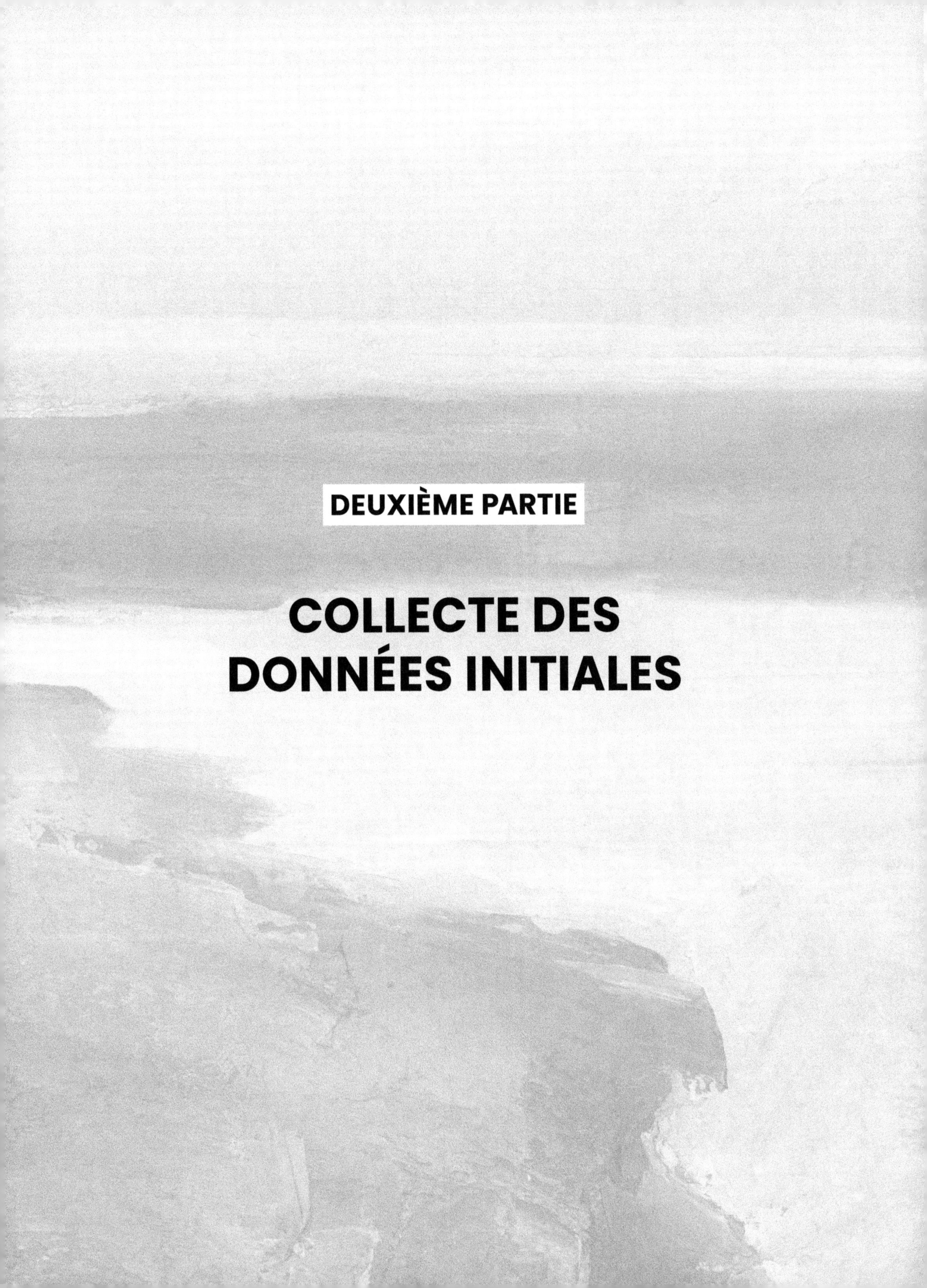

DEUXIÈME PARTIE

COLLECTE DES DONNÉES INITIALES

CHAPITRE 9

STRUCTURE DE L'ENTREVUE CLINIQUE

9.1 VALIDITÉ ET FIDÉLITÉ

Les coefficients de fidélité de type accord interjuges et de validité empirique de l'entrevue clinique varient considérablement selon les études (Groth-Marnat & Wright, 2016). La fidélité et la validité de l'entrevue augmentent principalement avec le degré de structuration de celle-ci. Une entrevue hautement structurée se caractérise par l'établissement à l'avance des sphères de fonctionnement à évaluer et les stratégies pour le faire. Bien qu'avantageuse pour augmenter la fidélité et la validité, l'entrevue structurée présente comme faiblesse une moins grande flexibilité et une ouverture réduite pour s'adapter aux particularités du client et obtenir des informations inattendues ou délicates. Cependant, d'autres facteurs peuvent influencer les résultats de ces études, comme le type de variable évaluée, qui peut être plus ou moins spécifique. Par exemple, la mesure du comportement d'un employé dans une situation précise peut obtenir des indices de fidélité et de validité supérieurs à celle de caractéristiques psychologiques plus complexes, comme la dépendance affective (Groth-Marnat & Wright, 2016).

Pour leur part, les entrevues non structurées sont plus sujettes à des biais de perception et d'interaction issus du clinicien et du client qui peuvent affecter la fidélité et la validité de l'entrevue. Du côté du clinicien, on retrouve l'effet de halo, qui réfère à la tendance de ce dernier à développer une impression générale du client et puis à inférer d'autres caractéristiques qui sont reliées en apparence seulement. Par exemple, les clients chaleureux peuvent être perçus comme plus équilibrés émotionnellement. D'autres effets similaires existent sur le jugement du clinicien durant l'entrevue, comme l'influence des caractéristiques exceptionnelles chez le client, par exemple sa beauté ou son intelligence (Groth-Marnat & Wright, 2016).

Comme mentionné dans le chapitre consacré au jugement clinique, la confirmation d'hypothèse renvoie à la tendance à former une hypothèse sur le client et à chercher activement des informations pour la confirmer. Dans le cadre de l'entrevue clinique, une information ambiguë aura tendance à être interprétée comme une évidence qui supporte les premières impressions du clinicien, alors que les informations qui contredisent l'hypothèse initiale recevront peu de crédit. Il peut être difficile pour le clinicien de reconnaître que son hypothèse de départ est erronée et de rediriger son entrevue sur la recherche d'informations pertinentes (Murphy & Davidshofer, 1998).

Un autre biais se nomme la prophétie autoréalisatrice et s'explique par les attentes du clinicien qui peuvent affecter son comportement durant l'entrevue et conduire à des interactions différentes avec son client. Inversement, le client peut changer son comportement pour satisfaire les attentes du clinicien, comme ce fut le cas, par exemple, des faux souvenirs d'abus que les attentes du clinicien ont induits chez les clients avec trouble dissociatif de l'identité (Murphy & Davidshofer, 1998).

Un autre biais potentiel de la part du clinicien concerne les attributions de trait vs situation. Ce biais réfère à la tendance à porter attention aux explications du comportement qui mettent l'importance sur les traits plutôt que sur les déterminants situationnels (Groth-Marnat & Wright, 2016). Finalement, mentionnons comme derniers biais possibles le développement d'une mauvaise relation de confiance, la perspective théorique du clinicien influençant le type de questions posées et ses biais culturels.

Pour leur part, les clients peuvent aussi contribuer à diminuer la fidélité et la validité de l'entrevue en déformant leurs réponses de manière à projeter une image favorable ou défavorable d'eux-mêmes, ou plus directement, en racontant des mensonges, en faisant de la confabulation ou en délirant (Groth-Marnat & Wright, 2016). Notons aussi que les réponses du client peuvent être influencées par une condition transitoire qui peut obscurcir le portrait de son fonctionnement général.

Pour se protéger contre ces biais durant l'entrevue, le clinicien peut adopter les attitudes de base du thérapeute et approfondir sa connaissance de soi en thérapie. Le thérapeute possède cinq attitudes de base selon Rogers (1968). D'abord, l'empathie, qui réfère à l'habileté de se rapprocher du monde émotionnel du client et qui s'oppose à l'intuition, qui est la capacité de se rapprocher du monde cognitif du client. Il y a aussi l'authenticité, qui renvoie à la congruence entre ce que l'on vit, la conscience de ce que l'on vit et ce qu'on communique implicitement ou explicitement au client. Ensuite, l'acceptation inconditionnelle du client, qui se traduit par un intérêt véritable et désintéressé envers ce dernier, c'est-à-dire sans jugement. L'acceptation inconditionnelle est la capacité du clinicien à maintenir un regard positif envers le client malgré la nature de ses comportements. Enfin, les deux dernières attitudes sont la chaleur, qui est la qualité d'être ouvert et de réagir positivement envers le client, et le respect, qui est l'habileté de transmettre au client qu'il a le pouvoir de changer, de participer au processus de changement.

Pour assurer une plus grande validité aux données, le clinicien doit se demander s'il obtient l'information qu'il veut bien obtenir, et si cette information est exacte. Ce type d'information se nomme les incidents comportementaux et se distingue des opinions et impressions du client. Par exemple, durant son évaluation du problème, le clinicien ne doit pas se limiter aux opinions de son client, mais il doit lui demander des descriptions concrètes et détaillées de celui-ci pour se faire une idée précise du symptôme et de sa sévérité. Pour assurer la fidélité de son évaluation, le clinicien doit se demander s'il change de style dans sa façon de poser les questions d'un client à l'autre et si ce changement entraîne un biais de réponse chez le client. Par exemple, devant un client agréable, le clinicien écoute davantage, pose plus de questions, n'entend pas certaines choses qu'il ne veut pas entendre. Le clinicien doit être conscient de l'effet d'un tel changement sur son évaluation (Shea, 2005).

Malgré les sources de biais potentiels, l'entrevue clinique est toujours la méthode d'évaluation la plus populaire chez les cliniciens, notamment à cause de leurs croyances que les entrevues se doivent d'être efficaces avec les années d'entraînement, la surestimation quant à la précision de leur jugement clinique et la possibilité d'obtenir de l'information qu'il ne serait pas possible d'obtenir par ailleurs. Par exemple, l'entrevue permet d'observer le comportement du client, ses caractéristiques idiographiques, ses réactions vis-à-vis ses difficultés et sa situation de vie (Murphy & Davidshofer, 1998). De plus, l'entrevue constitue le principal moyen de développer une relation de confiance avec le client, de vérifier la signification et la validité des résultats aux tests, d'encourager une attitude d'exploration de soi chez le client, d'analyser une résistance dans le but de la défaire ou encore d'approfondir la compréhension d'une émotion qui survient durant la séance (Groth-Marnat & Wright, 2016).

9.2 DÉFINITION, BUTS ET PRINCIPES

Définition

Dans sa définition de l'entrevue clinique, Shea (2005) met l'accent sur le fait que le clinicien et son client ont une influence l'un sur l'autre et qu'ils forment un système dyadique. Voici la définition de l'auteur :

> Un entretien constitue un dialogue à la fois verbal et non verbal entre deux participants dont les comportements influencent le style de communication respectif, donnant ainsi lieu à des schémas spécifiques d'interactions. L'un des participants se désigne comme celui qui conduit l'entrevue et vise des objectifs précis, tandis que l'autre participant assume en général le rôle de celui qui répond aux questions. (Shea, 2005, p. 6)

En somme, l'entrevue met en place des processus relationnels, dont certains facilitent la communication, alors que d'autres inhibent celle-ci. Chaque rencontre est unique et ne se répète jamais. Dans le contexte de l'évaluation, Shea décrit l'entrevue comme un défi, c'est-à-dire celui d'obtenir des données en peu de temps et d'engager le client de manière sensible.

Pour sa part, l'entrevue collatérale réfère à l'entrevue menée directement avec toute personne autre que le client, comme les parents, le conjoint ou la conjointe, la fratrie et les autres personnes significatives. Cette entrevue est parfois nécessaire lorsque le client est incapable de fournir l'information par lui-même, étant donné sa condition, par exemple lorsque la psychopathologie désorganise sa pensée et son discours. Lorsque le clinicien mène une entrevue collatérale, il doit vérifier la validité de l'information obtenue par le proche, la durée de son lien avec le client et faire preuve de prudence dans certains contextes litigieux, comme lors d'un conflit entre parents pour la garde de l'enfant (Coyle, Willis, Leber, & Culbertson, 1998).

Buts de l'entrevue, dont l'engagement du client

Comme cela a déjà été mentionné dans le premier chapitre, le but général de l'entrevue est de recueillir suffisamment d'informations sur le client pour être en mesure de formuler un diagnostic psychologique ou de développer une formulation de cas, d'évaluer ses forces et ses handicaps, ainsi que les facteurs développementaux et contextuels qui influencent les préoccupations actuelles. Toutes ces informations sont nécessaires à la planification de l'intervention (Coyle *et al.*, 1998). En parallèle à ce but de collecte des données, Shea (2005) souligne un autre but important, soit celui d'établir une relation de confiance avec le client pour l'évaluation et le traitement. En effet, durant l'entrevue, le clinicien peut favoriser chez son client un sentiment d'intimité professionnelle, de compassion et d'intérêt pour son bien-être qui aideront ce dernier à s'engager dans le processus.

Selon Shea (2005), les principes sous-jacents aux succès d'une entrevue doivent se conformer à des règles et à une structure flexible, articulées autour d'un certain nombre de buts, comme l'engagement du patient, la collecte d'informations, la compréhension de la personne, l'évaluation et le diagnostic et la planification du traitement. Ces buts sont conçus comme des processus en interaction dynamique, dont la progression de l'un influence la progression de l'autre. De manière importante, le processus d'engagement se situe au départ et détermine jusqu'à un certain point l'atteinte de tous les autres buts. Shea propose des recommandations pour favoriser l'engagement et, pour ce faire, il invite à distinguer l'engagement de l'alliance.

L'engagement ou le processus d'engagement se définit comme le développement continuel d'un sentiment de sécurité et de respect qui permet au client de se sentir libre de partager ses problèmes et d'avoir confiance au potentiel du clinicien de le comprendre. L'alliance, quant à elle, réfère aux indices comportementaux qui suggèrent la réussite ou non de l'engagement. Le clinicien doit savoir que, parmi les raisons pouvant expliquer une absence d'engagement chez le client, on compte bien sûr l'état psychopathologique ou défensif de ce dernier, mais aussi le fait que le clinicien peut poser des actions qui désengagent son client.

Pour s'assurer que l'engagement du client se développe de manière optimale, le clinicien doit évaluer un certain nombre d'indices émotionnels et comportementaux durant son entrevue, ce que l'on nomme les indices de l'alliance. On regroupe ces indices en trois catégories. D'abord, les indices subjectifs du clinicien, qui réfèrent à sa connaissance des sensations que procure une bonne entrevue et qui lui permet ensuite de les prendre comme point de référence. Par exemple, une bonne entrevue peut se manifester par la capacité du clinicien à se connecter avec la souffrance du client, ressentir un intérêt ou de la sollicitude envers lui. Ensuite, on trouve les indices objectifs, qui renvoient à la manière dont le client répond, par exemple, par des réponses courtes, superficielles, ou au contraire longues et bien ressenties. Pour les indices objectifs, le clinicien doit observer essentiellement trois comportements : 1) la durée des énoncés, c'est-à-dire le degré d'élaboration des réponses du client; 2) le temps de latence des réponses, c'est-à-dire le temps que prend le client pour répondre; 3) le pourcentage d'interactions se traduisant par des interruptions de parole du clinicien de la part du client, et les comportements non verbaux de fermeture de ce dernier. Les indices subjectifs et objectifs sont complémentaires pour évaluer l'alliance. Par exemple, un client histrionique qui donne une impression subjective de bonne alliance par ses compliments adressés au clinicien peut en fait traduire une mauvaise alliance par le fait qu'il parle tellement que cette alliance se veut essentiellement unilatérale. Enfin, les indices rapportés par le client existent aussi, c'est-à-dire lorsque le client dit spontanément ce qu'il pense de l'alliance ou lorsque le clinicien le lui demande. Ce dernier indice peut aider à compléter les indices subjectifs et objectifs.

Un engagement fragile peut provenir soit de l'agir du thérapeute, soit de la psychopathologie du client, ou encore des deux. L'analyse de l'alliance permet un ajustement rapide durant l'entrevue. Pour favoriser l'engagement du client, Shea propose au clinicien de démontrer un certain nombre de compétences, dont sa capacité à transmettre de manière efficace un sentiment d'empathie envers son client. L'empathie, soit l'une des attitudes de base de l'écoute active selon Rogers, est la capacité à reconnaître la perspective émotionnelle immédiate de l'autre sans perdre la sienne. Elle donne accès au monde intérieur du client par une identification partielle aux sentiments de l'autre, c'est-à-dire en partageant la qualité des sentiments, mais pas la quantité (Thibaudeau, 1986). L'empathie est à distinguer de l'intuition. Alors que l'empathie exige de se rapprocher du monde émotionnel du client, l'intuition réfère à un rapprochement au mode de pensée de ce dernier et s'appuie sur un savoir spécialisé.

Durant sa transmission d'empathie, le clinicien doit être attentif à ses interventions empathiques, par exemple ses reflets de sentiment. Plus précisément, durant ses interventions empathiques, le clinicien doit faire attention à la fréquence, au moment et à la longueur de celles-ci. Ainsi, il doit éviter de faire trop ou pas assez d'interventions. Il doit faire au moins une intervention durant les 10 premières minutes de l'entrevue. Ses interventions doivent être relativement concises et sans ambiguïté. De plus, il doit être sensible à la présence d'une rupture dans l'une des cinq phases de l'empathie qui mettent à contribution tant le client que le clinicien. Une bonne intervention empathique est celle qui augmente l'expression, l'approfondissement et le dévoilement d'un sentiment, une production verbale ou un souvenir.

Le processus empathique en psychothérapie peut être conceptualisé comme un cycle comportant plusieurs phases, chacune étant potentiellement sujette à des ruptures, tant du côté du client que du thérapeute (Shea, 2005). La compréhension de ces interruptions possibles est essentielle pour maintenir une qualité relationnelle favorable au processus d'engagement.

Cycles de transmission de l'empathie

Phase 1 : L'expression d'un sentiment par le client

Le cycle débute lorsque le client exprime un sentiment. Toutefois, des mécanismes de défense, tels que l'intellectualisation, peuvent entraver cette expression, qui peut masquer ou atténuer l'émotion ressentie.

Phase 2 : L'écoute empathique et intuitive du thérapeute

Le thérapeute doit alors reconnaître le sentiment exprimé sans en faire l'objet d'une analyse. Cela implique une écoute intuitive et « naïve », qui suppose la suspension du jugement clinique habituel et l'effort d'imaginer le monde interne du client. Cependant, cette capacité d'écoute peut être affectée si le clinicien est lui-même sous l'emprise d'un état émotionnel perturbateur ou d'une défense personnelle, par exemple des préoccupations personnelles ou un stress. Il est alors recommandé d'avoir recours à une introspection préalable à chaque rencontre clinique afin d'assurer une disponibilité empathique optimale.

Phase 3 : L'expression de la reconnaissance empathique par le thérapeute

Le clinicien communique ensuite au client sa reconnaissance du sentiment exprimé. Cette étape, bien que fondamentale, peut paradoxalement provoquer un désengagement chez certains clients présentant des défenses marquées ou des traits paranoïdes. Ce retrait peut survenir lorsque l'intervention empathique est perçue comme trop intrusive ou comme réduisant excessivement la distance interpersonnelle. Pour y remédier, il est suggéré de privilégier des formulations de base, moins complexes. Ainsi, des variations dans la formulation peuvent moduler le degré de certitude, d'intimité ou d'attribution perçue. Par exemple, une formulation telle que « Il semble que tout paraissait s'effondrer autour de vous » a un degré de certitude moins élevé que « Vous vous sentiez comme si tout s'effondrait autour de vous ». De même, un énoncé du type « Selon moi, c'est comme si vous ressentiez une douleur intense » est perçu comme moins intime que « Ça fait mal de perdre une personne comme elle ». Quant à l'axe d'attribution, on retrouve des interventions sur un continuum allant d'une simple répétition de ce que le client vient de dire à une interprétation saturée de significations inconscientes.

Phase 4 : La réception de l'intervention empathique par le client

À ce stade, le client reçoit l'intervention empathique. Toutefois, certaines psychopathologies peuvent faire obstacle à cette réception, en altérant l'attention ou la capacité de compréhension. Des états délirants ou maniaques, par exemple, peuvent empêcher la prise en compte adéquate de l'intervention du thérapeute.

Phase 5 : Le retour du client au clinicien sur l'intervention reçue

Enfin, le client est censé fournir un retour sur l'intervention du thérapeute, ce qui permet de clore le cycle empathique. Là encore, certaines pathologies peuvent limiter cette rétroaction, notamment dans les cas de dépression catatonique où l'expression verbale est considérablement réduite. Dans de telles situations, le clinicien doit vérifier si l'obstacle réside dans la réception de l'intervention ou dans l'expression des émotions. Une stratégie pourrait consister à formuler une intervention explicite et empathique, telle que : « Je n'ai pas vraiment de moyen de comprendre comment vous vous sentez actuellement, mais si vous vous sentez seul ou triste, et que vous voulez m'en parler, dites-le-moi et je serai disponible pour vous écouter ».

Toujours dans le processus d'engagement, et en lien avec les attitudes de base de l'écoute active de Rogers, le clinicien doit mettre en place un climat de sécurité dans la relation avec son client (Shea, 2005). Il peut y parvenir en portant une attention particulière à l'anxiété du client envers la consultation, en adoptant une attitude d'acceptation inconditionnelle envers ce dernier et envers lui-même. Par exemple, il évite de porter un jugement moral ou de prendre une attitude critique envers le client, et il observe si ce dernier évite toujours certains thèmes et travaille le cas échéant sur ses émotions concernant des thèmes pouvant le perturber. De plus, le clinicien n'utilise pas le client pour satisfaire ses besoins personnels, par exemple, son besoin d'être aimé et valorisé. De surcroît, le clinicien doit faire preuve d'authenticité. Il doit se sentir en paix avec lui-même et le client, réagir normalement, de manière spontanée, appropriée, et démontrer constamment sa volonté d'explorer le monde de son client. Enfin, le clinicien doit démontrer un niveau suffisant de compétence et posséder un corpus de connaissances, comme démontré par la qualité de ses questions.

9.3 STRUCTURE

Il n'existe pas une seule façon correcte de mener une entrevue. Le style dépend de l'orientation théorique du clinicien et aussi de considérations pratiques, de ce qui convient le mieux au client et au contexte. De manière générale, on peut concevoir l'entrevue d'évaluation psychologique comme étant semi-structurée, dans la mesure où elle permet d'aller chercher des informations précises dans chacune des phases qui la composent, mais de manière flexible, en laissant le clinicien libre de la conduire selon son style et de s'ajuster aux réactions du client (Coyle *et al.*, 1998 ; Shea, 2005). Voici une description des différentes phases de cette entrevue (Shea, 2005).

Phase 1 : introduction

Le but de cette phase est de diminuer l'anxiété du client en l'aidant à savoir qui nous sommes en tant que clinicien et à comprendre le processus d'évaluation. Les questions du client à cette étape sont nombreuses et peuvent ressembler à celles-ci : « Qui est le clinicien ? », « Est-il compétent ? », « Est-il compréhensif ? », « Qu'est-ce qu'il connaît déjà de moi ? », « Quel côté va-t-il prendre ? », « Combien de temps l'entrevue va-t-elle durer ? », « Est-ce que je vais être blessé ? », « Est-ce que je vais avoir du contrôle ? ». Pour réduire l'anxiété de son client, le clinicien doit se présenter et donner de l'information sur le but de l'entrevue et sa durée. Il doit aussi clarifier son rôle et son titre, incluant sa relation avec un superviseur dans le cas d'un étudiant ou d'un clinicien en formation professionnelle. Il ouvre sur la confidentialité et ses limites selon le contexte dans lequel il travaille ou selon les conditions du client. Par exemple, le clinicien peut travailler dans une équipe multidisciplinaire ou pour un agent payeur avec qui il doit communiquer des informations. Ou encore, l'état suicidaire du client peut nécessiter une intervention faisant appel à des services d'urgence. Après avoir présenté ces informations et répondu aux questions du client, le clinicien obtient le contentement de ce dernier pour procéder à l'évaluation. Si un agent payeur est présent, il discute des implications avec le client, par exemple le nombre limité de rencontres ou la possibilité ou non de poursuivre en psychothérapie.

Phase 2 : ouverture

Cette phase débute par une question ouverte de la part du clinicien et se termine lorsque ce dernier commence à diriger son attention sur des questions plus spécifiques. Dans une entrevue d'une heure, il est habituellement recommandé d'écouter de manière non structurée pour les 10 premières minutes. La question ouverte porte sur ce qui amène le client à venir consulter et laisse le soin au client d'expliquer, à sa manière, ses besoins et son histoire. On peut formuler cette question comme ceci : « Voulez-vous commencer en me disant ce qui vous amène ici ? », « Peut-être pourriez-vous commencer en me disant ce qui vous préoccupe ces jours-ci ? », « Pour débuter, dites-moi un peu ce qui est arrivé durant les dernières semaines ». Cette ouverture vis-à-vis de la manière d'amorcer la rencontre permet au clinicien d'avoir un aperçu de la personnalité et du mode de communication du client, et de faire des observations sur son comportement, ses affects et des processus de pensée. Avec les clients plus défensifs, le clinicien peut reformuler ses interventions en offrant du soutien, des encouragements ou des interventions empathiques sur les appréhensions qu'il perçoit. Le but de la phase d'ouverture est de diminuer l'anxiété du client et de mettre en lumière le point de vue de ce dernier. Pour ce faire, le clinicien doit évaluer l'alliance et utiliser des formules qui encouragent le client à poursuivre son discours, comme « continuez », « hum hum », et autres formules empathiques visant à nommer les craintes du client en ce début de rencontre afin qu'il se sente compris. En règle générale, le clinicien ne doit pas diriger plus que nécessaire. Trop de structuration de la part du clinicien peut rendre passif le client et augmenter son anxiété.

Durant cette phase, les préoccupations du client ressemblent généralement à celles-ci : « Est-ce que je peux partager des informations personnelles avec ce clinicien ? », « Qu'est-ce que je vais partager ? », « J'aimerais raconter mon histoire correctement pour que le clinicien me comprenne bien ». De son côté, le clinicien tente de saisir la personnalité de son client pour favoriser le processus d'engagement et pour savoir comment structurer le reste de l'entrevue. Si le thérapeute parle trop, il peut devenir confus dans ses interventions. C'est une étape de réflexion et non d'action de la part du clinicien, sauf si la résistance du client exige qu'elle soit analysée. Le thérapeute est plutôt actif, mais dans sa tête. Il recherche des signes pour déterminer les techniques d'engagement les plus efficaces et déterminer comment structurer la phase centrale de l'entrevue. La tâche du thérapeute est de rendre compatible son programme avec celui du client. Sinon, il y a risque que la consultation ne serve à rien.

Plus précisément, durant la phase d'ouverture, le clinicien tente d'évaluer quatre domaines de l'entrevue que l'on peut résumer par l'acronyme PÉPÉ : perception consciente du client, évaluation du statut mental, perspective du clinicien et évaluation de l'entrevue (Shea, 2005).

Domaine 1 de l'ouverture : perception consciente du client

Le premier domaine est la perception consciente du client envers ses problèmes et aussi son objectif, c'est-à-dire ses attentes envers l'entrevue. Le clinicien doit écouter ce que le client dit, mais aussi ce qu'il sous-entend dans ses propos. Le clinicien peut demander au client ce qu'il en pense. Essentiellement, le clinicien tente d'obtenir des informations sur deux points de la perspective du client, soit son idée du problème et ses attentes envers le thérapeute et l'entretien. Ce qui est important durant la phase d'ouverture, ce ne sont pas les indices comportementaux, mais bien l'opinion du client. Les attentes les plus fréquentes du client sont celles-ci : se confier, se vider le cœur, révéler un secret, avoir une confirmation qu'il n'est pas fou, avoir une confirmation qu'il est fou, et se faire expliquer ce qui lui arrive. Des problèmes surviennent lorsque les attentes du client ne portent pas sur un véritable besoin d'aide, mais sur des bénéfices secondaires, comme obtenir un médicament qui entraîne une dépendance, se faire hospitaliser, obtenir une aide pour prouver qu'on fait un suivi thérapeutique dans un contexte judiciaire, avoir une confirmation que le thérapeute habituel a tort, voir un spécialiste pour avoir la paix d'un proche, ou encore offrir une confirmation aux proches, de la part d'un thérapeute, qu'il n'a pas de problème. Si de telles attentes sont présentes, aborder le sujet en disant de manière franche par une intervention comme celle-ci s'avère préférable : « À ce moment-ci de l'entrevue, éclaircir ce que nous voulons faire aujourd'hui nous serait sans doute profitable. Je me demande ce que vous espérez tirer de votre rendez-vous avec moi ».

Domaine 2 de l'ouverture : évaluation du statut mental

Le second domaine est l'évaluation du statut mental dans le but d'obtenir un premier aperçu du diagnostic, le cas échéant, des résistances du client, et de la nécessité d'apporter un changement au format de l'entrevue. Normalement, l'examen mental se fait durant la portion centrale de l'entrevue, mais durant l'ouverture, le clinicien recherche des indices qui indiquent la nécessité de changer de stratégie d'entrevue. Trois types d'indices existent. D'abord, on observe les indices d'un diagnostic possible et, par conséquent, ces indices indiqueront un domaine de fonctionnement à explorer plus tard durant l'entrevue. Par exemple, un client qui démontre un affect inapproprié indique que le clinicien devrait poser des questions concernant le diagnostic d'une psychose. Il y a les indices de la présence d'une résistance qui est nécessaire d'aborder avant d'aller plus loin dans la collecte d'informations. Par exemple, le clinicien pourrait explorer ou nommer les émotions négatives du client envers un aspect de l'entrevue, permettant de dénouer la résistance et de poursuivre l'exploration en cours. Enfin, on peut voir des indices suggérant de changer complètement le cours de l'entretien, par exemple la présence d'un trouble délirant avec risque de violence, exigeant de diminuer la durée de l'entrevue.

Domaine 3 de l'ouverture : perspective du clinicien

Le troisième domaine de la phase d'ouverture est la perspective du clinicien envers les problèmes du client et l'objectif non conscient de ce dernier. La perception du clinicien peut, bien sûr, être différente de celle de son client. D'abord, le clinicien voit à la nécessité de formuler un diagnostic tôt selon la condition du client, par exemple pour un client présentant une démence. L'ébauche d'un diagnostic amène un changement de stratégie pour l'évaluation. Par exemple, des signes de désorganisation de pensée suggèrent qu'on doive mener un examen mental plus tôt et plus long, ou encore qu'on doive diminuer le temps consacré à l'histoire personnelle et planifier une entrevue avec la famille en raison d'un trouble de mémoire. Les attentes non conscientes du client réfèrent à ce qui n'a pas été dit et pourquoi. Ce qui n'a pas été dit représente souvent les raisons plus fondamentales de la demande d'aide et risque d'engendrer de la résistance si ces attentes ne sont pas abordées par le clinicien. Le clinicien peut aller dans le sens de répondre aux attentes non conscientes du client et ramener en douceur l'évaluation là où il veut. Par exemple, un client qui se présente en évaluation dans le but d'obtenir un diagnostic invalidant pourrait inciter le clinicien à répondre partiellement à cette attente en exigeant du client qu'il se prête au préalable au processus d'évaluation. Cela permet l'engagement du client. L'important est l'écoute des besoins latents du client.

Domaine 4 de l'ouverture : évaluation de l'entrevue

Le dernier domaine est l'évaluation de l'entrevue à propos de laquelle le clinicien recherche l'existence possible de patrons de communication entre lui et son client qui sont moins productifs et qui exigent un changement de stratégie de sa part. On observe trois exemples de patrons non productifs : l'entrevue fermée, l'entrevue errante et l'entrevue répétée à l'avance (Shea, 2005). Voici une description de chacune et des stratégies pour y remédier.

Le premier patron, soit celui de l'entrevue fermée, se présente lorsque le client semble se fermer au processus d'évaluation. Cette fermeture se manifeste chez le client par une courte durée des énoncés, un long temps de latence accompagné d'un langage corporel suggérant une fermeture, par exemple un regard fuyant. Le clinicien peut lui-même contribuer à ce patron de communication non productif par le fait qu'il pose trop de questions fermées, fait trop de mises au point et démontre un mauvais emploi des attitudes facilitatrices, par exemple par l'emploi d'un ton brusque. Pour réduire l'attitude de fermeture du client, le clinicien doit poser plus de questions ouvertes et réduire le rythme de ses questions. Contrairement aux questions fermées, par exemple « Vous sentez-vous triste ? », les questions ouvertes sont celles qui se répondent difficilement par une phrase courte de type oui ou non. Les questions ouvertes ressemblent à ceci : « Comment vous sentez-vous ? », « À quoi pensez-vous ? », « Qu'est-ce qui vous vient à ce sujet ? », « Que se passe-t-il en vous lorsque vous m'en parlez ? ». Entre les questions ouvertes et les questions fermées, on retrouve des interventions qui suscitent des réactions variables selon l'alliance instaurée dans l'entrevue. Parmi ces interventions dites intermédiaires, on retrouve les questions à bascule, par exemple « Pouvez-vous me décrire vos sentiments ? », les questions qualitatives portant sur l'état du client, telles que « Comment va votre travail ? », la demande de renseignement se terminant par un ton interrogateur, par exemple « N'avez-vous jamais fumé du cannabis ? », et la formulation d'empathie, comme « On dirait que vous vous sentez triste ». Ces questions à bascule peuvent basculer vers l'ouverture ou la fermeture, tantôt favoriser une élaboration chez le client, tantôt se répondre par un court énoncé.

En bref, les questions du clinicien peuvent se décrire sur un axe d'ouverture selon l'aptitude de la question à produire des réponses spontanées et longues, à ne pas limiter le champ des réponses possibles et à débloquer un client fermé (Shea, 2005). On peut débloquer un entretien fermé grâce à plusieurs techniques. Le clinicien peut favoriser les questions ouvertes et l'usage de commandements doux de manière consécutive, par exemple « Donnez-moi un exemple », « Continuez ». Pour aider le client à développer sa pensée, le clinicien peut utiliser des formulations facilitatrices par lesquelles il manifeste son écoute empathique, par exemple « hum hum », « Poursuivez », « Je vois ». Il peut aussi prendre un sujet familier pour le client ou à propos duquel il a une forte opinion, ou encore donner suite à un sujet dont le client a envie de parler. Il peut éviter un thème difficile ou encore un silence trop long entre les questions. Il peut aborder les résistances du client. Enfin, il peut éviter les questions de type « Pourquoi », en demandant plutôt ce que le client avait en tête à tel moment, et éviter de poser uniquement des questions du style « psy », par exemple « Comment vous sentez-vous par rapport à ceci, comment vous sentez-vous par rapport à cela ».

Le second patron non productif, soit celui de l'entrevue errante, est lorsque le client semble aller dans tous les sens, et cela se manifeste notamment par une longue durée des énoncés, un court temps de latence des réponses et un regard direct du client (Shea, 2005). Le clinicien peut contribuer lui-même à ce patron par le fait qu'il pose trop de questions ouvertes, ne fait aucune mise au point, adopte des attitudes facilitatrices qui encouragent un discours errant, ou encore fait usage d'une prise de notes qui encourage le client à aborder des thèmes qu'il ne souhaite pas aborder. Pour freiner ce patron, le clinicien doit favoriser les questions fermées, éviter les attitudes facilitatrices et structurer en douceur l'entrevue en revenant à la question posée avant que le client bifurque sur autre chose, par exemple dans le cas du discours tangentiel. Lorsque le patron est non productif, le clinicien ne doit pas encourager le discours tangentiel du client en suivant les libres associations de ce dernier. Par ailleurs, le clinicien peut aussi aborder la résistance du client à explorer un thème, par une intervention comme « J'ai remarqué que lorsque je vous pose une question, vous êtes porté à vous en éloigner. Avez-vous remarqué ? », « Comment vous sentez-vous lorsque je vous pose une question à ce sujet ? ».

Si, malgré ces dernières techniques, l'errance se poursuit, le clinicien peut accroître la structuration de l'entrevue en disant au client, par exemple « Concentrons-nous sur ceci ou cela ». Le clinicien peut d'abord attendre un peu, puis devenir plus structurant par la suite, et enfin interrompre le client de façon empathique si nécessaire. Si cela ne fonctionne pas, il peut varier ses interventions sur un continuum de structuration. D'abord, il peut informer le client sur le besoin de l'entretien, par exemple en disant « Nous n'avons pas beaucoup de temps, je vais me concentrer sur quelques thèmes, et nous devons absolument les aborder un à un ». À un niveau plus structurant, le clinicien peut être très directif, en disant par exemple « Pour des raisons de temps, nous devons nous concentrer sur l'humeur des deux dernières semaines. Il est important de ne pas déborder ». En outre, parfois, interrompre le client devient nécessaire, car rien ne fonctionne. Lorsque c'est le cas, le clinicien peut adoucir son intervention par formulation d'empathie ou reconnaître l'intérêt des propos du client avant qu'il change de sujet. Dans tous les cas, le clinicien doit faire ces interventions de recadrages dans la portion centrale de l'entrevue uniquement. Si celles-ci sont faites trop tôt, cela peut avoir un effet dissuasif sur le client, ou encore entraîner une lutte entre le clinicien et le client. Mettre en confiance et ensuite structurer s'avère toujours nécessaire.

Finalement, le dernier patron de communication non productif, soit celui de l'entrevue répétée à l'avance, est lorsque le client semble faire sa répétition (Shea, 2005). C'est parfois le cas de clients qui ont répété leur histoire très souvent aux professionnels qu'ils ont consultés ou encore dans le système de santé. Dans l'esprit du client, tout a déjà été dit. Ce patron peut réduire la validité de l'information, car on doit avoir la motivation et l'implication des deux personnes dans l'entrevue. Dans un tel cas, le clinicien peut forcer le client à réfléchir en l'éloignant de son opinion déjà toute faite et en lui demandant de décrire ses comportements plus en détail, ce que l'on nomme les incidents comportementaux. Ou encore, il peut mener le client sur un sujet qui demande une nouvelle conceptualisation de sa part ou qui est chargé émotivement, par exemple en demandant « Parlez-moi de votre relation avec cette personne ».

Illustration de l'analyse de la phase d'ouverture selon les domaines PÉPÉ

L'illustration suivante est tirée de la première entrevue menée avec Monsieur V., dont on peut trouver le rapport d'évaluation psychologique à la fin du livre (chapitre 24).

1. Perception consciente du client

Le client exprime une détresse marquée liée à la rupture récente avec sa conjointe, affirmant son incapacité à vivre sans elle et soulignant l'intensité de ses sentiments amoureux. Il externalise la responsabilité de ses comportements violents, les attribuant à un état dépressif, à une grande fatigue ainsi qu'aux pressions exercées par sa belle-famille. Il perçoit sa situation actuelle comme profondément injuste et inacceptable, tout en exprimant un désir de changement.

2. Évaluation du statut mental

L'observation clinique met en évidence un manque d'introspection, une impulsivité notable ainsi qu'une labilité émotionnelle, suggérant la nécessité d'une exploration approfondie de ses antécédents médicaux. L'entretien révèle également des résistances marquées à aborder ses conduites violentes, notamment envers son enfant, traduisant un déni massif probablement lié à une angoisse dépressive sous-jacente ainsi qu'à une possible idéation suicidaire. Ces éléments appellent à une approche prudente et nuancée dans l'exploration de ses comportements impulsifs et agressifs. Malgré cela, le client demeure coopératif; son discours est relativement structuré, son humeur apparaît triste, et ses affects sont congruents avec le contenu évoqué, ne justifiant pas de modification immédiate au format de l'entrevue.

3. Perspective du clinicien

Le client manifeste une attente précise : obtenir une preuve (p. ex., sous forme de lettre) qui pourrait être remise à sa conjointe, dans le but de justifier ses comportements par son état dépressif et d'obtenir son pardon. On peut envisager un compromis professionnel consistant à offrir une lettre résumant les résultats de l'évaluation, à la condition préalable de procéder à une évaluation psychologique complète.

4. Évaluation de l'entrevue

La phase d'ouverture révèle un discours relativement structuré, accompagné d'un regard direct, d'une durée des énoncés prolongée et d'un temps de latence des réponses court. Le client évite d'aborder certains domaines de fonctionnement, ce qui peut indiquer un effort pour se présenter sous un jour favorable. Néanmoins, le style de communication demeure productif, permettant un certain niveau de dévoilement quant à sa souffrance et sa demande.

Observations complémentaires

Le faible nombre d'interventions du clinicien durant la phase d'ouverture de l'entrevue a favorisé l'émergence du besoin réel du client (agenda caché) ainsi que la mise en lumière de problématiques sous-jacentes, telles que la difficulté à contrôler ses impulsions. En l'absence d'une clarification des véritables attentes du client, le diagnostic pourrait être instrumentalisé par ce dernier pour renforcer son mécanisme de déni vis-à-vis de ses difficultés personnelles.

Phase 3 : portion centrale

La portion dite centrale de l'entrevue fait suite à la phase d'ouverture (Shea, 2005). Selon le temps mis à sa disposition, le clinicien est plus ou moins structuré durant cette phase afin d'aller chercher des informations valides sur les différentes sphères de contenu, comme le problème actuel et son histoire, l'histoire familiale et sociale et l'examen mental. En se servant de ses connaissances, par exemple en psychopathologie, il tente de comprendre, de classifier ou de catégoriser les problèmes présentés, ainsi que d'identifier les forces et ressources du client sur lesquelles il pourra compter dans son travail thérapeutique avec ce dernier. Il est important de suivre le courant naturel de la conversation, d'explorer les thèmes qui se succèdent et de faire des transitions en douceur. Par exemple, le clinicien peut faire usage de transitions spontanées, naturelles, par référence ou implicite. Une transition spontanée survient lorsque le client prend l'initiative d'un changement de thème. Une transition naturelle se fait à partir d'un commentaire du client qui est porteur d'un contenu et que le clinicien a l'idée de relier à une nouvelle sphère. Une transition par référence est possible lorsque le clinicien se réfère à une déclaration antérieure du client. Enfin, une transition implicite réfère à un changement de sujet qui est motivé par ce qui semble généralement en rapport avec la sphère en cours d'approfondissement, par exemple vouloir aborder le niveau d'exigence personnelle lorsque le client rapporte vivre du stress à son emploi.

Du fait qu'elle dure plus longtemps, la portion centrale de l'entrevue est aussi l'occasion de porter une attention particulière aux changements d'affects chez le client qui peuvent être perçus à travers le ton et le volume de la voix, les thèmes abordés ou encore le contenu du discours (Morrison, 1995; Shea, 2005). Devant les émotions qui surviennent, explorer les pensées qui sont sous-jacentes s'avère important. Les sentiments positifs ou négatifs que le client ressent à propos de sa situation, de ses problèmes ou envers l'entrevue sont parmi les informations les plus importantes à obtenir. Lorsque le client garde pour lui ses sentiments, le clinicien peut tenter de les découvrir en lui posant une question du type : « Comment vous sentiez-vous lorsque... ». Il peut aussi utiliser une question ouverte qui augmente les chances que des émotions apparaissent dans le discours spontané du client. Pour les clients plus résistants à exprimer leurs sentiments ou incapables de les reconnaître, de les identifier ou de les nommer, le clinicien peut faire appel à l'expression de sympathie (p. ex., expression faciale), le reflet de sentiment, l'observation vigilante d'indices émotionnels chez le client, l'interprétation ou encore l'analogie avec une autre situation similaire que le client a vécue (p. ex., « Avez-vous ressenti quelque chose de semblable lorsque... »). Une fois l'émotion découverte, le clinicien doit l'explorer et saisir l'occasion d'observer de quelle manière le client se défend ou non contre les affects négatifs ou positifs (c.-à-d., mécanismes de défense). Au contraire, devant un client qui a des débordements émotionnels, le clinicien peut aider ce dernier à contenir ses émotions en faisant appel aux techniques suivantes, selon un ordre progressif d'intensité et d'utilisation : 1) écouter; 2) reconnaître l'émotion; 3) parler doucement; 4) expliquer à nouveau le type d'information que l'on veut en redirigeant de manière respectueuse; 5) rediriger les commentaires/questions du client qui changent de sujet; 6) passer aux questions fermées; 7) vérifier que le client comprend bien ce que l'on veut de manière plus directe, et enfin; 8) interrompre l'entrevue le temps que le client se reprenne.

Durant la portion centrale, le clinicien peut servir de guide au client en suivant les filons cliniques les plus pertinents. Par exemple, le clinicien peut s'intéresser à explorer des pensées dysfonctionnelles qui se présentent dans le discours du client et vérifier l'existence d'un patron relationnel qui semble rigide. Les filons cliniques sont parfois choisis en fonction de l'orientation théorique du clinicien, bien que ceux-ci tombent souvent sous le sens commun, par exemple explorer les réactions à la suite du décès d'un proche ou de l'absence d'un parent durant l'enfance.

Il est important de souligner que durant la portion centrale, le clinicien alterne entre un mode d'écoute plus structuré, où il prête attention au contenu des différents aspects de l'entrevue, et un mode d'écoute moins directif, où il peut aider le client à se défaire de certaines résistances, à faire apparaître des préoccupations à la surface, à explorer des motivations inconscientes, des forces, une capacité d'introspection ou de mentalisation, ou encore une réaction devant une interprétation. Ces moments d'exploration de soi exigent de la réflexion chez le client et communiquent des informations utiles pour déterminer si le client a la capacité de suivre une psychothérapie. En somme, les questions varient selon le client, se suivent de manière flexible et permettent d'explorer les sphères uniques et pertinentes qui surviennent durant l'entrevue.

En résumé, les techniques suivantes peuvent aider le clinicien à obtenir une information valide durant la portion centrale, c'est-à-dire obtenir des faits (Shea, 2005) : 1) répéter les buts de l'entrevue lorsque nécessaire ; 2) revenir sur un sujet important lorsque le moment choisi est venu ; 3) utiliser les questions ouvertes pour obtenir l'information voulue dans les mots du client ; 4) s'assurer que le client comprend bien les questions et que le clinicien comprend bien les réponses en adoptant le même niveau de langage tout en conservant une communication efficace, par exemple en évitant les expressions qui veulent dire bien des choses ; 5) alterner entre des questions ouvertes et des questions fermées qui permettent d'obtenir non pas l'opinion du client, mais bien une description détaillée de ses symptômes (c.-à-d., type, fréquence, intensité, durée, contexte) ; 6) éviter de questionner à la forme négative ; 7) éviter les questions doubles ; 8) encourager la précision en demandant par exemple la date, l'heure, la durée en minutes ou encore le nombre de comportements lorsque ces questions sont appropriées ; 9) utiliser des questions courtes ; 10) rester vigilant pour découvrir de nouveaux filons cliniques à explorer ; 11) avoir recours à la confrontation de manière raisonnable pour éclaircir certains points nébuleux.

Durant la portion centrale, le clinicien doit aussi rester conscient du rythme dans sa collecte des données en fonction du temps dont il dispose (Shea, 2005). De façon à éviter un changement brusque dans le mode de collecte de données et de hâter le client à la fin du processus, la structure devrait être amenée graduellement après les 10 premières minutes d'entrevue. Par exemple, après 30 minutes d'entrevue, le clinicien devrait avoir couvert 4 à 5 domaines. Par la suite, selon s'il dispose d'une ou de deux entrevues pour faire son évaluation, le clinicien peut explorer davantage les domaines les plus importants et couvrir les sphères restantes, comme l'histoire familiale, sociale, médicale et l'examen mental. Vers la fin, il peut poursuivre l'exploration déjà amorcée et poser de nouvelles questions sur ce qui est mis à jour, explorer les aspects psychodynamiques, clarifier des points précédents restés confus. Les dernières 5 à 10 minutes servent à la fermeture. Le clinicien peut avertir son client du temps qu'il reste, soit 5 à 10 minutes avant d'amorcer la phase de fermeture.

Phase 4 : fermeture

L'avant-dernière phase de l'entrevue se nomme la fermeture (Shea, 2005). Le but de cette phase est d'augmenter la motivation du client selon le cas à se présenter au second rendez-vous ou à prendre contact avec une référence. En répondant, même partiellement, aux questions du client, le clinicien l'aide à diminuer son anxiété. Les questions que le client peut se poser à cette phase sont nombreuses, par exemple : « Qu'est-ce qui ne va pas avec moi ? », « Suis-je fou ? », « Est-ce que j'ai dit au clinicien ce qu'il avait besoin de savoir ? », « Est-ce que le clinicien m'a aimé comme personne ? », « Est-ce que j'ai un diagnostic ? », « Est-ce que je vais aller mieux ? », « Est-ce que je peux être aidé ? », « Quelles sont mes options de traitement ? », « C'est quoi la suite ? », « Est-ce que je vais revoir ce clinicien ? ». Le clinicien doit prendre le temps de répondre aux questions du client et montrer à ce dernier qu'il peut lui faire confiance et qu'il comprend ses besoins. Le clinicien peut donc fournir un bilan préliminaire basé sur les informations obtenues durant l'entrevue. Selon le type de service rendu, il pourrait prévoir une ou deux autres rencontres avec le client pour poursuivre l'évaluation par entrevue ou par les tests, et, lors d'une entrevue bilan, pour revenir sur les résultats finaux, ses conclusions et ses recommandations. Durant la phase de fermeture, il est important de terminer de manière calme, sans hâte et de façon attentionnée. Le clinicien peut aussi demander une rétroaction au client sur son entrevue de manière à obtenir des commentaires constructifs sur le processus d'évaluation.

Phase 5 : terminaison

La dernière phase se nomme la terminaison (Shea, 2005). Durant cette toute dernière phase, le clinicien pose les gestes de fermeture, par exemple en ouvrant la porte au client, en lui serrant la main et en lui souhaitant bonne chance. Pendant qu'il pose ces gestes, le clinicien observe le comportement du client durant ce processus de séparation.

9.4 TYPES D'ENTREVUES

Le clinicien peut utiliser plusieurs types d'entrevues, chacune ayant ses forces, limites et buts respectifs. Débutons par les différences entre les entrevues non structurées, structurées et semi-structurées.

Durant l'entrevue non structurée, il y a absence de séquence ou de direction rigide. Elle est ajustée aux problèmes du client et s'appuie largement sur les habiletés du clinicien et sa créativité (Maruish, 2008). De manière contrastante, l'entrevue structurée se définit comme un ensemble de questions standards touchant à des sujets ou contenus spécifiques demandés au client, incluant une liste de signes et de symptômes. On retrouve deux types d'entrevues structurées : 1) avec arbre décisionnel au niveau du diagnostic, où les réponses obtenues précédemment guident le clinicien dans la sélection des prochaines questions (p. ex., Entrevue Clinique Structurée pour les Troubles du DSM-5 (SCID-5)) ; 2) avec un accent sur l'évaluation d'une étendue large ou étroite d'une symptomatologie et de sa sévérité (p. ex., Échelle d'évaluation de la dépression de Hamilton) (Maruish, 2008).

L'entrevue semi-structurée typique de l'évaluation psychologique représente une solution de compromis entre l'entrevue non structurée et l'entrevue structurée, car elle procure au clinicien un moyen de s'assurer qu'il a pris en compte tous les domaines importants de l'évaluation, et, en même temps, elle offre la flexibilité nécessaire pour porter plus ou moins son attention sur des secteurs spécifiques selon leur pertinence pour les problèmes du client. En somme, elle donne une structure générale prenant en compte les secteurs communs du fonctionnement biopsychosocial et la liberté d'explorer plus en détail les aspects plus saillants que révèle la présentation ou l'histoire du client (Maruish, 2008).

L'entrevue d'admission ou de triage a pour but d'obtenir des informations préliminaires à propos d'un client potentiel (Craig, 1989). Elle permet de déterminer si le client est admissible à la prestation des services d'une agence ou d'une clinique. Le clinicien doit obtenir suffisamment d'informations pour prendre une décision sur l'admission potentielle ou pour présenter le cas à une réunion d'équipe. L'entrevue d'admission contribue à clarifier la nature des services que l'agence offre ou la nature du traitement que le client pourrait recevoir. Elle donne aussi l'occasion de communiquer les règles et politiques de l'agence ou de la clinique. Elle permet de déterminer le type de traitement le plus approprié pour le client et la ressource la plus adaptée. Enfin, elle permet d'obtenir des informations générales pour les dossiers de l'agence ou de la clinique (Craig, 1989).

L'entrevue bilan se déroule après que le clinicien a complété son évaluation par entrevue et par les tests et qu'il a développé et retenu un certain nombre d'hypothèses au sujet de son client (Craig, 1989). Il souhaite alors explorer plus à fond ses idées avec le client et évaluer sa nouvelle compréhension à partir des informations présentées (Craig, 1989). L'entrevue vise à présenter la compréhension clinique du clinicien et ses recommandations.

Enfin, l'entrevue de congé se situe au moment du congé de la thérapie. Le clinicien rencontre le client pour connaître la perspective de ce dernier sur ses progrès en thérapie, revoir les recommandations, ou encore travailler sur un problème non résolu avant le congé (Craig, 1989). Le tableau 9.1 résume les avantages et désavantages de l'entrevue structurée par rapport à l'entrevue semi-structurée (Groth-Marnat & Wright, 2016 ; Maruish, 2008).

Tableau 9.1 Avantages et désavantages de l'entrevue structurée vs semi-structurée

	Avantages	Désavantages
Entrevue semi-structurée	› Observation du mode d'organisation des réponses et des indices fins non verbaux › Flexibilité au niveau de la direction › Accent sur l'individu (et non sur la comparaison avec le groupe)	› Biais possibles de perception et d'interaction › Impossible à réaliser sur de grands échantillons (c.-à-d. études épidémiologiques)
Entrevue structurée	› Précision › Comparaison › Diminution de la variabilité a/n informations recueillies et critères de correction › Validité de contenu › Très utilisée en recherche	› Temps considérable › Négligence des caractéristiques uniques › Peut ne pas faciliter le développement de la relation de confiance › S'appuie trop sur les informations autorapportées par le client

9.5 RÉSUMÉ

L'entrevue clinique demeure l'outil central de l'évaluation psychologique, malgré les critiques quant à sa fidélité et à sa validité. Ces indices psychométriques varient notamment selon le degré de structuration de l'entrevue : plus celle-ci est structurée, plus la fidélité interjuges et la validité empirique tendent à s'améliorer. Toutefois, une structuration rigide peut nuire à la spontanéité, à la capacité d'adaptation du clinicien et à la révélation d'informations inattendues. À l'inverse, les entrevues non structurées exposent davantage à des biais, tant chez le clinicien que chez le client. Pour minimiser ces biais, le clinicien doit cultiver certaines attitudes fondamentales, telles que l'empathie, l'authenticité, la chaleur, le respect et l'acceptation inconditionnelle du client.

L'entrevue joue également un rôle relationnel essentiel, notamment pour établir l'alliance thérapeutique et favoriser l'engagement du client. L'alliance peut être évaluée à travers des indices subjectifs (ressentis du clinicien), objectifs (comportements du client) et rapportés (rétroaction explicite du client). Une alliance fragile peut résulter d'erreurs cliniques, d'un état psychopathologique du client, ou des deux, et nécessite une capacité d'ajustement constant.

L'entrevue est généralement semi-structurée et suit cinq grandes phases : l'introduction, l'ouverture, la portion centrale, la fermeture et la terminaison. Lors de l'ouverture, le clinicien évalue quatre domaines : la perception consciente du client, le statut mental, sa propre perspective clinique et la dynamique de l'entrevue. Ces observations orientent la suite de l'évaluation.

Enfin, différentes formes d'entrevues (d'admission, de triage, de suivi, de bilan ou de congé) existent selon les objectifs de l'intervention. L'entrevue semi-structurée, en particulier, offre un compromis optimal entre rigueur méthodologique et adaptation à la singularité du client. Le prochain chapitre sera consacré aux techniques et tactiques que le clinicien peut utiliser durant l'entrevue clinique pour obtenir des informations importantes sur son client.

CHAPITRE 10

TECHNIQUES D'ENTREVUE

10.1 COMPORTEMENTS D'ÉCOUTE

Les comportements d'écoute réfèrent à la communication verbale et non verbale du clinicien en entrevue et qui peuvent susciter une interprétation positive ou négative chez le client (Sommers-Flanagan & Sommers-Flanagan, 2009). Lorsque le client perçoit les comportements d'écoute du clinicien de manière positive, c'est-à-dire comme des signes de l'intérêt du clinicien envers lui et ses difficultés, il se sent invité à s'exprimer librement et à parler ouvertement. Lorsqu'ils sont interprétés négativement, ils ont plutôt l'effet d'inhiber la communication du client. On tient souvent pour acquise la connaissance de ces gestes chez le clinicien, mais ce dernier doit se rappeler que des différences individuelles et culturelles existent quant à leur interprétation positive ou négative. Le clinicien doit être conscient de ces différences et ajuster ses gestes au besoin selon son client.

Les comportements d'écoute regroupent des gestes à la fois verbaux et non verbaux. Lorsqu'un conflit survient dans le message qui est communiqué entre ces deux types de communications, le client a plus de chances de ne retenir que ce qui est communiqué de façon non verbale. En effet, les comportements d'écoute active sont principalement de type non verbal et concernent les trois dimensions suivantes : contact visuel, langage corporel et qualités de la voix. Voici quelques recommandations générales pour favoriser les comportements d'écoute positive qui peuvent être adaptés selon le client et aussi le style du clinicien.

Le clinicien devrait maintenir un bon contact visuel avec son client, principalement lorsque ce dernier lui parle. Lorsqu'il parle au client, le contact visuel peut être moins constant. Sur le plan du langage corporel, le clinicien devrait porter attention à ses gestes, à la distance physique et aux objets entre lui et son client. Ses gestes devraient dégager une attitude ouverte et détendue, et la disposition des meubles devrait permettre un certain rapprochement avec son client. Par exemple, le clinicien peut se pencher légèrement vers le client, maintenir une posture détendue, mais positive, placer ses pieds et ses jambes dans une position discrète, garder ses gestes discrets et fluides, ne pas trop bouger, et disposer les meubles de manière à ne pas ériger de barrière entre lui et son client. Il devrait faire attention aussi à son expression faciale de manière qu'elle soit congruente avec ses sentiments et ses paroles. Les mouvements du clinicien peuvent dans une certaine mesure être en synchronisation avec ceux de son client, sans que cela soit exagéré ou mal interprété par ce dernier. Les qualités de la voix du clinicien réfèrent à l'intensité, la tonalité, le débit et la fluidité de sa voix. Il peut adoucir l'intensité de sa voix sans qu'elle perde de sa fermeté. L'intensité de sa voix peut aussi s'adapter à celle de son client ou encore aux contenus qui sont abordés durant l'entrevue.

Les comportements d'écoute positive sont également de type verbal. En effet, le client se sent respecté et invité à parler à travers les gestes du clinicien, mais ce n'est que par ses interventions verbales que le clinicien démontre à son client qu'il suit bien le contenu de ses propos. Ainsi, le suivi verbal est une composante essentielle aux comportements d'écoute et peut prendre différentes formes, comme le reflet de sentiment ou la reformulation.

Les comportements d'écoute dits négatifs, c'est-à-dire ceux qui inhibent l'expression du client, peuvent être les mêmes que les comportements positifs, mais dans leur versant excessif. Ainsi, un regard visuel trop intense et intrusif, des hochements de tête trop fréquents, une intensité de la voix trop forte et une synchronisation trop parfaite peuvent avoir un effet négatif chez le client, tout comme le fait de répéter toujours la même chose, comme dire « hum hum » à répétition, et de prendre une posture fermée, par exemple de se croiser les bras.

10.2 TECHNIQUES D'ENTREVUE

Dans le cadre des entrevues cliniques, les professionnels de la santé mentale ont recours à diverses techniques d'entrevue, dont la fréquence d'utilisation peut varier en fonction de l'approche théorique privilégiée. Toutefois, on admet généralement que, lors d'une entrevue, aucune de ces techniques ne devrait constituer un mode exclusif d'intervention, chaque stratégie ayant une fonction complémentaire (Craig, 1989). Le clinicien doit utiliser ces techniques avec souplesse selon le client. En outre, les réactions du client sont difficilement prévisibles, et on ne peut savoir à l'avance quelles techniques utiliser. Le clinicien doit plutôt se fier à sa sensibilité et à son expérience. Règle générale, vaut mieux ne rien dire lorsqu'on ne sait pas quoi dire au client, car c'est en écoutant davantage que la prochaine intervention viendra spontanément à l'esprit (Sommers-Flanagan & Sommers-Flanagan, 2009).

Les techniques d'entrevue peuvent se regrouper en trois catégories : réponses d'écoute non directive, réponses d'écoute directive et réponses d'action directive (Sommers-Flanagan & Sommers-Flanagan, 2009). Les réponses d'écoute non directive et directive seront décrites dans les sections qui suivent. Quelques-unes de ces techniques, comme les questions ouvertes et fermées, ont été décrites au chapitre précédent dans la section sur la phase d'ouverture de l'entrevue et seront revues ci-bas plus en détail. Enfin, étant donné que les réponses d'action directive visent un changement chez le client et sont plus considérées comme des techniques d'intervention, comme le fait de donner des conseils ou des explications, leurs descriptions ne seront pas incluses parmi les techniques d'entrevue.

Réponses d'écoute non directive

Comme son nom l'indique, les réponses d'écoute non directive ne dirigent pas le client vers un thème particulier. Elles ont pour but d'encourager le client à parler librement en renvoyant les messages centraux du client vers le client. Voici les réponses d'écoute non directive couramment utilisées par le clinicien (Sommers-Flanagan & Sommers-Flanagan, 2009).

À la base, le clinicien démontre son intérêt envers le client par des interventions mineures visant à faciliter la communication (Groth-Marnat & Wright, 2016 ; Thibaudeau, 1986). Il peut s'agir simplement de murmures (« hum hum »), de signes tacites d'assentiment ou d'expressions physionomiques appropriées aux dires du client. Il peut aussi dire quelques mots-clés qui témoignent de son intérêt, répéter les derniers mots quand une pause survient, relever un mot qui apparaît plus significatif ou encore encourager le client à poursuivre en disant « dites-moi en plus », « svp, continuez ».

Le silence, lorsqu'il est employé de manière intentionnelle, constitue un outil thérapeutique puissant. En plus d'encourager le client à poursuivre, il lui offre un espace pour réfléchir à ses propos, assimiler ce qui a été dit et poursuivre sa démarche d'introspection. Quand le client a terminé une affirmation, il est bien de laisser passer quelques secondes plutôt que d'intervenir immédiatement. Par ailleurs, il est essentiel que le client perçoive le silence comme une invitation à l'exploration intérieure plutôt qu'un retrait du clinicien ou une pression à dire quelque chose. Lorsque nécessaire, le clinicien peut prendre le soin d'expliquer au client le bien-fondé de cette technique. À l'inverse, le silence doit être évité avec les clients qui sont dans un état de crise émotionnelle ou psychotique. Pour sa part, le clinicien peut aussi tirer profit du silence, car il lui permet d'avoir du temps pour explorer ses propres réactions et pensées, et considérer ses prochaines interventions.

L'éclaircissement vise à rendre clair pour le clinicien et le client ce qui vient d'être dit. Il peut prendre différentes formes. Le clinicien peut simplement demander au client de répéter lorsqu'il n'est pas sûr de ce qu'il a entendu. Il peut reformuler ce qu'il a compris et poser une question fermée du type « Est-ce bien cela que vous voulez dire ? » Parfois, le clinicien pose une double question au client pour savoir si c'est ceci, ou cela, ce dont il parle ou ce à quoi il fait référence. Une intervention d'éclaircissement très utile consiste à demander au client des exemples spécifiques et concrets lorsque ses propos demeurent vagues. Avant d'utiliser l'une de ces formes d'éclaircissement, le clinicien peut aussi admettre qu'il n'a pas compris ce que le client a dit. Dans l'approche psychodynamique, l'éclaircissement prend une connotation plus spécifique, en ce qu'il met en lumière un affect que le client chercherait à éviter (Greenson, 1977).

Quant à lui, le reflet désigne la reformulation du matériel cognitif et émotionnel exprimé par le client, dans le but de lui signifier qu'il est compris. Plus spécifiquement, refléter consiste à résumer, à paraphraser ou à accentuer la communication, soit manifeste, soit implicite, du client. Rogers (1968) identifie plusieurs types de reflets : la réitération, le reflet de sentiment et l'élucidation. La réitération, ou reformulation, est une forme élémentaire du reflet qui s'adresse au contenu strictement manifeste de la communication (Rogers, 1968). Elle est généralement brève et consiste soit à résumer la communication avec le client, soit à en relever un élément saillant, soit simplement à en reproduire les dernières paroles de manière à faciliter la continuation du récit. Elle consiste à redire, sous une forme plus claire et concise, les propos du client, dans l'objectif de faciliter leur compréhension ou de les clarifier. Elle permet au client de se situer face à l'essentiel de ce qui est dit (Hétu, 2019).

Le reflet du sentiment, ou reflet proprement dit, vise à extraire l'intention, l'attitude ou le sentiment inhérent aux paroles du client et à les lui proposer sans les lui imposer (Rogers, 1968). Il consiste à éclairer le fond (partie non consciente du champ expérientiel) de la communication de manière à permettre au client de se rendre compte s'il s'y trouve des éléments susceptibles de s'intégrer à la figure (partie consciente du champ expérientiel), de modifier celle-ci ou de la rehausser. Le reflet de sentiment est sélectif et non exhaustif et se centre sur le sentiment le plus fort que le client a besoin d'exprimer (Hétu, 2019). Il permet au client de se sentir compris et de poursuivre son exploration (Hétu, 2019). En outre, il démontre au client qu'on le comprend au-delà de ce qu'il dit ou n'ose pas s'avouer à lui-même (Thibaudeau, 1986).

Il est à noter que, pour certains auteurs (Sommers-Flanagan & Sommers-Flanagan, 2009), cette description du reflet de sentiment réfère à une réponse d'écoute directive, étant donné qu'elle va au-delà de l'expression émotionnelle évidente du client. Pour être considérée comme une réponse d'écoute non directive, la réponse de reflet de sentiment devrait s'adresser uniquement au contenu émotionnel perceptible dans les paroles du client (Sommers-Flanagan & Sommers-Flanagan, 2009). Elle ne devrait pas se présenter comme une interprétation visant à mettre à jour des émotions dont le client n'est que partiellement conscient. Étant donné la nature personnelle des sentiments, n'importe quelle tentative de refléter les sentiments est en quelque sorte un mouvement de rapprochement vers une plus grande intimité (Sommers-Flanagan & Sommers-Flanagan, 2009). C'est pourquoi les clients qui ne souhaitent pas une plus grande intimité dans la relation thérapeutique peuvent devenir plus distants ou tranquilles après une intervention de reflet de sentiment. Idéalement, le reflet devrait refléter le plus exactement possible le contenu et l'intensité de l'émotion vécue par le client. Le clinicien ne doit pas faire de reflet d'émotion conventionnel qui ne touche pas le vrai sentiment du client (Thibaudeau, 1986). Il ne doit pas non plus minimiser l'intensité des sentiments du client (Sommers-Flanagan & Sommers-Flanagan, 2009). Lorsque le clinicien n'est pas certain, il peut demander au client si son reflet est exact, demander simplement comment il se sent en ce moment, ou encore garder un silence respectueux.

Enfin, l'élucidation vise à relever des sentiments et des attitudes qui ne découlent pas directement des paroles du client, mais qui peuvent raisonnablement être déduits de manière logique de la communication ou de son contexte (Rogers, 1968). Elle est une forme de déduction.

La dernière réponse d'écoute non directive est le résumé de ce qui a été dit durant les 20 ou 30 dernières minutes (Sommers-Flanagan & Sommers-Flanagan, 2009). Cela permet au clinicien de démontrer qu'il a bien écouté. Cela permet aussi d'améliorer la mémorisation des thèmes principaux, d'aider le client à se centrer sur les enjeux importants et d'extraire le sens des messages du client. Faire le résumé d'une rencontre où il a été question de plusieurs thèmes ou enjeux comporte le risque de ne pas voir les liens implicites qui les unissent ou encore de laisser de côté des segments centraux. Le résumé peut être plus facile à faire lorsque le clinicien adopte une approche informelle et collaborative. Par exemple, le clinicien peut dire au client qu'il veut s'assurer qu'il suit bien les points principaux discutés, prendre une pause pour permettre au client de dire s'il est d'accord ou non, ou encore d'inviter le client à lui dire ce qu'il trouve le plus important parmi les sujets abordés.

Réponses d'écoute directive

Le clinicien utilise les réponses d'écoute directive pour se concentrer sur un sujet particulier ou une question d'évaluation. Le clinicien peut les utiliser pour recueillir de l'information. Elles partent du principe que le client a besoin d'être guidé et que le clinicien agit comme expert. Ces interventions nécessitent une sensibilité clinique et interpersonnelle chez le clinicien, ainsi que des connaissances en psychopathologie. Parmi ces réponses, on retrouve la validation des sentiments, la révélation de soi, l'interprétation, la confrontation et la question.

La validation de sentiments renvoie à la reconnaissance et à l'approbation par le clinicien des sentiments exprimés du client. Cela peut se faire par une sorte d'autorisation de la part du clinicien, par une révélation de soi, ou en informant le client que sa réaction est universelle. Par exemple, le clinicien pourrait dire à son client que c'est normal de se sentir triste après la perte d'un proche, et que c'est correct de pleurer, que cela lui arrive aussi de pleurer, ou encore que la plupart des gens pleurent lorsqu'ils perdent un proche. La validation de sentiment aide le client à accepter ses sentiments comme étant naturels et humains. Toutefois, elle peut réduire l'exploration du client envers son problème, avoir un effet positif de courte durée, et mettre le client dans une position de dépendance envers le clinicien pour adopter une attitude positive envers lui-même.

La révélation de soi implique que le clinicien partage des éléments personnels, expériences ou sentiments, et peut avoir comme but d'inciter le client à s'ouvrir à son tour. Cette stratégie exige une réflexion rigoureuse sur la pertinence des informations divulguées et sur leur impact potentiel sur le processus thérapeutique.

Parmi les techniques les plus exigeantes figure l'interprétation, qui consiste à fournir au client une compréhension de ses comportements et des motivations sous-jacentes, souvent inconscientes (Thibaudeau, 1986). Elle favorise la prise de conscience et une meilleure perception de la réalité interne et externe. Dans une perspective psychodynamique, l'interprétation a pour fonction de rendre les processus inconscients accessibles à la conscience, d'en dégager le sens et d'établir des liens significatifs. L'interprétation exige une solide formation théorique, une supervision clinique et une utilisation judicieuse. Elle nécessite de la délicatesse pour ne pas faire éclater l'armure narcissique du client (Thibaudeau, 1986). Elle exige que le client soit prêt à recevoir l'interprétation, c'est-à-dire que les matériaux soient proches de sa conscience, en plus d'un attachement émotionnel (transférentiel) de la part du client envers le clinicien. Bien qu'elle puisse être conçue comme une technique d'intervention, l'interprétation dans le cadre d'une évaluation peut aussi servir à découvrir des contenus utiles à la formulation de cas.

Dans d'autres orientations théoriques, comme la thérapie orientée vers la solution, l'interprétation se définit plutôt comme un recadrage. Le recadrage vise à aider le client à voir ses problèmes à partir d'une autre perspective. Pour l'orientation cognitive comportementale, le recadrage renvoie à une restructuration cognitive, par laquelle le clinicien reformule les croyances, attitudes ou sentiments du client de manière à les rapprocher d'une lecture plus réaliste ou fonctionnelle. Cette technique d'intervention vise à atténuer les jugements négatifs que le client peut porter sur lui-même ou à déconstruire des croyances irrationnelles souvent liées à des comportements dysfonctionnels, dans l'espoir de favoriser un changement adaptatif.

La confrontation représente une technique à la fois complexe et essentielle, tant dans le cadre de l'évaluation que de l'intervention. Elle consiste à attirer l'attention du client sur une contradiction manifeste entre différents aspects de son expérience ou de son comportement : entre ce qu'il est et ce qu'il souhaiterait être, entre sa perception de lui-même et celle que le clinicien perçoit, ou encore entre ses paroles, ses sentiments et ses actions. Elle vise à aider le client à se percevoir et à percevoir la réalité plus clairement lorsque ce dernier se perçoit et perçoit le monde de façon déformée. Cette intervention peut générer de l'anxiété, de l'évitement ou du déni lorsque la relation thérapeutique manque de solidité. Pour être efficace, la confrontation doit s'appuyer sur des faits, être exempte d'hostilité et porter sur un contenu pertinent pour le travail thérapeutique. Elle est généralement présentée comme une hypothèse à explorer. Dans l'approche psychodynamique, elle peut se limiter à mettre en évidence un comportement inconscient du client. En contexte évaluatif, la confrontation sert à approfondir l'exploration des données, tandis qu'en thérapie, elle favorise la prise de conscience de soi et le changement comportemental (Groth-Marnat & Wright, 2016).

Les questions occupent un rôle central dans l'entrevue en permettant de cibler un domaine déterminé par le clinicien. Par ses questions, le clinicien prend le contrôle de la discussion (Sommers-Flanagan & Sommers-Flanagan, 2009). De ce fait, les questions sont par définition des réponses d'écoute directive. On trouve plusieurs types de questions, dont voici les plus courantes en évaluation.

Les questions ouvertes exigent du client une réponse qui comprend plus qu'un mot, qui ne peut se répondre par oui ou non. Elles visent à faciliter la production verbale. Elles débutent souvent par le mot « comment » ou « quoi ». Elles peuvent aussi débuter par le mot « pourquoi » lorsque la relation thérapeutique est bonne et que cela aide le client à approfondir ses motivations envers son comportement. Toutefois, les questions « pourquoi » peuvent susciter une réponse défensive de la part du client qui se sent obligé d'expliquer son comportement (c.-à-d. des réponses de type « parce que... ») ou encore de le justifier (c.-à-d. des réponses de type « pourquoi pas »). Dans ces cas, on peut préférer adopter une formulation incitant à la description, comme : « Qu'est-ce que vous comprenez de... » ou « Comment cela vous est-il venu à l'esprit ? ».

Les questions fermées peuvent se répondre par oui ou non. Elles peuvent débuter par le mot « qui », « où » ou « quand ». Elles sont utiles pour amener le client à décrire son expérience d'une manière particulière, par exemple durant l'évaluation des critères diagnostiques. Elles sont donc utiles lorsque le clinicien sollicite une information spécifique.

Les questions intermédiaires dites questions à bascule sont des questions qui peuvent se répondre par oui ou non, bien qu'elles soient conçues pour produire une discussion plus élaborée sur les sentiments, pensées et problèmes. Elles peuvent débuter par les mots « pourriez-vous », « pouvez-vous », « diriez-vous ». Ces questions sont plutôt à éviter, car elles peuvent rapidement servir la fonction de la question fermée pour un client qui voudrait répondre par un oui ou un non timide ou résistant. Elles sont adéquates lorsque la relation thérapeutique s'avère déjà établie et que le client se sent libre d'y répondre de manière plus élaborée.

Les questions indirectes sont celles où le clinicien se montre curieux de connaître un aspect à propos du client ou de son problème, mais qu'il ne veut pas mettre de la pression sur ce dernier pour qu'il réponde. Elles peuvent commencer par les mots « je me demande » ou « vous devez », « cela doit ». Elles exigent aussi une bonne relation thérapeutique avec le client.

Malgré leur importance, les questions doivent être employées avec prudence. Elles peuvent avoir une incidence majeure et peuvent parfois être mal interprétées par le client (Thibaudeau, 1986). Par exemple, si le client parle de ses difficultés et que le clinicien pose une question sur sa famille, cela peut sous-entendre que ce dernier fait un lien entre les deux. Lorsque c'est le cas, une réponse de reflet est préférable. De plus, le clinicien devrait éviter de poser des questions sur un autre sujet après une pause du client, car ceci pourrait laisser croire qu'il manque d'intérêt ou de sensibilité. Les questions peuvent aussi constituer une manœuvre défensive chez un clinicien anxieux qui souhaiterait fuir les affects du client. Par exemple, le clinicien qui deviendrait très mal à l'aise lorsque le client fond en larmes en parlant d'un événement pourrait poser des questions sur l'événement et non pas explorer l'affect de ce dernier.

10.3 TECHNIQUES DE VALIDATION

L'évaluation de certains comportements ou cognitions soulève le défi particulier d'accéder à des contenus délicats, face auxquels le client peut éprouver un sentiment de honte à l'idée de se confier (Shea, 2005). C'est notamment le cas pour les comportements liés à la consommation de substances, à la timidité, aux fantasmes de grandeur, au besoin de reconnaissance sociale ou encore aux idéations suicidaires.

Dans ce contexte, les techniques d'entrevue dites de *validation* peuvent s'avérer utiles pour surmonter les résistances et favoriser la divulgation d'informations cliniquement pertinentes. Selon Shea (2005), ces techniques visent à diminuer le risque de dissimulation ou de distorsion volontaire et à accroître la probabilité d'obtenir des données valides.

Certaines caractéristiques associées aux troubles de la personnalité, par exemple, peuvent amener le client à les percevoir comme honteuses ou culpabilisantes. Si le clinicien adopte, même involontairement, une posture jugée critique ou moralisatrice, la honte ressentie peut s'amplifier, ce qui risque d'induire des comportements défensifs, une rétention d'information ou une présentation inexacte des faits.

Les éléments cliniquement délicats sont fréquemment en lien avec des émotions ou des comportements socialement réprouvés. Le recours aux techniques de validation permet alors d'encadrer l'exploration de ces aspects tout en maintenant un climat de respect et d'ouverture. L'usage de ces techniques requiert cependant discernement et adaptation à la situation clinique, ainsi qu'aux objectifs spécifiques de l'évaluation.

Technique 1 : l'atténuation de la honte

Parmi les techniques de validation proposées par Shea (2005), l'atténuation de la honte constitue une stratégie utile lorsque l'acceptation d'un comportement problématique risque d'engendrer, pour le client, un sentiment d'échec ou d'humiliation. Par exemple, à la question directe « Avez-vous un problème de consommation de substances ? », une réponse affirmative pourrait faire que le client perçoive cela comme un aveu déshonorant.

Pour contourner cette difficulté, le clinicien reformule sa question de manière à ce qu'une réponse affirmative soit socialement acceptable, voire valorisante, atténuant ainsi la charge émotionnelle de la divulgation. L'objectif est de favoriser l'expression tout en réduisant les défenses, sans pour autant compromettre la rigueur clinique. Les informations ainsi obtenues doivent donc faire l'objet d'une validation par des questions spécifiques portant sur des incidents comportementaux concrets.

Voici quelques exemples de formulations visant à atténuer la honte :

› « Êtes-vous capable de bien tolérer l'alcool ? Pouvez-vous caler un verre ou une bouteille en une seule nuit ? Dans une semaine donnée, combien de fois buvez-vous au moins un verre ? »

› « Parmi vos patrons, y en avait-il qui semblaient jouer un rôle autoritaire, qui semblaient vouloir diriger tout le monde ? Qu'est-ce que vous faites devant eux ? Êtes-vous du genre à préférer mettre les choses au point avec le patron ? »

- « Il peut être relativement difficile de garder son calme quelquefois dans nos relations. Avez-vous déjà commis un geste que vous avez regretté dans un moment de perte de contrôle, comme frapper votre femme ou votre enfant ? »
- « Certains parents peuvent vraiment être poussés à bout et s'énerver au point d'avoir envie de frapper leur enfant s'il pleure encore une fois. Vous-même, vous êtes-vous déjà senti comme cela ? »

Malgré la formulation volontairement permissive de ces questions, le clinicien doit conserver une posture neutre, sans jugement ni approbation. Le but n'est pas de faire l'éloge du comportement, mais de permettre au client d'exprimer sa réalité sans se sentir jugé. Dans cette approche, le clinicien manifeste implicitement une compréhension des circonstances difficiles, telles que le client les rationalise, sans toutefois en valider la moralité.

Technique 2 : l'exagération

Lorsque le client manifeste encore un sentiment de honte malgré les efforts d'atténuation déployés par le clinicien, celui-ci peut recourir à la technique dite de l'exagération (Shea, 2005). Cette approche consiste à formuler une question en amplifiant volontairement la gravité du comportement visé, de sorte que le client perçoive immédiatement son propre comportement comme étant moins problématique en comparaison.

L'exagération permet ainsi de désamorcer la honte, en aidant le client à relativiser la portée de ses actes. Elle peut aussi renforcer l'alliance thérapeutique, en signalant implicitement que le clinicien n'est ni choqué ni jugeant, et qu'il est capable d'accueillir le récit sans réaction négative. Utilisée avec subtilité, cette technique peut également s'appuyer sur une touche d'humour, ce qui contribue à réduire la tension émotionnelle.

Par exemple, un clinicien pourrait demander :

- « Lorsque vous étiez enfant, êtes-vous déjà entré dans un magasin et avez volé 200 $? »

Une telle formulation permet au client de se sentir soulagé d'avouer une transgression plus modeste, par exemple, quelques vols à l'étalage dans son enfance, sans craindre qu'on le perçoive comme étant gravement déviant.

Technique 3 : l'amplification des symptômes

Proche de la technique d'exagération, l'amplification des symptômes s'adresse aux clients qui ont tendance à minimiser la fréquence ou l'intensité de comportements problématiques, comme la consommation d'alcool ou les comportements agressifs (Shea, 2005). Cette approche permet au clinicien de contourner la sous-estimation sans confronter directement le client ni provoquer une réaction défensive.

En formulant volontairement une estimation élevée, le clinicien donne au client la possibilité de corriger cette surestimation sans se sentir attaqué. Ce mécanisme facilite la reconnaissance implicite d'un comportement problématique, tout en laissant intact le besoin du client de conserver une forme de contrôle sur sa présentation de soi. Ainsi, même si la réponse obtenue reste inférieure à la réalité, elle demeure cliniquement significative et révélatrice de la présence d'un trouble.

Voici quelques exemples d'interventions fondées sur l'amplification :

- « Quelle quantité d'alcool pouvez-vous boire en une soirée… deux bouteilles ? » Le client pourrait alors répondre : « Non, pas du tout, seulement une bouteille », ce qui constitue tout de même un indicateur pertinent.
- « À combien de bagarres avez-vous participé physiquement dans votre vie, 20, 30, 40 ? »

Le clinicien veille à ne pas pousser l'estimation à un niveau absurde, afin de préserver la crédibilité de l'intervention. Cette technique, utilisée avec doigté, permet d'obtenir des informations cliniquement utiles, tout en respectant la dynamique défensive du client.

Technique 4 : la réfutation d'une question ciblée

La technique de réfutation d'une question ciblée consiste à remplacer les questions générales, souvent peu efficaces, par une série de questions précises portant sur des comportements spécifiques (Shea, 2005). En procédant ainsi, le clinicien contraint le client à réfuter explicitement des actes concrets, tout en sollicitant activement sa mémoire.

Cette méthode repose sur le principe selon lequel dissimuler la vérité face à une question précise s'avère plus difficile que face à une formulation vague ou globale. Elle permet également d'éviter les réponses évasives ou généralisantes.

Par exemple, plutôt que de demander :

- « Vous est-il arrivé de prendre de la drogue ? », le clinicien interrogera plutôt de manière ciblée :
- « Avez-vous déjà consommé de la cocaïne ? »
- « Et le cannabis, en avez-vous déjà utilisé ? »

En spécifiant les substances ou les comportements, le clinicien augmente les chances d'obtenir des réponses honnêtes, tout en réduisant la marge d'ambiguïté dans les propos du client.

Technique 5 : les suppositions douces

La technique des suppositions douces consiste à formuler les questions de manière à présumer l'existence du comportement visé, plutôt qu'à en interroger la possibilité (Shea, 2005). Le clinicien y recourt notamment lorsqu'il perçoit une hésitation chez le client à révéler des éléments délicats, tels que des comportements violents ou sexuels, ou encore des idéations suicidaires.

En adoptant cette posture interrogative, le clinicien normalise le comportement tout en réduisant la charge émotionnelle associée à sa divulgation. Plutôt que de demander :

- « Est-ce que vous vous disputez avec votre femme ? », il dira :
- « Quelle est la fréquence de vos disputes avec votre femme ? »

De même, au lieu de poser la question :

- « Avez-vous déjà pensé à un autre moyen pour vous tuer ? », il demandera plutôt :
- « Quels autres moyens avez-vous envisagés pour vous tuer ? »

Ou encore, au lieu de formuler :

- « Avez-vous eu des expériences sexuelles que vous avez regrettées ? », il dira :
- « Quel type d'expérience sexuelle avez-vous déjà regrettée ? »

En posant la question comme si le comportement était présent, le clinicien invite le client à s'exprimer plus librement, sans se heurter à une barrière d'aveu. Toutefois, on doit utiliser cette technique avec discernement, car elle peut s'avérer contre-productive auprès de clients particulièrement influençables ou enclins à vouloir satisfaire les attentes perçues du clinicien. Dans de tels cas, le client pourrait être amené à confirmer des comportements qu'il n'a en réalité jamais adoptés.

Technique 6 : la normalisation

La technique de normalisation consiste à formuler les questions de manière à montrer au client que les difficultés ou les comportements évoqués ne sont pas uniques à sa situation, mais que d'autres peuvent les vivre aussi (Shea, 2005). Cette approche vise à réduire la honte et à favoriser la divulgation, en déstigmatisant ce qui pourrait autrement faire l'objet d'un jugement négatif.

Par exemple, le clinicien pourrait dire :

› « Parfois, les gens me racontent qu'à des moments d'anxiété extrême, leurs pensées ressemblent presque à des voix. Cela vous est-il déjà arrivé ? »

ou encore :

› « Certaines fois, sous le coup de la colère, les gens disent des choses qu'ils regrettent par la suite. Cela vous est-il déjà arrivé ? »

Bien que cette technique partage certains points communs avec celle de l'atténuation de la honte, la distinction tient à la nature de la rationalisation utilisée. Dans l'atténuation de la honte, le clinicien s'appuie sur la manière dont le client justifie ses propres comportements ou états internes. En revanche, la normalisation repose sur une généralisation fondée sur ce que vivent ou font *d'autres personnes*, ce qui permet au client de se reconnaître à travers les autres, sans se sentir isolé ou déviant.

10.4 TACTIQUES D'ENTREVUE

Plusieurs tactiques d'entrevue que peut mobiliser le clinicien peuvent optimiser l'efficacité du processus d'évaluation (Groth-Marnat & Wright, 2016 ; Hollender & Ford, 1990). D'abord, l'organisation physique de la pièce où se déroule l'entrevue devrait être vivante, mais non désorganisée, avec un éclairage optimal. La disposition des chaises ne devrait pas être en face-à-face (p. ex., angle de 45 degrés) et devrait permettre une distance entre le clinicien et son client qui n'est pas trop proche ni trop loin. Si le clinicien désire s'installer près d'un bureau, celui-ci ne devrait pas être disposé entre lui et le client pour ne pas créer une distance entre eux et mettre le clinicien dans une position d'autorité (p. ex., le client pourrait alors être assis du même côté du bureau que le clinicien). Comme alternative au bureau, le clinicien peut utiliser une tablette qu'il dépose sur une petite table et qu'il utilise au besoin pour prendre des notes. Le client peut être libre de déplacer sa chaise, et cela peut avoir une signification psychologique ou culturelle. La salle d'attente devrait permettre une intimité pour les clients (p. ex., ne pas mettre les clients en face-à-face), avoir des magazines à jour pour démontrer un respect envers la clientèle et offrir un fond musical relativement neutre (p. ex., station de radio de musique classique) pour protéger la confidentialité en empêchant totalement qu'on puisse entendre les participants de l'entrevue en cours. Enfin, le clinicien doit être conscient que tous les objets de la salle d'attente ainsi que sa décoration peuvent révéler quelque chose du clinicien.

Un aspect sur lequel le clinicien doit se prononcer concerne le degré de directivité de l'entrevue. Le niveau de structure de l'entrevue peut varier selon le but de l'évaluation, l'orientation théorique du clinicien et les caractéristiques du client. Par exemple, une entrevue plus structurée avec des questions fermées qui permet d'aller chercher une description précise des symptômes, des comportements, des émotions et des pensées peut convenir davantage si le but de l'évaluation est d'établir un diagnostic ou si le clinicien est d'orientation cognitive comportementale. À l'inverse, le clinicien d'orientation psychodynamique peut préférer une entrevue moins structurée avec des questions ouvertes dans laquelle le client est libre de choisir le sujet de la discussion et d'organiser son discours à sa façon. Avec moins de structure imposée de l'extérieur, le clinicien peut observer plus facilement les caractéristiques uniques du client et faire des inférences sur les motivations et dynamiques sous-jacentes à ses comportements. Par ailleurs, une entrevue non structurée, laissant une grande part à l'ambiguïté, risque d'accroître l'anxiété chez un client déjà anxieux, et exiger de la part du clinicien de prendre un rôle plus actif. De la même façon, un client passif bénéficiera davantage d'une approche plus directive, structurée autour d'un échange de type question-réponse. L'utilisation d'un style mixte est recommandée, combinant les approches directive et non directive selon les moments de l'entrevue, afin de pallier les limites inhérentes à chacune. L'entrevue semi-structurée correspond à ce style mixte. On peut trouver des comparaisons utiles entre l'entrevue structurée et semi-structurée au chapitre précédent dans la section sur les types d'entrevues.

Voici quelques techniques sur la manière de conduire une entrevue semi-structurée. Le clinicien formule ses questions autour d'un certain nombre de sphères de contenus prédéterminés, par exemple, le problème présenté, l'histoire personnelle, les antécédents psychologiques. Le clinicien peut débuter par des questions plus ouvertes, permettant une exploration libre du discours du client. En fonction des réponses obtenues, il peut ensuite recourir à des interventions intermédiaires telles que des commentaires de soutien ou des gestes facilitants (p. ex., « Continuez, je vous écoute », contact visuel, hochement de tête), des demandes de clarification (p. ex., « Pourriez-vous me donner un exemple ? »), des interventions empathiques (p. ex., « Cela a dû être difficile pour vous »), ou encore des confrontations visant à mettre en lumière certaines contradictions dans le discours. L'exploration vise à approfondir un domaine jugé cliniquement pertinent. Par la suite, on peut formuler des questions plus fermées, permettant de combler les manques dans l'information dont le clinicien a besoin pour combler cette sphère. La même séquence peut se répéter avec une autre sphère de contenu. Pour s'aider à se souvenir de toutes les sphères et s'assurer qu'il explore adéquatement les domaines pertinents, le clinicien peut s'appuyer sur une liste de thèmes à couvrir.

L'évaluation psychologique en tant que service en soi se déroule habituellement sur plusieurs rencontres. Par exemple, dans les cliniques de psychologie, le service d'évaluation psychologique peut comprendre quatre rencontres pour couvrir les sphères de contenu suivantes. La première peut être consacrée à l'exploration du motif de consultation, à la description du problème et de son histoire, l'examen mental, à la situation de vie actuelle et les objectifs du client au regard de la démarche. La seconde rencontre peut être consacrée à l'histoire familiale, sociale et médicale, et un temps est prévu à la fin pour faire un retour sur des sphères qui nécessitent plus d'information ou qu'on n'a pas couvertes à la première rencontre. La troisième rencontre peut être entièrement réservée à la passation d'un ou de deux grands tests psychologiques ainsi qu'à des questionnaires dans le but de vérifier un certain nombre d'hypothèses. Enfin, la dernière rencontre peut servir à faire le bilan, c'est-à-dire à présenter les conclusions de l'évaluation, et faire des recommandations au client.

Lorsque l'évaluation sert comme étape préalable au traitement, les mêmes sphères de contenu peuvent être couvertes en une ou deux rencontres selon le cas, mais de manière brève, partielle, et en priorisant certaines sphères apparaissant plus pertinentes pour le traitement. Outre la durée et la profondeur, l'évaluation comme première étape se distingue aussi par l'établissement de buts avec le client concernant le traitement et la passation de questionnaires plutôt que de grands tests psychologiques.

Enfin, l'attention portée à la communication non verbale est essentielle, tant celle du client que celle du clinicien, ce dernier devant démontrer des comportements d'écoute active et moduler l'expression de ses réactions émotionnelles. On recommande également de prendre des notes modérément (Groth-Marnat &

Wright, 2016) : cela permet de maintenir un contact attentif avec le client, tout en assurant une collecte d'informations suffisamment détaillée pour prévenir les biais de mémoire lors du rappel. Toutefois, un clinicien pourrait aussi prêter toute son attention à l'écoute de son client durant la séance, et réserver, si nécessaire, quelques minutes seulement à la fin pour prendre en notes des données factuelles avec l'aide du client. Ce faisant, on peut s'attendre à ce que la mémorisation du clinicien nécessaire à sa prise de note après l'entrevue soit grandement facilitée par le fait que son écoute n'aura pas été distraite par une préoccupation à se souvenir.

10.5 RÉSISTANCE DU CLIENT ET ENCADREMENT CLINIQUE

L'entrevue clinique en santé mentale amène inévitablement le client à aborder des sujets délicats, parfois générateurs d'inconfort ou de détresse. Il est donc attendu, comme le souligne Morrison (1995), que certains clients manifestent des résistances à fournir des réponses complètes ou à aborder certaines dimensions de leur vécu. En contexte d'évaluation psychologique, la résistance peut être définie comme toute tentative consciente ou inconsciente d'éviter un sujet de discussion. Puisque la validité de l'évaluation repose en grande partie sur les informations communiquées par le client, le clinicien doit reconnaître et prendre en charge ces résistances, et ne pas poursuivre l'entrevue comme si elles étaient inexistantes.

Manifestations de la résistance

Selon Morrison, tout comportement peut, dans certaines circonstances, servir une fonction de résistance. Toutefois, plusieurs manifestations sont fréquemment observées : des retards répétés aux rendez-vous, un évitement du regard, un intérêt marqué pour sa montre, le rougissement, des silences non productifs (c'est-à-dire non liés à une réflexion active), des réponses du type « je ne m'en souviens pas » dans des contextes où un oubli semble peu plausible, l'omission d'informations pertinentes, le changement de sujet, l'exagération de ses réalisations, l'utilisation de diversions (p. ex., demander une pause pour aller à la salle de bain), ou encore l'hésitation manifeste au moment de répondre.

Derrière chacune de ces résistances se trouvent des motivations psychologiques qu'on doit comprendre afin d'en favoriser le dépassement. Certains clients craignent que les réponses qu'ils pourraient fournir puissent entraîner des jugements ou de l'embarras. D'autres redoutent l'attribution d'un diagnostic psychiatrique, voire qu'on les perçoive comme « fous ». Certains ressentent le besoin de tester le clinicien, ou de mieux le connaître avant de se dévoiler, par crainte que leurs révélations nuisent à leur réputation, à leurs relations ou à leur emploi. Parfois encore, les clients minimisent l'importance perçue de leurs propos, ou réagissent avec hostilité à une intervention spécifique, notamment lorsqu'ils interprètent celle-ci comme intrusive ou menaçante.

Interventions du clinicien face à la résistance

Lorsqu'un clinicien parvient à comprendre la fonction ou le sens d'une résistance, il est en mesure d'intervenir de manière ciblée afin de la désamorcer. L'objectif général est de valider les émotions du client, de démontrer de la compréhension empathique et de rassurer quant aux intentions du processus clinique.

Prenons l'exemple d'un client qui manifeste une attitude fermée à la suite de l'annonce que le clinicien souhaite parler à sa conjointe (Morrison, 1995). Cette résistance pourrait être liée à une crainte de violation de la confidentialité. Une exploration respectueuse de cette réaction permettrait alors au clinicien de clarifier ses intentions, d'expliquer la nécessité de la discussion et de rassurer le client quant au respect strict du cadre confidentiel.

Parmi les stratégies proposées par Morrison (1995), plusieurs visent à maintenir l'alliance tout en favorisant l'expression :

- Face à un silence, le clinicien peut laisser un court temps de réflexion (jusqu'à environ 15 secondes), avant de reformuler la question avec douceur, ou de redonner le contrôle au client en l'invitant à partager ce qu'il semble à l'aise d'exprimer.
- Il peut également nommer les émotions qu'il perçoit, et le cas échéant, les normaliser, ce qui contribue à créer un climat de sécurité psychologique.
- Si la résistance est trop importante, le clinicien peut choisir de différer l'exploration du sujet, en précisant au client qu'ils pourront y revenir plus tard, ce qui permet de préserver l'engagement et la progression de l'entrevue.
- D'autres techniques peuvent être mobilisées : se centrer sur les symptômes plutôt que sur les faits, basculer vers l'exploration émotionnelle, insister sur le fait que d'autres personnes partagent des comportements similaires (normalisation), adopter une posture d'écoute et de non-jugement, ou encore reconnecter le client à ses intérêts devant la situation qui a suscité une résistance pour favoriser la collaboration.

La prévention : stratégie privilégiée

Pour Morrison, la meilleure manière de gérer la résistance demeure la prévention. Si le clinicien anticipe une résistance à partir d'éléments présents au dossier ou d'une attitude négative observée d'entrée de jeu, il peut ajuster son style d'interaction. Cela peut inclure :

- L'adoption d'un ton amical dès le début, en abordant des sujets anodins pour instaurer une atmosphère rassurante.
- L'évitement de thématiques potentiellement polarisantes, comme la politique ou la religion.
- Une réponse claire, honnête et complète aux questions du client, surtout lorsque ce dernier se montre méfiant.
- L'explication transparente des objectifs de l'entrevue et des bénéfices de la collaboration.

Enfin, le clinicien doit porter une attention soutenue à sa communication non verbale, qui peut trahir des jugements ou des réactions émotives face au contenu abordé. Une part importante du travail consiste également à reconnaître ses propres réactions émotionnelles envers le client, à les analyser, et à distinguer ce qui relève du contre-transfert ou de réactions personnelles, dans une perspective d'ajustement clinique constant.

10.6 QUALITÉS ET ATTITUDES DU CLINICIEN

Comme cela a été souligné à propos de l'engagement du client lors de la phase d'ouverture, l'important pour réussir une entrevue n'est pas tant l'orientation théorique du clinicien, le niveau de directivité ou le type d'informations recueillies, mais bien les aspects de la relation que démontre le clinicien par l'expression de sincérité, l'acceptation, la compréhension, l'intérêt véritable, la chaleur et le regard positif sur la valeur du client. La satisfaction du client envers l'entrevue dépendra de la capacité du clinicien à comprendre les émotions de ce dernier et à détecter les messages émotionnels exprimés partiellement, indirectement ou de manière non verbale. En somme, les qualités interpersonnelles du clinicien à la base de l'entrevue clinique sont celles décrites par Rogers, soit l'empathie, l'authenticité, la chaleur, le respect et le regard positif (Craig, 1989).

De plus, la plus grande partie de l'information transmise dans la communication est de nature non verbale (Groth-Marnat & Wright, 2016), et c'est pourquoi le clinicien doit démontrer la capacité de contrôler ses réactions viscérales lorsque nécessaire (Coyle *et al.*, 1998). Cependant, contrôler ses émotions durant une entrevue clinique ne veut pas dire les supprimer (Heimann, 1950). En effet, le clinicien peut et doit garder contact avec toute la gamme des émotions que suscitent en lui les réactions du client (Jolicoeur & Sauvé, 2000). Ces informations précieuses peuvent lui servir à comprendre de manière empathique son client en profondeur. Dans son travail d'évaluation, le clinicien peut identifier, gérer et comprendre les émotions difficiles ressenties en entrevue, se permettre d'être vulnérable et suivre une psychothérapie personnelle au besoin.

Dans ses interactions avec le client, le clinicien devrait adopter des manières sociales appropriées qui démontrent un respect (Hollender & Ford, 1990). Il est recommandé de vouvoyer les clients pour conserver une distance thérapeutique appropriée et maintenir une relation professionnelle. Selon le cas, le clinicien peut nommer le client par son prénom, mais conserver malgré tout le vouvoiement. Le clinicien peut serrer la main au client au début et à la fin de la première rencontre, mais plus après.

10.7 INTERPRÉTATION DES DONNÉES DE L'ENTREVUE

L'interprétation des données provenant de l'entrevue nécessite le jugement clinique. À cette étape, le clinicien doit faire attention aux sources de biais. De plus, seules les informations pertinentes à la question posée par la demande d'évaluation devraient apparaître dans le rapport psychologique (Groth-Marnat & Wright, 2016). L'entrevue clinique procure des informations qui supportent les données et les hypothèses générées par les résultats aux tests psychologiques (ou autres sources), et/ou génère des informations ou hypothèses à explorer ou à vérifier avec l'aide des données obtenues par d'autres sources (Maruish, 2008).

L'interprétation des données de l'entrevue peut être conçue sur un continuum allant d'une approche objective où l'on réorganise simplement les informations de l'histoire du sujet de manière chronologique (section historique du rapport) à une approche interprétative qui considère les informations comme des données brutes à interpréter (au même titre que les données issues des tests), à partir desquelles on infère la personnalité du client, son style défensif, son humeur, son affect. Les informations sont alors organisées autour de domaines spécifiques selon les besoins de l'évaluation, par exemple les affects, les tendances antisociales, les problèmes de comportement, les défenses.

Une autre manière utile d'organiser les informations de l'entrevue est d'utiliser l'information pour développer une histoire cohérente à propos de la vie du client, par exemple, comment les expériences précoces dans la famille ont conduit le client vers des zones émotionnelles délicates et qui peuvent expliquer les symptômes actuels ou les difficultés interpersonnelles (Groth-Marnat & Wright, 2016). On trouvera différentes manières de développer une histoire cohérente à propos du fonctionnement du client dans les chapitres consacrés à la formulation de cas (quatrième partie du livre).

10.8 RÉSUMÉ

L'efficacité de l'entrevue clinique repose en grande partie sur la qualité de l'écoute manifestée par le clinicien, tant sur le plan verbal que non verbal. Des comportements d'écoute perçus positivement favorisent l'expression libre du client et, à l'inverse, un excès de certains comportements peut générer un climat d'inconfort et inhiber la communication. Les techniques d'entrevue se divisent en réponses d'écoute non directive (p. ex., silence, reformulation, reflet de sentiment, résumé) et directive (p. ex., validation, confrontation, interprétation, questions). Le clinicien ajuste constamment l'usage de ces techniques selon les besoins du client, son état émotionnel et la phase de l'entrevue.

Sur le plan structurel, l'entrevue semi-structurée demeure le format le plus adapté en évaluation psychologique. Elle permet d'alterner entre exploration libre et collecte ciblée selon des sphères de contenu déterminées (problématique, histoire personnelle, examen mental). La résistance du client est une donnée fréquente et attendue en entrevue. Elle peut se manifester de manière ouverte ou subtile, et prend souvent racine dans la peur du jugement, la honte et la méfiance. Le clinicien a la responsabilité de reconnaître ces résistances, d'en explorer les fonctions possibles et d'intervenir avec tact, notamment par des stratégies de prévention. Enfin, les qualités interpersonnelles du clinicien constituent la base de toute entrevue efficace. L'empathie, l'authenticité, la chaleur humaine, le respect et une posture non jugeante sont indispensables pour établir un climat de confiance.

Alors que les deux derniers chapitres traitent du processus de l'entrevue clinique, c'est-à-dire comment le clinicien arrive à aller chercher l'information dont il a besoin, les deux prochains chapitres discutent du contenu de l'entrevue, soit les différentes sphères de contenu que le clinicien doit couvrir pour développer ses hypothèses.

CHAPITRE 11

PROBLÈME ACTUEL ET SON HISTOIRE

11.1 PREMIER CONTACT

Si le clinicien travaille en pratique privée, le premier appel téléphonique est bref et sert à obtenir des informations de base et à prendre un rendez-vous (Hollender & Ford, 1990; Thibaudeau, 1986). D'abord, le clinicien peut demander à la personne de lui décrire brièvement la raison pour laquelle elle désire le consulter. Cela permet au clinicien d'avoir une idée de la nature du problème, si celui-ci est approprié pour une évaluation psychologique ou une psychothérapie, et s'il se sent en mesure de répondre à la demande selon ses champs de compétence. Ensuite, le clinicien peut s'informer de la manière dont la personne a entendu parler de lui afin de vérifier si un conflit d'intérêts existe avec une personne de l'entourage du clinicien ou avec un autre de ses clients. Enfin, l'appel servira à présenter les honoraires et la disponibilité du clinicien afin de vérifier si ceux-ci conviennent au client. Si ce n'est pas le cas, le clinicien peut référer le client à un collègue ou à un service de référence.

Le clinicien doit respecter les limites de son horaire et ne pas céder aux pressions d'un client qui voudrait être vu à un moment où le clinicien n'est généralement pas disponible (Thibaudeau, 1986). Une telle situation risque de conduire au développement de sentiments négatifs chez le clinicien en raison d'une surcharge de travail ou chez le client en raison du fait que le clinicien ne peut plus assurer la continuité des services. Si le clinicien accepte de donner rendez-vous à l'extérieur des heures régulières, il peut préciser que c'est une exception. En cas de crises suicidaires au moment de l'appel, le clinicien peut tenter de voir le client le jour même ou de le référer à une ressource d'aide pour l'évaluation du risque suicidaire. Durant le premier appel, le clinicien peut répondre à des questions sur sa formation, sa pratique, son orientation théorique, c'est-à-dire le genre d'information qu'on peut retrouver dans un répertoire.

La fin de l'appel peut servir à résumer et à répéter les informations importantes à retenir, comme la date du rendez-vous et l'endroit où se présenter. Les réactions de la personne à travers cette brève discussion sont des informations cliniques qui serviront comme données initiales à l'évaluation. Le premier rendez-vous devrait habituellement se donner dans les deux semaines à venir pour respecter la détresse du client. Lorsque ce n'est pas possible, le clinicien doit envisager de référer le client à un collègue.

Si on établit le premier contact dans une clinique, il peut porter sur des aspects administratifs où la personne à la réception prend les coordonnées de la personne qui fait l'appel dans le but d'ouvrir une demande de consultation, et donne à cette dernière des informations sur les services, le temps d'attente et les conditions particulières le cas échéant (p. ex., clinique universitaire).

11.2 CONSENTEMENT

L'entrevue peut débuter par une discussion sur le consentement libre et éclairé du client envers la démarche d'évaluation (Groth-Marnat & Wright, 2016). L'information présentée devrait permettre au client de comprendre à quoi ressemblera l'évaluation, à quoi elle servira, quelle information apparaîtra dans le rapport d'évaluation, qui aura accès à cette information et comment la personne qui aura accès à cette information pourrait s'en servir. Le consentement devrait aussi inclure les enjeux autour de la confidentialité et les limites de celle-ci. Le consentement devrait être conçu non pas comme un formulaire à remplir et à signer, mais plutôt comme un processus dans lequel le clinicien s'assure de la bonne compréhension du client tout au long de l'évaluation.

11.3 SOURCES DE LA DEMANDE DE CONSULTATION

La demande de consultation peut venir du client ou de la personne qui réfère le client. Lorsque le client vient de son gré, le clinicien l'invite à prendre la parole en premier par son attitude chaleureuse, son écoute et son silence, ou encore en lui posant la question « qu'est-ce qui vous amène à venir consulter ? » (Thibaudeau, 1986). Cela laisse au client l'initiative et la responsabilité de ce qui suivra. Selon la plus ou moins grande difficulté du client à commencer, le clinicien peut explorer avec lui les raisons de cette difficulté (p. ex., résistance à se confier, ambivalence à consulter) ou lui demander s'il peut poser des questions sur la nature de son problème.

Si le client est contraint à une demande d'évaluation ou une demande d'aide, soit parce qu'il éprouve une difficulté à prendre la responsabilité ou qu'un tiers l'exige (p. ex. un proche, un agent payeur), le client peut venir en acceptant avec satisfaction, en étant confus ou en rejetant la décision que quelqu'un d'autre a prise pour lui (Thibaudeau, 1986). Le clinicien peut explorer les émotions et les résistances du client envers la demande et noter les réactions de ce dernier envers lui-même, ses difficultés, la personne qui le réfère et sa motivation à consulter. Il peut expliquer au client les buts possibles de l'évaluation ou expliquer comment une personne peut être aidée par une évaluation psychologique, et lui demander ensuite s'il peut voir un intérêt ou un avantage personnel à faire une telle démarche. Dans certaines circonstances, comme la demande vient d'un proche, le clinicien peut faire comprendre au client qu'il a le droit de ne pas être d'accord avec le proche et qu'il respecte sa liberté. Il peut aussi donner son assurance que le client sera bien reçu s'il fait une demande plus tard de son gré.

11.4 MOTIF DE CONSULTATION ET PLAINTE PRINCIPALE

Lorsque le motif de consultation concerne une demande d'évaluation, le client, la personne qui le réfère ou les deux peuvent avoir des questions spécifiques à propos desquelles ils désirent obtenir des réponses (Wright, 2021). Ces questions sont discutées au début de l'entrevue. Le clinicien peut aider le client et/ou la personne qui le réfère à raffiner les questions pour les rendre compatibles avec la portée de l'évaluation. Par exemple, avec un client qui souhaiterait savoir si sa fatigue et sa baisse de concentration sont liées à un problème hormonal, le clinicien pourrait le diriger vers un médecin et lui demander si la démarche en évaluation psychologique pourrait être l'occasion de répondre à des questions comme « y a-t-il un problème de santé mentale qui explique mes symptômes et si oui, lequel ? », « la baisse d'énergie et de concentration est-elle la conséquence de mon horaire surchargé et si oui, qu'est-ce qui explique que j'ai besoin de mettre autant d'activités à mon horaire ? ». Si la question est trop limitée et peut se répondre par oui ou non, le clinicien peut aider à la développer pour qu'elle conduise à des réponses plus riches et utiles cliniquement. Par exemple, si le client se demande s'il a un trouble du déficit de l'attention, le clinicien pourrait l'aider à reformuler sa question par « quels sont les facteurs personnels et situationnels sous-jacents à mes difficultés d'attention et comment puis-je agir sur ces facteurs pour réduire mes difficultés ? ».

Lorsque le motif de consultation concerne une demande d'aide en psychothérapie, le client peut affirmer souffrir d'un problème de santé mentale, vivre des difficultés personnelles qui l'affectent et dont il souhaite se défaire ou trouver des moyens pour mieux les gérer. Le motif de consultation réfère alors à la plainte principale. Même si le motif ne contient pas de questions précises, le clinicien peut malgré tout demander au client quels sont ses buts par rapport à l'évaluation (en tant que service en soi ou première étape au traitement) et s'il a des questions sur la nature du problème, le type de traitement recommandé ou tout autre type de question sur son fonctionnement psychologique. Lorsque c'est le cas, les questions spécifiques de l'évaluation peuvent être discutées à la fin de l'entrevue, après l'exploration du motif de consultation et de la description du problème et de son histoire.

Le motif de consultation, que ce soit en termes de questions spécifiques ou de problèmes exprimés (dit plainte principale) par le client, peut être différent du problème présenté par le client (Wright, 2021). En effet, les questions et les problèmes exprimés peuvent faire partie, au moins partiellement, du problème présenté, et comprennent souvent ce qui est altéré ou ce qui altère le fonctionnement, par exemple des problèmes dans les relations ou une difficulté à gérer la colère. Cependant, ce que le client rapporte au départ n'est souvent qu'une partie de ce qui se passe réellement chez lui ou n'est que le résultat d'autre chose dont il n'est même pas conscient. Par exemple, un client peut se plaindre d'un trouble de déficit de l'attention alors que l'évaluation révèle plutôt la présence d'un trouble de nature anxieuse, ou encore un client peut se dire incompétent et s'en vouloir d'avoir commis des erreurs graves au travail alors que ses auto-accusations font partie des symptômes d'un épisode dépressif.

La plainte principale réfère à ce que le client affirme comme raison pour venir chercher de l'aide (Morrison, 1995). Elle est importante, car elle correspond souvent au problème le plus important dans l'esprit du client et sur lequel le clinicien devrait commencer son exploration. Le clinicien doit aider son client à « accoucher » de la plainte, c'est-à-dire explorer celle-ci complètement. Il doit comprendre la plainte avant de se questionner sur ce qu'il croit être le problème afin de bien comprendre la perspective du client et de ne pas briser la relation avec ce dernier. Le clinicien doit être préparé à recevoir un client qui ne comprend pas les raisons de sa consultation, qui n'exprime pas la vraie raison de celle-ci, car il n'est pas conscient de la nature de son problème ou se sent embarrassé d'en parler, ou qu'il attend consciemment ou non des bénéfices secondaires de la consultation. De plus, le clinicien doit écrire dans ses notes de dossier ou dans son rapport d'évaluation la plainte principale dans les mots du client de manière à pouvoir la comparer plus tard avec ce qu'il croit être le problème présenté.

Le discours spontané du client durant la phase d'ouverture est l'occasion pour le clinicien d'identifier rapidement le domaine clinique d'intérêt sur lequel il voudra revenir durant la portion centrale de l'entrevue, lorsqu'il questionnera le client sur le problème et son histoire. Pour les sept catégories diagnostiques principales du DSM-5, Morrison (2014) brosse un survol des symptômes qui devraient alerter le clinicien, des diagnostics différentiels qui les concernent et des signes que le clinicien peut retrouver pour chacun dans l'histoire et l'examen mental. Avant de conclure la période de discours spontané durant la phase d'ouverture, le clinicien peut demander à son client si d'autres problèmes que ceux déjà mentionnés existent.

Domaines cliniques d'intérêt

Voici les domaines cliniques d'intérêt que le clinicien peut identifier à travers le discours spontané du client durant la phase d'ouverture de l'entrevue (Morrison, 1995) :

1. Difficultés à penser (troubles cognitifs)

Un premier domaine à surveiller est celui des altérations du fonctionnement cognitif, souvent repérables à travers des difficultés à penser clairement, à raisonner ou à s'orienter. Le client peut présenter des propos incohérents, des oublis manifestes, ou encore des difficultés à suivre le fil de la conversation.

<u>Signes et symptômes évocateurs :</u>

› Comportement bizarre ou inapproprié ;

› Confusion ou désorientation ;

- Diminution du jugement ;
- Présence de délires ;
- Hallucinations (particulièrement auditives ou visuelles) ;
- Problèmes de mémoire récents ou anciens ;
- Fluctuations rapides de l'humeur ;
- Ingestion récente d'une substance toxique ou médicamenteuse.

Diagnostics principaux associés :

- Syndrome amnésique, souvent lié à un traumatisme crânien ou à une carence (p. ex., en thiamine) ;
- Delirium, défini par une altération de la conscience, une perturbation du fonctionnement cognitif, une apparition aiguë et une évolution fluctuante, et une origine médicale clairement identifiable ;
- Troubles neurocognitifs majeurs (p. ex., démence) ;
- Intoxication ou sevrage, à l'alcool, aux sédatifs ou à d'autres substances ;
- Psychose induite par une substance ;
- Épisode dépressif majeur, dans ses formes sévères avec ralentissement cognitif ;
- Schizophrénie ou autres troubles psychotiques ;
- Trouble lié à l'usage de substances, avec ou sans symptômes psychotiques.

Ce domaine souligne l'importance d'évaluer l'état mental global, incluant la mémoire, la perception, l'orientation, le raisonnement et la capacité de jugement. Il oriente vers une variété de syndromes, certains d'origine psychiatrique, d'autres liés à une affection médicale ou à une substance.

2. Troubles liés à une substance et troubles addictifs

Le deuxième domaine d'intérêt porte sur les troubles liés à l'usage de substances et autres comportements addictifs. Ces troubles sont fréquemment rencontrés en contexte clinique et peuvent se manifester dès les premiers échanges, parfois même sans que le client en ait pleinement conscience.

Signes et symptômes évocateurs :

- Consommation d'alcool dépassant un verre ou deux par jour (soit environ 60 consommations par mois) ;
- Historique d'arrestations ou de problèmes légaux associés à la conduite sous influence ou à des comportements impulsifs ;
- Problèmes financiers liés à la consommation (p. ex., dépenses au détriment de besoins essentiels) ;
- Complications médicales, telles que des épisodes d'amnésie (*black-out*), douleurs abdominales, vomissements fréquents ou diagnostic de cirrhose ;
- Usage de substances illicites, seules ou en combinaison avec l'alcool ou des médicaments ;
- Perte d'emploi, retards fréquents ou rétrogradation professionnelle ;
- Difficultés de mémoire ou altération des capacités cognitives ;
- Problèmes relationnels, incluant conflits, bagarres, isolement ou perte d'amis.

Diagnostics principaux associés :

- Troubles liés à l'usage d'une substance, incluant les troubles d'abus et de dépendance ;
- Trouble lié au jeu d'argent, en tant que comportement addictif non associé à une substance.

Les substances les plus fréquemment impliquées dans ces troubles incluent : alcool, amphétamines, cannabis, cocaïne, hallucinogènes, inhalants, nicotine, opioïdes, phencyclidine (PCP) et substances psychotomimétiques apparentées, sédatifs, hypnotiques et anxiolytiques.

Les troubles comorbides fréquemment observés chez les clients présentant un trouble lié à l'usage de substances sont :

- Troubles de l'humeur, en particulier la dépression majeure ou les épisodes maniaques ;
- Schizophrénie, notamment dans les formes résistantes ou à début précoce ;
- Trouble somatoforme (ou troubles à symptomatologie somatique) ;
- Trouble de la personnalité antisociale.

Ce domaine exige une vigilance accrue, car les signes de dépendance ou d'abus peuvent être minimisés ou rationalisés par le client. Il importe donc d'examiner avec rigueur la fréquence, les conséquences et le contexte d'utilisation, tout en explorant les effets secondaires physiques, cognitifs et sociaux.

3. Psychose

Le troisième domaine concerne les troubles psychotiques, caractérisés par une altération profonde de la perception de la réalité. Dès les premiers instants de l'entrevue, certains comportements ou propos du client peuvent évoquer un syndrome psychotique sous-jacent, même si celui-ci n'est pas encore pleinement exprimé.

Signes et symptômes évocateurs :

- Affect plat (absence d'émotion apparente) ou inapproprié (discordance entre émotion et contenu) ;
- Comportement étrange, inhabituel ou non motivé par le contexte ;
- Confusion, désorganisation de la pensée ou de l'orientation ;
- Délires, c'est-à-dire des croyances fausses, rigides, non partagées et résistantes à la logique ;
- Idées illogiques ou fantaisistes, souvent exprimées de manière non critique ;
- Hallucinations, pouvant impliquer n'importe quelle modalité sensorielle (auditive, visuelle, olfactive, tactile ou gustative) ;
- Altérations de l'introspection et du jugement ;
- Mutisme ou pauvreté marquée du discours ;
- Distorsions perceptuelles, incluant illusions (mésinterprétations d'un stimulus réel) ou perceptions altérées ;
- Retrait social, désengagement marqué des interactions ;
- Discours incohérent, tangentiel, difficile à suivre ou désorganisé.

Diagnostics principaux associés :

- Delirium ou trouble psychotique induit par une substance, tel qu'un épisode psychotique secondaire à l'alcool ou à d'autres substances ;
- Schizophrénie, incluant ses différentes formes (paranoïde, désorganisée, catatonique) ;
- Trouble de l'humeur avec caractéristiques psychotiques, comme une dépression majeure avec éléments délirants ou une manie sévère avec hallucinations ;
- Trouble délirant, caractérisé par la présence de délires bien structurés, sans désorganisation ni altération marquée du fonctionnement cognitif.

Ce domaine exige une attention particulière, car la psychose peut être masquée par un discours partiellement cohérent ou un comportement superficiellement adapté. La détection repose alors sur l'observation fine du contenu de la pensée, de la forme du discours, du contact avec la réalité et de l'expression affective.

4. Troubles de l'humeur

Bien que les troubles dépressifs et les troubles bipolaires soient désormais classés séparément dans le DSM-5, il demeure cliniquement pertinent de les regrouper sous l'étiquette commune de troubles de l'humeur lorsqu'il s'agit de repérer un syndrome à partir des signes et symptômes initiaux. Ces troubles se manifestent par des altérations significatives de l'humeur, de l'énergie et du fonctionnement global, souvent détectables dès le début de l'entrevue.

a) Dépression

La dépression est caractérisée par un ralentissement global du fonctionnement, accompagné d'une souffrance psychologique marquée. Elle peut cependant être masquée par des comportements d'évitement ou de compensation, tels que la consommation de substances.

Signes et symptômes évocateurs :

- Abus d'alcool ou de drogues ;
- Activité physique ou psychomotrice augmentée ou diminuée de façon marquée ;
- Symptômes anxieux concomitants ;
- Changement d'appétit (augmentation ou diminution) ;
- Faible concentration, troubles de l'attention ;
- Désir de mort ou idéations suicidaires ;
- Humeur dépressive persistante ;
- Perte d'intérêt ou de plaisir pour les activités habituelles, y compris la sexualité ;
- Insomnie ou hypersomnie ;
- Tendance marquée à pleurer ;
- Perte ou gain de poids significatif ;
- Sentiment de culpabilité ou de dévalorisation.

Diagnostics principaux associés :

- Trouble dépressif majeur ou épisode dépressif dans le cadre d'un trouble bipolaire I ;
- Dépression mélancolique, caractérisée par une anhédonie profonde, un réveil matinal précoce et une culpabilité excessive ou inappropriée ;

- Trouble dépressif persistant (dysthymie) ;
- Trouble de l'humeur saisonnier, lorsque les épisodes dépressifs suivent un rythme annuel ;
- Trouble de l'humeur secondaire, lié à un autre trouble mental, à une condition médicale ou à une personnalité pathologique.

b) Manie

La manie, à l'opposé, se manifeste par une élévation pathologique de l'humeur, de l'énergie et de l'activité. Elle peut toutefois se présenter sous une forme irritable ou désorganisée, rendant le repérage plus complexe.

Signes et symptômes évocateurs :

- Augmentation marquée de l'activité, souvent dans plusieurs sphères simultanément ;
- Distractibilité prononcée ;
- Sentiment exagéré de valeur personnelle ou idées de grandeur ;
- Détérioration du jugement, comportements impulsifs ;
- Humeur euphorique, expansive ou irritée ;
- Multiplication des projets ou des initiatives ;
- Réduction du besoin de sommeil, sans plainte de fatigue ;
- Discours accéléré, intense, parfois impossible à interrompre ;
- Augmentation récente ou soudaine de la consommation de substances ;
- Fuite des idées, pensées qui défilent rapidement.

Diagnostics principaux associés :

- Manie dans le cadre d'un trouble bipolaire I ;
- Cyclothymie, caractérisée par une alternance chronique de symptômes hypomaniaques et dépressifs sous-cliniques ;
- Trouble de l'humeur d'origine organique, tel qu'un état maniaque secondaire à un traumatisme crânien, à une tumeur cérébrale ou à un déséquilibre endocrinien.

Ce domaine souligne l'importance de prêter attention non seulement à l'état affectif exprimé, mais également aux modifications comportementales, aux rythmes biologiques et à l'engagement social et cognitif du client. L'observation clinique combinée à l'exploration directe de ces manifestations permet de formuler une hypothèse précoce et cohérente.

5. Anxiété, comportements d'évitement et état d'alerte

Le cinquième domaine regroupe les manifestations anxieuses, les comportements d'évitement et les états de vigilance accrue. L'anxiété est l'un des motifs de consultation les plus fréquents en santé mentale, et ses manifestations peuvent être aussi bien physiques que cognitives ou comportementales. Bien que des symptômes anxieux puissent se retrouver dans presque tous les troubles mentaux, leur regroupement dans un ensemble symptomatique cohérent permet de poser un diagnostic spécifique.

Signes et symptômes évocateurs :

- Sentiment d'anxiété généralisée, d'inquiétude excessive ;
- Plaintes somatiques localisées à la poitrine (douleur, oppression, palpitations, sensation d'étouffement) ;
- Comportements compulsifs, rituels visant à neutraliser l'angoisse ;
- Peurs irrationnelles : objets spécifiques, situations sociales, peur de mourir, peur de devenir fou ;
- Nervosité persistante, agitation physique ou mentale ;
- Idées obsessionnelles, envahissantes, souvent reconnues comme excessives ;
- Attaques de panique soudaines et intenses ;
- Histoire de traumatisme émotionnel ou physique sévère, parfois à l'origine d'un état de stress chronique ;
- Soucis récurrents, préoccupations envahissantes ;
- Hypervigilance, état d'alerte constant, souvent associé à une anticipation anxieuse.

Diagnostics principaux associés :

- Trouble panique, avec ou sans agoraphobie ;
- Trouble d'anxiété généralisée (TAG) ;
- Phobies spécifiques ou sociales ;
- Trouble obsessionnel-compulsif (TOC) ;
- Trouble de stress post-traumatique (TSPT).

Il est essentiel de souligner que des symptômes anxieux peuvent également être présents dans d'autres diagnostics, tels que la dépression, les troubles liés à l'usage de substances, la schizophrénie ou encore les troubles à symptomatologie somatique. Une analyse différentielle rigoureuse est donc indispensable afin d'éviter une attribution erronée de l'anxiété comme syndrome principal alors qu'elle pourrait en être qu'un élément secondaire.

Ce domaine met l'accent sur la reconnaissance des composantes affectives, cognitives et physiologiques de l'anxiété, tout en tenant compte des stratégies d'évitement ou de contrôle que le client met en place pour y faire face.

6. Plaintes physiques

Le sixième domaine regroupe les situations où les symptômes somatiques sont au premier plan du discours du client. Ces plaintes peuvent refléter un trouble médical authentique, mais elles peuvent aussi signaler un syndrome psychologique sous-jacent, en particulier lorsque les examens médicaux s'avèrent non concluants. Le clinicien doit ici porter une attention particulière à la qualité du récit, à la multiplicité des symptômes et à la chronicité des plaintes.

Signes et symptômes évocateurs :

- Troubles de l'appétit, incluant perte ou excès de consommation alimentaire ;
- Humeur dépressive chronique accompagnée de plaintes somatiques ;
- Récit complexe, souvent difficile à organiser ou à clarifier ;

- Présence de plaintes multiples affectant divers systèmes du corps ;
- Symptômes physiques inexpliqués médicalement, notamment ceux de nature neurologique (p. ex., douleur, convulsions, perte sensorielle) ;
- Histoire d'abus physique ou sexuel durant l'enfance ;
- Usage problématique de substances, particulièrement chez les femmes ;
- Échecs thérapeutiques répétés, malgré des interventions médicales variées ;
- Discours vague, manquant de précisions cliniques ;
- Sensation persistante de faiblesse ou de fatigue inexpliquée ;
- Modifications importantes du poids corporel, à la hausse ou à la baisse.

<u>Diagnostics principaux associés :</u>

- Anorexie mentale, avec perturbation de la perception corporelle et peur intense de prendre du poids ;
- Boulimie nerveuse, caractérisée par des épisodes de suralimentation suivis de comportements compensatoires ;
- Trouble dysmorphique corporel, où une préoccupation excessive pour un défaut physique imaginaire domine le vécu ;
- Trouble d'anxiété lié à la maladie (anciennement hypocondrie dans le DSM-IV) ;
- Trouble à symptomatologie somatique, avec ou sans douleur prédominante (DSM-IV : trouble de somatisation ou trouble douloureux).

Dans plusieurs cas, ces plaintes physiques sont également présentes dans d'autres diagnostics, tels que la dépression, le trouble panique, certaines affections médicales réelles ou encore les troubles liés à l'usage de substances.

Ce domaine exige une évaluation particulièrement nuancée. Le clinicien doit éviter de conclure trop rapidement à une origine psychologique sans avoir vérifié l'ensemble des hypothèses médicales. Inversement, une poursuite indéfinie d'investigations somatiques face à des symptômes d'allure psychogène peut retarder l'accès à une prise en charge appropriée.

7. Problèmes sociaux et troubles de la personnalité

Le dernier domaine d'intérêt concerne les clients dont les difficultés interpersonnelles, sociales ou professionnelles sont centrales, et qui peuvent évoquer un trouble de la personnalité. Ces problématiques se manifestent souvent par une rigidité comportementale, des réactions émotionnelles excessives ou des patrons relationnels dysfonctionnels persistants. Le clinicien doit néanmoins faire preuve de discernement, afin de différencier un trouble de la personnalité d'un problème d'ajustement à des circonstances de vie difficiles.

<u>Signes et symptômes évocateurs :</u>

- Anxiété persistante, souvent relationnelle ou diffuse ;
- Comportements inhabituels, étranges ou inadaptés au contexte ;
- Présentation dramatique, marquée par une exagération des émotions ou des comportements ;
- Usage problématique d'alcool ou de drogues ;
- Conflits interpersonnels répétés ou chroniques ;

› Problèmes au travail, incluant absentéisme, conflits, difficultés d'adaptation ;

› Antécédents ou implications légales, parfois liés à des comportements impulsifs ou transgressifs ;

› Conflits conjugaux ou familiaux récurrents.

Il est essentiel de rappeler que toutes les difficultés de la vie ne relèvent pas d'un trouble mental. Avoir un fonctionnement limite sur le plan intellectuel, éprouver des difficultés scolaires, faire face à un deuil non compliqué ou vivre une crise conjugale ou professionnelle ne constitue pas en soi un trouble de la personnalité.

Diagnostics principaux associés :

Les troubles de la personnalité sont classés en trois groupes dans le DSM-5, selon des traits dominants :

› Groupe A : profils bizarres ou excentriques

- Paranoïde
- Schizoïde
- Schizotypique

→ À distinguer de la schizophrénie ou du trouble délirant, avec lesquels certains symptômes peuvent se chevaucher.

› Groupe B : profils dramatiques, émotionnels ou instables

- Antisocial
- Limite (borderline)
- Histrionique
- Narcissique

→ Le diagnostic différentiel doit inclure les troubles liés à l'usage de substances, la manie et les troubles de somatisation.

› Groupe C : profils anxieux ou craintifs

- Évitant
- Dépendant
- Obsessionnel-compulsif

→ À différencier du trouble obsessionnel-compulsif (TOC), qui relève d'un autre cadre nosographique.

Ce domaine souligne l'importance d'une évaluation longitudinale, puisque les traits de personnalité doivent être persistants, envahissants et rigides, et non transitoires ou situationnels. Le jugement clinique est donc crucial pour éviter la surpathologisation des difficultés normales de l'existence.

11.5 DESCRIPTION DU PROBLÈME ACTUEL

Après la phase d'ouverture, le clinicien obtient la majorité des informations cliniques, et il peut aussi tester certaines hypothèses qui lui sont venues en écoutant le client. Par exemple, le clinicien qui mène une entrevue diagnostique peut organiser les données de la description du problème, de l'histoire et de l'examen mental en différents domaines d'intérêt clinique. Pour ce faire, il doit bien connaître la psychopathologie et la classification diagnostique. Il recueille les faits en ayant différents diagnostics en tête et pose des questions spécifiques sur les symptômes que présente le client afin de savoir à quel diagnostic ils répondent le mieux. Toutefois, le problème du client peut se présenter sous une autre forme que celle des signes et symptômes d'un trouble psychologique. En effet, certains clients peuvent présenter des problèmes au travail ou dans leurs relations, d'autres peuvent venir consulter en lien avec des difficultés à faire des choix, à prendre des décisions, ou à devenir autonomes, ou encore certains clients peuvent ne pas savoir exactement ce qui leur cause un problème, bien qu'ils soient insatisfaits d'eux-mêmes ou de leur vie. Peu importe la raison pour laquelle le client vient consulter, la portion centrale de l'entrevue se concentre d'abord sur la description du problème et son histoire (Morrison, 1995).

Le clinicien doit commencer par connaître les difficultés (p. ex., problèmes au travail) et symptômes (p. ex., humeur dépressive) actuels en tentant de les décrire de manière complète et précise. Il doit tenter de caractériser ces difficultés et symptômes le plus possible, par exemple, en se servant des questions suivantes :

- Comment le client décrit-il la difficulté ou le symptôme en termes de comportement, cognition, émotion et relation avec soi et les autres ?
- À quelle fréquence la difficulté ou le symptôme se manifeste-t-il ?
- Quelle est l'intensité ?
- Quand le client présente la difficulté ou le symptôme, combien de temps cela dure-t-il ?
- Est-ce que c'est toujours pareil ou si cela varie ?
- Est-ce toujours présent ou ça vient et ça s'en va (chronique versus épisodique) ?
- Si c'est épisodique, combien de fois cela est-il survenu ?

Il est important de s'informer des facteurs situationnels en termes d'antécédents et conséquences (Segal & Hutchings, 2007). Un événement ou une situation en particulier qui déclenche ou active le symptôme existe-t-il ? Les conséquences du problème actuel, notamment sur les interactions sociales, sont importantes, car elles donnent un index objectif de sa sévérité. De plus, le diagnostic de plusieurs troubles dépend de leurs conséquences, par exemple un trouble d'usage de l'alcool. Pour évaluer les conséquences, on peut commencer par une question ouverte, par exemple : « Quelles sont les difficultés que votre problème vous a causées ? ». On peut explorer les conséquences dans le domaine marital, social, légal, du travail (ou école pour client plus jeune), des compensations financières, des intérêts. On peut aussi explorer les conséquences en termes de réaction vis-à-vis des symptômes, comme le degré d'inconfort, les peurs et la signification des symptômes pour le client.

De manière plus large, le clinicien s'informe des facteurs qui accompagnent les symptômes. Par exemple, est-ce que le client a remarqué des facteurs associés ? Les facteurs associés sont utiles cliniquement, mais ne sont pas essentiels au diagnostic, par exemple une tentative suicidaire dans le cas d'une dépression majeure. Le clinicien peut aussi s'informer sur les actions que le client a posées de lui-même pour résoudre ou gérer ses problèmes et quel effet elles ont eu sur lui. La gestion des difficultés par le client peut faire appel à des stratégies adaptées (p. ex. pratiquer une activité physique) ou inadaptées (p. ex. consommer de l'alcool) pour réduire un problème d'anxiété.

En résumé, les clients peuvent décrire leurs problèmes de différentes manières (Segal & Hutchings, 2007). Ils peuvent le faire en décrivant : 1) des symptômes; 2) des patrons de comportements inadaptés (p. ex., de manière répétitive, perdre son emploi, débuter une relation avec un partenaire abusif, vivre des conflits avec l'autorité, manquer de confiance ou d'autonomie) ; 3) des facteurs de stress (p. ex., conflits au travail, divorce, perte d'un être cher, faillite, pauvreté, avoir été victime d'un crime) ; 4) des conflits interpersonnels.

Parmi les sujets délicats devant lesquels le client risque de se sentir suffisamment embarrassé pour éviter d'en parler spontanément, on compte les comportements suicidaires, les idéations d'homicide, l'utilisation de substances et la sexualité. Même si ces agissements ne font pas partie des difficultés ou symptômes rapportés par le client, le clinicien peut se montrer plus proactif pour obtenir de l'information sur ces comportements. Il appartient donc au clinicien de s'informer à leur propos si le client ne les a pas encore abordés. L'exploration de ces sujets peut se faire après avoir fait la description des difficultés et symptômes rapportés par le client. Les principales recommandations de Morrison au sujet de la sexualité et de l'utilisation de substances sont rapportées ici (Morrison, 1995). Étant donné que l'évaluation des comportements suicidaires et homicidaires exige la mise en place de conditions propices à la révélation (Shea, 2005), ceux-ci seront abordés brièvement dans le chapitre 13 sur l'examen mental, et un chapitre entier (chapitre 15) sera consacré à l'évaluation du risque suicidaire.

Lorsqu'il questionne son client sur sa vie sexuelle, le clinicien doit bien connaître ses valeurs personnelles et accepter que son client puisse avoir le droit aux siennes (Morrison, 1995). L'exploration peut venir naturellement durant l'histoire personnelle ou sociale. Sinon, encore une fois, il est de la responsabilité du clinicien de s'informer directement avec une question ouverte comme : « Maintenant, j'aimerais que vous me parliez de votre vie sexuelle. J'aimerais évaluer deux choses. D'abord, comment votre sexualité fonctionne-t-elle habituellement? Et aussi, comment le problème qui vous amène à venir chercher de l'aide a-t-il affecté votre sexualité? ». Les informations utiles concernant le diagnostic des troubles sexuels sont les premières expériences sexuelles (c.-à-d., âge, réaction), les préférences sexuelles (c.-à-d., orientation et niveau de confort, paraphilies), les difficultés rencontrées durant les relations sexuelles (c.-à-d., impuissance, dyspareunie, éjaculation précoce, éjaculation tardive), et les habitudes sexuelles (c.-à-d., fréquence, désir). Encore une fois, selon le cas, le clinicien doit s'informer du quand, du nombre de fois, dans quel contexte, de la sévérité, et de quel moyen a été pris devant la difficulté et son efficacité. Pour faciliter le confort et l'ouverture du client à répondre aux questions sur sa sexualité, le clinicien doit poser ses questions sans embarras, de manière directe, comme si elles constituaient des questions banales.

Les paraphilies sont peu communes et se retrouvent presque exclusivement chez les hommes (Morrison, 1995). Le diagnostic se pose lorsque les impulsions sont suivies ou qu'elles entraînent une détresse considérable. Ces impulsions peuvent interférer avec la capacité de s'épanouir dans une relation sexuelle et amoureuse. Les infections transmises sexuellement (ITS) font aussi partie de l'évaluation (c.-à-d., historique des ITS, facteurs de risque comme les partenaires multiples, partenaire qui se drogue).

L'évaluation de la vie sexuelle du client se poursuit avec les expériences d'abus sexuels (Morrison, 1995). Les abus sexuels subis durant l'enfance sont associés à plusieurs troubles psychologiques. En fonction du contexte, le clinicien peut demander : « Lorsque vous étiez enfant, quelqu'un a-t-il déjà tenté de vous approcher sur le plan sexuel? ». Une réponse affirmative exige une exploration sur les détails de cet incident. Lorsque le client rapporte ne pas se souvenir beaucoup de son enfance, le clinicien doit rester vigilant devant la possibilité d'une amnésie de souvenirs traumatiques. Dans un tel cas, le clinicien n'insistera pas et invitera plutôt le client à lui rapporter ses souvenirs si ceux-ci revenaient. Il doit cependant préciser la période d'amnésie (de quel âge à quel âge). Parmi les abus, on compte aussi les viols et les abus sexuels/physiques par le partenaire. Étant donné les affects douloureux et traumatiques qu'elles évoquent, nous devons évaluer avec délicatesse et sympathie ces expériences, par une approche non structurée (p. ex.,

« Pourriez-vous m'en dire un peu plus sur ces expériences ? »). Le clinicien explore l'historique de violence ou d'agression sexuelle chez le client en tant que victime, mais aussi possiblement en tant qu'auteur ou témoin de cette violence ou agression.

Étant donné son taux de prévalence élevé, une exploration des habitudes au sujet de la consommation d'alcool devrait être systématique, possiblement à l'occasion de l'histoire familiale ou encore directement par le clinicien (Morrison, 1995 ; Shea, 2005). Une règle importante au niveau de cette évaluation concerne la nécessité d'obtenir deux informations précises du point de vue de la fréquence/quantité : 1) combien de jours de consommation par mois ? 2) Combien de verres d'alcool par jour de consommation ? Le clinicien peut demander : « Maintenant que je connais un peu vos habitudes, dites-moi, sur une période d'un mois, combien de jours habituellement prenez-vous au moins un verre d'alcool ? Durant les jours où vous avez pris au moins un verre, combien de verre prenez-vous habituellement ? ». Cela nous donne une estimation du nombre de consommations par mois (p. ex., 60 consommations/mois). Selon les directives de Santé Canada pour la consommation d'alcool, il est recommandé de respecter les seuils de consommation suivants pour prévenir les effets négatifs sur la santé (Santé_Canada, 2025) :

- Effets chroniques : 10 verres/semaine pour une femme, 15 verres/semaine pour un homme.
- Effets aigus : 2 verres/occasion pour femme, 3 verres/occasion pour homme.
- Selon les Repères canadiens sur l'alcool et la santé, 2 verres standards ou moins par semaine permettent généralement d'éviter les conséquences de l'alcool pour une personne et pour son entourage.

Les troubles liés à une substance se définissent notamment par leurs conséquences (Morrison, 1995). Ainsi, le clinicien doit s'informer des conséquences de la consommation sur les aspects suivants : problèmes médicaux (p. ex., vomissements, ne plus se souvenir de la veille (*black-out*)), perte de contrôle (p. ex., ne plus être capable d'arrêter), problèmes interpersonnels (p. ex., culpabilité, bagarre), problèmes au travail (p. ex., absentéisme, perte d'emploi), problèmes légaux (p. ex., arrestation, accident de voiture sous l'influence de l'alcool), problèmes financiers (p. ex., dépenses d'argent aux dépens des autres besoins essentiels). Des questions comme celles-ci permettent d'explorer toute réponse affirmative :

- Avez-vous déjà été préoccupé par votre consommation ?
- Avez-vous déjà pensé que vous aviez un problème avec l'alcool ?
- Quand a commencé votre consommation problématique ?
- Combien de temps cela a-t-il duré ?
- Quelle a été votre période de sobriété la plus longue ?
- Comment aviez-vous réussi durant cette période ?
- Avez-vous déjà été traité pour un abus d'alcool ?
- Le traitement a-t-il réussi ?

L'évaluation de l'usage des drogues de rue ou des médicaments sur ordonnance (c.-à-d., usage abusif) procède de la même façon, c'est-à-dire quand, type de drogue/médicament, fréquence, effets sur le client, la famille, les amis.

Une fois que le clinicien a fait son évaluation de l'usage actuel de l'alcool et des drogues, il peut poursuivre l'évaluation sur la consommation passée (Morrison, 1995). Ainsi, même si l'histoire de la consommation fait partie d'une autre section de l'évaluation psychologique, le fait d'avoir abordé la consommation actuelle représente une occasion de questionner le client sur sa consommation passée par une question comme « Est-ce arrivé à un autre moment dans votre vie où vous avez été préoccupé par votre consommation ? »

Devant une réponse affirmative, le clinicien peut explorer les types de substances, le moment de survenue et les circonstances, la durée de la consommation problématique, la quantité de la consommation et l'existence de traitements antérieurs.

Enfin, selon les symptômes que présente le client, le clinicien peut aussi poser des questions sur la présence de symptômes végétatifs qui peuvent accompagner plusieurs troubles mentaux (Morrison, 1995 ; Shea, 2005). Lorsque c'est le cas, il doit vérifier les changements par rapport au fonctionnement antérieur et caractériser les symptômes. Les symptômes végétatifs incluent les problèmes de sommeil, un changement de poids, de niveau d'énergie et d'intérêt envers la sexualité.

En résumé, tous les symptômes qui sont soulevés durant l'entrevue, même ceux qui ne font pas partie du même trouble ou ceux que le client n'a pas reconnus comme étant des symptômes, devraient figurer dans la section intitulée « Description du problème » du rapport psychologique (Segal & Hutchings, 2007). Le clinicien doit décrire autant que possible les symptômes selon les dimensions fréquence, durée et intensité. Pour les facteurs de stress, le clinicien doit décrire de manière détaillée de quelle manière ces facteurs affectent le client et peuvent faire surgir les symptômes actuels. Cependant, le clinicien doit rapporter les facteurs de stress dans une autre section du rapport psychologique, soit celle intitulée « Histoire du problème actuel ». Le chapitre 23 est consacré à la rédaction du rapport psychologique.

11.6 HISTOIRE DU PROBLÈME ACTUEL

Pour évaluer l'histoire du problème actuel, le clinicien doit s'informer du moment de survenue, des facteurs de stress et de l'évolution des difficultés ou symptômes. D'abord, le clinicien s'intéresse au moment de survenue et de la séquence des symptômes (Morrison, 1995 ; Shea, 2005). Le moment de survenue peut correspondre à un moment précis ou non dans le cas d'une installation graduelle. Le clinicien peut aider son client en donnant des repères temporels, par exemple « étiez-vous déprimé lors du dernier Noël ? ». Si plusieurs symptômes sont présents, connaître celui qui est apparu le premier s'avère important, car ceci peut aider au diagnostic. Pour connaître le moment de survenue, le clinicien peut aussi demander : « quand étiez-vous libre de tous symptômes ? ». Si le client ne peut identifier de manière précise le moment, l'indiquer dans les notes au dossier ou dans le rapport psychologique par une observation comme : « le client n'a pas été capable d'identifier le moment approximatif de survenue de ses symptômes ». Cela est probable dans les cas de survenue insidieuse.

Pour poursuivre l'histoire du problème actuel, le clinicien doit s'informer sur les facteurs de stress, c'est-à-dire tout événement qui semble causer, précipiter ou aggraver les difficultés ou problèmes de santé psychologique. Prendre en note ceux qui sont survenus durant la dernière année. Si les événements se situent avant la dernière année, prendre en note les facteurs de stress qui ont contribué au développement du problème ou qui ont fait l'objet d'un traitement. S'informer sur la manière dont le facteur de stress a affecté l'évolution des difficultés s'avère important. Le DSM-5 fournit une liste de facteurs de stress psychosocial ou environnemental dans le chapitre « Autres conditions pouvant nécessiter une attention clinique ». De manière générale, les facteurs de stress peuvent être n'importe quelle expérience de vie difficile. Le clinicien doit faire la distinction entre une cause et une coïncidence, par exemple, un événement concomitant, mais sans lien avec le problème. Pour ce faire, il peut prendre en note les facteurs de stress rapportés par le client, même s'ils semblent des causes peu probables du problème. Pour l'histoire du problème, le clinicien peut avoir en tête des questions comme :

- Dans quel contexte cela apparaît-il ?
- Pourquoi le client vient-il consulter maintenant ?
- Qu'est-ce qui a décidé le client à venir chercher de l'aide maintenant ?

- Y avait-il autre chose qui se déroulait dans la vie du client lorsque les symptômes ou difficultés ont commencé, même si le client ne voit pas de relation ?

Si le client n'identifie aucun stresseur, l'indiquer dans les notes de dossier ou dans le rapport psychologique.

Pour compléter l'histoire du problème, le clinicien doit s'informer sur son évolution, c'est-à-dire comment les symptômes ont changé depuis leur moment de survenue. Le fait de s'informer sur les épisodes antérieurs permet de préciser le diagnostic et le pronostic, ainsi que de déterminer la manière dont le client a réagi et réagira possiblement encore dans le futur. Pour connaître l'évolution du problème, le clinicien peut poser des questions comme :

- Est-ce que la fréquence ou l'intensité a augmenté, est demeurée la même ou a diminué ?
- À quel moment vous êtes-vous senti comme ça la première fois ?
- Avez-vous demandé de l'aide à ce moment-là ou plus tard ?
- Si oui, quel diagnostic a-t-on posé ?
- Sinon, pourquoi avez-vous attendu ?
- Depuis la 1re attaque (ou épisode), avez-vous récupéré complètement, ou continuez-vous à éprouver des symptômes résiduels ?

L'évaluation de l'histoire du problème se termine avec une exploration des traitements antérieurs reçus par le client en lien avec cette problématique (Morrison, 1995). Le clinicien cherche à savoir si le client a déjà entrepris un traitement psychothérapeutique ou pharmacologique, en s'informant notamment de l'identité du professionnel impliqué, de sa formation (p. ex., psychologue, psychiatre, travailleur social), ainsi que de la durée de l'intervention. Il évalue également le degré d'adhésion du client au traitement, c'est-à-dire sa capacité à suivre les recommandations, à participer aux séances ou à prendre les médicaments prescrits de manière régulière.

Lorsque des traitements médicamenteux ont été prescrits, le clinicien recueille des informations détaillées sur les substances utilisées, leur dosage, la fréquence d'administration ainsi que les effets secondaires ressentis par le client. L'objectif est de mieux comprendre la réponse antérieure au traitement et les obstacles potentiels à l'observance thérapeutique. De plus, lorsque le client a tenté plusieurs approches, le clinicien invite celui-ci à identifier celles qu'il juge avoir été les plus bénéfiques.

Enfin, le clinicien vérifie si une hospitalisation psychiatrique a été nécessaire dans le cadre de cette problématique. Le cas échéant, il demande des précisions sur l'établissement concerné, la durée du séjour, ainsi que les motifs ayant conduit à cette mesure. Ces informations permettent d'évaluer la sévérité du trouble et d'envisager toutes les orientations thérapeutiques nécessaires.

Pour l'évaluation du ou des traitements antérieurs, le clinicien peut poser des questions comme :

- Avez-vous déjà suivi un traitement ? Par qui ? Comment de temps ?
- Étiez-vous capable de suivre les recommandations de votre thérapeute ? (c.-à-d., adhésion au traitement)
- Preniez-vous des médicaments ? Lesquels ? Dosage ? Effets secondaires ?
- Quel a été l'effet du traitement ? Qu'est-ce qui a aidé le plus ?
- Est-ce qu'on vous a déjà hospitalisé ? Combien de fois ? À quel endroit ?

L'historique des traitements peut inclure les rapports antérieurs d'évaluation et d'intervention le cas échéant. Les évaluations antérieures permettent au clinicien d'obtenir la perspective d'un autre clinicien sur la nature et l'histoire du problème de manière à compléter et à enrichir la sienne et celle donnée par le client.

11.7 RÉSUMÉ

Le clinicien amorce la collecte d'informations centrales en établissant le premier contact, en précisant le motif de consultation, en recueillant la description du problème et en retraçant son histoire. Dans la portion centrale de l'entrevue, le clinicien explore systématiquement les symptômes ou les difficultés du client, leur fréquence, leur durée, leur intensité, et les contextes dans lesquels ils surviennent. Il s'informe également des conséquences fonctionnelles et des stratégies mises en place par le client pour faire face à ses difficultés. Tous les symptômes rapportés doivent être documentés, y compris ceux que le client ne relie pas à sa plainte principale.

L'histoire du problème vise à retracer l'origine et l'évolution des difficultés et symptômes. Le clinicien s'intéresse au moment de leur apparition, aux événements de vie ou facteurs de stress contemporains ou antérieurs, à la séquence d'apparition des symptômes, à leur trajectoire (récurrence, persistance, aggravation ou amélioration), ainsi qu'aux traitements reçus, à leur efficacité et à l'adhésion du client.

Pour établir un diagnostic de trouble de santé mentale et le mettre en contexte avec l'histoire de vie du client, les données sur le problème actuel et son histoire doivent être complétées par l'histoire familiale et sociale ainsi que l'examen mental, deux sphères de contenu faisant l'objet des prochains chapitres. L'histoire familiale et sociale est également déterminante pour formuler des hypothèses sur les expériences passées qui ont façonné les symptômes ou difficultés du client.

CHAPITRE 12

HISTOIRE FAMILIALE ET SOCIALE

12.1 BUT ET CONTENU

Pour bien comprendre les difficultés et symptômes que présente le client, le clinicien doit mettre les informations qu'il a recueillies durant la description du problème dans le contexte plus large du client, de ses particularités et de son histoire familiale et sociale (Maruish, 2008). L'histoire familiale et sociale permet de comprendre par exemple les expériences passées qui ont façonné le client, sa capacité à interagir avec les autres et à gérer les demandes de la vie quotidienne, autrement dit, comment il en est arrivé à ce point. Elle permet aussi de comparer d'où vient le client et où il est aujourd'hui du point de vue de ses relations sociales. Parfois, on peut inférer un patron plus ou moins rigide dans ses relations avec les pairs, avec les figures d'autorité, avec les personnes du même sexe ou du sexe opposé. En outre, cette histoire permet au clinicien de mieux connaître son client, mais aussi de l'éclairer sur les causes et le contexte de ses problèmes psychologiques. Certains troubles mentaux peuvent avoir des liens avec des éléments de l'histoire (Morrison, 1995). Par exemple, la recherche a associé l'absence d'un parent, particulièrement le père, à la personnalité antisociale, tout comme la mort précoce d'un parent à la dépression apparaissant à l'âge adulte. De façon similaire, des difficultés de concentration, une pauvre performance et des problèmes de comportement à l'école peuvent signifier un trouble du déficit de l'attention avec ou sans hyperactivité. Malgré l'importance de l'histoire familiale et sociale, Morrison (1995) rappelle que le clinicien doit conserver un scepticisme sain devant l'information rapportée par le client, car certains matériels peuvent être sujets à une certaine déformation, notamment les événements de l'enfance précoce et les disputes interpersonnelles. Par exemple, le clinicien peut se poser des questions comme « est-ce que cette histoire semble plausible ? » et valider au besoin les données à partir d'autres sources, comme les rapports antérieurs ou les proches.

L'histoire familiale et sociale du client ressemble à l'entrevue d'anamnèse avec des ajouts à propos de l'histoire légale, médicale, psychiatrique, de consommation et l'histoire des antécédents familiaux. Cependant, les domaines varieront selon notamment le degré d'engagement du client, la nature et la sévérité des problèmes, la formation et l'expérience du clinicien, le contexte de l'évaluation, le temps disponible et la couverture de l'assurance. Les sections qui suivent donnent une description des domaines les plus pertinents de l'histoire du client et des exemples de questions (Maruish, 2008 ; Morrison, 1995 ; Wright, 2021).

12.2 HISTOIRE FAMILIALE

Cette section vise à recueillir un ensemble d'informations pertinentes sur les origines et les premières expériences de vie du client. Parmi les données couramment recueillies figurent le lieu de naissance, la profession et le niveau d'éducation des parents, l'âge des parents à la naissance du client, ainsi que les conditions matérielles dans lesquelles le client a grandi, incluant l'environnement physique de l'enfance (p. ex., le logement et le voisinage), et la stabilité résidentielle de la famille (famille établie ou marquée par des déménagements fréquents). L'histoire familiale comprend également des informations sur la fratrie, l'ordre de naissance et la qualité des relations fraternelles. Dans les cas où le client a un jumeau, on peut trouver pertinent de préciser si ce jumeau est monozygote (identique) ou dizygote (fraternel).

L'évaluation explore également le ressenti subjectif du client quant à sa venue au monde, notamment s'il s'est senti désiré en tant qu'enfant. La description de soi comme enfant, la description de chacun des parents et la qualité de la relation avec chacun d'eux durant l'enfance sont demandées au client. Les éventuels changements survenus à l'adolescence sont aussi documentés, de même que la structure familiale : ses deux parents ont-ils élevé le client, ou des événements, tels qu'un divorce ou un décès, ont-ils modifié cette dynamique ? Est-ce que les parents avaient du temps libre à passer avec les enfants ? Est-ce qu'un des parents était parti de la maison pour une longue période, et pourquoi ? La relation conjugale entre les parents est également considérée, particulièrement si la qualité de cette relation a pu influencer le climat émotionnel à la maison.

D'autres aspects importants incluent la situation d'adoption, le cas échéant. Dans un tel contexte, connaître les informations que le client possède sur ses parents biologiques et sur les circonstances entourant l'adoption s'avère pertinent. Par ailleurs, l'évaluation considère la nature des pratiques éducatives parentales, qu'elles aient été punitives, humiliantes, voire abusives, ou au contraire bienveillantes, soutenantes et valorisantes. Enfin, l'évaluation explore les attentes parentales à l'égard du client, notamment dans les domaines scolaire, professionnel et social, afin de mieux comprendre les pressions ou les modèles intériorisés par le client au cours de son développement.

Lorsque des indices cliniques laissent présumer la présence d'un trouble du développement intellectuel ou d'un trouble des apprentissages, le clinicien procède à une exploration détaillée des étapes développementales précoces du client. Cette investigation permet de recueillir des informations quant à la trajectoire développementale globale, ainsi que sur d'éventuelles anomalies ou retards significatifs. Parmi les éléments étudiés figurent les étapes du développement moteur et langagier, notamment l'âge auquel l'enfant a commencé à marcher, à prononcer ses premiers mots et à formuler des phrases complètes. Le clinicien s'intéresse également à l'état général de santé durant l'enfance, en examinant la fréquence des consultations médicales, la survenue d'hospitalisations, d'interventions chirurgicales ou de maladies récurrentes. Dans les cas où des problèmes de santé ont été présents, l'évaluation inclut une analyse de la réponse parentale : les figures parentales manifestaient-elles une tendance à la surprotection, au rejet ou à la récompense en donnant de l'attention ?

Le tempérament de l'enfant constitue un autre aspect examiné : le client était-il de nature calme, réservée, ou, à l'inverse, extravertie et sociable ? De plus, l'histoire du développement se termine par l'exploration de troubles infantiles spécifiques, tels que l'énurésie nocturne, le bégaiement, les cauchemars récurrents ou les phobies. Lorsque le client a rapporté de tels symptômes, le clinicien vérifie si le médecin a administré un traitement et, le cas échéant, en évalue l'efficacité perçue.

Dans le cas des clientes de sexe féminin, l'évaluation peut inclure des questions sur le début de la puberté, notamment l'âge des premières menstruations, le degré de préparation émotionnelle à cette transition, ainsi que la personne qui a fourni les premières explications à ce sujet. Certains adolescents peuvent être très sensibles à propos d'être remarqués ou encore souffrir d'embarras en cas de délai ou d'accélération des changements physiques liés à la puberté.

L'histoire familiale et sociale comprend également une exploration du développement social et identitaire du client à travers ses expériences relationnelles, affectives et communautaires. On s'intéresse d'abord à la quantité et à la qualité des relations sociales établies, qu'elles soient amicales ou amoureuses, en distinguant les liens plus intimes des relations de type plus superficiel ou circonstanciel. La sphère affective et sexuelle est également abordée, incluant l'expérience de la première relation sexuelle, l'historique des relations romantiques et des comportements d'exploration sexuelle, ainsi que les caractéristiques générales de la vie sexuelle du client, comme l'orientation sexuelle et l'identité de genre.

On explore également le niveau d'intégration sociale à travers la participation à des activités structurées, comme l'engagement dans des équipes sportives, des clubs ou d'autres formes d'activités sociales. L'attitude du client dans ces contextes, qu'il ait eu tendance à adopter une posture de leader ou de suiveur, peut fournir des indices sur ses traits de personnalité, sa confiance en lui et sa dynamique d'interaction avec autrui. L'implication dans des mouvements religieux ou politiques est également considérée pour leurs valeurs auxquelles le client peut s'identifier et les sentiments d'appartenance qui s'y rattachent. Nous notons les faits objectifs, soit les langues primaires et secondaires et l'historique d'immigration le cas échéant. De plus, nous prenons aussi en compte l'expérience subjective du client en tant que membre d'un groupe minoritaire, notamment sur le plan culturel, ethnique, racial, spirituel et religieux. Ces éléments permettent d'évaluer le contexte socioculturel et les éventuels facteurs de stress ou de stigmatisation ayant pu influencer le développement psychosocial du client.

Enfin, nous recueillons des informations quant à d'éventuelles expériences marquantes, par exemple des antécédents judiciaires ou des expériences d'abus subies durant l'enfance. Les expériences d'abus physique peuvent affecter le développement de la personnalité. S'informer sur leur possible existence revêt donc de l'importance. Certains clients peuvent ne pas réaliser que ce qu'ils ont vécu comme enfant peut constituer de l'abus. Le clinicien peut débuter par une question générale comme « Avez-vous déjà ressenti que quelqu'un vous maltraitait comme enfant ? » et, en cas de réponse affirmative du client, poursuivre avec des questions plus ciblées sur la fréquence des expériences d'abus physique, qui les administrait, leur forme (p. ex., punition corporelle), s'ils étaient provoqués ou non, si le client sentait qu'il les méritait lorsqu'il était jeune et maintenant aujourd'hui. Si le clinicien n'a pas abordé les expériences d'abus sexuels durant l'exploration du problème actuel, il peut saisir l'occasion de le faire après l'histoire des abus physiques.

12.3 HISTOIRE DE L'ÉDUCATION

L'histoire éducative du client constitue un volet essentiel de l'évaluation psychologique, car elle fournit des indices précieux sur le fonctionnement intellectuel, le potentiel cognitif, la capacité d'adaptation scolaire ainsi que les traits motivationnels du client, tels que l'ambition, la persévérance et l'engagement dans l'apprentissage. Cette dimension permet également de mettre en lumière d'éventuelles difficultés spécifiques, susceptibles d'avoir influencé le parcours de vie personnelle, scolaire ou professionnelle.

L'évaluation débute par l'examen du cheminement scolaire général, incluant la performance scolaire globale du client, le plus haut niveau de scolarité atteint, ainsi que la qualité des résultats obtenus à différentes étapes (p. ex., la moyenne générale au primaire ou au secondaire). Le clinicien explore également la présence de difficultés scolaires, en précisant les matières concernées, de même que la présence de troubles spécifiques, tels que des problèmes de lecture, de concentration ou de comportement en contexte scolaire, lesquels peuvent être indicateurs de problématiques émotionnelles, attentionnelles ou des apprentissages.

On peut aussi se renseigner sur des événements scolaires atypiques, tels que le redoublement d'une année, des absences prolongées, en précisant la durée et les causes, ainsi que d'un éventuel abandon scolaire. Dans ce dernier cas, on interroge l'âge au moment du décrochage ainsi que les démarches entreprises par la suite (p. ex., entrée sur le marché du travail). On cherche à comprendre comment le client explique ses difficultés scolaires, comment il a tenté de composer avec ces difficultés ou de quelle façon il a cherché à les surmonter.

Finalement, le clinicien peut demander à quel âge le client a connu la transition entre la dépendance envers les parents vers une vie où il subvient à ses besoins de manière autonome.

12.4 HISTORIQUE D'EMPLOI

L'historique professionnel du client constitue une composante essentielle de l'évaluation psychologique, car il permet non seulement de mieux comprendre le fonctionnement global de l'individu, mais également d'orienter la planification thérapeutique. L'analyse de ce domaine offre un aperçu des capacités interpersonnelles du client, notamment en ce qui a trait à sa faculté à collaborer avec autrui ou à exercer des fonctions de leadership. L'historique professionnel permet également d'évaluer son niveau de réussite professionnelle à travers le temps, en distinguant, par exemple, les individus ayant tendance à surperformer de ceux qui manifestent un rendement inférieur à leur potentiel, ou encore ceux animés par une motivation élevée à réussir comparativement à ceux qui se limitent au strict minimum.

L'histoire professionnelle constitue en outre un indicateur pertinent du degré d'autonomie et d'initiative personnelle du client, opposé à sa dépendance aux directives externes. De même, elle fournit des indices sur la nature de sa motivation, qu'elle soit principalement intrinsèque ou extrinsèque. Ces éléments peuvent également éclairer la capacité du client à s'investir dans une relation thérapeutique, à assumer le rôle de « client » dans le cadre clinique et à se conformer aux recommandations du professionnel.

Sur l'historique d'emploi, plusieurs informations spécifiques sont recueillies lors de cette section de l'entrevue. Le clinicien s'intéresse notamment à l'emploi actuel du client, à sa satisfaction à l'égard de ce travail, ainsi qu'à la durée d'ancienneté auprès de l'employeur. Lorsque le client est sans emploi, les raisons de cette situation, sa durée, ainsi que la date et les circonstances du dernier emploi occupé sont examinées. Le clinicien explore également le soutien financier actuel du client en cas d'inactivité professionnelle.

L'historique des emplois peut renseigner également sur le nombre d'emplois occupés au cours des cinq dernières années et les motifs de changement : ces transitions s'effectuaient-elles dans une perspective d'amélioration ? Le clinicien s'intéresse aussi au temps consacré au travail, aux éventuels congédiements subis ainsi qu'aux circonstances de ces événements. L'évaluation tient compte de la qualité des interactions avec les collègues et les supérieurs hiérarchiques, de la pertinence des postes occupés par rapport au niveau d'éducation, d'intelligence ou d'ambition du client, ainsi que de sa capacité à maintenir un emploi et à satisfaire aux attentes professionnelles, telles que la ponctualité, la présence à temps plein et le respect des règlements de l'entreprise.

Enfin, cette section peut être élargie à l'examen des activités actuelles du client, incluant ses loisirs, centres d'intérêt, talents particuliers ou encore son engagement dans des activités de formation continue, offrant ainsi un portrait plus global de son fonctionnement quotidien et de ses sources d'épanouissement personnel.

12.5 HISTOIRE LÉGALE

L'exploration de l'histoire légale du client constitue une dimension importante de l'évaluation psychologique, particulièrement parce qu'elle donne des indications sur la pauvreté du pronostic ou la présence d'un trouble de la personnalité. Le clinicien recueille des informations sur d'éventuels problèmes légaux actuels ou passés, tels que des poursuites civiles liées à une incapacité, des évictions domiciliaires ou des conflits récurrents avec le voisinage.

Déterminer si le client a déjà été arrêté s'avère également pertinent, en précisant l'âge auquel la première arrestation a eu lieu ainsi que les circonstances l'ayant entourée. Le nombre total d'arrestations, la nature des infractions, ainsi que la présence ou non d'une incarcération, incluant la durée de cette dernière, sont également des éléments essentiels à documenter. Le clinicien s'intéresse en outre à la trajectoire temporelle des comportements délinquants : ceux-ci se sont-ils limités à l'adolescence ou ont-ils persisté à l'âge adulte ?

Si le client est actuellement en probation, cela peut aussi avoir des implications sur la manière de procéder à l'évaluation, par exemple sur l'importance de préciser le pronostic et les facteurs pouvant influencer la réinsertion sociale.

Enfin, on doit examiner le contexte entourant la perpétration des actes illégaux, en s'attardant à la présence ou non de consommation de substances psychoactives au moment des faits.

12.6 SITUATION DE VIE ACTUELLE

L'évaluation de la situation de vie actuelle du client constitue une composante essentielle de l'examen psychologique. Le clinicien cherche à obtenir des renseignements sur le statut matrimonial, l'emploi, les conditions de logement et le réseau social du client.

Déterminer le lieu de résidence actuel du client constitue d'abord un élément pertinent, s'il vit seul, avec une ou d'autres personnes, et, dans ce cas, identifier le ou les cohabitants. L'évaluation inclut également la vérification d'un éventuel passé d'itinérance, en précisant la durée et les circonstances associées à cette situation. La situation financière actuelle fait également l'objet d'une attention particulière, notamment en ce qui concerne la stabilité économique et les sources de revenus.

Le réseau social du client est exploré par le biais de questions portant sur les personnes avec lesquelles il entretient des liens significatifs, soit des membres de la famille, soit des amis proches. Le clinicien s'informe de la fréquence des interactions, de la qualité perçue des relations familiales, amicales ou professionnelles, ainsi que de la participation du client à des groupes sociaux, clubs ou groupes de soutien. Il est important de noter toute difficulté dans les relations interpersonnelles, étant donné leurs valeurs diagnostiques dans les troubles de la personnalité.

Sur le plan conjugal, l'investigation ne se limite pas au statut légal ou au genre du partenaire, mais vise une compréhension globale de la relation actuelle. Le clinicien peut demander au client de décrire son partenaire, les points forts de leur relation, ainsi que les difficultés émotionnelles éventuelles pouvant avoir affecté la relation. Des informations sont recueillies sur la durée de la relation actuelle, l'âge du partenaire, le nombre total de mariages antérieurs et les raisons de leur dissolution. Dans les cas de divorce, le clinicien s'intéresse aux circonstances de la séparation, à l'identité de la personne ayant demandé le divorce et à la qualité des relations à la suite du divorce.

Les conflits conjugaux peuvent être abordés à travers des thématiques récurrentes, telles que l'argent, la sexualité, l'éducation des enfants ou les relations avec la famille élargie. Le clinicien évalue également le niveau de soutien perçu de la part du partenaire, la qualité de la communication dans le couple et la fréquence des disputes.

En présence d'enfants, une attention est portée au nombre d'enfants issus de chaque union, à leur âge, à leur genre et à la nature de la relation entretenue avec chacun d'eux. Enfin, la manière dont les responsabilités parentales sont partagées entre les partenaires constitue un élément pertinent à documenter.

12.7 HISTOIRE DE SANTÉ MENTALE ET HISTOIRE FAMILIALE DE SANTÉ MENTALE

L'histoire en santé mentale constitue une dimension centrale de l'évaluation psychologique, car elle permet de situer le problème actuel dans une trajectoire évolutive de troubles psychologiques antérieurs, le cas échéant. Cette démarche vise à déterminer si les difficultés présentées par le client s'inscrivent dans une continuité ou une aggravation des symptômes observés précédemment.

Lorsque la description initiale du problème ne mentionne pas encore l'usage de substances, il peut être opportun d'en discuter à cette étape de l'entrevue. L'examen de l'histoire en matière de santé mentale et de consommation de substances permet également d'identifier les traitements antérieurs ayant été efficaces ou inefficaces, ainsi que le degré d'engagement passé du client à l'égard de ces traitements. Ces informations sont cruciales pour guider les recommandations cliniques et planifier une prise en charge appropriée.

Recueillir des données sur une consommation problématique de substances s'avère toujours essentiel, même lorsque le client ne la considère pas comme pertinente. Cette démarche contribue à dépister précocement un trouble concomitant de santé mentale et de dépendance, situation clinique nécessitant souvent une approche spécialisée pour double diagnostic. Afin de compléter cette évaluation, l'obtention des rapports de traitement antérieur peut s'avérer nécessaire, sous réserve d'un consentement éclairé de la part du client.

Enfin, l'exploration de l'histoire familiale en santé mentale est également pertinente, certains troubles présentant une composante héréditaire. Le clinicien peut demander au client de rapporter si, à sa connaissance, un membre de sa famille immédiate ou éloignée (c.-à-d., cousin/cousine, oncle/tante, grands-parents) a déjà souffert d'un trouble de santé mentale, car cette information peut fournir des indices sur des vulnérabilités génétiques potentielles et alerter le clinicien sur la possibilité de comorbidités psychiatriques au sein du tableau clinique du client.

12.8 HISTOIRE MÉDICALE

L'histoire médicale peut avoir des implications pratiques au niveau du diagnostic, du traitement et du pronostic. Elle vise à fournir un aperçu global de l'état de santé physique du client, tout en identifiant les facteurs médicaux susceptibles d'influencer ou de causer sa symptomatologie psychologique et son fonctionnement mental. Il est important de noter toute relation temporelle entre un changement dans l'histoire médicale et le problème actuel et les symptômes. Certaines conditions médicales peuvent être traitables, par exemple les troubles liés à la thyroïde ou des troubles neurologiques, comme l'épilepsie.

Dans cette perspective, le clinicien s'informe des antécédents médicaux du client, notamment s'il a souffert d'une maladie grave par le passé, s'il a été hospitalisé ou a subi une intervention chirurgicale. Il peut également explorer l'impact émotionnel de ces expériences médicales, en particulier lorsqu'elles se sont produites durant l'enfance. L'adhésion du client aux recommandations thérapeutiques constitue également un élément important de cette section. Si le client présente un problème de santé visible lors de l'entrevue, le clinicien peut l'interroger à ce sujet, en explorant notamment si cette condition a contribué à des expériences négatives antérieures, telles que l'intimidation ou la stigmatisation durant l'enfance.

L'histoire médicale comprend aussi une évaluation de la médication, étant donné que certains effets secondaires des médicaments peuvent entraîner des symptômes mentaux. Alors que le clinicien a déjà abordé la médication psychotrope en tant que traitement possible durant la description du problème actuel, cette partie de l'entrevue lui permet d'obtenir un portrait plus complet des autres traitements pharmacologiques pris régulièrement par le client, incluant par exemple les contraceptifs, les traitements hormonaux, les analgésiques ou les médicaments pour la tension artérielle. Pour chaque médicament, des précisions sont demandées concernant le dosage, la fréquence d'utilisation, la durée du traitement ainsi que la présence d'effets secondaires, en particulier les effets extrapyramidaux dans le cas des antipsychotiques.

Bien que le clinicien puisse ne pas être médecin, il procède malgré tout à une revue des systèmes d'organe du corps afin de dépister une possible origine somatique aux symptômes psychologiques. Cette démarche consiste à présenter une liste de symptômes associés aux différents systèmes d'organes et à demander au client s'il s'y reconnaît. Parmi les éléments explorés figurent les troubles de l'appétit, les traumatismes crâniens, les pertes de conscience, les étourdissements, les convulsions et les symptômes du trouble dysphorique prémenstruel.

Certains éléments cliniques peuvent indiquer la possibilité d'une étiologie physique sous-jacente aux manifestations psychologiques, tels que : l'apparition d'un premier épisode de trouble mental après l'âge de 40 ans, une condition médicale importante en cours, un accouchement récent, l'usage de médicaments (prescrits ou non), la présence de symptômes neurologiques, une perte de poids significative (≥ 10 %), des antécédents médicaux importants, un traumatisme crânien récent, une consommation récente d'alcool ou de drogues, une histoire familiale de troubles héréditaires, des altérations de l'état de conscience, des troubles de la pensée, des symptômes physiques inquiétants, l'absence d'amélioration des symptômes malgré un traitement approprié ou encore une détérioration de la santé physique non évaluée médicalement. Lorsque de tels indicateurs sont présents, le clinicien doit obtenir le rapport médical pertinent et s'assurer qu'un médecin de famille a récemment évalué la personne.

Enfin, l'histoire médicale et la revue des systèmes permettent, au besoin, une orientation rapide vers un spécialiste (p. ex., un neurologue). L'examen de l'histoire médicale familiale peut également offrir un éclairage sur le contexte de développement du client, en révélant, par exemple, les responsabilités qu'il a pu assumer dans un environnement familial marqué par la maladie physique grave d'un parent.

12.9 FORCES DU CLIENT ET MOTIVATION À CHANGER

Bien que l'évaluation psychologique soit principalement orientée vers la compréhension des difficultés présentées par le client, elle doit également explorer ses forces personnelles ainsi que sa motivation au changement. Ces dimensions jouent un rôle central dans la planification du traitement. En effet, la mise en lumière des ressources adaptatives du client, de ses compétences, de ses réalisations antérieures, de ses soutiens sociaux ainsi que de ses aspirations pour l'avenir constitue un levier important dans le processus thérapeutique.

L'évaluation des forces vise à identifier les éléments qui ont contribué aux expériences positives du client, en s'intéressant, par exemple, aux facteurs responsables de ses meilleurs moments, aux mécanismes qui expliquent la relative rareté des périodes de crise, ou encore à sa manière de retrouver un sentiment de contrôle après une perte de maîtrise. Cette approche permet de renforcer l'image positive que le client a de lui-même, de restaurer sa confiance personnelle, de soutenir sa capacité à demander de l'aide et d'accroître son engagement envers le traitement à venir.

Parallèlement, l'évaluation de la motivation au changement constitue un autre volet fondamental de l'évaluation psychologique. Plusieurs indicateurs peuvent signaler la disposition du client à s'engager activement dans une démarche thérapeutique, comme le fait qu'il sollicite lui-même une consultation, qu'il exprime verbalement son intention de participer activement au traitement, qu'il manifeste un certain niveau de détresse psychologique ou, à l'inverse, qu'il montre peu de signes de résistance.

On peut apprécier la motivation au changement selon sept dimensions spécifiques :

1. La volonté de participer à une évaluation psychologique ;
2. Le degré d'honnêteté dans la présentation de soi et de ses difficultés ;
3. La capacité à reconnaître la nature psychologique des symptômes vécus ;
4. Le niveau d'introspection et de curiosité à l'égard de ses comportements et de ses motivations ;
5. L'ouverture à de nouvelles idées et la disposition à envisager d'autres perspectives ;
6. Le réalisme des attentes face aux résultats attendus du traitement ;
7. La volonté de consentir à certains efforts ou sacrifices pour atteindre les objectifs thérapeutiques.

Cette évaluation globale, intégrant à la fois les difficultés et les forces, permet d'élaborer un plan de traitement plus personnalisé, fondé sur les ressources du client et adapté à son niveau d'engagement.

12.10 BUTS DE L'ÉVALUATION

Comme nous l'avons vu dans la section « Motif de consultation et plainte principale » du chapitre précédent, lorsqu'un client ou un tiers (p. ex., un professionnel référent) demande une évaluation psychologique, la démarche vise souvent à répondre à des questions précises. Ces interrogations peuvent concerner des aspects diagnostiques, pronostiques ou fonctionnels, et visent à éclairer une situation clinique particulière. Ces questions spécifiques sont généralement abordées en début d'entrevue, permettant ainsi d'orienter la collecte d'information et de clarifier les attentes liées à l'évaluation.

Dans les situations où le motif de consultation ne repose pas sur des questions explicites, mais plutôt sur une demande générale d'aide, il peut être pertinent pour le clinicien d'explorer avec le client les objectifs poursuivis par l'évaluation. Cette discussion peut alors avoir lieu vers la fin de l'entrevue, une fois que le clinicien a obtenu un portrait global de la situation. Cette démarche permet de formuler ou de reformuler, conjointement avec le client, les objectifs spécifiques de l'évaluation psychologique, en cohérence avec les difficultés exprimées et les besoins perçus.

12.11 RÉSUMÉ

Dans le cadre de l'évaluation psychologique, l'histoire familiale et sociale du client constitue un élément fondamental pour comprendre l'origine et le contexte actuel de ses difficultés. Elle offre au clinicien un éclairage sur les expériences marquantes qui ont façonné le développement du client et sur les dynamiques relationnelles, éducatives, professionnelles et culturelles ayant influencé son fonctionnement psychologique. L'exploration de cette histoire vise à mettre les symptômes et les problèmes actuels du client en perspective, à mieux saisir ses trajectoires de vie, ses stratégies d'adaptation, ses relations interpersonnelles et les événements susceptibles d'avoir influencé la survenue ou le maintien de ses difficultés. Elle permet également de cerner les ressources internes et externes sur lesquelles il peut s'appuyer.

Plus spécifiquement, en plus de la situation de vie actuelle du client, le clinicien s'informe sur son histoire familiale, éducative et professionnelle. Des données sont également recueillies sur l'histoire légale et l'histoire en santé mentale ainsi que les antécédents familiaux. L'évaluation tient compte également des ressources du client et de sa motivation au changement. Enfin, le clinicien clarifie, avec le client ou la personne référente, les objectifs spécifiques de l'évaluation psychologique.

Après avoir examiné le problème actuel ainsi que les éléments historiques s'y rattachant, l'évaluation psychologique doit se poursuivre avec l'examen mental, qui fait l'objet du prochain chapitre.

CHAPITRE 13

EXAMEN MENTAL

13.1 BUT

L'examen mental est une évaluation de dépistage des domaines les plus importants du fonctionnement émotionnel et cognitif (Kaplan & Sadock, 2005; Morrison, 1995; Shea, 2005). Il sert de structure pour mener l'évaluation et arriver à un diagnostic plus fidèle ou à une hypothèse de travail sur le diagnostic. Il consiste à observer les comportements verbaux et non verbaux du client et ce que ce dernier rapporte de son expérience subjective. L'examen mental est au diagnostic psychiatrique ce que l'examen physique est au diagnostic médical. Le but de l'examen mental est de fournir un cadre pour faire l'évaluation complète du fonctionnement mental permettant d'augmenter l'objectivité et la fidélité des données ainsi que le diagnostic subséquent.

Pour mener à bien l'examen mental, on doit suivre les consignes suivantes. On doit développer une approche standard qui inclut les domaines critiques. De plus, l'examen doit se faire de manière hiérarchique, c'est-à-dire commencer par les habiletés fonctionnelles de base avant d'évaluer les habiletés plus complexes, comme le langage et le raisonnement verbal. On doit aussi être flexible pour rendre le client à l'aise afin qu'il donne des données valides. L'examen doit « couler » et avoir une qualité conversationnelle. Le clinicien doit démontrer une préoccupation pour le bien-être du client et faire preuve d'empathie. Enfin, une attention est portée aux influences environnementales durant l'examen en vérifiant que l'endroit est privé et sans distractions. En somme, le diagnostic nécessite de mettre en contexte les données observées de l'examen mental avec celles obtenues et rapportées par le client sur l'histoire du problème actuel ainsi que l'histoire familiale et sociale. L'examen mental est une photographie de l'expérience actuelle, et sa signification est pleinement mise en évidence seulement avec la perspective de l'histoire du client. Une réévaluation est nécessaire si la condition du client change. On doit aussi considérer les problèmes médicaux et la médication comme des facteurs étiologiques.

L'examen mental se divise en deux grands domaines (Morrison, 1995). D'abord, il y a les *aspects comportementaux*, qui réfèrent à l'apparence générale, au comportement, à l'humeur et au cours de la pensée. Les aspects comportementaux s'observent durant l'entrevue et ne requièrent pas de question de la part du clinicien, à l'exception de l'humeur. Quant à eux, les *aspects cognitifs* réfèrent au contenu de la pensée, à la perception, à la cognition, à l'introspection et au jugement. Contrairement aux aspects comportementaux, les aspects cognitifs exigent une part plus active du clinicien. À ce sujet, il est recommandé de faire l'examen formel des aspects cognitifs avec tous les clients en tant qu'examen de routine pour diminuer le risque de faux négatifs. L'examen mental concerne à proprement parler les expériences, les émotions et les comportements actuels et observables du client, mais il peut être commode de couvrir certaines données historiques en même temps, en posant des questions comme « Avez-vous déjà… ». Un aller-retour durant l'entrevue entre l'examen mental et l'histoire médicale et l'histoire de santé mentale peut donc se produire.

Dans le but de fournir le vocabulaire et les informations typiquement recherchées, chaque section qui suit sur les aspects comportementaux et cognitifs de l'examen mental inclut une série de signes, de définitions, parfois de questions de dépistage, qui peuvent servir à décrire le client (voir Daniel & Carothers, 2007; Morrison, 1995; Shea, 2005). Il est recommandé de mémoriser le format de l'examen mental de manière à le pratiquer et à rendre son exécution le plus automatique possible.

13.2 APPARENCE GÉNÉRALE ET COMPORTEMENT

Caractéristiques physiques

L'apparence physique constitue une dimension essentielle de l'examen de l'état mental, et on doit la décrire avec un niveau de détail suffisant pour permettre à un autre clinicien de se représenter fidèlement l'aspect du client. Cette description peut s'avérer utile pour détecter d'éventuelles modifications au fil du temps, en lien avec l'évolution du fonctionnement psychique ou l'efficacité du traitement. L'apparence peut fournir des indices cliniques importants relatifs à certains diagnostics psychiatriques. Par exemple, une présentation négligée peut être révélatrice d'un épisode dépressif majeur ou d'un trouble psychotique, tandis qu'un amaigrissement marqué peut évoquer un trouble des conduites alimentaires tel que l'anorexie mentale.

L'évaluation de l'apparence inclut un ensemble d'observations portant sur : le genre, la grandeur, l'origine ethnique perçue, la comparaison entre l'âge apparent et l'âge chronologique, la morphologie générale (p. ex., corpulence mince, trapue, musclée), la posture (p. ex., droite, affaissée), ainsi que la démarche (p. ex., fluide, raide, boitement). L'évaluation doit aussi noter des caractéristiques physiques inhabituelles, telles que la présence de cicatrices, tatouages ou amputations. Le clinicien documente aussi l'état nutritionnel global (p. ex., obésité, maigreur) et d'autres éléments, tels que l'humidité ou la sécheresse des paumes. Ces observations peuvent fournir des informations précieuses sur l'estime de soi du client, sa capacité à prendre soin de lui-même, ou encore suggérer la présence de conditions médicales, psychiatriques ou neurologiques sous-jacentes (p. ex., une négligence corporelle unilatérale pouvant indiquer une atteinte cérébrale).

Vigilance

Contrairement à l'apparence, qui réfère à l'aspect physique observable du client, le comportement renvoie à la manière dont celui-ci agit, tant verbalement que non verbalement. L'observation du comportement peut fournir des indices pertinents quant à la présence d'un trouble d'origine organique.

L'évaluation du comportement débute généralement par l'examen de la vigilance, laquelle constitue un indicateur fondamental de l'état de conscience. La **vigilance normale** se définit par une pleine conscience de l'environnement accompagnée d'une capacité à répondre promptement à une diversité de stimuli. En contraste, la **somnolence** correspond à un état de conscience partielle dans lequel l'individu peut retrouver une vigilance complète à la suite d'une stimulation. **L'obnubilation de la conscience**, quant à elle, représente une altération plus marquée et moins transitoire que la somnolence, souvent considérée comme plus pathologique. La **stupeur** désigne un état d'inconscience dans lequel on peut encore obtenir des réponses partielles par l'application de stimuli physiques vigoureux, tels qu'un pincement. À l'extrémité du continuum se situe le **coma**, caractérisé par une absence totale de réponse, même à des stimuli douloureux.

Par ailleurs, la vigilance peut présenter des fluctuations au cours du temps, ce qui peut indiquer la présence d'une condition médicale sous-jacente, par exemple un **état confusionnel aigu** se manifestant par de l'inattention, une incohérence du discours et des confabulations. Enfin, l'**hypervigilance** constitue une élévation anormale de l'état d'alerte, observable notamment par des comportements tels que des regards fréquents et rapides autour de la pièce, souvent en quête de signes de danger.

Habillement et hygiène

L'observation des comportements du client inclut également l'évaluation de son habillement et de son hygiène corporelle. Privilégier une description objective et exempte de jugements subjectifs s'avère essentiel dans cette démarche. Par exemple, l'emploi de termes tels qu'« élégant » doit être évité au profit d'une description factuelle des vêtements portés.

Les éléments pertinents à considérer dans l'évaluation de l'apparence vestimentaire et de l'hygiène personnelle comprennent notamment : un habillement soigné ou au contraire négligé, des vêtements de type sportif, formel ou démodé, des choix vestimentaires particulièrement colorés ou atypiques, ainsi que des signes d'un habillement étrange (p. ex., chemise mal boutonnée). L'adéquation des vêtements à la température ambiante ou au contexte de la rencontre constitue également un indice clinique pertinent. D'autres éléments observables incluent le port de bijoux, le style et la couleur des cheveux, de même que des indicateurs d'hygiène tels qu'une apparence négligée, la présence d'ongles sales, rongés, tachés ou, à l'inverse, soigneusement manucurés.

Activité motrice

L'activité motrice constitue une composante importante de l'examen mental, car elle peut fournir des signes comportementaux significatifs. L'évaluation débute généralement par l'observation de l'attitude corporelle dominante du client. On peut la décrire à l'aide de termes tels que détendue, tendue, assise au bord du siège ou calmement installée.

L'observation se poursuit par l'analyse des mouvements, incluant des manifestations telles que l'immobilité, l'agitation motrice ou encore l'**akathisie**, caractérisée par une incapacité à demeurer assis, des mouvements répétitifs des jambes (p. ex., les secouer de haut en bas) ou le besoin de se lever fréquemment pour marcher. D'autres comportements observables incluent les mains fermées au repos, les poings serrés, les tremblements, ou encore des gestes inhabituels en public (se gratter, se toucher ou se frotter de manière inappropriée). Certains clients peuvent également présenter des comportements inhabituels, tels que tirer sur leur peau ou leurs vêtements, ou encore manifester des mouvements involontaires du visage ou des membres, tels que des grimaces, des mouvements de mastication, des tortillements ou le fait de tirer la langue, associés à une **dyskinésie tardive** causée par un effet secondaire des antipsychotiques administrés sur une longue période.

Certains comportements moteurs spécifiques nécessitent une définition claire afin d'en faciliter la reconnaissance clinique. Le **maniérisme** réfère à des comportements exagérés et idiosyncratiques, intégrés à des actions orientées vers un but (p. ex., faire un grand geste avant d'écrire). Ces comportements, bien qu'inhabituels ou inappropriés, ne sont pas nécessairement révélateurs d'un trouble mental et doivent être interprétés à la lumière de l'histoire développementale et contextuelle du client. Les **stéréotypies**, en revanche, désignent des comportements répétitifs, non dirigés vers un objectif spécifique, comme s'arrêter de manière récurrente pour faire un signe de paix sans raison apparente. Le **négativisme** peut se manifester par un refus de collaborer, notamment sous la forme d'un silence persistant ou du fait de détourner le regard.

D'autres phénomènes moteurs plus rares depuis l'introduction des neuroleptiques dans les années 1950 incluent la **posture catatonique**, soit l'adoption soudaine d'une posture maintenue sans changement, et la **flexibilité cireuse** (également appelée **catalepsie**), où un membre du client demeure rigide, ne pouvant être déplacé que lentement et sous pression lors de l'examen mental. Dans ce dernier cas, le client peut conserver une posture imposée, même lorsqu'on lui demande de se détendre, et ce, malgré la présence de stimuli externes ou douloureux. Enfin, la **cataplexie** désigne un épisode soudain et transitoire de perte du tonus musculaire, survenant en contexte de conscience préservée.

Expression faciale

L'expression faciale constitue une source précieuse d'information clinique lors de l'évaluation psychologique, car elle reflète souvent l'état émotionnel et le niveau d'engagement du client. Plusieurs éléments peuvent être systématiquement observés dans cette sphère. Parmi ceux-ci figurent la présence ou l'absence de sourire, la mobilité faciale (normale ou réduite), ainsi que la qualité du contact visuel. Ce dernier peut se traduire par un regard franc et soutenu, un regard fuyant (p. ex., orienté vers le sol), ou encore un regard fixe et intense dirigé vers l'évaluateur. On peut aussi noter une expression faciale particulière ou inhabituelle, en tant que manifestation possible d'un trouble affectif ou psychotique.

Par ailleurs, l'observation des **tics moteurs**, qu'ils affectent les yeux, la bouche ou d'autres parties du corps, constitue un aspect complémentaire de l'analyse comportementale. Ces vocalisations ou mouvements involontaires et répétitifs peuvent être discrets ou plus marqués, et orientent parfois vers des diagnostics neurologiques ou psychiatriques spécifiques.

Les interactions entre le client et le clinicien doivent aussi être analysées de manière qualitative. Par exemple, un client qui, en parlant, semble observer activement la pièce comme s'il percevait des stimuli absents pour l'examinateur peut amener ce dernier à suggérer la présence d'hallucinations visuelles ou auditives.

Enfin, les incohérences entre le comportement observable et le contenu verbal sont des indicateurs cliniques importants. Ces dissonances se manifestent notamment lorsque le client exprime une émotion qui n'est pas congruente avec son expression faciale, comme lorsqu'il affirme être heureux alors que son visage reflète plutôt de la tristesse. Ces discordances peuvent signaler des perturbations de l'expression émotionnelle ou de la pensée.

Voix

À l'instar de l'expression faciale, la voix constitue une sphère riche en informations cliniques, susceptible de révéler divers signes quant à l'état mental du client. L'analyse de la voix inclut l'évaluation de plusieurs paramètres, tels que le **volume vocal**, la **hauteur (ou tonalité)**, la **clarté de l'articulation**, ainsi que la **prosodie**, c'est-à-dire les variations rythmiques et mélodiques du discours, lesquelles peuvent être normales ou altérées. Le **ton de la voix** est également pris en compte, et peut se manifester comme amical, colérique, triste, animé ou au contraire, plat et monotone. D'autres éléments observables incluent la présence d'un **accent étranger**, ainsi que des **troubles de l'élocution**, tels que le **bégaiement**, le **zézaiement**, le **marmonnement** ou toute autre forme d'altération de la parole.

D'autres aspects touchent également à la **parole** ou au **langage**. Par exemple, le **niveau de vocabulaire et de grammaire** utilisé par le client peut fournir des indices quant à son niveau d'éducation ou à d'éventuelles atteintes cognitives. De même, l'utilisation répétée d'un mot ou d'une expression particulière, un **maniérisme verbal**, peut être relevée comme un trait distinctif du discours du client.

Il convient toutefois de noter que l'analyse plus détaillée de l'organisation du discours fera l'objet d'une description approfondie dans la section consacrée aux aspects cognitifs de l'examen mental.

Attitude envers l'examinateur

La description du comportement s'achève par l'évaluation de l'**attitude du client envers le clinicien**, un aspect fondamental de la relation thérapeutique et de l'interprétation clinique. Cette attitude peut prendre diverses formes et reflète la manière dont le client se sent et la façon dont il perçoit la relation avec l'évaluateur et comment il s'y investit. Elle peut également changer durant l'examen selon les thèmes abordés.

Plusieurs dimensions peuvent être observées : le client peut se montrer **coopératif**, **ouvert** ou, au contraire, **méfiant et sur ses gardes**, en manifestant une résistance plus ou moins marquée à la collaboration. L'attitude peut également se manifester de plusieurs manières, comme **amicale**, **hostile**, **active** ou **passive**, selon notamment le degré de confiance exprimé. D'autres traits d'attitude comprennent une disposition **engagée**, traduisant un intérêt et une participation active à l'évaluation, ou à l'inverse, une attitude **apathique**, marquée par l'indifférence, un manque de motivation ou le désengagement.

Des comportements plus spécifiques peuvent également être notés, tels qu'une attitude **séductrice**, **fuyante** ou **évasive**, chacun pouvant signaler des dynamiques de personnalité ou relationnelles particulières.

Humeur et affects

L'**humeur** et l'**affect** occupent une place centrale dans l'évaluation comportementale de l'examen mental, notamment en ce qui a trait à la formulation diagnostique. Ces deux dimensions affectives, bien que liées, renvoient à des phénomènes distincts : l'humeur est de nature **subjective** et **durable**, tandis que l'affect est **objectif**, **observable** et **transitoire**.

Humeur : aspect subjectif et durable

L'humeur correspond à l'état émotionnel tel que **rapporté par le client**. Elle constitue la tonalité affective dominante qui teinte son expérience subjective et peut être décrite comme un symptôme persistant au cours des jours ou semaines précédant l'évaluation. L'humeur, bien qu'invisible directement, se manifeste à travers les verbalisations du client. Si ce dernier refuse d'aborder ses états émotionnels, le clinicien peut rapporter cette résistance en des termes cliniques appropriés, par exemple : «Interrogé sur son humeur, le client a répondu…».

Dans tous les cas, le clinicien pourra formuler ses impressions cliniques sur l'humeur, en les intégrant à la section «Compréhension clinique» du rapport, même en l'absence de verbalisation explicite par le client. Par exemple : «L'humeur déclarée par le client ne correspond ni à ses antécédents ni à son état mental, suggérant possiblement la présence d'un mécanisme de défense tel que le déni ou le refoulement».

Affect : aspect observable et transitoire

L'affect, pour sa part, désigne la manière dont les émotions du client sont **extériorisées** à travers des signes comportementaux, tels que l'expression faciale, la posture, le ton de la voix, le contact visuel, les larmes ou autres manifestations corporelles. Il s'agit donc d'un indicateur diagnostique observable, qui reflète les émotions du moment et leur variabilité immédiate.

Par exemple, un clinicien peut noter : «Le client présente un affect triste tout au long de l'entrevue; à plusieurs reprises, il pleure». En cas d'incohérence entre l'humeur déclarée et l'affect observé, cette contradiction constitue une donnée importante : «Le client affirme se sentir bien, malgré une présentation générale marquée par la tristesse». Dans ce contexte, il est recommandé de décrire d'abord les faits observables liés à l'affect avant de proposer une interprétation clinique, afin de préserver l'intégrité descriptive de l'évaluation.

Dimensions d'analyse de l'humeur et de l'affect

L'humeur et l'affect peuvent être analysés selon plusieurs dimensions cliniques :

1. Contenu émotionnel

- Humeur : euthymique (normale), dysphorique, euphorique, irritable/colérique, appréhensive.

› Affect : anxieux, préoccupé, tendu, triste, déprimé, heureux, amer, défensif, indifférent, distant, apathique, dégoûté.

2. Étendue et durée (labilité émotionnelle)

› Affect normal ou varié : présence d'un éventail émotionnel ajusté à la situation.

› Affect restreint (*restricted*) : réduction partielle des expressions émotionnelles.

› Affect émoussé (*blunted*) : réduction marquée de l'intensité émotionnelle.

› Affect abrasé (*flat*) : absence quasi totale d'expression spontanée.

› Affect labile : fluctuations rapides et marquées de l'état émotionnel.

3. Caractère approprié ou inapproprié

Le clinicien doit évaluer si l'émotion exprimée est adaptée au contexte ou en décalage avec la situation ou le contenu du discours. Ce jugement s'appuie sur l'expérience clinique. Des exemples classiques incluent :

› Rire inapproprié observé dans certains troubles psychotiques (p. ex., schizophrénie).

› Rires ou pleurs pathologiques dans le syndrome pseudo-bulbaire.

› « Belle indifférence » fréquemment observée dans les troubles de conversion.

4. Intensité de l'émotion

L'intensité émotionnelle se caractérise comme étant légère, modérée ou sévère, selon l'impact observé sur le comportement et l'expression générale du client. Le clinicien peut également commenter la **réactivité émotionnelle** à un événement donné, en précisant si celle-ci est **passagère**, **prolongée**, **marquée** ou **hyperréactive** (réaction rapide, intense et durable).

Cours de la pensée

La section sur le comportement observable dans l'examen de l'état mental se conclut avec l'évaluation du **cours de la pensée** (*flow of thought*), principalement observé à travers le **discours** du client, lequel est considéré comme un reflet de sa pensée. L'analyse porte à la fois sur la **vitesse et le rythme** du discours ainsi que sur les **associations de pensée**. Lorsque cela est pertinent, l'usage d'exemples de verbatim est recommandé afin d'illustrer concrètement les manifestations du trouble observé.

1. *Vitesse et rythme du discours*

La vitesse et le rythme du discours incluent des aspects tels que le **débit**, le **volume**, la **tonalité** ainsi que les **pauses** ou **latences** dans les réponses. Parmi les anomalies notables, on observe :

› **Pression du discours** (*pressured speech*) : caractérisée par un débit accéléré, une logorrhée (c.-à-d. surproduction verbale), et un sentiment subjectif d'urgence verbale, où les mots peinent à suivre le rythme des pensées. Ce type de discours, souvent dépourvu de ponctuation naturelle, est fréquemment observé dans les états maniaques, l'agitation psychotique, l'anxiété aiguë ou la colère extrême.

› **Réduction de la latence de réponse** : le client répond précipitamment, parfois avant même la fin de la question.

- **Augmentation de la latence de réponse** : temps de réponse ralenti, parfois accompagné de longues pauses, suggérant un **ralentissement psychomoteur** (*psychomotor retardation*), souvent associé à des états dépressifs sévères.

D'autres troubles du rythme incluent :

- **Bégaiement** (*stuttering*) ;
- **Discours désordonné et rapide** (*cluttering*) ;
- **Distractibilité** : changement d'attention vers un stimulus extérieur non lié à la conversation ;
- **Tics verbaux** : usage excessif d'expressions stéréotypées ou de remplissage (p. ex. : « tu sais »).

2. *Associations de pensée*

Les associations de pensée font référence à la **forme** et à la **cohérence du processus de pensée**, à distinguer du contenu de pensée traité dans la section cognitive. Les anomalies suivantes peuvent être observées :

- **Pensée tangentielle** (*tangentiality* ou *tangential speech*) : le discours dérive du sujet initial, sans y revenir, bien qu'un lien associatif demeure entre les idées.
- **Relâchement des associations** (*loose associations*) : désorganisation de la pensée où les idées semblent sans lien logique, bien que le client perçoive une continuité. Des jeux de mots ou des assonances peuvent guider le discours. Ce phénomène peut se présenter dans l'anxiété sévère ou dans des pathologies plus graves, telles que la schizophrénie.
- **Fuite des idées** (*flight of ideas*) : combinaison de la pensée tangentielle ou du relâchement des associations avec la pression du discours. Dans la fuite des idées, parfois les idées s'enchaînent, parfois on note un relâchement, une phrase provenant d'une idée stimule le client à partir sur une autre. Ce qui est aussi caractéristique de la fuite des idées est le discours déclenché par des distracteurs ou jeux de mots. Ce phénomène est caractéristique des états maniaques et de certaines psychoses.

3. *Autres altérations du processus de pensée*

Divers autres phénomènes pathologiques peuvent être observés dans le discours :

- **Blocage de la pensée** (*thought blocking*) : arrêt soudain du discours avant la fin d'une idée, sans retour sur celle-ci. Fréquent dans la psychose et les états confusionnels.
- **Pensée illogique** : raisonnement dénué de cohérence interne, pouvant aller jusqu'à l'incohérence totale (*salade de mots*).
- **Discours circonstanciel** : inclusion excessive de détails non pertinents au message principal.
- **Allitération** : usage marqué de répétitions de sons dans une phrase.
- **Associations par assonance** (*clang associations*) : choix des mots gouverné uniquement par la rime, indépendamment du sens.
- **Écholalie** (*echolalia*) : répétition, parfois subtile, des propos de l'examinateur.
- **Verbigération** (*verbigeration*) : répétition de mots ou phrases sans signification apparente.
- **Incohérence** ou **salade de mots** (*word salad*) : absence de structure logique dans le discours, entraînant une perte totale de compréhension.
- **Néologismes** (*neologisms*) : invention de mots sans signification partagée.

› **Persévération** : répétition persistante de mots, phrases ou idées, indépendamment de la pertinence contextuelle.

› **Discours emprunté** (*stilted speech*) : style verbal anormalement formel ou artificiel, évoquant un ton ou un vocabulaire inhabituel pour le locuteur.

› **Aspontanéité** : absence d'initiative verbale, observable de manière générale ou en réponse aux questions seulement.

› **Pauvreté du discours** (*poverty of speech*) : discours spontané très limité, avec réponses brèves et nombreuses pauses.

› **Mutisme** (*muteness*) : absence complète de production verbale.

13.3 ASPECTS COGNITIFS

Contenu de la pensée

L'évaluation du contenu de la pensée constitue un volet central de l'examen mental, aux côtés de la perception, de la cognition, de l'introspection et du jugement. Le contenu de la pensée (*content of thought*) renvoie à ce à quoi pense le client, c'est-à-dire aux idées, croyances ou préoccupations dominantes qui émergent spontanément ou qui sont exprimées durant l'entrevue. Le clinicien porte une attention particulière aux contenus pouvant paraître anormaux ou pathologiques. Si certains éléments peuvent être rapportés durant l'histoire du problème actuel, d'autres peuvent apparaître spontanément durant l'entretien, auquel cas effectuer un dépistage systématique, suivi d'un approfondissement clinique si nécessaire, s'avère pertinent.

Les principales thématiques à explorer dans cette section incluent les ruminations, les obsessions, les compulsions, les idées délirantes, les idées suicidaires et homicidaires, ainsi que les peurs anxieuses ou les phobies.

Les **ruminations** se définissent comme des pensées répétitives associées à une charge affective négative. Elles sont fréquentes dans divers troubles anxieux et dépressifs, notamment sous forme de préoccupations excessives ou de sentiments de culpabilité. Ces pensées suivent un cheminement non étrange, et le client les perçoit généralement comme volontaires, bien que difficiles à interrompre. Le sujet semble absorbé par ses préoccupations au point d'être incapable de penser à autre chose ou de participer à d'autres activités. Contrairement aux obsessions, on considère les ruminations comme intentionnelles, bien qu'elles aient une composante compulsive.

Les **obsessions**, quant à elles, sont des pensées, images, idées ou fantasmes intrusifs qui dominent le contenu de la pensée et qui persistent malgré leur caractère irrationnel et la résistance que leur oppose le client. On perçoit ces pensées comme étrangères ou étranges, souvent pénibles, et échappant au contrôle volontaire du sujet. Elles reviennent de façon récurrente, imposant au client un cycle de répétition qu'il ne peut interrompre sans éprouver un inconfort important. Les thématiques fréquentes incluent des peurs liées à la violence, des préoccupations morales ou religieuses, des doutes obsessionnels, ou encore des craintes liées à la saleté ou à la contamination. Pour dépister la présence d'obsessions, le clinicien peut poser la question suivante : « Avez-vous déjà eu des idées ou pensées obsessionnelles, c'est-à-dire des pensées qui vous semblaient absurdes ou insignifiantes, mais qui revenaient malgré tout de manière répétée ? »

Les **compulsions** se définissent comme des actions comportementales ou mentales répétitives, perçues comme inutiles ou inappropriées, mais que le client se sent obligé d'exécuter afin de réduire l'anxiété provoquée par une obsession ou de prévenir un événement redouté. Ces comportements se ritualisent souvent, comme le lavage excessif des mains, la vérification répétée de serrures, le comptage mental, ou encore le besoin de revenir sur ses pas. Dans le cadre du trouble obsessionnel-compulsif, les compulsions sont intimement liées aux obsessions qu'elles visent à neutraliser. Pour dépister leur présence, il est approprié de poser la question suivante : « Avez-vous déjà eu des compulsions, c'est-à-dire des rituels ou des routines que vous sentez le besoin d'exécuter très souvent, même si vous tentez de vous y opposer ? » Si la réponse est affirmative, il convient de documenter les circonstances de survenue, la fréquence et la durée des compulsions, l'impact fonctionnel associé, ainsi que les traitements antérieurement tentés.

Les **idées délirantes** constituent un élément fondamental du contenu de la pensée à évaluer dans le cadre de l'examen mental. Un délire se définit comme une croyance fausse, fixe et inébranlable, maintenue malgré des preuves évidentes du contraire, et qu'on ne peut pas expliquer par les normes culturelles ou religieuses du client. Le clinicien ne conclut à la présence d'un délire que lorsque la conviction du client demeure rigide et imperméable à la remise en question.

Pour évaluer la solidité de la croyance délirante, le clinicien peut la tester de manière indirecte, par exemple en posant la question suivante : « Peut-être que cette idée serait plus attribuable à de la nervosité ou à certains problèmes émotionnels. » L'objectif est de déterminer si le client peut envisager d'autres explications à ses idées. Dans cette démarche, le clinicien doit adopter une posture clinique neutre, sans chercher à contre-argumenter la croyance délirante ni à la renforcer. Une exploration empathique et respectueuse permet néanmoins d'apprécier le degré de rigidité de la pensée, notamment par la confrontation douce lorsque le clinicien juge opportun de procéder ainsi.

Certaines questions de dépistage permettent d'orienter la recherche de contenus délirants, telles que : « Avez-vous déjà eu le sentiment que des gens vous espionnaient, parlaient dans votre dos, ou tentaient de vous nuire ? », « Avez-vous déjà reçu des messages inhabituels, ou avez-vous eu des pensées que d'autres pourraient considérer comme étranges ou inhabituelles ? », « Comment savez-vous que cela est réellement le cas ? ». Si le client répond par l'affirmative, une exploration approfondie s'impose à l'aide des questions suivantes :

› Depuis combien de temps ressentez-vous cela ?
› Qu'avez-vous fait à ce sujet ?
› Avez-vous d'autres idées en tête ?
› Comment vous sentez-vous à propos de cette situation ?
› Pourquoi pensez-vous que cela se produit ?

Lorsque la présence d'un délire est confirmée, évaluer sa congruence avec l'humeur du client s'avère également pertinent (p. ex., des idées délirantes de culpabilité dans un contexte dépressif majeur).

Plusieurs types spécifiques de délires peuvent être identifiés :

› **Délire de mort ou nihiliste** : forme extrême de délire somatique où le client croit que son corps se désintègre ou que la fin du monde est imminente.
› **Délire de grandeur** : conviction d'être doté d'une importance ou de pouvoirs exceptionnels.
› **Délire de culpabilité** : croyance d'avoir commis un acte terrible méritant une punition, sans lien logique avec les faits réels.
› **Délire somatique** : conviction d'être atteint d'une maladie grave ou de subir une transformation corporelle anormale.
› **Délire de jalousie** : fausse croyance selon laquelle le partenaire serait infidèle.

- **Délire de passivité ou d'influence** : impression que des forces externes (individus, objets, dispositifs électroniques) contrôlent ses pensées, actions ou émotions, ou, inversement, que le client exerce un contrôle sur l'environnement.
- **Délire de persécution** : conviction d'être surveillé, suivi, victime de menaces, de discriminations, de complots ou d'empoisonnement.
- **Délire de pauvreté** : sentiment d'être ruiné au point de devoir liquider tous ses biens.
- **Idées de référence ou délire d'interprétation** : perception que des événements neutres (p. ex., conversations dans la rue, bulletins de nouvelles) sont directement liés à sa personne, qu'ils contiennent des messages secrets ou sont spécialement arrangés à son intention.
- **Délire de diffusion de la pensée** (*thought broadcasting*) : impression que ses pensées sont diffusées à voix haute et que tout le monde peut les entendre.
- **Pensées imposées ou vol de la pensée** (*thought control*) : croyance que quelqu'un insère ou retire de son esprit ses propres pensées.

Bien que le client rapporte habituellement spontanément les **symptômes d'anxiété** dans le cadre de l'histoire du problème actuel, il peut être pertinent, pour certains clients, de les dépister activement durant l'examen mental lorsqu'ils ne sont pas abordés spontanément. On définit l'anxiété comme une peur diffuse, non liée à un objet ou à une situation spécifique, et souvent accompagnée de manifestations somatiques désagréables (telles que des tensions musculaires, une agitation, des palpitations).

Afin d'évaluer la présence de symptômes anxieux, le clinicien peut recourir à plusieurs questions de dépistage, telles que :

- « Pensez-vous que vous vous inquiétez de choses de manière excessive ou disproportionnée par rapport au danger réel ? »
- « Est-ce que votre famille vous dit que vous êtes une personne anxieuse ? »
- « Est-ce que vous vous sentez anxieux ou inquiet la plupart du temps ? »
- « Avez-vous déjà eu des attaques de panique, c'est-à-dire des moments où vous vous sentiez soudainement envahi de peur ou d'anxiété ? »

En cas de réponse affirmative, une exploration approfondie s'impose afin de préciser le moment de survenue des symptômes, leur fréquence, leur intensité, les déclencheurs potentiels, l'impact fonctionnel associé et les traitements antérieurs, si nécessaire.

Les **phobies**, quant à elles, correspondent à une peur intense, irrationnelle et spécifique d'un objet ou d'une situation, et le client les reconnaît habituellement comme telles. Le clinicien peut les dépister en posant les questions suivantes :

- « Avez-vous déjà eu peur de quitter la maison seul, d'être dans une foule ou dans des endroits publics, comme un magasin ou un pont ? »
- « Avez-vous déjà eu une peur qui vous semblait irraisonnée ou disproportionnée, dont vous ne pouviez pas vous débarrasser ? »

L'examen peut aussi inclure la recherche d'**appréhensions anxieuses** (en lien avec des situations de performance sociale dans le trouble d'anxiété sociale) et de **dysmorphophobie**, soit la crainte obsédante d'un défaut imaginaire ou exagéré de l'apparence corporelle, relevant du trouble somatoforme. Comme pour l'anxiété, une réponse affirmative nécessite une évaluation approfondie des modalités de survenue, de la durée, de l'impact sur le fonctionnement quotidien et des éventuelles interventions reçues.

Le clinicien doit également être attentif à d'autres phénomènes cognitifs qui, bien qu'occasionnellement présents dans la population générale, peuvent avoir une signification clinique selon leur fréquence, leur intensité et leur impact. Parmi ceux-ci, on retrouve :

- Le **phénomène du déjà vu**, qui est la sensation erronée d'avoir déjà vécu une situation ou visité un lieu, malgré l'improbabilité de cette expérience.
- Les **idées surévaluées** (*overvalued ideas*), définies comme des croyances persistantes malgré l'absence de preuve et la contradiction par autrui, qui peuvent interférer avec le fonctionnement personnel ou social (p. ex., conviction exagérée d'être en surpoids, croyances de supériorité d'un sexe ou de haine raciale).
- La **dépersonnalisation**, soit une altération de la perception de soi se manifestant par une impression de ne pas être soi-même, de détachement du corps ou de l'esprit, pouvant être associée à une détresse importante. La **déréalisation** est le sentiment que l'environnement a changé d'une certaine manière et, par conséquent, semble bizarre ou étranger. Le clinicien peut étudier ce phénomène à l'aide des questions suivantes :
  - « Vous êtes-vous déjà senti irréel, comme si vous étiez un robot ? »
  - « Avez-vous déjà eu l'impression que les choses autour de vous étaient irréelles ? »

L'évaluation des **idéations suicidaires** constitue un aspect central du contenu de la pensée dans le cadre de l'examen mental. En raison de l'importance cruciale qu'elle revêt pour la prévention du risque suicidaire, une méthode spécifique lui est consacrée dans un chapitre distinct (chapitre 15). Toutefois, dans le contexte de l'examen mental, il convient d'aborder les éléments essentiels à examiner ainsi que les principales questions de dépistage.

La meilleure manière d'aborder cette thématique est d'adopter une attitude calme, naturelle et dénuée de gêne, sans s'excuser de poser la question. Une formulation directe, telle que « Avez-vous déjà eu des pensées de vous faire du mal ou de vous tuer ? » est recommandée. Si le client nie la présence de telles pensées, le clinicien doit s'assurer que cette réponse est congruente avec l'humeur exprimée et le comportement observé. En présence d'une réponse affirmative ou même hésitante, une exploration approfondie s'impose. Celle-ci peut commencer par des questions ouvertes, telles que :

- « Pourriez-vous m'en dire plus ? »
- « Qu'est-ce qui est arrivé alors ? »

Pour un dépistage plus systématique, les questions suivantes peuvent être posées :

- « Avez-vous déjà eu des pensées sombres et inquiétantes ? »
- « Est-ce que vous aviez des pensées désespérées ? »
- « Avez-vous déjà désiré mourir ? »
- « Avez-vous déjà pensé vous faire du mal ? »
- « Avez-vous fait des plans pour vous enlever la vie ? »
- « Avez-vous déjà fait une tentative de suicide ? »

Lorsque cela est pertinent, l'exploration des antécédents de tentatives suicidaires s'avère indispensable, car ces éléments fournissent des informations précieuses permettant d'estimer le risque de récidive et d'orienter les mesures de protection à mettre en place. Les questions suivantes peuvent guider cette évaluation :

- « Combien de tentatives y a-t-il eu ? »

- « Quand sont-elles arrivées ? »
- « Où étiez-vous à ce moment ? »
- « Quelle était votre humeur à ce moment-là ? »
- « Quels moyens aviez-vous pris ? »
- « Est-ce que la tentative s'est produite alors que vous étiez sous l'influence de l'alcool ou d'une drogue ? »
- « Souffriez-vous d'un autre trouble psychologique à ce moment-là ? »
- « Des événements qui vous causaient du stress se sont-ils produits juste avant votre geste suicidaire ? »
- « Est-ce qu'il s'agissait d'une tentative sérieuse ? »
- « Quand je pense à votre comportement récemment, je suis un peu inquiet que vous alliez peut-être recommencer… qu'est-ce qui a changé selon vous ? »

Malgré la difficulté que cela peut représenter, le clinicien a la responsabilité d'évaluer le degré de gravité de la tentative suicidaire, tant sur le plan physique que psychologique. Sur le **plan physique**, il doit estimer dans quelle mesure la tentative a causé, ou aurait pu causer, des blessures corporelles sérieuses. Le niveau de gravité augmente naturellement si la tentative a eu des conséquences physiques importantes. Sur le **plan psychologique**, le clinicien doit évaluer la sincérité de l'intention suicidaire, en gardant à l'esprit que l'ambivalence est fréquente chez les personnes ayant posé un geste suicidaire. Une question utile pour guider cette évaluation est la suivante : « Qu'est-ce que vous pensiez qui allait se passer avec votre surdose de médicaments ? ». Le clinicien peut également considérer les conditions de secours (p. ex., tentative survenue alors que la personne était isolée vs juste avant le retour d'un proche), ainsi que le degré de planification (p. ex., présence d'une note suicidaire, mise en place d'arrangements particuliers, absence d'actions pour obtenir de l'aide après le geste vs appel immédiat à l'aide).

À l'instar de l'évaluation du potentiel suicidaire, l'examen mental inclut l'appréciation des **idéations violentes ou homicidaires**. Cette évaluation peut émerger de manière spontanée dans le discours du client, notamment lors du récit d'événements marquants (p. ex., antécédents judiciaires, séparation conjugale), ou que le clinicien peut introduire directement par le biais d'un questionnement ciblé.

- Au-delà de l'identification des comportements violents, cerner les émotions sous-jacentes qui peuvent motiver ces actes s'avère essentiel. Parmi celles-ci, on retrouve notamment la colère, la dépression, l'envie, la frustration, l'avidité de gain, la haine ou le désir de vengeance. On peut utiliser les questions suivantes pour le dépistage d'un potentiel de violence : « Avez-vous déjà eu des sentiments de rage incontrôlable ? »
- « Avez-vous déjà eu des pensées de faire mal ou de blesser les autres ? »
- « Avez-vous déjà eu des difficultés à contrôler vos impulsions ? »
- « En tant qu'adulte, avez-vous déjà été impliqué dans une bagarre ? »
- « Avez-vous déjà été arrêté pour une bagarre ou pour d'autres comportements violents ? »

Lorsque la réponse est affirmative, une exploration plus approfondie est indiquée afin de contextualiser les comportements rapportés. Les questions suivantes peuvent orienter cette investigation :

- « Dans quelles circonstances ces actes violents sont-ils survenus ? »
- « Quand cela est-il arrivé ? »
- « Qui était impliqué ? »
- « Comment vous sentez-vous par rapport à ça ? »

- « Est-ce que votre comportement était en lien avec un abus de substances ? »
- « Quel a été l'effet de votre comportement sur la victime ? »
- « Que vous est-il arrivé par la suite ? »
- « La police vous a-t-elle arrêté ? »
- « Vous a-t-on condamné ? »
- « Combien de temps êtes-vous resté en détention ? »

Cette démarche vise à évaluer la fréquence, la gravité, le contexte, les motivations et les conséquences des comportements violents, éléments nécessaires à une estimation rigoureuse du risque de passage à l'acte.

Perception

L'évaluation de la perception, dans le cadre de l'examen mental, vise à identifier la présence éventuelle d'illusions ou d'hallucinations. Une **illusion** se définit comme une mésinterprétation d'un stimulus sensoriel réel, tandis qu'une **hallucination** désigne une perception sensorielle erronée survenant en l'absence de tout stimulus extérieur. Les hallucinations peuvent survenir isolément ou en association avec un délire. Par exemple, un individu peut rapporter entendre une voix lui disant « tu es un diable » sans y croire (hallucination sans délire), ou au contraire y adhérer pleinement et développer une conviction délirante associée.

Le clinicien peut relever des signes perceptuels anormaux au cours de son examen ou constater leur absence. Dans tous les cas, documenter cette recherche de manière explicite s'avère essentiel. Par exemple, écrire que le client nie la présence d'hallucinations visuelles, auditives, tactiles, ou d'autres altérations perceptuelles s'avère préférable, plutôt qu'affirmer qu'il n'en présente pas, afin de reconnaître la possibilité d'une non-divulgation volontaire.

Les **hallucinations** peuvent toucher l'ensemble des modalités sensorielles : audition, vision, toucher, goût et odorat. Pour leur dépistage, le clinicien peut poser les questions suivantes :

- « Avez-vous déjà entendu des sons ou des voix que les gens autour de vous n'entendaient pas ? »
- « Avez-vous déjà eu des visions ou vu des choses que les autres autour de vous ne voyaient pas ? »
- « Étiez-vous bien réveillé à ce moment-là ? » (question utile pour distinguer une hallucination d'une illusion)

Lorsqu'on obtient une réponse affirmative, une exploration plus approfondie est nécessaire, notamment pour les hallucinations auditives. Voici des exemples de questions :

- « À quelle fréquence entendez-vous ces voix ? »
- « Est-ce aussi clair que ma voix présentement ? »
- « D'où proviennent-elles ? » (p. ex., de la tête, du corps, d'un objet comme un micro-ondes)
- « De qui est cette voix ? »
- « Y a-t-il plus d'une voix ? »
- « Parlent-elles de vous ? »
- « Que disent-elles ? »
- « Se parlent-elles entre elles ? »
- « À quoi attribuez-vous ces expériences ? »
- « Comment réagissez-vous à ces voix ? »

› « Donnent-elles des ordres ? »

Les **pensées audibles** (ou pensées sonorisées) constituent une forme particulière d'hallucination auditive dans laquelle le client entend ses propres pensées comme si elles étaient prononcées à voix haute et perceptibles par autrui.

L'évaluation des hallucinations visuelles suit un processus semblable à celui des hallucinations auditives, en s'assurant de préciser le moment d'apparition (p. ex., uniquement en contexte de consommation de substances) ainsi que le contenu des perceptions (formes, couleurs, visages).

Conscience et cognition

L'évaluation de la conscience et de la cognition, parfois désignée sous le terme de *sensorium*, constitue un volet succinct, mais essentiel de l'examen mental. Elle permet d'apprécier la capacité de l'individu à recevoir, à traiter et à communiquer de l'information de manière adéquate. Cette évaluation peut s'effectuer de manière informelle ou structurée, selon le contexte clinique.

Dans une approche non structurée, le clinicien se base sur l'observation du client tout au long de l'entrevue. Il note le niveau de vigilance (p. ex., capacité à rester éveillé durant la durée de l'entrevue) et porte attention à la pertinence des réponses (p. ex., capacité à comprendre les questions), au langage utilisé (p. ex., vocabulaire), au niveau de concentration (p. ex., capacité à ne pas se laisser distraire) ainsi qu'à la mémoire immédiate (p. ex., capacité à maintenir le sujet de discussion) et ancienne (p. ex., capacité à se souvenir de détails importants à propos de son enfance, de l'école fréquentée). Ces éléments offrent des indices cliniques sur le fonctionnement cognitif global du client et peuvent indiquer la nécessité d'approfondir l'examen de certaines fonctions.

Dans certaines situations cliniques, un examen cognitif plus approfondi et structuré peut s'avérer nécessaire. Celui-ci inclut alors une évaluation systématique de plusieurs dimensions cognitives, telles que :

› La vigilance (niveau d'éveil et de conscience) ;

› L'orientation (dans le temps, l'espace, et envers soi-même) ;

› La concentration (capacité à maintenir l'attention) ;

› La mémoire (immédiate, à court terme, à long terme) ;

› Le langage (compréhension, expression, fluidité) ;

› Les capacités de calcul ;

› Les connaissances générales ;

› Le raisonnement abstrait ;

› La planification (fonction exécutive).

Une méthode détaillée et rigoureuse permettant d'effectuer un tel examen structuré est présentée dans le chapitre 14 consacré au dépistage neuropsychologique.

Introspection et jugement

Le dernier domaine de l'examen mental concerne l'introspection et le jugement, deux habiletés cognitives faisant partie des fonctions mentales supérieures associées au fonctionnement du cortex préfrontal. Dans le cadre de l'examen mental, l'**introspection** fait référence à la compréhension que possède le client de son état de santé mentale et de ses difficultés psychologiques. Elle renseigne sur la capacité du sujet à reconnaître la nature problématique de ses pensées, comportements ou émotions, les questions spécifiques à traiter, et son besoin de recevoir de l'aide. Pour évaluer ce domaine, le clinicien peut recourir à des questions telles que :

- « Pensez-vous qu'un aspect de votre personne pose problème ? ».
- « Selon vous, quels types de problèmes amènent les gens à consulter ici ? »
- « Quelles sont les forces ou ressources que vous possédez ? »
- « Pensez-vous être aux prises avec un trouble ? »
- « Qu'est-ce que vous appréciez chez vous ? »

La qualité de l'introspection peut être évaluée comme **complète**, **partielle** ou **absente**, selon le degré de conscience que le client manifeste à l'égard de sa condition. Il est important de noter que cette conscience peut varier au fil du temps, en fonction de l'évolution de la symptomatologie ou du type de trouble mental en cause.

Le **jugement**, quant à lui, désigne la capacité du client à prendre des décisions appropriées à son bien-être, à évaluer les conséquences de ses actions, à contrôler ses impulsions, à agir de manière socialement acceptable et à s'engager dans un processus thérapeutique. Son évaluation repose en partie sur les données de l'entrevue, mais peut aussi tirer profit de certaines questions ciblées, telles que :

- « Pensez-vous avoir besoin d'un traitement ? »
- « Qu'attendez-vous du traitement ? »
- « Quels sont vos projets pour l'avenir ? »
- « Que planifiez-vous faire à votre retour à la maison ? »

Ces deux dimensions, introspection et jugement, sont essentielles pour estimer la capacité de collaboration du client, ainsi que son potentiel d'adhésion au traitement et d'autonomie.

13.4 RÉSUMÉ

Le but de l'examen mental est d'évaluer de manière systématique le fonctionnement émotionnel et cognitif du client. Il aide à formuler des hypothèses diagnostiques plus fiables et doit être standardisé, hiérarchisé, mais flexible et empathique. Les deux grands domaines évalués sont les aspects comportementaux (principalement observables) et les aspects cognitifs (évaluation plus active). Son interprétation prend tout son sens lorsqu'elle est mise en contexte avec l'histoire du problème et les données psychosociales.

Dans les aspects comportementaux, on retrouve :

- Apparence et comportement : tenue vestimentaire, hygiène, posture, activité motrice.
- Vigilance : niveau de conscience tel que somnolence, stupeur, coma.
- Expression faciale et voix : congruence avec l'émotion, mobilité, tonalité.
- Attitude envers le clinicien : être coopératif, méfiant, séducteur, apathique.
- Humeur et affect : tonalité émotionnelle subjective (humeur) et observable (affect).
- Cours de la pensée : vitesse, rythme, cohérence du discours (p. ex., fuite des idées, mutisme).

Aspects cognitifs (évaluation plus active) :

- Contenu de la pensée : ruminations, obsessions, idées délirantes, suicidaires ou violentes.
- Perception : illusions, hallucinations.
- Conscience et cognition : orientation, mémoire, attention, langage, raisonnement.
- Introspection : conscience de ses difficultés.
- Jugement : capacité à agir de manière appropriée et à évaluer les conséquences.

Dans certaines circonstances, il s'avère important de procéder à une évaluation plus approfondie du fonctionnement cognitif du client dans le cadre d'une évaluation de dépistage neuropsychologique. Le prochain chapitre présente une méthode simple et systématique pour procéder à un dépistage neuropsychologique.

CHAPITRE 14

DÉPISTAGE NEUROPSYCHOLOGIQUE

14.1 BUT

Le dépistage neuropsychologique constitue une extension de l'examen mental axée sur l'évaluation plus approfondie des fonctions cognitives (Berg, Franzen, & Wedding, 1987). Il permet de compléter l'examen cognitif sommaire initial en identifiant précocement des signes évocateurs de dysfonctionnements cognitifs, et ce, dans le but de déterminer la nécessité d'une évaluation neuropsychologique formelle. Ce type de dépistage n'a pas pour objectif de poser un diagnostic neuropsychologique, mais plutôt d'observer des anomalies, de consigner les performances du client et, le cas échéant, de consulter un médecin ou un neuropsychologue avant de statuer sur une référence spécialisée.

Le dépistage neuropsychologique ou examen mental étendu est particulièrement indiqué lorsque certains indices suggèrent une étiologie organique. Ces indices peuvent émerger de trois sources :

1. L'histoire du problème présenté par le client ;
2. La présentation clinique, incluant le discours, le comportement et l'affect observés durant l'entrevue ;
3. Le motif de consultation, notamment lorsqu'il implique des changements cognitifs ou comportementaux inexpliqués.

En présence de signes positifs dans l'une ou plusieurs de ces sources, le clinicien peut mener un examen mental étendu et approfondir un domaine cognitif spécifique à l'aide de questions ciblées et, selon les performances observées, de tâches standardisées ou informelles qu'il aura préparées à l'avance. Si des signes positifs ressortent de cet examen, le clinicien est encouragé à diriger le client pour une évaluation formelle en neuropsychologie ou à tout le moins à discuter des performances du client avec un neuropsychologue pour prendre cette décision. À l'inverse, si aucun nouveau signe positif n'émerge à la suite de cet approfondissement, le clinicien peut juger qu'une référence n'est pas indiquée.

14.2 APPROCHES DE DÉPISTAGE

En contexte de dépistage des troubles neuropsychologiques, deux grandes approches peuvent être utilisées : l'approche qualitative, fondée sur l'observation de signes pathognomoniques, et l'approche quantitative, basée sur des scores seuils (*cutoff* scores).

Approche qualitative : signes pathognomoniques

L'approche qualitative repose sur l'identification de comportements distinctifs qui signalent la présence probable d'un dysfonctionnement neuropsychologique. Ces signes sont typiquement observés au cours d'une entrevue clinique ou d'un examen mental étendu, et leur interprétation dépend grandement du jugement clinique, de l'expérience et des connaissances du professionnel.

Cette méthode présente une flexibilité appréciable, permettant de couvrir plusieurs domaines fonctionnels et de s'adapter à la singularité de chaque cas. Toutefois, sa sensibilité peut être limitée, particulièrement si les signes sont subtils ou ambigus. L'approche qualitative exige donc un haut niveau de compétence clinique pour être interprétée avec rigueur.

Exemple : examen mental étendu.

Approche quantitative : scores seuils (*cutoff*)

L'approche quantitative, en revanche, repose sur des outils standardisés qui permettent de comparer les performances du client à des seuils préétablis, souvent pour distinguer une performance considérée comme normale d'une performance jugée déficitaire ou organique. Cette méthode facilite l'objectivation des résultats et la formulation de conclusions cliniques.

Cependant, elle peut également présenter des limites. Les outils quantitatifs sont parfois peu sensibles en raison d'une couverture restreinte de certaines fonctions, ou peu spécifiques lorsque leur portée est trop générale. De plus, ils offrent une compréhension limitée des mécanismes sous-jacents aux déficits observés, ce qui peut freiner l'élaboration d'hypothèses étiologiques précises.

Exemples : Bender-Gestalt, *Modified Mini-Mental State Examination* (3MS), Protocole d'examen cognitif de la personne âgée (PECPA-2r).

14.3 SENSIBILITÉ ET SPÉCIFICITÉ DES TESTS DE DÉPISTAGE

Des outils standardisés existent pour toutes les fonctions cognitives, telles que les fonctions motrices et perceptuelles, verbales, de mémoire et des fonctions cognitives supérieures. À titre d'exemple, le *Modified Mini-Mental State Examination* (3MS ; Teng & Chui, 1987) est un outil fréquemment utilisé pour une évaluation rapide du fonctionnement cognitif et qui peut aider à prendre une décision de mener ou non un examen mental étendu. Ainsi, dans le cadre du dépistage des troubles neuropsychologiques, l'utilisation de tests de dépistage constitue une étape préalable importante à une évaluation plus approfondie. Toutefois, bien qu'ils offrent une méthode rapide et économique pour identifier les individus susceptibles de présenter des difficultés cognitives, ces outils ne sont pas exempts de limites. En effet, leur utilisation soulève un double enjeu : le risque de recommander des clients qui ne présentent pas réellement de troubles, et celui de ne pas recommander ceux qui en présentent effectivement un.

D'une part, on augmente le risque de recommander des faux positifs, c'est-à-dire des individus dont les résultats suggèrent la présence d'un trouble alors qu'ils ne présentent aucune atteinte réelle, si on définit le seuil de dépistage de manière trop sensible. Ce phénomène peut engendrer des inquiétudes inutiles, une utilisation inefficace des ressources cliniques et, dans certains cas, une stigmatisation indue. D'autre part, si le seuil de dépistage est trop strict, le test devient moins sensible aux atteintes légères ou atypiques, ce qui entraîne un risque de faux négatifs. Dans ce cas, le personnel peut manquer d'identifier des clients réellement affectés par des troubles neuropsychologiques, et, par conséquent, ne pas les diriger vers une évaluation complète. Cela peut retarder l'accès à des services adaptés ou compromettre la mise en place d'un plan d'intervention précoce.

Ainsi, le clinicien doit être conscient que le dépistage repose sur un équilibre délicat entre sensibilité et spécificité, et qu'il doit contextualiser toute décision de recommander ou non un client en fonction des observations cliniques, de l'histoire rapportée et des risques encourus par une sous–ou suridentification des troubles.

14.4 SITUATIONS CLINIQUES NÉCESSITANT UN DÉPISTAGE

L'évaluation cognitive devrait figurer dans l'ensemble des situations cliniques où un trouble neurocognitif est plausible (Berg *et al.*, 1987). Ces situations incluent :

- L'usage ou l'abus de substances psychoactives ;
- Une histoire neurologique documentée ou suspectée ;
- Une exposition connue à des neurotoxines (p. ex., plomb, mercure, solvants industriels, pesticides) ;
- Le vieillissement, notamment chez les personnes âgées ;
- Les troubles psychiatriques sévères ou chroniques ;
- Un changement soudain dans le fonctionnement global ;
- Les plaintes de l'entourage concernant la mémoire ou les capacités cognitives ;
- La suspicion de déficits cognitifs sous-jacents à la présentation clinique.

Lorsque cela est pertinent, le clinicien peut enrichir l'évaluation par une histoire médicale détaillée. Cela inclut :

- L'histoire familiale, dans laquelle peuvent figurer des affections neurologiques héréditaires, telles que la maladie de Huntington ou la démence de type Alzheimer (DTA) ;
- L'histoire prénatale et du développement précoce, notamment les complications à la naissance, les retards de développement ou l'exposition prénatale à l'alcool et aux drogues ;
- L'histoire scolaire, utile pour estimer le niveau de fonctionnement prémorbide, par exemple à travers les résultats scolaires ou le niveau de scolarité atteint ;
- L'histoire professionnelle, qui peut mettre en lumière une exposition prolongée à des substances neurotoxiques ;
- Enfin, la revue de l'histoire médicale générale, où le clinicien examine si les symptômes cognitifs sont associés à des événements médicaux récents ou passés (p. ex., infections, chirurgie, traumatismes crâniens, céphalées récurrentes, usage de substances, pathologies psychiatriques ou antécédents neuropsychologiques ou neurologiques, tels qu'un traumatisme crânien, une tumeur cérébrale).

14.5 DOMAINES COGNITIFS ÉVALUÉS LORS DE L'EXAMEN MENTAL ÉTENDU

Le dépistage neuropsychologique ou examen mental étendu couvre plusieurs sphères du fonctionnement cognitif. Chacune peut être évaluée à l'aide d'observations cliniques, de questions ciblées ou de tâches simples assignées lors de l'entrevue (p. ex., Berg *et al.*, 1987).

1. Apparence et comportement

L'observation de l'apparence générale et du comportement du client constitue un point d'entrée sur son fonctionnement cognitif. Le clinicien évalue notamment :

- La capacité du client à se présenter seul au rendez-vous ;
- Sa mémoire de l'heure et du lieu du rendez-vous ;

› Son orientation spatiale (p. ex., sa capacité à localiser le bureau du clinicien) ;
› Le mode de transport utilisé (voiture, transport en commun) ;
› Le niveau d'hygiène personnelle et l'habillement, ce qui peut indiquer des symptômes comme la dépression, l'apathie ou une **négligence spatiale unilatérale gauche**.

2. Orientation

L'orientation désigne la capacité à percevoir et à comprendre son environnement immédiat. Elle se décline classiquement en trois dimensions :

› Orientation à la personne (nom, âge, statut matrimonial et parental, emploi), atteinte généralement en dernier dans les troubles cognitifs sévères ;
› Orientation spatiale (lieu) ;
› Orientation temporelle (date, jour, saison, heure).

Tâche d'évaluation :

Demander au client de répondre à des questions telles que :

› « Quel est votre nom ? »
› « Où sommes-nous ? »
› « Quelle est la date aujourd'hui ? » (année, saison, mois, jour, date)
› « Quelle heure est-il environ ? » (cacher l'heure sur sa montre ou celle du client)

3. Attention et concentration

L'attention et la concentration sont des fonctions cognitives fondamentales à l'exécution optimale des tâches mentales. Plusieurs composantes peuvent être évaluées :

› **Vigilance** : Capacité à maintenir l'attention sur une période prolongée.
› **Attention sélective** : Capacité à focaliser sur une information pertinente tout en ignorant les stimuli non pertinents.
› **Attention partagée** : Capacité à alterner ou à répartir son attention entre plusieurs tâches ou stimuli.
› **Concentration** : Exige un effort actif pour maintenir l'activité mentale sur une tâche donnée.

Méthodes d'évaluation :

› Test de vigilance par lettres au hasard : Le clinicien lit une séquence de 75 lettres et demande au client de taper sur la table chaque fois qu'il entend la lettre *C* (présente 10 fois). Les sujets sans atteinte cognitive font généralement moins d'une erreur toutes les 30 secondes.
› Tâche de dénombrement auditif : Le clinicien tape un nombre variable de fois (entre 3 et 15) sous la table, et le client doit indiquer combien de sons il a perçus, sans indice visuel.
› Observation durant l'entretien : Le clinicien évalue la capacité du client à suivre la conversation, à répondre de manière appropriée, et note toute demande fréquente de répétition ou les réponses inappropriées. Si tel est le cas, répéter la question s'avère nécessaire afin d'éliminer un trouble du langage.

› Tâche de concentration complexe :

– Soustraction en série : Par exemple, demander au client de soustraire 7 à partir de 100 successivement (100 - 7 - 7 - 7...). Cette tâche requiert les capacités arithmétiques, la mémoire de travail et le contrôle mental.

  • Un client peu scolarisé peut réussir cette tâche de manière lente, mais correcte.
  • Un trouble des capacités arithmétiques se manifeste par une performance rapide, mais remplie d'erreurs.
  • Un trouble de l'attention produit une performance lente, variable, avec erreurs et pertes de consigne.

4. Attention visuo-spatiale et exploration perceptive

L'évaluation de la capacité à porter attention à l'ensemble du champ perceptif permet de différencier certaines atteintes, telles que :

› **Hémianopsie latérale homonyme** (déficit visuel gauche ou droite) ;

› **Négligence spatiale unilatérale gauche** (trouble attentionnel).

Méthode d'évaluation :

› Test de stimulation double (visuel, auditif et tactile), en deux étapes :

– D'abord une stimulation unilatérale, puis une stimulation bilatérale simultanée.

– Visuel : « Regardez mon nez. Dites-moi si vous voyez mon doigt bouger de ce côté ou de l'autre ».

– Auditif : Derrière le client, frotter les doigts d'un côté, de l'autre, puis les deux côtés simultanément, et demander ce qu'il entend.

– Tactile : Les yeux fermés, le clinicien effleure les joues du client avec un mouchoir doux à gauche, à droite, puis des deux côtés à la fois.

5. Langage

L'évaluation du langage constitue une composante essentielle de l'examen mental, tant pour le dépistage de troubles cognitifs que pour la compréhension de la communication fonctionnelle du client. Le langage se divise en deux grandes modalités : réceptive (compréhension) et expressive (production), chacune pouvant être orale ou écrite. Ces deux modalités impliquent à la fois des aspects symboliques (traitement du sens, de la syntaxe, du vocabulaire) et sensori-moteurs (capacité articulatoire, graphomotricité).

a) *Observation générale des capacités expressives*

Le clinicien peut, dès les premières minutes de l'entretien, recueillir plusieurs indices sur la capacité du client à produire un langage oral efficace :

› Le client est-il capable d'amorcer la conversation spontanément ?

› Répond-il de manière brève ou élaborée aux questions ?

– Si les réponses sont monosyllabiques, il convient d'encourager le client à développer.

› Le discours est-il fluent (absence d'interruptions, fluidité verbale) ?
› Quel est le niveau de vocabulaire utilisé ?
› Présente-t-il des signes de **dysarthrie** (trouble moteur de l'articulation) ?
› Présente-t-il des paraphasies verbales (substitution d'un mot par un autre de manière inappropriée) ?

b) *Évaluation du langage réceptif (compréhension)*

On peut explorer la compréhension orale par la capacité du client à répondre correctement à des commandes de complexité croissante. Exemples de consignes :

› « Fermez les yeux. »
› « Ouvrez les yeux. »
› « Levez le bras. »
› « Levez le bras gauche. »
› « Mettez votre main droite sur votre genou gauche. »
› « Si nous sommes mardi, levez les deux bras ; sinon, levez seulement votre bras droit. »

Le clinicien doit également être attentif à toute **confusion droite-gauche**, qui pourrait indiquer une atteinte neuropsychologique.

c) *Évaluation du langage expressif (production)*

L'expression verbale peut être évaluée par diverses tâches :

› Dénomination d'objets ou de dessins d'objets courants :
  – Le clinicien note si le client nomme adéquatement, décrit l'utilité au lieu de nommer, prononce correctement, ou ne fournit ni nom ni description.
  – L'absence de dénomination ou de description de son utilité peut évoquer une **agnosie visuelle** si la reconnaissance visuelle de l'objet est altérée.

› Tâche de répétition :
  – Demander au client de répéter des mots allant du simple (« fleur ») au complexe (« constitutionnel »).
  – Présenter un mot écrit et demander au client de le lire à haute voix.
  – Une discordance entre lecture et répétition permet d'identifier la modalité déficitaire (orale ou écrite).

› Phrases complexes à répéter ou à lire :
  – Exemple : « Suivre le chef. »
  – Exemple plus abstrait : « Si jamais le ciel devient vert, vous devriez chercher un refuge. »
  – Le clinicien doit observer la prononciation, la modulation du langage (intonation) et la capacité à reproduire des structures syntaxiques complexes.

d) *Évaluation fonctionnelle du langage*

L'analyse du langage spontané permet d'évaluer le niveau fonctionnel global de la communication. Le clinicien peut demander au client de :

› Décrire une image contenant plusieurs éléments ou actions ;
› Parler de son travail ou de ses loisirs.

Les observations portent sur :

› La structure grammaticale des phrases ;
› La cohérence du discours ;
› Le ton émotionnel approprié au contenu ;
› Le rythme et la fluidité de l'élocution.

e) *Évaluation de l'écriture*

L'examen de l'écriture complète l'évaluation du langage écrit. Le clinicien peut demander :

› D'écrire un mot, puis une phrase, soit en dictée, soit en copie ;
› D'évaluer la capacité d'épellation et la qualité du graphisme.

6. Mémoire

Les troubles mnésiques constituent une plainte fréquente chez les clients rencontrés en psychologie clinique et en neuropsychologie. Les différentes formes de mémoire peuvent être classées selon la modalité sensorielle concernée : la **mémoire verbale** (mots, phrases, récits), la **mémoire visuelle** (formes, couleurs, images), la **mémoire spatiale** (localisation d'objets dans l'espace), mais également d'autres formes moins souvent évaluées en pratique courante, telles que la **mémoire musicale** ou la mémoire des **sensations tactiles et proprioceptives**.

Sur le plan fonctionnel, trois types de mémoire sont généralement distingués en clinique :

› La **mémoire immédiate**, évaluée par la **capacité de répétition immédiate** d'une information ;
› La **mémoire à court terme**, évaluée par la capacité de rappel après une distraction brève ;
› La **mémoire à long terme**, qui implique un rappel différé, souvent après un délai de 15 à 20 minutes.

Le rappel libre permet d'observer les processus de récupération spontanée, tandis que le rappel indicé (aide au rappel) renseigne davantage sur les processus d'encodage et de consolidation de l'information.

a) *Tâches verbales de mémoire*

› Liste de mots sans lien sémantique (p. ex. : *Cadillac*, *orange*, *télévision*, *rouge*) :

  – Répétition immédiate ;
  – Tâche distractive (p. ex., compter de 20 à 1) ;
  – Rappel immédiat libre, puis indicé si nécessaire (p. ex., « Il y avait une marque d'automobile. Quelle était-elle ? ») ;
  – Rappel différé après 20 minutes (libre, puis indicé).

› Rappel d'un court récit :

- Certains clients peuvent performer adéquatement à un court récit tout en échouant à une liste de mots, ce qui peut refléter une meilleure performance lorsque l'information est contextualisée.
- Il convient de dénombrer le nombre d'éléments conceptuels correctement rappelés.

› Tâche d'association sémantique :

- Présentation de 10 paires de mots, soit 5 paires reliées sémantiquement (p. ex., *chanteur/opéra*) et 5 non reliées (p. ex., *cloche/plafond*) ;
- D'abord, lecture par le clinicien de toutes les paires ;
- Ensuite, lecture du premier mot de chaque paire ; le client doit compléter avec le second ;
- Répéter la lecture du premier mot jusqu'à cinq fois ;
- Observer la courbe d'apprentissage, la différence de performance entre paires reliées et non reliées.
  - Un client sans trouble mnésique réussit généralement après trois essais.

b) *Mémoire visuelle*

- Présenter trois images découpées provenant de magazines sur un carton. Ensuite, montrer une série de six images incluant les trois précédentes, et demander au client de les identifier.
- Présenter un dessin abstrait pendant cinq secondes, le retirer, puis demander au client de le reproduire de mémoire.
- Il convient de décrire la performance du client (qualité du dessin, erreurs d'omission ou de positionnement) afin de guider le cas échéant le neuropsychologue sur la présence d'un trouble de la mémoire visuelle ou d'un trouble de coordination visuomotrice.

c) *Mémoire spatiale*

- En présence du client, cacher quatre objets à différents endroits dans le bureau.
- Après un délai d'environ cinq minutes, demander au client de rappeler l'emplacement de chacun des objets.

d) *Mémoire récente*

› Évaluer la mémoire des événements récents à l'aide de questions dont le clinicien connaît déjà les réponses, par exemple :

- « Qu'avez-vous mangé pour dîner aujourd'hui ? »
- « Quelle est la couleur de la salle d'attente ? »

e) *Mémoire ancienne*

› Explorer la **mémoire autobiographique** à l'aide de questions sur l'histoire personnelle du client :

- « Quelle était l'adresse de la maison familiale pendant votre enfance ? »
- « Quel était le nom de votre enseignant à l'école primaire ? »
- « À quelle école alliez-vous ? »

- Il est recommandé d'obtenir au préalable des informations auprès de la famille pour valider la véracité des réponses.
- On peut aussi apprécier la mémoire ancienne à travers le rappel et l'organisation de l'information durant l'histoire du problème actuel et l'histoire familiale et sociale.

7. Habiletés constructives

L'examen mental étendu inclut l'évaluation des capacités visuo-constructives, lesquelles désignent l'aptitude à dessiner ou à construire des objets en deux ou trois dimensions. Ces habiletés reposent sur la coordination de plusieurs fonctions cognitives : perception globale (holistique) et attention aux détails, intégration visuelle, coordination visuomotrice et planification.

Les habiletés visuo-perceptuelles comprennent la discrimination de stimuli complexes, la reconnaissance visuelle, la perception des couleurs, la différenciation figure-fond ainsi que l'intégration visuelle. Par ailleurs, les habiletés visuo-spatiales englobent la capacité à localiser des éléments dans l'espace, à s'orienter dans l'environnement (orientation topographique), à percevoir la direction et la distance. Le clinicien doit aussi détecter une éventuelle négligence d'un champ visuel (souvent unilatérale).

Les habiletés visuomotrices incluent la coordination entre les mouvements oculaires, la capacité à assembler des éléments ou encore la performance en graphomotricité. Les fonctions exécutives, quant à elles, interviennent dans la planification, l'organisation et la réalisation en séquence d'une tâche complexe. Ces différentes composantes peuvent être atteintes isolément ou conjointement. Leur évaluation est essentielle, d'autant plus que des atteintes précoces dans ces domaines peuvent être les premiers indicateurs de pathologies dégénératives (p. ex., démence) ou de troubles liés à la consommation chronique d'alcool.

a) *Tâches de dessin sur commande*

Le clinicien peut demander au client de réaliser des dessins simples en suivant des consignes verbales, telles que :

- Un cercle
- Un carré
- Un triangle
- Une horloge indiquant une heure précise (p. ex., 10 h 10)
- Une pipe (objet courant)

Ces tâches permettent d'observer les capacités d'évocation d'une forme connue et la fidélité de son exécution sans support visuel.

b) *Tâches de dessin en copie*

Le clinicien présente des figures géométriques à reproduire visuellement, ce qui permet de comparer avec les dessins réalisés sur commande :

- Reproduction des figures précédentes : cercle, carré, triangle.
- Figures plus complexes : croix grecque, losange orienté à l'horizontale (diamant), cube en perspective (3D), pipe en 3D.

L'analyse de la performance doit porter attention aux erreurs, aux distorsions, aux rotations supérieures à 45 degrés, aux persévérations (répétitions inappropriées de traits), ainsi qu'à la fragmentation du dessin (exécution par parties déconnectées).

c) *Tâches de construction*

Le clinicien peut proposer une activité de reproduction spatiale à l'aide d'objets concrets (p. ex., crayons), en disposant ceux-ci dans certaines configurations (p. ex., angle droit, parallèle à la table, etc.), puis en demandant au client de reproduire la disposition observée.

Il convient de noter toute déviation significative des angles (p. ex., supérieure à 30 degrés), ce qui peut refléter un déficit de perception spatiale ou de coordination visuomotrice.

8. Informations générales

L'évaluation des informations culturelles générales vise à recueillir des indices sur la mémoire à long terme (notamment autobiographique et sémantique) ainsi que sur le niveau d'intelligence générale du client. Bien qu'elle ne constitue pas une mesure formelle de quotient intellectuel, cette évaluation offre une appréciation sommaire du bagage de connaissances générales acquises au fil du temps, et peut révéler des atteintes cognitives affectant la mémoire ancienne ou les capacités intellectuelles globales.

Parmi les questions pouvant être posées figurent celles-ci :

› « Pouvez-vous nommer les cinq derniers premiers ministres ? »

› « Pouvez-vous nommer cinq grandes villes ? »

› « Pouvez-vous nommer cinq cours d'eau ? »

Les réponses à ces questions doivent être interprétées en tenant compte du niveau socioculturel, de l'éducation du client, de ses intérêts personnels et de sa maîtrise linguistique. Un écart important par rapport aux attentes de base peut signaler la nécessité d'une investigation plus approfondie des fonctions mnésiques et exécutives.

9. Pensée abstraite

La pensée abstraite constitue une composante essentielle des **fonctions cognitives supérieures**, lesquelles englobent un ensemble de processus mentaux complexes, tels que l'intégration de diverses habiletés cognitives, la manipulation symbolique de l'information, la résolution de problèmes abstraits, la planification et le jugement. Ces fonctions sont particulièrement vulnérables aux atteintes neurologiques subtiles et peuvent être altérées précocement, notamment dans certaines pathologies dégénératives.

Il est à noter qu'un client peut démontrer une performance adéquate dans les fonctions cognitives de base tout en présentant des difficultés marquées dans ces fonctions supérieures. Par exemple, dans les stades précoces d'une démence, les limitations peuvent se manifester principalement au niveau de la pensée abstraite, bien que les fonctions mnésiques ou attentionnelles paraissent initialement préservées. En revanche, si le client a déjà montré des difficultés dans les évaluations précédentes (p. ex., attention, mémoire, langage), on s'attend à ce que des limitations apparaissent également ici.

L'interprétation de la performance ne doit pas se limiter à une lecture quantitative des résultats ni à une utilisation rigide de seuils normatifs (*cutoff scores*). Une analyse qualitative, contextualisée selon le niveau d'éducation, les expériences de vie et le bagage culturel du client, demeure essentielle. Le clinicien doit éviter de poser un diagnostic fondé uniquement sur ces tâches, car l'interprétation correcte nécessite une intégration clinique rigoureuse et multidimensionnelle.

L'évaluation de la pensée abstraite inclut les éléments suivants :

- Tâches de similarité : Évaluent la capacité à dégager un concept commun (catégorie ou fonction). Exemple *:* « En quoi un seau et une tasse de café se ressemblent-ils ? ».
- Questions d'information générale : Permettent d'observer la capacité à raisonner logiquement et à mobiliser des connaissances générales pour répondre à une problématique sociale ou existentielle. Exemple *:* « Pourquoi les gens devraient-ils faire un testament ? ».
- Interprétation de proverbes : Évalue la capacité à comprendre des énoncés symboliques, métaphoriques ou allusifs. Exemple : « Tous les chemins mènent à Rome ».
- Raisonnement logique et séries conceptuelles : Présentation d'éléments séquentiels, visuels ou verbaux, sur cartes/cartons, suivie d'une demande de poursuite de la séquence :
  - Lettres : *B, D, F, H, ___?*
  - Nombres décroissants : *11, 8, 5, ___?*
  - Suite associative abstraite : *Feu, 3, arme, 4, il, 2, monde, ___?*

L'observation porte autant sur la justesse de la réponse que sur la stratégie de raisonnement utilisée, la capacité à justifier la réponse et la souplesse cognitive dans la résolution de problème.

10. Fonctions exécutives

Les fonctions exécutives désignent un ensemble de processus cognitifs de haut niveau permettant de réguler le comportement, les émotions et les pensées dans le but de réaliser des actions orientées vers un objectif. Elles comprennent notamment la motivation, la planification, la mise en œuvre d'actions dirigées vers un but, l'autoévaluation et l'autocorrection des performances.

En contexte clinique, les déficits exécutifs peuvent parfois passer inaperçus dans les évaluations standardisées. Cela s'explique par la nature très structurée des tests cognitifs formels, qui peuvent compenser ou masquer les difficultés, et par l'intégrité apparente des autres fonctions cognitives (p. ex., mémoire, langage). Par conséquent, une analyse qualitative des comportements et une observation attentive en situation moins structurée sont essentielles pour identifier ces troubles.

Approches d'évaluation clinique :

- Évaluation de la motivation et des objectifs personnels : Questionner le client sur ses projets ou sur ses loisirs actuels permet d'observer la capacité à se projeter, à planifier et à structurer des activités. Il convient de distinguer les réponses relevant de souvenirs anciens (activités surapprises) de celles liées à des objectifs actuels. On peut aussi juger pertinent de demander ce que le client a mis en place pour atteindre un but donné.
- Recueil d'informations collatérales : En raison d'une possible **anosognosie** (manque de conscience ou minimisation du trouble), l'obtention de renseignements auprès de proches ou d'observateurs du quotidien est primordiale pour valider les comportements, l'autonomie et la régulation des actions en contexte réel.

› Observation clinique directe : Observer si le client prend spontanément l'initiative dans l'entrevue ou s'il adopte une attitude passive s'avère utile. Des comportements inhabituels ou inappropriés, tels que la **désinhibition**, peuvent être indicateurs d'un trouble exécutif. Vérifier si ces comportements étaient présents en phase prémorbide s'avère important.

› Planification et résolution de tâches complexes : L'évaluation des fonctions exécutives peut se faire à travers les tests de dessin où une **planification spatiale et séquentielle** est nécessaire (p. ex., dessin de l'horloge, Blocs du WAIS-IV, figure complexe de Rey).

› Recherche de comportements persévératifs **:** La **persévération**, soit la répétition inappropriée d'une réponse ou d'une action, est un signe fréquent de dysfonctionnement exécutif.

› Évaluation de la mémoire de travail et du traitement séquentiel : Les tâches suivantes permettent d'explorer la mémoire de travail et la flexibilité mentale :

- Dessiner une séquence visuomotrice alternée : *trois cercles, deux carrés, un triangle*, à répéter plusieurs fois.
- Tâche bimanuelle : *poing – paume*, réalisée en opposition entre les deux mains.
- Tâche de correspondance motrice : *1 tape du pied = 2 tapes de la main ; 2 tapes du pied = 1 tape de la main.*

L'évaluation des fonctions exécutives requiert une approche nuancée et multimodale, intégrant tests formels, tâches cliniques informelles et observations du comportement dans différents contextes.

14.6 RÉSUMÉ

Le dépistage neuropsychologique constitue un prolongement de l'examen mental, visant à repérer les signes précoces de dysfonctionnement cognitif. Il ne vise pas à poser un diagnostic, mais à déterminer si une évaluation neuropsychologique formelle est indiquée. Ce dépistage est particulièrement utile lorsqu'on suspecte un trouble neurocognitif, que ce soit à partir de l'histoire du problème, de la présentation clinique ou du motif de consultation. Le dépistage est indiqué dans plusieurs situations, dont : usage de substances, histoire neurologique ou psychiatrique, vieillissement, expositions neurotoxiques, plaintes cognitives ou changement soudain du fonctionnement.

Le dépistage couvre plusieurs domaines cognitifs :

› Orientation, attention et mémoire : par des questions ciblées, tâches auditives ou tests de rappel.

› Langage : évaluation expressive et réceptive, par dénomination, répétition, compréhension de consignes.

› Habiletés constructives : tâches de dessin ou de reproduction de figures géométriques.

› Pensée abstraite et fonctions exécutives : raisonnement, planification, flexibilité mentale, stratégie et inhibition.

La partie sur la collecte des données se termine avec le prochain chapitre consacré à l'évaluation du risque suicidaire.

CHAPITRE 15

ÉVALUATION DU RISQUE SUICIDAIRE

15.1 PARTICULARITÉS ET DÉFINITIONS

Selon Shea (2005), l'évaluation du risque suicidaire constitue une démarche clinique exigeant à la fois persévérance, sensibilité et rigueur de la part du clinicien. Cette évaluation repose sur une analyse intégrée des facteurs statistiques et des données qualitatives issues de l'entrevue clinique, et non sur l'application de protocoles standardisés ou d'outils automatisés. L'auteur souligne qu'aucune formule prédictive ne permet d'estimer de manière fiable le potentiel suicidaire d'un individu. De plus, s'en remettre exclusivement à des instruments d'autoévaluation, tels que des questionnaires autorapportés, peut compromettre la validité des informations obtenues. Ces outils, bien que parfois utiles à des fins de dépistage initial, ne remplacent pas l'entrevue clinique approfondie, qui demeure la méthode privilégiée pour explorer la subjectivité, les intentions et la dynamique psychique sous-jacente aux idées suicidaires.

Ainsi, le clinicien est appelé à pondérer avec soin l'ensemble des facteurs de risque, les antécédents personnels ou familiaux et les données verbales et non verbales recueillies durant l'évaluation. Cette analyse doit s'appuyer sur des techniques d'entrevue souples, mais systématiques, permettant d'obtenir des informations aussi fiables et valides que possible dans un contexte potentiellement chargé d'ambivalence, de honte ou de dissimulation. Une fois les facteurs de risque chroniques et immédiats examinés, il convient de présenter la méthode d'évaluation chronologique des épisodes suicidaires développée par Shea. Mais auparavant, débutons avec une définition des comportements autodommageables suicidaires et non suicidaires.

La définition imprécise et variable des comportements autodommageables, qu'ils soient de nature suicidaire ou non suicidaire, soulève d'importants enjeux de fidélité et de validité tant en recherche qu'en pratique clinique. Afin de clarifier ces distinctions conceptuelles, Nock, Wedig, Janis et Deliberto (2008) ont proposé une classification fondée sur l'analyse des taux de prévalence, des corrélats cliniques et des réponses différentielles au traitement. Cette classification permet de mieux cerner la nature des gestes autodommageables, en distinguant notamment l'intentionnalité suicidaire sous-jacente.

1. Pensées et comportements autodommageables (*Self-Injurious Thoughts and Behaviors*; SITB) : Cette catégorie englobante regroupe l'ensemble des pensées et des comportements à travers lesquels une personne cherche à se blesser de manière directe et délibérée. Elle inclut à la fois les comportements autodommageables suicidaires (*Suicidal Self-Injury;* SSI) et non suicidaires (*Non-Suicidal Self-Injury;* NSSI).
2. Comportements autodommageables suicidaires (SSI) : Cette sous-catégorie fait référence à des comportements dans lesquels la personne manifeste une certaine intention de mourir. Ces comportements présentent un risque plus élevé, puisque la probabilité que la mort en résulte directement est accrue. Ils peuvent être subdivisés en trois formes cliniquement distinctes :

   - **Idéation suicidaire** : pensées impliquant l'intention de s'engager dans un comportement dans le but explicite de mourir. On doit distinguer ces pensées de la pensée passive de mort, où la personne souhaite ne plus être en vie sans toutefois envisager activement de se suicider.

- **Plan suicidaire** : élaboration d'une méthode précise par laquelle la personne envisage de mettre fin à ses jours. Cette planification peut également inclure des actes préparatoires à la mise en œuvre de la méthode envisagée.
- **Tentative suicidaire** : passage à l'acte, par l'engagement dans un comportement potentiellement létal, avec au moins une certaine intention de mourir. Toutefois, noter que toutes les personnes qui réalisent une tentative ne souhaitent pas nécessairement mourir est essentiel. Certaines tentatives relèvent plutôt de **gestes suicidaires**, où la personne se blesse sans réelle intention létale, mais dans le but de susciter une réaction de l'entourage, d'obtenir de l'attention ou d'exprimer une détresse émotionnelle. De tels gestes devraient alors être reclassés dans la catégorie des comportements autodommageables **non suicidaires**.

3. Comportements autodommageables non suicidaires (NSSI) : Ces comportements se caractérisent par l'absence d'intention de mourir. La personne s'engage dans un acte d'automutilation pour des raisons autres que le suicide, telles que la régulation émotionnelle, la réduction de la détresse psychique ou la communication d'un malaise.

15.2 FACTEURS DE RISQUE CHRONIQUES

Dans le cadre de l'évaluation du risque suicidaire, le clinicien doit tenir compte de divers facteurs de risque reconnus comme étant associés à une vulnérabilité accrue. Ces facteurs de risque dits chroniques, bien qu'ils ne permettent pas à eux seuls de prédire un passage à l'acte, doivent être intégrés à l'analyse clinique globale afin d'éclairer les décisions cliniques (Durand, 2002; Kring, Davison, Neal, & Johnson, 2007; Shea, 2005).

Sexe

Le sexe biologique constitue un facteur de risque significatif. Les hommes présentent un taux de mortalité par suicide environ trois fois plus élevé que les femmes, bien que ces dernières effectuent environ trois fois plus de tentatives. Cette différence s'explique notamment par le choix de moyens plus létaux chez les hommes, tels que l'arme à feu, comparativement à des méthodes moins violentes souvent privilégiées par les femmes.

Âge

Le risque suicidaire varie selon l'âge et diffère selon le sexe.

- Chez les femmes, l'incidence des comportements suicidaires tend à augmenter jusqu'à la quarantaine, pour ensuite se stabiliser.
- Chez les hommes, le risque croît de façon marquée en fin de vie, particulièrement chez les hommes blancs de plus de 70 ans. La distribution du risque est bimodale, avec un premier pic observé à la fin de l'adolescence et un second en fin de vie.

Psychose

La présence d'un trouble psychotique constitue un facteur de risque suicidaire majeur, notamment parce que la perte de rationalité peut compromettre la capacité du client à inhiber les comportements autodestructeurs. Le clinicien doit porter une attention particulière à trois processus psychotiques susceptibles d'influencer directement le risque suicidaire, chacun nécessitant une investigation active, même en l'absence d'une divulgation spontanée de la part du patient.

› **Hallucinations impérieuses** : Ces hallucinations auditives commandées, dans lesquelles une voix ordonne au client d'exécuter un acte précis, que ce soit de l'automutilation, de l'agression ou du suicide, constituent une urgence psychiatrique et justifient une hospitalisation immédiate. Le clinicien ne doit pas se limiter à la simple détection de ces phénomènes, mais en évaluer les caractéristiques afin d'en estimer la portée clinique et le danger potentiel. Parmi les éléments à investiguer figurent :

  - la fréquence et la durée des voix ;
  - leur contenu spécifique (incitatif, menaçant, impératif) ;
  - le ton (calme ou agressif) ;
  - le niveau d'hostilité perçu ;
  - l'impact émotionnel ressenti par le patient ;
  - la capacité du client à résister à ces ordres ;
  - le degré d'intrusion ou d'insistance des voix.

  Une question ciblée peut se formuler ainsi : « Si une voix vous ordonnait de faire quelque chose, vous sentiriez-vous capable de lui résister, même si elle paraît douce ou persuasive ? ».

› **Sentiment d'emprise par une force extérieure** : Certains clients rapportent la conviction qu'une entité extérieure les contrôle ou les influence, parfois vécue comme un « double » agissant en eux. Ce phénomène peut engendrer des comportements à risque, notamment suicidaires ou homicidaires, dans une logique de lutte contre cette emprise. Dans un tel contexte, le client peut nier toute intention suicidaire consciente, exprimant plutôt la croyance que la volonté de mourir ne provient pas de lui, mais d'une force étrangère cherchant à provoquer sa mort contre sa volonté – une dynamique perçue davantage comme un meurtre que comme un suicide.

› **Préoccupations religieuses excessives ou délirantes** : Certaines idées délirantes à contenu religieux peuvent inciter le client à des comportements violents dirigés contre lui-même ou autrui. Cela peut être la conviction que Dieu exige une preuve d'amour par le sacrifice personnel, parfois sous la forme de suicide, d'homicide ou d'automutilation. Le **syndrome d'Abraham** illustre ce phénomène : la personne se croit investie d'une mission divine exigeant un sacrifice (p. ex., son enfant ou elle-même), en écho au récit biblique d'Abraham et Isaac. D'autres clients peuvent rapporter être influencés par Satan ou par des versets bibliques interprétés de manière littérale et délirante, notamment ceux véhiculant des injonctions violentes (p. ex., Matthieu 5, 29 : « Si ton œil droit est pour toi une occasion de chute, arrache-le et jette-le loin de toi. »). De tels versets peuvent être à l'origine de comportements d'automutilation sévère, tels que l'autocastration ou le sectionnement de la langue.

  En présence d'une **hyperreligiosité**, le clinicien devrait évaluer l'importance accordée à certains passages religieux au moyen de la question suivante : « Certaines parties de la Bible vous semblent-elles particulièrement importantes ou vous parlent-elles d'une manière spéciale ? ».

- **Épisode dépressif chez les personnes atteintes de schizophrénie :** Le risque suicidaire chez les personnes vivant avec un trouble schizophrénique ne découle pas exclusivement de phénomènes psychotiques, tels que les hallucinations. Il peut également être lié à un épisode dépressif marqué, souvent enraciné dans des années de souffrance chronique, un sentiment de frustration face aux limitations fonctionnelles, et une altération profonde de l'estime de soi associée à la maladie. Cette constellation de facteurs peut engendrer une perte de contrôle perçue sur sa propre vie et une perte de sens existentielle, augmentant ainsi de manière significative la vulnérabilité suicidaire.
- **Profil suicidaire à haut risque chez les personnes atteintes de schizophrénie :** Certains profils cliniques observés chez les personnes vivant avec une schizophrénie présentent un risque suicidaire particulièrement élevé. Ce risque est accentué lorsque le client est relativement jeune, présente un parcours de rechutes chroniques, possède un bon niveau d'éducation et envisageait un avenir prometteur avant l'émergence de la maladie. Dans ces cas, la prise de conscience douloureuse de la condition psychiatrique, souvent accompagnée de la peur d'une détérioration progressive de l'état mental, contribue au développement d'un désespoir profond, pouvant s'exprimer par des idées ou des menaces suicidaires.

Ces éléments doivent alerter le clinicien, d'autant plus que la coexistence de processus psychotiques peut justifier une hospitalisation sans consentement, dans l'objectif de prévenir un passage à l'acte. L'évaluation de ces phénomènes requiert une exploration active, méthodique et empreinte de tact, afin de ne pas exacerber la méfiance ou l'angoisse du client. Tout signe évocateur de psychose doit donner lieu à une évaluation complète du risque suicidaire, incluant les dimensions affectives, cognitives et perceptuelles du fonctionnement mental.

Substances psychoactives

L'abus massif de substances psychoactives, notamment l'alcool et les drogues, de même que l'alcoolisme et la toxicomanie chronique, constitue des facteurs de risque additionnels en matière de comportement suicidaire. Ces substances possèdent un effet désinhibiteur sur les pulsions et peuvent, dans certains cas, induire ou aggraver un processus psychotique. Plus spécifiquement, la consommation chronique d'alcool contribue à la diminution durable du contrôle des impulsions, mais elle est également associée à l'émergence d'idées suicidaires à long terme, notamment en raison du développement de syndromes dépressifs secondaires à l'alcoolisme. L'intoxication aiguë représente une situation clinique particulièrement préoccupante, car elle expose la personne à un double risque suicidaire : d'une part, par la désinhibition du comportement et, d'autre part, par les altérations cognitives qui peuvent mener à un passage à l'acte involontaire ou accidentel (p. ex., l'ingestion répétée de médicaments par oubli). Dans ce contexte, il est recommandé de maintenir en observation à l'urgence les individus présentant une intoxication, jusqu'à diminution de l'intoxication et atténuation des idéations suicidaires qui y sont associées. Par ailleurs, des manifestations, telles que la fluctuation de l'état de conscience et un trouble aigu de la concentration, doivent être rigoureusement évaluées dans le cadre de l'examen cognitif, dans la mesure où une altération marquée du sensorium constitue un facteur de risque clinique important.

Anxiété aiguë et impulsivité suicidaire

Un état d'anxiété exacerbée, lorsqu'il atteint un paroxysme aigu et intense, accompagné d'agitation marquée, peut contribuer de manière significative au risque de passage à l'acte suicidaire impulsif. Cette configuration clinique requiert une intervention pharmacologique ciblée, notamment par l'administration d'anxiolytiques prescrits à des doses efficaces, mais strictement limités dans le temps, afin de réduire la symptomatologie sans induire de dépendance ni masquer des idéations suicidaires persistantes.

Rôle du réseau social et collaboration avec les proches

La présence de membres de la famille ou d'amis intimes lors de l'évaluation clinique peut s'avérer essentielle pour recueillir des informations pertinentes et souvent déterminantes dans l'appréciation du risque suicidaire. Dans certaines situations, les préoccupations cliniques et le doute raisonnable du professionnel quant à la sécurité du client peuvent justifier une rupture de la confidentialité. Lorsqu'on prend cette décision, il convient de consulter un collègue – dans la mesure du possible – et de documenter au dossier clinique les motifs de cette rupture ainsi que le rôle joué par la personne consultée.

L'entrevue avec les proches permet non seulement d'évaluer directement la présence de signes avant-coureurs d'intention suicidaire, mais aussi de préciser les facteurs justifiant une éventuelle hospitalisation sans consentement. Elle constitue également une source précieuse d'information sur la qualité du soutien social offert au client et sur les stresseurs environnementaux susceptibles d'aggraver sa détresse (p. ex., perte d'emploi, rupture affective, rejet social).

L'absence de soutien provenant de la famille, des amis, d'institutions communautaires (notamment religieuses), ou de tout partenaire de vie, représente un facteur de risque important. Les profils les plus à risque, classés par ordre décroissant, incluent les personnes séparées, divorcées, veuves, puis célibataires. L'existence d'un réseau de soutien social immédiat peut influencer la décision clinique de reporter une évaluation plus approfondie, notamment lorsqu'un jugement immédiat est difficile à poser ou que les ressources professionnelles sont temporairement limitées. Dans un tel contexte, informer la famille de l'impossibilité de laisser le client seul s'avère essentiel, tout comme favoriser une discussion ouverte sur le risque suicidaire afin d'élaborer un plan de sécurité. Une communication franche sur le sujet est non seulement sans danger, mais peut au contraire renforcer la prévention du passage à l'acte.

Lorsque le client ne bénéficie d'aucun soutien immédiat, évaluer la capacité du système de santé à lui offrir une assistance adéquate et rapide s'avère impératif.

Enfin, certaines questions peuvent être directement adressées aux proches afin de mieux cerner le niveau de risque :

- A-t-il fait des remarques suggérant qu'il serait plus heureux s'il était mort ?
- A-t-il plaisanté à propos d'un éventuel suicide ?
- A-t-il affirmé que, prochainement, « tout serait réglé » ?
- Possède-t-il chez lui des objets dangereux ou des armes (armes à feu, couteaux, etc.) ?
- A-t-il déjà porté atteinte à sa personne, même par des moyens apparemment bénins, comme la prise excessive de médicaments ?
- A-t-il récemment rompu ses liens avec sa famille ou ses amis ?

Risque suicidaire accru après un congé psychiatrique

Les clients ayant récemment obtenu leur congé d'un établissement psychiatrique présentent un risque suicidaire particulièrement élevé, notamment au cours du premier mois suivant leur hospitalisation. Cette période de transition constitue une fenêtre critique, durant laquelle une vigilance clinique accrue est nécessaire afin de prévenir une décompensation ou un passage à l'acte.

Antécédents personnels et familiaux de comportements suicidaires

Les antécédents de tentatives suicidaires chez le client constituent un indicateur clinique majeur du risque de récidive. Par ailleurs, la présence d'antécédents familiaux de suicide représente un facteur de vulnérabilité supplémentaire, notamment lorsqu'un membre de la famille a pu agir comme modèle dans l'élaboration d'un scénario suicidaire.

Corrélations psychopathologiques et risque suicidaire

Parmi les troubles mentaux, le trouble dépressif majeur est probablement celui qui présente la plus forte corrélation avec le risque suicidaire. On doit donc impérativement en effectuer une évaluation diagnostique rigoureuse, de même que pour les troubles comorbides. Les attaques de panique constituent également un facteur de risque significatif. Lorsque ces épisodes anxieux surviennent chez un client présentant une dépression, le danger s'accroît de manière notable : les personnes souffrant à la fois de dépression et de crises de panique présentent un risque suicidaire trois fois plus élevé que les clients souffrant uniquement de dépression. Même en l'absence de dépression, les attaques de panique s'accompagnent d'une augmentation des idées suicidaires.

Maladie physique, traits de personnalité et vulnérabilité suicidaire

On doit prendre en compte certaines affections physiques graves dans l'évaluation du risque suicidaire, notamment celles qui entraînent une diminution de la mobilité, un préjudice esthétique ou des douleurs chroniques. Le clinicien doit évaluer la perception qu'a le client de sa condition, ainsi que le niveau de souffrance associée aux stades avancés de certaines maladies, pouvant dépasser ce que la personne estime pouvoir tolérer. Parmi ces affections, on retrouve notamment la chorée de Huntington, la sclérose en plaques, le diabète et la broncho-pneumopathie chronique obstructive. L'interaction entre la maladie physique et la structure de personnalité est un facteur important à considérer, puisque les clients présentant un trouble de la personnalité éprouvent souvent davantage de difficulté à composer avec le processus de la maladie.

Trois profils de personnalités se révèlent particulièrement vulnérables au risque suicidaire en contexte de stress :

- **Personnalités dominantes** : ces clients cherchent constamment à contrôler leur environnement et occupent souvent des postes d'autorité. Lorsqu'une maladie invalidante les prive de leur rôle ou de leur pouvoir, le suicide peut apparaître comme une échappatoire.
- **Personnalités dépendantes et insatisfaites** : typiques des organisations limites ou passives-agressives, ces clients bénéficient fréquemment d'une protection de la part de leur entourage, mais cette dernière peut s'accompagner d'un sentiment d'exaspération chez les proches. Lorsque tout soutien émotionnel leur échappe, l'idée suicidaire peut émerger comme une solution perçue.
- **Personnalités fusionnelles** : ces clients vivent en symbiose avec un être cher. La perte ou l'abandon de cette figure centrale, qui donne sens à leur existence, constitue un facteur de risque suicidaire majeur.

Dimension interpersonnelle du geste suicidaire

Le geste suicidaire doit être compris comme un acte ayant une portée interpersonnelle. Ainsi, l'évaluation du risque suicidaire requiert une exploration des systèmes relationnels dans lesquels évolue le client. On doit déterminer si le client perçoit son environnement immédiat comme hostile, négligent ou conflictuel.

Dans certaines situations où les propos du client semblent peu fiables ou fragmentaires, le clinicien peut consulter un proche pour recueillir des éléments complémentaires d'information. L'objectif est d'identifier un cadre de référence émotionnel auquel le client pourrait se raccrocher pour maintenir un lien avec la vie. Des thèmes, tels qu'un sentiment de culpabilité envers des parents ou des enfants, ou encore la perception d'être un fardeau pour les proches, peuvent être révélateurs d'un conflit intérieur pertinent à étudier.

Dans des cas extrêmes, on peut parfois relever des indices laissant supposer qu'un système conjugal ou familial, censé jouer un rôle de soutien, pourrait en réalité, consciemment ou non, souhaiter la mort du client. Ce souhait peut se manifester à travers la négligence du risque suicidaire, le déni de la souffrance exprimée ou une résistance marquée à l'hospitalisation.

Par ailleurs, le suicide peut aussi revêtir une signification vengeresse, visant un entourage perçu comme hostile, avec l'espoir que sa disparition suscitera tristesse ou regret chez les proches. Cela peut constituer une pulsion agressive retournée contre soi, un « assassinat symbolique ». Pour explorer cette dynamique, certaines questions peuvent être posées directement au client :

- Comment imaginez-vous vos funérailles ?
- Selon vous, si vous deviez vous tuer, en quoi votre famille en serait-elle affectée ?
- Que ressentirait votre conjoint si vous vous suicidiez ?
- Que pensez-vous de vos responsabilités envers votre famille et vos enfants si vous deviez vous tuer ?

Lorsque des enfants sont impliqués dans la dynamique hostile exprimée par le client, une vigilance accrue s'impose. Le clinicien doit rester attentif au risque que le client envisage de mettre fin à la vie de ses enfants avant de se suicider, dans la croyance que leur sort serait pire après sa disparition.

Pour aborder ces thématiques délicates, le recours à des techniques comme la normalisation peut faciliter l'expression du vécu. Par exemple, le clinicien pourrait dire : « Vous savez, lorsque certaines personnes sont vraiment en colère contre elles-mêmes, il arrive qu'elles retournent cette colère contre les autres. Dans votre cas, avez-vous eu envie de faire du mal à quelqu'un ? ».

Rationalisation du suicide et détermination du geste

Le clinicien doit évaluer si le client construit un discours justificateur autour de son geste suicidaire, notamment en invoquant des raisons interpersonnelles, comme l'idée que se suicider serait le seul moyen d'« aider réellement » sa famille. La présence de telles justifications rationnelles peut indiquer une structuration plus ferme de l'intention suicidaire et une détermination accrue à passer à l'acte.

Désespoir et détresse existentielle

Le désespoir, tel que conceptualisé par Beck, renvoie aux composantes cognitives du suicide et constitue l'un des meilleurs prédicteurs du passage à l'acte, indépendamment de l'intensité de l'humeur dépressive. Le suicide devient alors une solution de dernier recours pour un client accablé par une détresse perçue comme insurmontable, lorsqu'aucune autre issue ne semble envisageable. Dans cette perspective, le geste suicidaire est envisagé comme un moyen de mettre fin à une souffrance jugée inaltérable.

Système de valeurs comme facteur protecteur

À l'instar d'un cadre familial protecteur, l'adhésion à certaines valeurs personnelles peut constituer un frein significatif au passage à l'acte suicidaire. Des convictions religieuses, l'investissement dans un rôle social valorisé ou tout autre système de sens peuvent exercer un effet dissuasif sur la décision de mourir. Ces repères intérieurs agissent comme des facteurs de protection en maintenant un lien avec la vie.

Changements cliniques récents

L'apparition soudaine d'un changement dans l'état du client, qu'il soit négatif ou positif, constitue un facteur de risque additionnel à prendre en compte. Un nouvel épisode d'insomnie, d'agitation ou de dysphorie peut signaler une intensification de la détresse. Inversement, une amélioration inattendue de l'humeur ou du comportement peut, paradoxalement, indiquer que le client a trouvé un soulagement dans la décision de se suicider, percevant enfin une issue à sa souffrance.

15.3 FACTEURS DE RISQUE IMMÉDIAT ET TRIADE LÉTALE

Alors que les facteurs de risque chroniques, lorsqu'ils sont présents sur une période prolongée, traduisent une vulnérabilité durable au suicide, ils ne permettent pas à eux seuls de prédire un danger imminent (Shea, 2005). Inversement, l'absence de ces facteurs ne garantit pas l'absence de risque. Pour évaluer la possibilité d'un passage à l'acte imminent, le clinicien doit porter attention à la présence d'éléments critiques de nature aiguë.

Shea (2005) propose trois indicateurs cliniques majeurs, regroupés sous le nom de *triade létale*, pour orienter l'évaluation du risque suicidaire immédiat :

1. **Un antécédent suicidaire grave à l'origine de la consultation actuelle** : le clinicien doit ici déterminer la gravité du geste en analysant la dangerosité potentielle de la méthode utilisée ainsi que le degré de volonté de mourir exprimé par le client.
2. **La présence d'un processus psychotique aigu** : cet état perturbe profondément la capacité de raisonnement du client et compromet son jugement, augmentant ainsi le risque d'un passage à l'acte imprévisible.
3. **L'expression d'une intention suicidaire profonde au cours de l'entrevue** : cette intention constitue l'indicateur le plus déterminant parmi les trois. On doit prendre une telle verbalisation avec le plus grand sérieux.

La présence d'un seul de ces trois indicateurs doit alerter le clinicien quant à la possibilité d'un suicide imminent. Dans une telle situation, une hospitalisation peut être envisagée, y compris sans le consentement du client, si les conditions légales le permettent.

15.4 MÉTHODE CHRONOLOGIQUE DE SHEA POUR L'ÉVALUATION DU RISQUE SUICIDAIRE

Pour conduire l'entrevue d'évaluation du risque suicidaire de manière rigoureuse et valide, Shea (2005) propose une méthode structurée reposant sur l'analyse chronologique des épisodes suicidaires. Grâce à cette approche, le clinicien développe, avec l'expérience, une meilleure sensibilité aux réactions des clients, qu'ils présentent ou non un risque suicidaire, en réponse à des questions ciblées, servant de repères pour détecter des signes plus subtils.

L'auteur insiste d'abord sur l'importance d'utiliser un langage explicite, en recourant à des expressions claires, telles que « vous tuer » ou « vous suicider ». Cette précision sémantique permet de lever toute ambiguïté et de créer un espace thérapeutique dans lequel le client comprend qu'il peut aborder ouvertement ses pensées suicidaires. Le fait de verbaliser ces pensées peut procurer un soulagement immédiat en allégeant un fardeau émotionnel, et offrir, à plus long terme, un modèle de comportement pour aller chercher de l'aide en période de détresse.

Le clinicien doit rester attentif à certaines formulations ambiguës du client, par exemple : « non, pas vraiment », qui peuvent masquer une idéation suicidaire sous-jacente. Dans de tels cas, la technique de la *supposition douce* s'avère utile. Une question comme « Quel type de pensée suicidaire avez-vous eue ? » permet d'ouvrir l'espace de dialogue sans confrontation directe. On doit aussi observer le langage non verbal, qui peut révéler de l'anxiété, de la gêne ou une tentative de dissimulation.

Pour favoriser un climat d'engagement et de sécurité, le clinicien s'abstient de prendre des notes pendant l'entretien et évite toute manifestation de malaise lorsqu'il aborde le thème du suicide. Il ne doit pas craindre de « donner des idées » au client, puisque les pensées suicidaires ne s'induisent pas par suggestion, mais résultent d'un processus complexe et douloureux que le client traverse déjà.

Par ailleurs, certaines résistances peuvent s'atténuer au fil de l'entretien. Parfois, il peut être pertinent de reformuler une question un peu plus tard, lorsque l'attitude défensive du client a diminué. Aborder les idéations suicidaires peut faire émerger chez ce dernier des émotions intenses, telles que la honte, la culpabilité ou la peur d'être jugé. Pour réduire ces résistances, le clinicien peut recourir à la *normalisation*. Par exemple : « Souvent, les personnes qui sont très bouleversées ont des idées de suicide. Vous est-il arrivé de vouloir vous tuer ? ».

Enfin, l'attitude du clinicien à l'égard du suicide joue un rôle fondamental. Pour être en mesure d'accueillir les propos du client sans jugement ni évitement, il doit avoir réfléchi à ses propres croyances et expériences. Il peut se poser les questions suivantes : « Quelles sont mes croyances au sujet du suicide ? Ai-je vécu un suicide parmi mes proches ? En quoi cela influence-t-il ma manière d'aborder ce thème avec mes clients ? ».

Principes favorisant la divulgation des idéations suicidaires

Lorsqu'il est confronté à un client présentant un risque suicidaire, le clinicien doit relever le défi de favoriser l'expression des intentions suicidaires. Cette tâche exige une sensibilité clinique particulière. Pour soutenir cette démarche, le clinicien peut envisager deux principes comme étapes clés dans l'évaluation du risque : la mise en place d'un cadre thérapeutique sécurisant et l'utilisation de la méthode chronologique d'évaluation des épisodes suicidaires.

1. Mise en place du cadre

Le premier principe proposé par Shea (2005) pour favoriser la divulgation des idéations suicidaires repose sur l'établissement d'un cadre clinique propice à la confidence. Le but consiste à créer une atmosphère dans laquelle le client, tout en étant immergé dans l'émotion douloureuse qui alimente ses pensées suicidaires, éprouve un sentiment de confiance suffisant envers le clinicien pour s'exprimer librement. Cet état émotionnel spécifique, où les défenses sont momentanément abaissées, facilite l'expression verbale et peut amener le client à vouloir se libérer du poids de ses souffrances.

Pour instaurer ce cadre, le clinicien peut recourir à des transitions adaptées au déroulement de l'entrevue. Ces transitions permettent de guider progressivement le client vers une exploration de ses idéations suicidaires, au moment où l'expression émotionnelle est manifeste. Par exemple, en présence de manifestations psychotiques, le clinicien peut recentrer l'entretien sur des contenus affectifs en posant des questions ciblées sur d'éventuelles hallucinations à contenu impératif. Dans le cas d'un client dépressif, attendre l'émergence d'une tristesse observable pour amorcer le questionnement s'avère judicieux. De même, chez les clients colériques, les moments de colère, de frustration ou de confusion peuvent constituer des ouvertures pertinentes pour aborder les pensées suicidaires.

De manière générale, reporter les questions relatives aux idéations suicidaires jusqu'à ce qu'une implication émotionnelle authentique soit perceptible chez le client se révèle avantageux. De plus, laisser le temps à l'alliance thérapeutique de s'installer, ce qui survient généralement vers le milieu de l'entrevue, importe également. Enfin, si une transition spontanée vers le thème du suicide survient en cours de rencontre, le clinicien doit la saisir immédiatement, avant que la conversation ne bifurque vers un autre sujet.

2. Évaluation chronologique des épisodes suicidaires

Une fois qu'un climat favorable à l'exploration des idéations suicidaires a été instauré, le clinicien peut engager l'évaluation chronologique des épisodes suicidaires, telle que proposée par Shea (2005). Contrairement à une approche reposant sur une seule question ou un questionnaire standardisé, cette méthode s'appuie sur une manière rigoureuse, mais souple, de recueillir l'information, de manière à obtenir des données valides et cliniquement pertinentes.

L'application de cette méthode, à la fois systématique et flexible, permet de limiter les risques d'erreurs liés aux oublis, aux biais de style d'entrevue ou à la fatigue du clinicien. Elle complète utilement la mise à jour des facteurs de risque en se centrant spécifiquement sur la présence et l'intensité des idées suicidaires. De plus, la structure chronologique des questions offre au clinicien un repère organisationnel, l'aidant à aborder les différentes dimensions du risque de manière ordonnée et complète.

Sur la base des facteurs de risque déjà identifiés et des informations recueillies à travers cette méthode, le clinicien sera en mesure de porter un jugement plus éclairé quant aux implications cliniques et aux mesures à mettre en place.

Les quatre sphères de l'évaluation chronologique

La méthode chronologique d'évaluation du risque suicidaire repose sur l'exploration détaillée de quatre sphères successives. Celles-ci doivent être abordées dans l'ordre proposé, chaque étape devant faire l'objet d'une exploration approfondie avant de passer à la suivante. Cette séquence s'applique particulièrement bien aux situations cliniques où le client consulte à la suite d'une tentative de suicide. Dans les cas où aucune tentative n'a eu lieu, la première sphère peut être omise.

Première sphère : idéation ou antécédents suicidaires à l'origine de la consultation

Lorsque le client consulte à la suite d'un geste suicidaire, le clinicien doit évaluer d'emblée le niveau d'urgence de l'intervention et considérer la nécessité d'une hospitalisation. Cela implique une appréciation de la gravité du geste posé et du degré de proximité avec la mort. Le clinicien doit également sonder les réactions du client face au fait d'être encore en vie.

Pour approfondir cette évaluation, Shea (2005) recommande de s'appuyer sur des questions centrées sur les comportements concrets, afin d'obtenir des informations précises et contextualisées. Le clinicien peut ainsi demander au client de retracer chronologiquement les événements, en l'invitant à décrire la séquence de ses actions : « Dites-moi ce que vous avez fait ensuite ». Ce type d'approche permet de guider l'entrevue vers les aspects cliniquement pertinents du geste suicidaire.

Voici des exemples de questions utiles dans ce cadre :

- Comment le client a-t-il tenté de se suicider ?
- Quelle était la sévérité du geste selon la méthode utilisée (p. ex., nature et quantité des substances ingérées, localisation des blessures) ?
- Dans quelle mesure le client souhaitait-il réellement mourir ? A-t-il averti quelqu'un ? A-t-il laissé entendre son intention ? Est-ce qu'il a posé le geste dans un lieu isolé ou dans un endroit où il pouvait être retrouvé ? Dans les jours précédents, a-t-il rédigé un testament, une lettre d'adieu, vérifié ses assurances ou dit adieu à un proche ?
- Quels sont les sentiments actuels du client face à l'échec de sa tentative ? Par exemple, lui demander : « Que pensez-vous du fait d'être encore en vie ? »
- Dans quelle mesure la tentative était-elle préméditée, ou au contraire impulsive ?
- Quel rôle ont joué l'alcool ou les drogues dans l'acte suicidaire ?
- Des facteurs interpersonnels ont-ils été déterminants ? Par exemple, des sentiments d'échec, la croyance que les autres se porteraient mieux sans lui, ou de la colère envers une personne ?
- Un ou plusieurs facteurs de stress spécifiques au moment de la tentative existaient-ils ?
- Quelle était la profondeur du désespoir ressenti au moment du geste ?
- Pourquoi la tentative a-t-elle été incomplète ? Le client a-t-il été retrouvé ? Si oui, comment, et par qui ? A-t-il lui-même demandé de l'aide ou a-t-il été découvert fortuitement ?

Deuxième sphère : idéation et antécédents récents

Cette sphère couvre la période des six à huit semaines précédant l'entrevue clinique (Shea, 2005). Elle vise à évaluer l'intensité, la fréquence et le degré d'avancement des pensées suicidaires du client, dans le but de déterminer jusqu'à quel point un projet suicidaire s'est concrétisé. Cette exploration permet aussi d'appréhender les réflexions du client sur les avantages et les inconvénients du suicide, et donc d'estimer le danger immédiat qu'il représente.

Le clinicien doit éviter les questions vagues ou générales, telles que « Quelle place occupent vos pensées de suicide ? », qui risquent de générer des réponses peu informatives. En posant des questions précises et en recourant aux techniques de validité, le clinicien peut obtenir une vision concrète de l'état d'avancement des projets suicidaires.

L'évaluation de cette sphère se déploie en trois étapes :

Identifier les moyens ou projets suicidaires envisagés : le clinicien peut recourir à la technique de la supposition douce, en posant des questions telles que :

› – « Depuis combien de temps songez-vous à vous tuer ? »

› – « En plus des médicaments, à quels autres moyens avez-vous songé ? »

Évaluer le degré de mise à exécution de ces moyens : une fois un moyen identifié, le clinicien cherche à retracer les incidents comportementaux en suivant la séquence des événements, à l'aide de questions ciblées :

› « Avez-vous une arme chez vous ? »

› « Vous est-il arrivé de la sortir dans l'intention de vous tuer ? »

› « L'avez-vous chargée ? Avez-vous enlevé le cran de sûreté ? »

› « Qu'est-ce qui vous a retenu d'appuyer sur la gâchette ? »

Le clinicien poursuit ce processus pour chaque méthode évoquée, en explorant la deuxième, voire la troisième option si nécessaire. En plus de la supposition douce, il peut aussi utiliser la technique de réfutation d'une question ciblée afin d'identifier d'éventuelles autres méthodes.

Évaluer la fréquence, la durée et l'intensité des idéations suicidaires : une fois les moyens explorés, l'attention se porte sur la fréquence et la persistance des pensées suicidaires, par exemple :

› « Pendant les six à huit dernières semaines, combien de temps avez-vous passé chaque jour à penser au suicide ? »

Les informations recueillies sur les types de moyens envisagés, leur degré de mise en œuvre et la fréquence des idéations permettent au clinicien d'étayer un doute raisonnable, même si le client nie avoir des intentions suicidaires. Ces éléments peuvent alors justifier une décision clinique urgente, telle qu'un bris de confidentialité ou une hospitalisation sans consentement.

En outre, cette sphère d'investigation offre un éclairage précieux sur les motivations profondes du client : ses ruminations sur le suicide, les bénéfices qu'il pense en retirer et l'équilibre subjectif qu'il perçoit entre le fait de vivre ou de mourir.

Troisième sphère : idées et gestes passés

L'exploration des idéations et comportements suicidaires antérieurs ne nécessite pas un investissement de temps aussi important que les sphères précédentes, mais elle reste essentielle pour ajuster le niveau de sécurité requis dans la prise en charge du client (Shea, 2005). L'objectif est de recueillir les données cliniques les plus pertinentes pour expliquer la décision.

Trois aspects doivent être évalués :

1. Quelle a été la tentative suicidaire la plus grave ?
2. Combien de gestes ou de tentatives approximativement ont eu lieu dans le passé ?
3. À quand remonte la tentative la plus récente ?

Ces informations permettent de déterminer si les idéations actuelles s'inscrivent dans la continuité des méthodes employées antérieurement, et si le client réagit aux stresseurs actuels de manière semblable à celle observée lors de ses épisodes suicidaires précédents.

Un grand nombre de tentatives peut indiquer un désespoir profond et chronique. Toutefois, selon le contexte, une fréquence élevée de gestes peut également être interprétée comme un indicateur de comportements à visée manipulatrice, ce qui pourrait relativiser l'évaluation du risque immédiat. Le discernement clinique est donc fondamental dans l'interprétation de cette sphère.

Quatrième sphère : idéation immédiate et plan de suicide

La quatrième sphère vise à évaluer l'état actuel du client quant à ses intentions suicidaires (Shea, 2005). Le clinicien cherche à savoir précisément où en est le client dans son projet, en explorant les dimensions *comment*, *où* et *quand* (COQ). Cette exploration porte non seulement sur les pensées présentes au moment de l'entrevue, mais aussi sur celles qui pourraient survenir ultérieurement, notamment après le retour à domicile.

Lorsqu'un doute raisonnable persiste quant à la sécurité du client, le clinicien peut solliciter l'avis d'un tiers pour valider certains éléments du récit, mieux estimer la solidité du soutien social, concevoir des interventions appropriées et mettre en place des mesures spécifiques.

Dans ce contexte, la négociation d'un contrat de sécurité peut avoir un effet dissuasif, bien qu'elle ne garantisse pas l'absence de passage à l'acte. La validité de cette démarche repose avant tout sur la solidité de l'alliance thérapeutique. Le contrat permet également, sur le plan déontologique, de démontrer que le clinicien a pris les moyens nécessaires pour assurer la sécurité du client, ce qui témoigne d'un engagement professionnel rigoureux. Par ailleurs, le clinicien peut aussi s'en servir comme un outil d'évaluation : l'ambivalence ou la tromperie peuvent parfois transparaître dans l'attitude ou le ton du client au moment de son élaboration. Cependant, dans certains cas, notamment chez les clients présentant un trouble de la personnalité limite, le contrat de sécurité peut être contre-indiqué, car il risque qu'on l'utilise à des fins de manipulation, compromettant ainsi sa valeur clinique.

Enfin, cette sphère d'évaluation comprend une appréciation du niveau actuel de désespoir, de l'existence éventuelle de projets de vie constructifs, de la disposition du client à accepter de l'aide, et de sa capacité à envisager des moyens concrets pour faire face aux stresseurs présents.

Voici quelques questions utiles dans cette phase de l'évaluation :

- « Que ferez-vous plus tard, ce soir ou demain, si vous avez de nouveau des idées de suicide ? »
- « En ce moment, avez-vous la moindre pensée de vouloir vous tuer ? »

15.5 INSTRUMENTS D'ÉVALUATION DES GESTES SUICIDAIRES ET AUTODOMMAGEABLES

L'**entrevue sur les pensées et comportements autodommageables** (*Self-Injurious Thoughts and Behaviors Interview*; SITBI), développée par Nock, Holmberg, Photos et Michel (2007), est une entrevue structurée permettant l'évaluation détaillée du risque suicidaire et des comportements autodommageables (voir Nock *et al.*, 2008). Elle constitue une entrevue clinique rigoureuse disponible en deux formats : une version longue comportant 169 items et une version abrégée de 72 items. Le SITBI est conçu pour recueillir des données précises sur la présence, la fréquence, l'âge d'apparition et d'autres caractéristiques associées à divers comportements, notamment les idéations suicidaires, les plans, les tentatives de suicide, ainsi que les comportements autodommageables non suicidaires (NSSI). On peut aussi utiliser une version destinée aux entrevues parentales, ce qui en fait un instrument particulièrement pertinent pour l'évaluation auprès d'adolescents et de jeunes adultes.

Le SITBI s'adresse à une population large comprenant les adolescents, les jeunes adultes et les adultes. Chaque module d'évaluation permet d'examiner la sévérité des comportements rapportés, les méthodes employées, les fonctions attribuées aux comportements (p. ex., soulagement émotionnel, communication), les facteurs contributifs selon la perspective du client, l'expérience subjective de douleur, l'impulsivité associée, la consommation de substances ainsi que l'évaluation de la probabilité perçue que ces comportements se reproduisent dans le futur.

La passation du SITBI varie en fonction du format utilisé, allant de 3 minutes (version courte) à environ 15 minutes (version longue). L'instrument démontre de solides qualités psychométriques : l'évaluation interjuges est jugée excellente, et la fidélité test-retest est adéquate pour une période allant jusqu'à six mois. Sa validité de contenu est considérée comme bonne, et sa validité de construit est adéquate lorsqu'elle est comparée à d'autres mesures des idéations, tentatives et NSSI. On juge également satisfaisante sa validité de généralisation.

Sur le plan clinique, le SITBI se distingue par son utilité adéquate, offrant une approche systématique et nuancée de l'évaluation du risque suicidaire. Il permet aux cliniciens de mieux comprendre les comportements autodommageables en intégrant des dimensions souvent négligées dans les outils autorapportés, telles que la fonction psychologique des actes et le degré d'impulsivité. Par conséquent, cet instrument se révèle pertinent pour orienter à la fois l'évaluation diagnostique et les décisions cliniques.

L'**échelle des idéations suicidaires** (*Scale for Suicide Ideation*; SSI), développée par Beck, Kovacs et Weissman (1979), est une entrevue semi-structurée composée de 21 items et conçue pour mesurer l'intensité des pensées suicidaires récentes (voir Nock *et al.*, 2008). Cet instrument permet une quantification fine de l'idéation suicidaire à travers plusieurs dimensions, telles que la présence, la fréquence et la sévérité des pensées, le désir de suicide passif (souhait de mourir sans acte délibéré), le désir de suicide actif (intention de se donner la mort), ainsi que l'existence de plans spécifiques.

Deux versions sont disponibles pour répondre à des objectifs cliniques variés. La première, *SSI-Worst*, vise à évaluer l'idéation suicidaire à son pire moment dans la vie du client, permettant ainsi une perspective longitudinale sur la sévérité maximale des pensées suicidaires. La seconde, la *Modified Scale for Suicide Ideation*, élargit l'évaluation en incluant également des éléments tels que le courage perçu à faire une tentative, la capacité à parler ou à écrire sur la mort, et d'autres indices comportementaux ou cognitifs associés à la suicidabilité.

On utilise la SSI auprès d'une clientèle adulte et adolescente, incluant des individus issus de divers groupes ethniques, milieux cliniques et contextes institutionnels. La passation de l'instrument prend environ 10 minutes, ce qui en fait un outil efficace pour les milieux à contrainte de temps.

Les qualités psychométriques de la SSI sont solides. Elle présente une bonne consistance interne et une bonne fidélité interjuges. On juge sa validité de contenu bonne, tandis qu'on évalue sa validité de construit, sa validité de généralisation et sa sensibilité au changement en réponse à un traitement comme excellentes. Ces qualités en font un instrument particulièrement utile pour le dépistage, l'évaluation clinique et le suivi du risque suicidaire au fil du temps.

En somme, la *Scale for Suicide Ideation* s'impose comme un outil clinique de premier plan dans l'évaluation de la pensée suicidaire, alliant rigueur psychométrique et pertinence clinique pour une variété de clientèles et de contextes thérapeutiques.

L'**échelle de Beck sur l'idéation suicidaire** (*Beck Scale for Suicide Ideation*; BSI), développée par Beck et Steer (1991), est une version questionnaire de la *Scale for Suicide Ideation* (SSI ; voir Nock *et al.*, 2008). Les milieux cliniques ont largement adopté cet instrument autoadministré à 21 items en raison de sa facilité d'utilisation, de sa rapidité de passation et de son utilité dans le dépistage de l'idéation suicidaire.

Bien qu'elle conserve la structure de base du SSI, la BSI est spécifiquement conçue pour permettre une évaluation rapide des pensées suicidaires actuelles chez des individus en contexte clinique. Elle s'adresse à une clientèle adulte, et on peut également l'utiliser auprès d'adolescents, notamment dans les milieux hospitaliers, ambulatoires et communautaires.

La BSI mesure plusieurs variables clés liées à l'idéation suicidaire, incluant l'intensité du désir de mourir, la fréquence des pensées suicidaires, la planification de scénarios suicidaires, la détresse associée à ces pensées, ainsi que la présence d'éléments de protection ou de motivation à vivre. Les réponses aux items sont cotées sur une échelle permettant de quantifier la sévérité de l'idéation.

Sur le plan psychométrique, la BSI présente une excellente consistance interne, ce qui témoigne de la cohérence des items mesurant un même construit. On juge sa validité de contenu bonne, sa validité de construit excellente et sa validité de généralisation adéquate. Toutefois, sa fidélité test-retest est inférieure aux standards attendus, ce qui limite son usage dans les évaluations longitudinales.

En somme, la *Beck Scale for Suicide Ideation* constitue un outil clinique pratique et fiable pour détecter l'idéation suicidaire, notamment lorsqu'une intervention rapide est requise. Elle est particulièrement utile dans le cadre d'une première évaluation ou pour compléter une anamnèse suicidaire plus approfondie.

L'**échelle d'autoévaluation des idéations suicidaires** (*Self-Monitoring Suicidal Ideation Scale*; SMSI), développée par Clum et Curtin (1993), est un questionnaire bref conçu pour mesurer l'idéation suicidaire de façon répétée et continue (voir Nock *et al.*, 2008). Cette mesure autorapportée comprend seulement trois items et constitue une adaptation simplifiée de la *Scale for Suicide Ideation* (SSI) de Beck. Sa concision le rend particulièrement approprié pour une administration quotidienne, dans le but de suivre l'évolution des pensées suicidaires à court terme.

La SMSI cible principalement les adultes et peut être utilisée dans divers contextes cliniques, notamment auprès de clients présentant une symptomatologie fluctuante ou un risque suicidaire élevé nécessitant un suivi rapproché. Les variables mesurées comprennent la présence, l'intensité et la durée des idéations suicidaires, ainsi que le niveau de contrôle perçu par la personne quant à son comportement suicidaire.

La validité de construit, la validité de généralisation et la sensibilité au traitement sont jugées adéquates. En revanche, la validité de contenu est limitée, ce qui peut restreindre l'interprétation des résultats en contexte diagnostique.

Malgré ces limites, la *Self-Monitoring Suicidal Ideation Scale* constitue un outil clinique utile pour le suivi intensif des pensées suicidaires. Son format court permet une utilisation répétée sans engendrer une surcharge pour le client, ce qui en fait un instrument pertinent dans les protocoles de traitement qui exigent un monitorage fréquent de l'idéation suicidaire.

L'**échelle de probabilité du suicide** (*Suicide Probability Scale*; SPS), élaborée par Cull et Gill (1988), est un questionnaire autorapporté de 36 items destiné à évaluer le risque suicidaire en se basant sur plusieurs dimensions psychologiques associées à la probabilité d'une tentative (voir Nock *et al.*, 2008). Cet instrument vise à mesurer non seulement l'idéation suicidaire actuelle, mais aussi des variables cliniques corrélées, telles que le désespoir, l'autoévaluation négative et l'hostilité, considérées comme des facteurs contributifs au risque suicidaire.

La SPS s'adresse à des clientèles variées, bien que les indications précises quant aux groupes cibles ne soient pas toujours détaillées dans la littérature. Elle peut être administrée en environ 10 minutes, ce qui la rend relativement accessible en contexte clinique. L'interprétation repose sur des scores obtenus aux différentes sous-échelles, chacune reflétant un aspect du risque suicidaire global.

Sur le plan psychométrique, la SPS présente une bonne consistance interne et une fidélité test-retest adéquate. La validité de construit est jugée excellente, tandis que la validité de généralisation est considérée comme bonne. En revanche, la validité de contenu demeure incertaine. L'instrument est sensible au changement, ce qui en fait un outil potentiellement utile pour le suivi en cours de traitement.

Enfin, bien que la *Suicide Probability Scale* démontre une utilité clinique adéquate, les données empiriques appuyant sa capacité prédictive directe du passage à l'acte suicidaire sont limitées. Elle devrait donc s'utiliser avec prudence dans le cadre d'une évaluation globale, en complément d'autres mesures cliniques et d'une entrevue structurée.

L'**inventaire des idéations suicidaires positives et négatives** (*Positive and Negative Suicide Ideation Inventory*; PANSI), développé par Osman *et al.* (1998), est un questionnaire autorapporté de 20 items visant à évaluer les pensées suicidaires à partir d'un modèle équilibré entre cognitions positives et négatives (voir Nock *et al.*, 2008). L'outil repose sur l'hypothèse selon laquelle un déséquilibre, c'est-à-dire une prévalence de pensées négatives par rapport aux pensées positives, constitue un indicateur de risque suicidaire.

Le PANSI mesure spécifiquement deux types de contenus cognitifs : les idéations négatives (p. ex., désespoir, idées de mort, perte de sens) et les idéations positives (p. ex., espoir, attachement social, plaisir à vivre). On peut l'administrer rapidement, en environ cinq minutes, ce qui facilite son intégration dans une batterie d'évaluations plus larges ou dans un contexte de dépistage initial.

Sur le plan psychométrique, l'instrument présente une bonne consistance interne et une validité de construit jugée satisfaisante. Sa validité de contenu est adéquate. On juge sa sensibilité au traitement bonne, ce qui le rend pertinent pour le suivi longitudinal des fluctuations de l'idéation suicidaire.

Concernant la validité de généralisation, elle demeure limitée puisque les auteurs ont principalement développé et validé le PANSI auprès de populations étudiantes. Ainsi, bien qu'on puisse considérer son utilité clinique comme adéquate, une certaine prudence s'impose lorsqu'on l'utilise dans des contextes cliniques plus complexes ou auprès de populations présentant des troubles psychiatriques sévères.

Le **questionnaire des idéations suicidaires chez l'adulte** (*Adult Suicide Ideation Questionnaire*; ASIQ), développé par Reynolds (1991), est un instrument autorapporté composé de 25 items visant à évaluer l'idéation suicidaire et les plans associés au cours du dernier mois (voir Nock *et al.*, 2008). Chaque item explore la fréquence des pensées suicidaires ou des comportements planifiés, ce qui permet d'obtenir un portrait nuancé de l'intensité et de la prévalence des idées suicidaires récentes.

L'ASIQ s'administre rapidement, en environ cinq minutes, ce qui en fait un outil pratique pour les contextes cliniques nécessitant un dépistage rapide. Il s'est avéré particulièrement utile pour prédire le risque de tentative suicidaire à court terme, comme en témoigne sa capacité démontrée à anticiper les gestes suicidaires lors d'un suivi à trois mois.

Sur le plan psychométrique, l'ASIQ présente une excellente consistance interne et une validité de construit également jugée excellente. Sa fidélité test-retest est adéquate. On juge sa validité de généralisation excellente, ce qui permet une application relativement large à divers contextes cliniques et populations adultes.

En somme, l'ASIQ constitue un choix solide pour l'évaluation clinique de l'idéation suicidaire, notamment grâce à sa capacité prédictive et à son efficacité d'administration.

15.6 RÉSUMÉ

L'évaluation du risque suicidaire est une démarche clinique exigeante, reposant sur l'intégration de facteurs contextuels, historiques et psychologiques. Plusieurs instruments existent pour mesurer le risque de comportements autodommageables suicidaires. Toutefois, l'évaluation du risque ne devrait pas se limiter à des outils standardisés, mais inclure également l'entrevue clinique, qui permet de saisir la complexité des idéations suicidaires.

Les facteurs de risque chroniques suivants prédisposent au suicide sans prédire un passage à l'acte immédiat : sexe, âge, antécédents personnels ou familiaux, troubles psychotiques (hallucinations impérieuses, emprise extérieure, délires religieux), dépression, usage de substances, traits de personnalité vulnérables (dominant, dépendant, fusionnel), maladies physiques graves et isolement social. À ceux-ci s'ajoutent les facteurs de risque immédiats, dont trois indicateurs nommés triade létale doivent alerter le clinicien : un antécédent suicidaire grave récent, un épisode psychotique aigu et l'expression actuelle d'une intention suicidaire claire. Leur présence justifie souvent une intervention urgente, voire une hospitalisation sans consentement.

La méthode d'évaluation chronologique de Shea permet de conduire l'entrevue d'évaluation du risque suicidaire de manière rigoureuse et valide. Cette méthode inclut quatre sphères d'évaluation :

1. Geste récent à l'origine de la consultation ;
2. Idéation récente survenue dans les dernières semaines ;
3. Antécédents de gestes ou d'idéation plus anciens ;
4. Intention actuelle, incluant planification, désespoir et degré de dangerosité.

Chaque sphère explore de manière rigoureuse les éléments concrets (moyens envisagés, planification, contexte) et émotionnels (désespoir, culpabilité, colère, rationalisation du geste).

Les données obtenues en entrevue doivent être complétées avec celles obtenues par les tests. La troisième partie du livre est consacrée à l'évaluation psychologique par les tests.

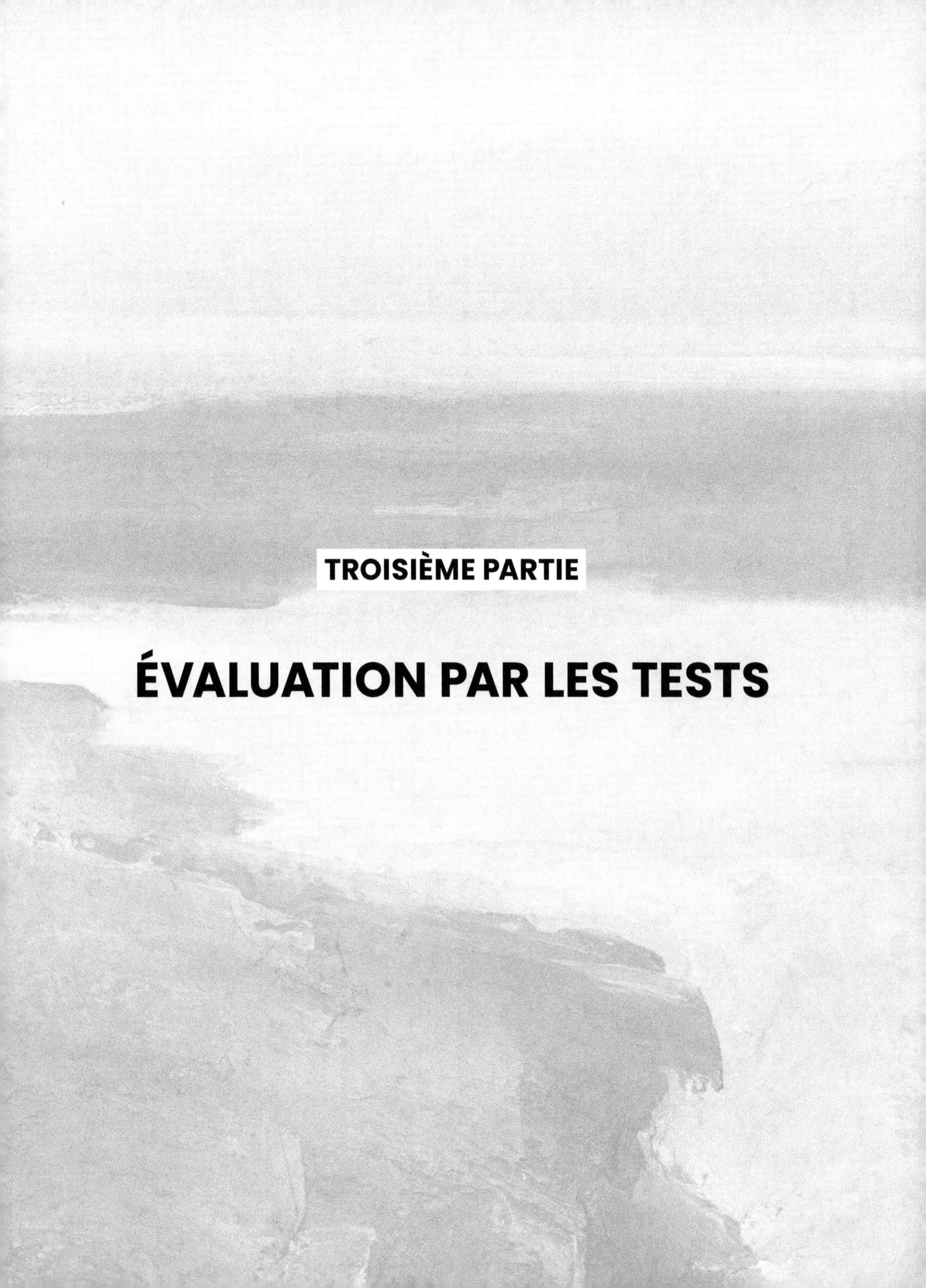

TROISIÈME PARTIE

ÉVALUATION PAR LES TESTS

CHAPITRE 16

QUESTIONNAIRES, INVENTAIRES ET ENTREVUES DIAGNOSTIQUES

16.1 QUESTIONNAIRES, INVENTAIRES ET ENTREVUES SUR LA SYMPTOMATOLOGIE GÉNÉRALE

Diverses mesures autorapportées sont disponibles en contexte d'évaluation psychologique, qu'il s'agisse de questionnaires, d'inventaires ou d'entrevues semi-structurées. Certaines de ces mesures visent l'évaluation de la symptomatologie psychopathologique de manière générale, tandis que d'autres ciblent des symptômes plus spécifiques. La présente section porte sur les outils permettant d'évaluer la symptomatologie générale. Une attention particulière sera accordée à l'entretien clinique structuré pour les troubles mentaux du DSM-5 (*Structured Clinical Interview for DSM-5 – Clinician Version; SCID-5-CV*). Par la suite, les inventaires MCMI-III et PAI, ainsi que deux questionnaires fréquemment utilisés, le SCL-90 et le BSI, seront également présentés. Les instruments spécifiques à la dépression, aux troubles de la personnalité et au trouble d'anxiété généralisée feront l'objet de sections distinctes. Pour les instruments d'autres troubles mentaux, le lecteur est référé au livre de Hunsley et Mash (2008). Enfin, étant donné les contraintes d'espace, il n'a pas été possible d'inclure la présentation des grands tests psychologiques tels que la WAIS-4, le MMPI-2, le Rorschach et le TAT. Pour connaître les règles d'administration, de correction et d'interprétation de ces tests, le lecteur est référé à des ouvrages spécialisés (J. Gagnon, à paraître; Groth-Marnat & Wright, 2016).

1. *Structured Clinical Interview for DSM-5 – Clinician Version* (SCID-5-CV)

La SCID-5-CV (First & First, 2015; First, Williams, Karg, & Spitzer, 2016) est une entrevue semi-structurée administrée par un clinicien, conçue pour permettre l'évaluation et le diagnostic d'un large éventail de troubles psychologiques conformément aux critères du DSM-5 (et précédemment du DSM-IV). Il s'agit de l'une des entrevues diagnostiques les plus utilisées en recherche clinique en Amérique du Nord, tant pour son degré de standardisation que pour sa fidélité aux critères nosographiques. À l'origine, cette entrevue a été développée pour répondre au besoin d'un outil capable d'opérationnaliser rigoureusement les critères diagnostiques du DSM-III, posant ainsi les bases d'une approche systématique et reproductible du diagnostic psychiatrique.

Avec la publication du DSM-5, plusieurs versions de la SCID ont été mises à jour pour refléter les changements apportés à la nosographie. La SCID-5-CV (*Clinician Version*) est une version abrégée et réorganisée de la SCID-5-RV, spécifiquement conçue pour un usage clinique. Elle est publiée sous la forme d'un livret relié et couvre les troubles les plus fréquemment rencontrés dans la pratique courante. Bien que son appellation souligne sa vocation clinique, cette version peut également être utilisée en contexte de recherche, à condition que les diagnostics d'intérêt soient inclus dans les sections couvertes par l'outil. Une version française est disponible sous le titre *SCID-5-CV : Entretien clinique structuré pour les troubles du DSM-5* (Habersaat, d'Huart, & Fegert, 2022), permettant ainsi son utilisation dans les milieux francophones. On peut trouver une description complète du SCID-5-CV dans le manuel de l'utilisateur de First *et al.* (2016).

Les modules de la SCID-5-CV

La SCID-5-CV se distingue par sa large couverture diagnostique, faisant d'elle l'une des entrevues structurées les plus complètes parmi les instruments utilisés en milieu clinique et en recherche. Elle est divisée en dix modules thématiques, chacun correspondant à un groupe spécifique de troubles mentaux, ce qui permet une évaluation systématique et approfondie de la psychopathologie du client :

› Module A – Épisodes de l'humeur : exploration des épisodes dépressifs majeurs, maniaques, hypomaniaques et mixtes.

› Module B – Symptômes psychotiques : identification des hallucinations, idées délirantes et autres manifestations psychotiques.

› Module C – Diagnostics différentiels des troubles psychotiques : distinction entre les troubles psychotiques, incluant primaires et secondaires.

› Module D – Diagnostics différentiels des troubles de l'humeur : clarification entre les troubles de l'humeur et d'autres conditions présentant des symptômes similaires.

› Module E – Troubles liés à l'utilisation de substances : évaluation de la consommation, de l'abus et de la dépendance à diverses substances.

› Module F – Troubles anxieux : identification des troubles tels que le trouble panique, l'agoraphobie, la phobie sociale, le trouble d'anxiété généralisée, entre autres.

› Module G – Troubles liés au stress et troubles obsessionnels-compulsifs : incluant le trouble de stress post-traumatique (TSPT), le trouble obsessionnel-compulsif (TOC) et leurs variantes.

› Module H – Trouble déficitaire de l'attention avec ou sans hyperactivité (TDAH) : évaluation des critères diagnostiques de ce trouble neurodéveloppemental à l'âge adulte.

› Module I – Dépistage d'autres troubles mentaux : module de dépistage permettant d'explorer d'autres catégories de troubles potentiellement présentes.

› Module J – Trouble de l'adaptation : évaluation de la réponse psychologique à un facteur de stress identifiable, incluant les caractéristiques temporelles et symptomatiques spécifiques.

Cette structuration modulaire offre au clinicien une grande flexibilité, lui permettant d'adapter l'entrevue aux besoins cliniques ou aux objectifs de recherche spécifiques.

Qualités psychométriques

Les données relatives aux propriétés psychométriques de la SCID proviennent majoritairement d'études menées sur la version basée sur le DSM-III-R. Toutefois, les adaptations subséquentes apportées au fil des révisions du DSM (notamment pour le DSM-IV et le DSM-5) étant relativement mineures sur le plan structurel, il est raisonnable de considérer ces résultats comme encore pertinents pour l'évaluation de la fiabilité et de la validité actuelles de l'outil (First *et al.*, 2016).

L'étude de Ventura (1998 ; voir Persons & Fresco, 2008) rapporte un coefficient élevé d'accord interjuges pour le diagnostic actuel (pondération globale $\kappa = 0{,}82$) ainsi que des coefficients allant de bon à excellent pour le trouble de dépression majeure ($\kappa = 0{,}80$ à $0{,}91$). L'étude la plus complète à ce jour sur la fidélité interjuges de la SCID est celle de Williams *et al.* (1992 ; voir Summerfeldt & Antony, 2002). Dans ce devis, deux évaluateurs indépendants et assignés aléatoirement ont évalué 390 clients et 202 non-clients. Les résultats indiquent une fidélité adéquate pour les diagnostics actuels chez les clients ($\kappa = 0{,}61$), mais une fidélité faible pour les non-clients ($\kappa = 0{,}37$). La fidélité varie également selon les troubles évalués, avec des coefficients allant de $\kappa = 0{,}40$ pour la dysthymie à $\kappa = 0{,}86$ pour la boulimie.

En ce qui concerne les troubles fréquemment rencontrés en clinique, les coefficients de fidélité sont généralement satisfaisants :

› $\kappa \approx 0{,}75$ pour le trouble bipolaire, les troubles liés à l'usage de drogues ou d'alcool ;
› κ entre 0,50 et 0,75 pour la dépression majeure, la schizophrénie, le trouble panique et le trouble d'anxiété généralisée (TAG).

Une autre étude menée par Skre *et al.* (1991 ; voir Summerfeldt & Antony, 2002) sur un échantillon norvégien a révélé une fidélité faible ($\kappa < 0{,}41$) pour certains diagnostics spécifiques, tels que les troubles somatoformes, le TOC et l'agoraphobie sans antécédents de panique. Ces résultats doivent être interprétés avec prudence, car ils sont possiblement influencés par un faible taux de base dans l'échantillon étudié.

De manière générale, la littérature soutient une fidélité acceptable ($\kappa > 0{,}70$) pour les troubles fréquemment évalués en contexte clinique, tels que les troubles de l'humeur et les troubles anxieux. Toutefois, plusieurs facteurs peuvent influencer la fidélité, notamment :

› la présence de comorbidité ;
› la structure semi-structurée de l'outil ;
› la dépendance au jugement clinique ;
› la qualité de l'alliance thérapeutique lors de l'entrevue ;
› et surtout, le niveau d'entraînement et l'expérience diagnostique de l'évaluateur.

Par ailleurs, les devis de recherche contrôlés tendent à produire des coefficients de fidélité plus élevés, en raison de l'implication d'administrateurs hautement formés et attentifs à la standardisation de l'administration. En milieu clinique usuel, les conditions sont plus variables, ce qui peut affecter la stabilité des diagnostics posés. En somme, la fidélité de la SCID repose largement sur les compétences cliniques de la personne qui la conduit.

Peu d'études ont été menées sur la validité de critère de la SCID, en partie parce que sa structure est conçue pour correspondre étroitement aux critères du DSM, rendant ce type de validation moins prioritaire. Les études existantes, principalement fondées sur la version DSM-III-R, ont surtout ciblé des troubles spécifiques, comme le trouble panique. Ces recherches montrent généralement une bonne validité concurrente, notamment dans l'étude de Maziade *et al.* (1992 ; voir Groth-Marnat & Wright, 2016), qui rapporte un $\kappa = 0{,}83$ pour les diagnostics de troubles de l'humeur et de troubles schizophréniques.

Cela dit, des données plus récentes mettent en lumière certaines limites. Plusieurs études ont observé une correspondance faible entre les diagnostics posés via la SCID et ceux retrouvés dans les dossiers cliniques ou posés lors d'évaluations non standardisées (Groth-Marnat & Wright, 2016). La sensibilité de l'outil peut également être problématique dans certains contextes, comme dans l'évaluation de populations psychiatriques marginalisées ou itinérantes, où le pouvoir de prédiction négative peut s'avérer insuffisant (c.-à-d., difficulté à identifier correctement les cas ne répondant pas aux critères diagnostiques).

Enfin, une étude (Regier, Rae, Narrow, Kaelber, & Schatzberg, 1998) ayant utilisé la SCID comme étalon de référence (*gold standard*) pour évaluer la validité d'autres outils, comme les versions informatisées du *Diagnostic Interview Schedule* (DIS), ont rapporté des accords faibles :

› $\kappa = 0{,}56$ pour l'abus d'alcool ;
› $\kappa = 0{,}22$ pour les troubles de l'humeur et les troubles anxieux.

Ces résultats soulignent l'importance de ne pas fonder un jugement clinique sur une source unique, mais plutôt d'intégrer les données issues de la SCID à une analyse globale et convergente des différentes sources d'information disponibles.

Application clinique

Bien que la SCID-5 soit un instrument relativement facile à utiliser sur le plan technique, son administration requiert néanmoins une expérience clinique solide en évaluation diagnostique ainsi qu'un entraînement formel (First *et al.*, 2016). Une formation structurée est fortement recommandée, incluant notamment des vidéos d'entraînement d'une durée totale d'environ 11 heures. Une utilisation profane ou non supervisée est déconseillée, en raison du jugement clinique que l'outil exige à chaque étape.

En contexte de recherche, plusieurs limites doivent être considérées. D'abord, la SCID est vulnérable à certains styles de réponses, notamment à l'exagération délibérée, en raison de sa validité de surface élevée. De plus, certains troubles ne sont pas couverts, ou ne le sont qu'en ce qui concerne l'épisode actuel. La SCID ne propose aucune mesure dimensionnelle, ne va pas au-delà des critères minimaux requis par le DSM, et son arbre décisionnel, bien qu'utile à l'efficacité de l'administration, peut masquer certains symptômes sous-cliniques. Toutefois, le clinicien ou le chercheur peut choisir de ne pas suivre les raccourcis prévus (*skip-outs*) s'il le juge pertinent.

Caractéristiques de base

- Clientèle cible : adultes (18 ans et plus) en contexte psychologique, psychiatrique ou médical, avec une capacité langagière fonctionnelle.
- Pour les clients présentant des troubles cognitifs, une agitation importante ou des symptômes psychotiques, la SCID peut être utilisée comme liste de vérification (*check list*), à partir d'informations recueillies auprès d'autres sources (famille, intervenants, dossier).
- Matériel requis : livret d'administration papier, comportant l'ensemble des modules.

Début de l'entrevue : l'*overview*

- L'entrevue débute par une section *overview*, dans laquelle le client est invité à décrire ses difficultés dans ses propres mots.
- Cette section vise aussi à recueillir diverses informations contextuelles : antécédents de traitements, niveau de fonctionnement actuel, événements de vie significatifs.
- L'objectif est de formuler un diagnostic différentiel préliminaire, qui sera raffiné au fil de l'entrevue.
- Elle comporte également un module de dépistage optionnel, permettant d'évaluer la pertinence de certaines sections diagnostiques et, si nécessaire, de les omettre par la suite.

Nature des questions

- Les questions de la SCID s'inspirent du style d'un clinicien expérimenté, mais ne suivent pas toujours l'ordre du DSM. Par exemple, la question d'exclusion du trouble schizoaffectif précède celle sur la schizophrénie, afin d'éviter une incohérence diagnostique (c.-à-d., si réponse affirmative pour le trouble schizoaffectif, ce n'est plus nécessaire de poursuivre les questions sur la schizophrénie).
- Chaque question vise à évaluer un critère du DSM, mais la cotation ne doit pas se faire de façon mécanique (oui/non). Elle exige une élaboration du client, des exemples précis, voire une confrontation bienveillante si les propos du client semblent contradictoires ou incohérents.

- Il arrive rarement qu'un critère soit coté présent si le client le nie, mais cela peut se produire si le clinicien juge, à partir de données convergentes (p. ex., un client qui nie l'excès alors qu'il lave ses mains deux heures par jour), que le critère est satisfait malgré la perception du client.

Cotation des critères

- La cotation s'effectue en fonction des critères DSM, non en fonction de la réponse verbatim du client.
- Le clinicien peut lire les critères mot à mot ou les paraphraser, pour favoriser la compréhension.
- La cotation n'est effectuée que lorsque le clinicien est convaincu de la présence ou de l'absence du critère.
- Il est essentiel d'intégrer d'autres sources d'informations (référence, famille, observations) pour appuyer ou nuancer les réponses du client.
- Lorsqu'un client minimise ou nie des symptômes manifestes, le clinicien peut confronter cette discordance de façon clinique.
- Inversement, si un client affirme la présence d'un symptôme, mais que le clinicien doute de sa validité, le clinicien n'est pas tenu d'approuver.

Sommaire diagnostique

- Un sommaire est produit à la fin de l'entrevue, distinguant les diagnostics actuels de ceux posés à vie.
- Le clinicien y consigne également les spécifications requises (p. ex., la sévérité, l'évolution ou le sous-type du trouble).

Sources d'information

- Toutes les sources sont pertinentes et utilisables : notes de référence, observations des proches, dossiers médicaux.
- Si le client fournit peu d'informations ou est un pauvre historien, le clinicien peut utiliser des outils complémentaires, comme un tableau de vie (*life chart*), et inscrire une description narrative des symptômes sous chaque critère.

Conventions et usage du SCID

- Étiquetage des items : chaque question est identifiée par une lettre (modèle du module) et un chiffre (numéro de question).
- Deux colonnes sont présentes : l'une pour les questions cliniques, l'autre pour les critères DSM.
- Symboles de cotation :
  - « – » : critère non atteint ou en dessous du seuil clinique
  - « + » : critère atteint ou dépassé
- Instructions spécifiques :
  - *ONE MONTH AGO* : préciser la date dans la question.
  - *DESCRIBE* : demander une description détaillée du symptôme (souvent pour les symptômes psychotiques).

  - *IF NO* : questions conditionnelles, à poser seulement si la première partie du critère n'est pas remplie.
  - *Other Specified/Unspecified Disorders* : possibilité pour le clinicien de justifier pourquoi un diagnostic n'est pas pleinement confirmé.

- Instructions pour sauter des sections :
  - Lorsque le critère exclut automatiquement le trouble (p. ex., pas d'attaque de panique inattendue pour un trouble panique), on saute la section correspondante.
  - Lorsque le trouble est déjà établi (p. ex., épisode maniaque confirmé, pas besoin d'évaluer l'hypomanie).
  - Lorsqu'une condition particulière est vraie (p. ex., condition médicale générale), il est possible de sauter certaines sections.
- Arbre décisionnel : présent dans les modules C et D, avec des boîtes de navigation selon les réponses fournies dans les modules antérieurs (A et B).
- Distinction entre diagnostic à vie et actuel :
  - Questions de type « avez-vous déjà eu… » (à vie).
  - Questions de type « durant le dernier mois » (actuel).
  - Il est nécessaire de cocher les deux sections (dans le cahier et dans le sommaire diagnostique).

Bonnes pratiques d'administration

- Questions verbatim : il est préférable de poser les questions textuellement pour préserver la validité, sauf si l'information a déjà été donnée lors de l'*overview*.
- Questions entre parenthèses : servent à clarifier, non à être ignorées; elles doivent être posées si pertinentes.
- Langage du client : le clinicien peut adapter les formulations pour refléter les mots du client.
- Demandes d'informations descriptives : encourager le client à décrire ses pensées, émotions et comportements de façon détaillée. Ces informations doivent être notées sous les critères, accompagnées de la source.
- Distinction trouble primaire/secondaire :
  - Si le trouble est secondaire à une condition médicale ou à une substance, il n'est pas diagnostiqué.
  - Le clinicien doit vérifier la présence d'une condition ou substance, sa coïncidence temporelle avec le trouble, et évaluer la plausibilité d'un lien étiologique, selon la littérature scientifique.
  - Si une relation causale est établie, le clinicien revient à la section initiale pour réviser la cotation.
  - En cas de doute identifié lors de l'*overview*, le clinicien peut accélérer la vérification en allant directement à la section concernée.
  - Les effets des traitements doivent être pris en compte, sans supposer qu'un symptôme serait présent en leur absence.
  - Le jugement de signification clinique ne pose habituellement pas problème en clinique, puisque la simple présence en consultation indique une souffrance ou un dysfonctionnement.

2. *Millon Clinical Multiaxial Inventory – Fourth Edition* (MCMI-IV)

Le *Millon Clinical Multiaxial Inventory – Fourth Edition* (MCMI-IV), développé par Millon, Grossman et Millon (2015), est un inventaire autorapporté conçu pour évaluer un large éventail de caractéristiques de la personnalité, de modalités d'ajustement émotionnel ainsi que l'attitude du client à l'égard du test (voir Groth-Marnat & Wright, 2016). Cet outil est destiné à une clientèle adulte et requiert un niveau de lecture minimal correspondant à la fin du secondaire (8e année). Parmi les instruments d'évaluation de la personnalité, il s'agit de l'un des plus utilisés, après le MMPI-2. La durée d'administration varie entre 20 et 30 minutes. On peut trouver une description complète de l'instrument dans Groth-Marnat et Wright (2016).

La théorie et les échelles

La version actuelle comprend 195 items permettant de générer des scores sur 30 échelles réparties en quatre catégories :

1. Indices de validité et indices modificateurs ;
2. Troubles de la personnalité clinique ;
3. Pathologie grave de la personnalité ;
4. Syndromes cliniques et syndromes cliniques graves.

Le MCMI-IV est fondé à la fois sur les critères diagnostiques du DSM-5 et sur la théorie de la personnalité élaborée par Theodore Millon. Il présente un recouvrement important avec le MMPI-2 en ce qui concerne la portée des symptômes évalués, mais il se distingue par son orientation plus ciblée vers la description des styles et troubles de la personnalité.

L'interprétation du MCMI-IV demande de prendre en considération plusieurs éléments, notamment le chevauchement entre certaines échelles. Ce chevauchement, intentionnel, permet de refléter la complexité des profils cliniques, mais nécessite une analyse nuancée des élévations obtenues. Le clinicien doit également garder en tête que le MCMI-IV ne constitue pas un outil diagnostique autonome : il fournit plutôt des hypothèses cliniques qui doivent être confrontées aux données issues d'autres sources, telles que l'entrevue diagnostique.

Une innovation majeure de la quatrième édition est la conception des échelles selon un continuum de fonctionnement, allant du fonctionnement adaptatif au fonctionnement pathologique. Deux seuils sont proposés : des scores entre 65 et 74 indiquent une élévation modérée, tandis que des scores de 75 à 84 signalent une élévation élevée, potentiellement cliniquement significative. Ces seuils sont fondés sur un échantillon de 1547 adultes issus de divers contextes cliniques et culturels.

Le modèle théorique sous-jacent repose sur une conception évolutionniste de la personnalité, articulée autour de trois polarités fondamentales :

- Plaisir vs Souffrance, en lien avec la recherche du bien-être et l'évitement de la douleur ;
- Actif vs Passif, représentant le degré d'initiative dans l'adaptation à l'environnement ;
- Soi vs Autre, décrivant l'orientation de l'individu vers ses propres besoins ou ceux d'autrui.

Ces polarités permettent de caractériser tant le fonctionnement normal que pathologique de la personnalité. Par exemple, une orientation fortement passive pourrait être associée à des troubles de la personnalité schizoïde ou évitante. Certains styles peuvent également être ambivalents ou se manifester à travers plusieurs polarités simultanément, comme dans le cas de la personnalité passive-agressive. L'interprétation doit ainsi tenir compte des combinaisons d'élévations entre les échelles, qui peuvent enrichir la compréhension du fonctionnement global du client.

Une autre précaution importante tient au contexte de vie. Une élévation sur une échelle ne devrait pas automatiquement mener à la conclusion d'un trouble de la personnalité en l'absence de détresse psychologique ou de dysfonctionnement marqué. Cette nuance est particulièrement pertinente pour les échelles compulsive, histrionique et narcissique, qui incluent des items compatibles avec un fonctionnement normal.

Voici la répartition des échelles selon les quatre grandes catégories du MCMI-IV :

› Troubles de la personnalité clinique : schizoïde, évitant, mélancolique, dépendant, histrionique, turbulent, narcissique, antisocial, sadique, compulsif, négativiste et masochiste.

› Pathologie grave de la personnalité : schizotypique, *borderline* et paranoïde.

› Syndromes cliniques : anxiété généralisée, symptômes somatiques, spectre bipolaire, dépression persistante, usage d'alcool, usage de drogues, trouble de stress post-traumatique.

› Syndromes cliniques graves : spectre schizophrénique, dépression majeure, état délirant.

Les deux premières catégories sont centrées sur les styles et troubles de la personnalité (anciennement axe II du DSM-IV), tandis que les deux dernières se rattachent aux syndromes symptomatiques (axe I). Une élévation sur une échelle symptomatique peut refléter un dysfonctionnement en lien avec un style de personnalité ou une mauvaise adaptation à celui-ci.

Les indices de validité et indices modificateurs de réponse incluent les échelles suivantes : invalidité (détecte des réponses incohérentes), inconsistance (évalue la stabilité des réponses à des items similaires), divulgation (évalue le degré d'ouverture du client dans ses réponses), désirabilité sociale (mesure la tendance à se présenter sous un jour excessivement positif ou socialement acceptable) et dénigrement de soi (détecte une tendance à l'autodévalorisation, souvent associée à une présentation exagérément négative). Ces indices aident à interpréter le profil de réponse et à évaluer l'attitude du client face à l'évaluation.

Qualités psychométriques

Le MCMI-IV présente de solides qualités psychométriques. La consistance interne est élevée, avec 20 des 25 principales échelles atteignant un coefficient alpha supérieur à 0,80. La fidélité test-retest varie selon l'intervalle de temps : pour une période de 13 jours, la médiane s'élève à 0,85 ; pour un intervalle de 4 ans, elle varie entre 0,73 (échelle négativiste) et 0,59 (échelle dépendante). Selon certaines études, les échelles de personnalité affichent une stabilité temporelle plus élevée que celles des syndromes cliniques, ce qui est attendu étant donné la nature plus transitoire des symptômes. D'autres études ont trouvé peu de différences dans la stabilité de ces échelles suggérant que les traits et les états mesurés par la MCMI-IV sont interdépendants.

La validité convergente du MCMI-IV a été confirmée par de nombreuses études. Par exemple, l'échelle de dépression majeure est fortement corrélée à la sous-échelle de dépression du BSI (r = 0,75), et l'échelle de paranoïa corrèle de façon modérée avec l'échelle RC4 du MMPI-2 (r = 0,58). De plus, les scores du MCMI-IV dit « *BR scale scores* » (*base rate scale score*) sont interprétés en fonction des taux de base de prévalence, ce qui favorise une meilleure prédiction avec les diagnostics cliniques.

Malgré sa sophistication, le MCMI-IV présente certaines limites quant à la validation de ses résultats. Il demeure difficile d'évaluer la convergence entre le diagnostic suggéré par l'outil et un hypothétique « vrai » diagnostic, en raison de l'absence d'une mesure étalon reconnue pouvant servir de point de comparaison.

De plus, les accords intercliniciens basés sur les résultats du MCMI-IV sont relativement faibles, ce qui incite à adopter une démarche en deux temps : il est d'abord recommandé de déterminer si le client présente ou non un trouble de la personnalité, étape pour laquelle les accords intercliniciens sont jugés acceptables, puis d'examiner l'intensité et le degré d'altération associés aux différentes caractéristiques de personnalité. Certains inconvénients du MCMI-IV doivent aussi être soulignés. L'instrument ne fournit pas de diagnostic conforme au DSM-5, n'est pas conçu pour une utilisation auprès d'une population non clinique, et ne permet pas de documenter les forces du client. Par ailleurs, comparativement aux entrevues semi-structurées, le MCMI-IV a tendance à surpathologiser la présence d'un trouble de la personnalité.

Interprétation

La procédure d'interprétation du MCMI-IV suit une séquence rigoureuse. Dans un premier temps, le clinicien doit s'assurer de la validité du protocole de réponse. Cette étape implique l'examen des échelles de validité pour détecter une réponse aléatoire (via l'échelle d'invalidité), un sous-rapportage des symptômes (faibles élévations aux échelles de divulgation et de dénigrement de soi, forte élévation à l'échelle de désirabilité sociale), ou encore un surrapportage des symptômes (fortes élévations aux échelles de divulgation et de dénigrement de soi).

Une fois la validité confirmée, l'analyse commence par les échelles associées aux pathologies graves de la personnalité, celles-ci ayant préséance sur les échelles des troubles de la personnalité clinique. Si des élévations sont présentes dans les deux catégories, les échelles cliniques servent à enrichir ou à nuancer l'interprétation des pathologies graves. En l'absence d'élévations sur ces dernières, le clinicien peut interpréter les élévations dans les troubles de la personnalité clinique. L'interprétation s'appuie alors sur les ressources fournies dans les manuels d'accompagnement : descriptions interprétatives de chaque échelle, explications des codes types (combinaisons fréquentes d'élévations) et implications thérapeutiques. Le choix des descripteurs dépend du niveau d'élévation obtenu : des scores BR entre 75 et 85 suggèrent des descripteurs intermédiaires, des scores au-dessus de 85 appellent les descripteurs les plus pathologiques, tandis que des scores sous le seuil de 75 orientent vers les descripteurs les moins sévères. De manière générale, plus l'élévation est marquée, plus il est approprié de recourir à des formulations cliniques plus pathologiques. Le clinicien doit aussi considérer la hiérarchie relative entre les échelles. Une différence d'au moins 20 points entre l'échelle la plus élevée et les suivantes indique que ces dernières peuvent nuancer ou contextualiser l'interprétation principale. De plus, chaque échelle clinique de trouble de la personnalité est accompagnée de sous-échelles permettant une analyse conceptuelle détaillée. Ces sous-échelles renseignent sur les aspects cognitifs, interpersonnels, comportementaux et liés à l'image de soi qui prédominent dans le style de personnalité du client.

L'interprétation se poursuit par l'analyse des échelles de syndromes cliniques, qui sont souvent corrélées aux troubles de la personnalité. Ces syndromes peuvent refléter un mauvais ajustement du client à son propre style ou trouble de la personnalité. Par exemple, la présence conjointe d'un syndrome d'anxiété ou de dépression peut traduire un conflit intrapsychique entre un besoin d'acceptation et de dépendance, et une peur d'être exploité (comme dans l'opposition entre les styles dépendant et paranoïde).

Une fois cette analyse complétée, le clinicien peut examiner les items critiques regroupés par thématique (p. ex., potentiel autodestructeur, instabilité émotionnelle). Ces regroupements peuvent servir de guide lors d'une entrevue subséquente ou offrir des illustrations concrètes des problématiques évoquées dans le profil.

En dernier lieu, le clinicien peut formuler un diagnostic hypothétique, fondé sur l'ensemble des résultats, tout en reconnaissant que le MCMI-IV ne fournit pas un diagnostic au sens strict du DSM, mais plutôt un aperçu du style de personnalité et des regroupements symptomatiques. Enfin, il peut proposer des recommandations cliniques, en ciblant les symptômes prioritaires issus des syndromes cliniques et en les replaçant dans le contexte du style de personnalité mis en évidence.

3. *Personality Assessment Inventory* (PAI)

Le *Personality Assessment Inventory* (PAI), conçu et développé par Morey (1991), est un inventaire d'évaluation psychologique auto-rapporté composé de 344 items (voir Groth-Marnat & Wright, 2016). Il vise à examiner les schémas comportementaux, les états affectifs, les croyances et les réactions du client face à diverses situations. Les réponses sont cotées sur une échelle à quatre niveaux, allant de « faux, pas du tout vrai » à « très vrai », permettant ainsi une mesure graduée de la pertinence de chaque item pour le client. On peut trouver une description complète de l'instrument dans Groth-Marnat et Wright (2016).

Les échelles

Destiné aux adultes âgés de 18 à 89 ans, le PAI requiert un niveau de lecture correspondant à la quatrième année du primaire. Le temps de passation est estimé à environ 60 minutes. L'inventaire se structure autour de quatre grandes catégories d'échelles : les échelles de validité, les échelles cliniques, les échelles liées au traitement et les échelles interpersonnelles.

- Échelles de validité : elles permettent d'évaluer la qualité et la cohérence du protocole de réponse. On y retrouve les échelles d'incohérence, de rareté, d'impression négative et d'impression positive.
- Échelles cliniques : elles mesurent des problématiques psychopathologiques spécifiques, telles que les plaintes somatiques, l'anxiété, les troubles liés à l'anxiété, la dépression, la manie, la paranoïa, la schizophrénie, les traits *borderline*, les traits antisociaux et les problèmes liés à l'usage d'alcool et de drogues.
- Échelles reliées au traitement : elles renseignent sur des dimensions cliniques pouvant influencer le processus thérapeutique, comme l'agressivité, l'idéation suicidaire, le niveau de stress, l'absence de soutien et le rejet du traitement.
- Échelles interpersonnelles : elles visent à décrire le style relationnel du client en termes de dominance et de chaleur affective.

Le développement du PAI repose sur une méthode combinée, à la fois rationnelle et empirique. Les items ont été sélectionnés à partir de revues théoriques et empiriques centrées sur les dimensions fondamentales de chaque catégorie clinique. Cette approche a permis d'inclure des items couvrant un spectre de sévérité allant de manifestations modérées à sévères. Chaque échelle étant conçue pour mesurer un construit unique, l'interprétation des résultats est directe : plus le score est élevé, plus il y a de probabilités que le client manifeste les caractéristiques en lien avec ce construit. En outre, l'absence de chevauchement d'items entre les échelles renforce la clarté de l'analyse, puisqu'une élévation ne peut être attribuée à une autre dimension. L'échelle de réponse à quatre points permet également une évaluation plus nuancée et dimensionnelle de la sévérité des symptômes.

Qualités psychométriques

Le PAI présente des qualités psychométriques généralement solides. La consistance interne des échelles varie de adéquate à excellente, avec des coefficients alpha allant de 0,75 (échelle de stress) à 0,91 (anxiété), et une médiane de 0,845. Pour les sous-échelles, les coefficients se situent entre 0,54 et 0,85. La fidélité test-retest s'échelonne de 0,68 (dominance) à 0,92 (problèmes liés à l'alcool), avec une moyenne de 0,83 pour les échelles principales.

L'analyse factorielle révèle une structure à quatre facteurs, bien que 25 % des items ne contribuent à aucun facteur, justifiant une interprétation individualisée de chaque échelle. Les quatre facteurs sont les suivants :

1. Ajustement négatif général (dépression, anxiété, troubles liés à l'anxiété, schizophrénie, traits *borderline*) ;
2. Passage à l'acte comportemental (traits antisociaux, usage d'alcool et de drogues) ;
3. Narcissisme et exploitation interpersonnelle (manie, traits antisociaux, dominance) ;
4. Négligence ou détachement social, selon que l'échantillon soit clinique ou communautaire.

La validité convergente du PAI est bien établie, comme en témoignent les corrélations modérées à fortes observées avec des instruments comparables, tels que le MMPI-2, le MCMI, le BDI ou le BAI. La plupart des échelles permettent de discriminer adéquatement les groupes cliniques.

Le PAI se distingue par sa grande utilité clinique. Il offre une lecture fine des symptômes en permettant, par exemple, de distinguer les composantes cognitives, affectives et physiologiques de l'anxiété ou de la dépression grâce à ses sous-échelles. L'outil fournit également une évaluation dimensionnelle de la sévérité des troubles et dispose de plusieurs normes établies à partir de divers échantillons, facilitant ainsi la comparaison des scores obtenus. Cependant, le PAI n'a pas été conçu comme un outil diagnostique à proprement parler. Il présente certaines lacunes, notamment l'absence de catégories diagnostiques telles que les troubles alimentaires ou la majorité des troubles de la personnalité (à l'exception des traits *borderline* et antisociaux). Par ailleurs, les échelles relatives à l'usage de substances ne permettent pas toujours de distinguer clairement les comportements actuels des habitudes passées, ce qui peut nuire à l'évaluation de la situation présente.

Interprétation

La procédure d'interprétation suit une séquence logique. Le clinicien débute par l'analyse des échelles de validité, puis examine les items critiques. Il poursuit avec l'interprétation des échelles cliniques dont les scores T se situent à deux écarts-types au-dessus de la moyenne de l'échantillon clinique. Enfin, il approfondit son analyse à l'aide des sous-échelles afin d'identifier les composantes spécifiques à l'origine des élévations. L'interprétation peut se conclure par une intégration rationnelle des différentes données, en tenant compte de la configuration des échelles et des connaissances théoriques issues de la psychopathologie.

4. *Symptom Checklist-90-R* (SCL-90-R) et *Brief Symptom Inventory* (BSI)

Le *Symptom Checklist-90-R* (SCL-90-R ; Derogatis, 1994) et sa version abrégée, le *Brief Symptom Inventory* (BSI ; Derogatis, 1993), sont des instruments autorapportés conçus pour mesurer la nature et l'intensité des symptômes psychologiques récents (voir Groth-Marnat & Wright, 2016). Contrairement aux inventaires de personnalité, ces outils ne visent pas à évaluer les traits durables du fonctionnement psychologique, mais plutôt à documenter les manifestations actuelles de détresse, telles que rapportées par le client au cours de la dernière semaine. On peut trouver une description complète de l'instrument dans Groth-Marnat et Wright (2016).

La version complète, le SCL-90-R, se compose de 90 items. Chaque item décrit un symptôme précis, et le client indique dans quelle mesure il en a fait l'expérience, sur une échelle à cinq points allant de 0 («pas du tout») à 4 («extrêmement»). Le temps de passation est d'environ 15 minutes, et un niveau de lecture équivalant à la sixième année du primaire est requis. Le BSI reprend la même logique, mais sous une forme plus concise de 53 items.

Les deux instruments évaluent les symptômes selon neuf dimensions cliniques et trois indices globaux :

› Dimensions symptomatiques : somatisation, obsessions-compulsions, sensibilité interpersonnelle, dépression, anxiété, hostilité, anxiété phobique, idéation paranoïde, psychotisme.

› Indices globaux :

- Indice de sévérité globale : reflète à la fois le nombre et l'intensité des symptômes rapportés.
- Détresse des symptômes positifs : moyenne des scores obtenus pour les symptômes endossés, indiquant le niveau de détresse associée aux symptômes.
- Nombre total de symptômes positifs : nombre total d'items pour lesquels le client rapporte au moins une certaine expérience du symptôme, indiquant l'étendue des manifestations symptomatiques.

Les qualités psychométriques du SCL-90-R et du BSI sont globalement satisfaisantes. La consistance interne des dimensions du SCL-90-R varie de bonne à excellente, avec des coefficients alpha allant de 0,79 (idéation paranoïde) à 0,90 (dépression), et une médiane de 0,845. Pour le BSI, les coefficients s'étendent de 0,71 à 0,85. La fidélité test-retest à une semaine est également robuste, avec des coefficients variant de 0,78 (hostilité) à 0,90 (anxiété phobique), et une moyenne de 0,83 pour les principales dimensions. L'indice de sévérité globale du SCL-90-R présente une stabilité particulièrement élevée (r = 0,91), ce qui témoigne d'une constance temporelle de la mesure.

Sur le plan de la validité convergente, les résultats sont convaincants. Les échelles du SCL-90-R présentent des corrélations modérées à fortes avec d'autres instruments de mesure des symptômes, et les profils obtenus sont cohérents avec les patrons symptomatiques attendus dans divers groupes cliniques. Toutefois, les données sur la validité divergente sont plus partagées : les études sur sa structure factorielle ont produit des résultats contradictoires, allant de un à six facteurs, ce qui soulève des questions sur la clarté de la structure sous-jacente. Certains chercheurs soutiennent que le SCL-90-R mesurerait de manière plus globale la détresse psychologique plutôt que des syndromes cliniques distincts. Néanmoins, certaines dimensions, telles que l'hostilité, l'idéation paranoïde, la somatisation et les symptômes obsessionnels-compulsifs se montrent sensibles et spécifiques à des troubles de la personnalité des groupes A (paranoïde, schizoïde, schizotypique) et B (antisocial, *borderline*, histrionique, narcissique). En outre, le SCL-90-R et le BSI sont sensibles aux changements significatifs post-traitement, ce qui les rend utiles dans le suivi thérapeutique. Il convient toutefois d'interpréter avec prudence la dimension psychotisme, dont les propriétés psychométriques sont plus faibles.

L'interprétation des résultats du SCL-90-R et du BSI est relativement simple. Les scores obtenus traduisent directement l'intensité des construits mesurés. Le clinicien peut amorcer l'analyse en se concentrant sur les indices globaux, afin d'évaluer la sévérité globale de la détresse du client, puis approfondir l'examen à travers les neuf dimensions spécifiques afin de cerner les domaines symptomatiques les plus significatifs.

16.2 INSTRUMENTS POUR L'ÉVALUATION DE LA DÉPRESSION

Les instruments conçus pour évaluer la dépression et les autres troubles mentaux peuvent être classés en trois grandes catégories, en fonction de leur objectif clinique : les instruments à visée diagnostique, ceux destinés à la formulation de cas, et ceux utilisés pour le suivi de l'évolution et l'évaluation des résultats thérapeutiques (Hunsley & Mash, 2008). On peut trouver une description des instruments sur la dépression dans Persons et Fresco (2008).

1. Instruments à visée diagnostique

Les instruments à visée diagnostique permettent d'établir la présence d'un trouble mental selon les critères du DSM, de mesurer la sévérité des symptômes, ou encore de documenter les facteurs contextuels et fonctionnels pertinents. Ils constituent souvent la première étape d'une évaluation psychologique, en fournissant un cadre structuré à la formulation de diagnostic.

Beck Depression Inventory – 2e édition (BDI-II)

Le *Beck Depression Inventory – 2e édition* (BDI-II), développé par Beck, Steer & Brown (1996), est un questionnaire autorapporté de 21 items qui mesure la présence et la sévérité des symptômes dépressifs, selon les perceptions subjectives du client. Chaque item est coté sur une échelle de 0 à 3, permettant un score total allant jusqu'à 63. Des seuils cliniques sont proposés pour distinguer les formes minimales, légères, modérées et sévères de dépression. Il présente une excellente consistance interne ($\alpha > 0{,}90$) et une très bonne sensibilité au changement, ce qui en fait un outil utile tant pour le dépistage initial que pour le suivi thérapeutique. Il possède également une excellente fidélité test-retest et une excellente validité de contenu, de construit et de généralisation. Certains items sont également pertinents pour le repérage du risque suicidaire (notamment ceux sur le désespoir et les pensées suicidaires).

Quick Inventory of Depressive Symptomatology – Self-Rated (QIDS-SR)

Instrument autorapporté de 16 items, le *Quick Inventory of Depressive Symptomatology – Self-Rated* (QIDS-SR), développé par Rush *et al.* (2003) offre une mesure brève et efficace de la sévérité des symptômes dépressifs sur les sept derniers jours. Les items couvrent l'ensemble des critères du trouble dépressif majeur selon le DSM, et sont cotés à l'aide d'une échelle de type Likert à 4 points. Il affiche une excellente validité (contenu et construit), fidélité (test-retest), consistance interne, et sensibilité au traitement, ce qui en fait un outil de choix pour le suivi en cours de traitement. Le score seuil de 11 permet de détecter la dépression avec une bonne sensibilité (0,81) et spécificité (0,72).

Life Experiences Survey (LES)

Le *Life Experiences Survey* (LES), développé par Sarason, Johnson & Siegel (1978), est un questionnaire autorapporté de 57 items, auquel s'ajoutent trois items ouverts, qui évalue l'impact subjectif des événements de vie récents. Chaque événement est coté selon son degré d'impact perçu, sur une échelle allant de – 3 (extrêmement négatif) à + 3 (extrêmement positif). Le LES permet d'explorer les facteurs psychosociaux pouvant influencer l'apparition ou l'évolution d'un trouble dépressif, dans une logique diathèse-stress. Il est particulièrement utile pour contextualiser les plaintes émotionnelles et identifier les stresseurs environnementaux récents. Il possède une bonne fidélité test-retest et une validité de contenu et de construit adéquate.

Global Assessment of Functioning Scale (GAF)

Échelle de fonctionnement (American Psychiatric Association, 2000a) cotée par le clinicien, la *Global Assessment of Functioning Scale* (GAF) permet de situer le niveau global de fonctionnement psychologique, social et occupationnel sur une échelle allant de 1 à 100. L'évaluation se fonde sur le niveau de fonctionnement le plus bas observé récemment, avec des intervalles de 10 points associés à des descriptions comportementales. Bien qu'elle ait été retirée dans le DSM-5, la GAF demeure utilisée dans certains milieux cliniques pour documenter l'impact fonctionnel d'un trouble. Elle possède une fidélité test-retest adéquate et une bonne validité de contenu, de construit et de généralisation.

Quality of Life Inventory (QOLI)

Outil autorapporté de 32 items fondé sur la psychologie positive, le *Quality of Life Inventory* (QOLI), développé par Frisch, Cornell, Villanueva & Retzlaff (1992), mesure la qualité de vie perçue dans 16 domaines significatifs, tels que la santé, les relations, le travail, la créativité ou l'engagement communautaire. Le répondant évalue pour chaque domaine à la fois l'importance accordée (échelle de 3 points) et la satisfaction perçue (échelle de 6 points), ce qui permet une pondération individualisée. Le QOLI est utile pour cerner l'impact fonctionnel de la dépression. Sa durée est brève (environ 5 minutes). Il possède une excellente consistance interne, une bonne fidélité test-retest, et une bonne validité de contenu, de construit et de généralisation.

2. Instruments pour la formulation de cas et la planification du traitement

Certains outils psychométriques sont spécifiquement conçus pour éclairer la compréhension clinique d'un cas au-delà du diagnostic formel, en identifiant des schémas cognitifs, des facteurs motivationnels, des ressources ou encore des facteurs comportementaux pertinents pour l'intervention. Ils sont également utiles pour orienter la planification du traitement en fonction des caractéristiques individuelles du client. On peut trouver une description de ces instruments concernant la dépression dans Persons et Fresco (2008).

Pleasant Events Schedule (PES)

Le *Pleasant Events Schedule* (PES), développé par MacPhillamy et Lewinsohn (1982), est un inventaire autorapporté fondé sur les principes de la psychologie comportementale, visant à évaluer la fréquence et la valeur renforçante d'un large éventail d'activités quotidiennes. Il a été conçu dans le cadre des travaux sur la dépression, notamment en lien avec l'hypothèse selon laquelle une diminution des renforcements positifs dans l'environnement contribue à l'installation et au maintien des symptômes dépressifs. L'instrument comprend 320 items, chacun correspondant à une activité potentiellement plaisante, significative ou gratifiante pour l'individu. Il permet de capter, de façon structurée, la fréquence de participation à chaque activité au cours des 30 derniers jours, ainsi que le plaisir subjectif ressenti lors de cette activité. Ces deux dimensions sont cotées séparément à l'aide d'échelles de type Likert à 3 points, ce qui permet de distinguer les activités absentes de l'environnement, celles qui sont réalisées sans plaisir, et celles qui constituent des sources actuelles de gratification.

Le PES est principalement utilisé pour formuler des hypothèses cliniques sur les patrons de retrait comportemental ou d'anhédonie, identifier des cibles concrètes d'intervention, notamment en activation comportementale, et suivre l'évolution de l'engagement dans des activités plaisantes au fil du traitement. En contexte de formulation de cas, il offre une perspective directement observable sur les comportements du client et permet de dégager des leviers concrets pour favoriser l'amélioration du fonctionnement et de l'humeur. Il est également pertinent pour mettre en évidence un manque de correspondance entre les comportements actuels et les sources potentielles de plaisir.

Il est généralement utilisé auprès des adultes ou adolescents en contexte de dépression ou de troubles affectifs. Sa durée de passation est variable selon l'engagement du client, généralement plus longue que la moyenne des questionnaires autorapportés en raison du nombre élevé d'items. Il possède une bonne consistance interne, une fidélité test-retest satisfaisante et une validité de contenu et de construit adéquate.

Dysfunctional Attitude Scale (DAS)

La *Dysfunctional Attitude Scale* (DAS), développée par Weissman et Beck (1978), est un questionnaire autorapporté de 40 items conçu pour mesurer la présence de croyances cognitives rigides et dysfonctionnelles, souvent associées aux troubles dépressifs. Cet instrument a été élaboré dans le cadre du modèle cognitif de la dépression développé par Aaron T. Beck, et plus spécifiquement à partir du concept de la triade cognitive négative, selon lequel la dépression est alimentée par des pensées systématiquement négatives à l'égard de soi, du monde et du futur. Le contenu de la DAS a été construit à partir d'une analyse factorielle visant à identifier les schémas de pensée les plus fréquemment rencontrés chez les individus vulnérables à la dépression. Les items évaluent des croyances telles que « Si je ne réussis pas parfaitement, je suis un échec », « Il est important d'être aimé par tout le monde », ou encore « Ma valeur dépend de ce que les autres pensent de moi ». Ces croyances, souvent rigides et irréalistes, sont considérées comme des facteurs de vulnérabilité susceptibles d'activer un épisode dépressif lorsqu'un stresseur environnemental survient.

La DAS est particulièrement utile dans la formulation cognitive du cas, car elle permet d'identifier les schémas dysfonctionnels qui sous-tendent les distorsions cognitives du client, les cibles potentielles d'intervention en thérapie cognitive et le niveau de rigidité cognitive associé à la vision négative de soi, des autres et du monde. Elle peut également être utilisée en pré–post-traitement pour évaluer la modification des attitudes dysfonctionnelles à la suite d'une thérapie cognitive ou d'une intervention ciblée sur les croyances. Elle est généralement utilisée chez les adultes présentant une dépression, des troubles anxieux ou des vulnérabilités cognitives. Sa durée de passation est courte à modérée. Elle possède une excellente consistance interne, une bonne fidélité test-retest, une bonne validité de contenu et une validité de construit et de généralisation adéquate.

Attributional Style Questionnaire (ASQ)

L'*Attributional Style Questionnaire* (ASQ), développé par Peterson *et al.* (1982), est un questionnaire autorapporté conçu pour mesurer la manière dont une personne explique les causes des événements positifs et négatifs dans sa vie. Il repose sur le cadre conceptuel de la théorie de l'impuissance acquise, développée à partir des travaux de Seligman, et plus tard reformulée sous le nom de théorie de l'impuissance reformulée ou modèle attributionnel de la dépression. Ce modèle postule que les individus ayant un style attributionnel pessimiste, c'est-à-dire qui expliquent les événements négatifs par des causes internes, stables et globales, sont plus à risque de développer des symptômes dépressifs, particulièrement lorsqu'ils font face à des événements de vie stressants. Le questionnaire présente au répondant 12 scénarios hypothétiques, 6 événements à valence positive et 6 événements à valence négative, chaque type étant réparti également entre les domaines d'accomplissement (p. ex., réussite ou échec scolaire) et interpersonnels (p. ex., relations sociales ou affectives). Pour chaque scénario, le répondant est invité à identifier la cause principale qu'il attribuerait à l'événement s'il survenait dans sa vie, et à évaluer cette cause selon trois dimensions attributionnelles à l'aide d'une échelle de type Likert à 7 points : Internalité (interne vs externe), Stabilité (stable vs instable), et Globalité (globale vs spécifique).

Des scores élevés sur ces dimensions, particulièrement en lien avec les événements négatifs, suggèrent une tendance à l'autoblâme généralisé et à la résignation face à l'adversité, caractéristiques du style attributionnel associé à la dépression. Un score composite négatif est obtenu en additionnant les scores des dimensions internalité, stabilité et globalité pour les événements négatifs. Un score composite positif est calculé de la même manière pour les événements positifs. Un score global peut aussi être calculé en faisant la moyenne des 12 scores de stabilité et de globalité attribués aux événements négatifs. Ces indices permettent d'évaluer le biais cognitif dans le traitement causal des événements, et ils sont particulièrement pertinents dans l'analyse des vulnérabilités cognitives à la dépression. L'ASQ est utile en formulation de cas cognitive, notamment pour repérer un style explicatif rigide et négatif, cibler des distorsions cognitives dans le traitement des échecs ou des pertes, et suivre l'évolution du style attributionnel au fil d'une psychothérapie, en particulier en thérapie cognitive ou en thérapie comportementale. Il est également pertinent dans la prévention des rechutes, notamment en identifiant les styles de pensées pouvant se réactiver sous stress. L'ASQ est généralement destiné aux adolescents et adultes, en contexte clinique ou de recherche. Sa durée de passation est modérée, en fonction du temps pris pour réfléchir aux causes dans chaque scénario. Il possède une consistance interne et une fidélité test-retest adéquates et une bonne validité de contenu et de construit.

Goal Attainment Scaling (GAS)

Le *Goal Attainment Scaling* (GAS), développé par Kiresuk et Sherman (1968), est une méthode idiographique et collaborative qui permet d'évaluer, de manière structurée et personnalisée, l'atteinte des objectifs thérapeutiques définis conjointement par le client et le thérapeute. Développé à l'origine dans le domaine des services de santé mentale communautaire, le GAS est aujourd'hui utilisé dans de nombreux contextes cliniques et psychosociaux pour documenter le changement significatif du point de vue du client. Contrairement aux échelles standardisées, le GAS repose sur une logique individualisée, où chaque plan d'intervention donne lieu à la définition de buts spécifiques et pertinents pour la personne évaluée. Au début du traitement, le client et le thérapeute identifient ensemble de 3 à 5 objectifs thérapeutiques clairs et significatifs. Ces objectifs doivent être concrets, mesurables, comportementalement définis et positivement valorisés par le client. Pour chacun des objectifs, on établit une échelle de progression en 5 niveaux, cotée de – 2 (beaucoup moins bien que prévu) à + 2 (beaucoup mieux que prévu). Une description comportementale précise est associée à chaque niveau pour assurer l'uniformité et la fiabilité de la cotation. Cette grille peut être remplie par le thérapeute, le client, ou conjointement, à la fin du traitement ou à des points d'évaluation intermédiaires.

Chaque objectif est coté individuellement, puis un score global est calculé en faisant la moyenne des scores obtenus pour l'ensemble des objectifs. Cette approche permet une quantification du progrès thérapeutique, tout en respectant la subjectivité du client et les priorités de l'intervention. Le GAS est particulièrement utile dans les contextes où les critères de succès varient d'un individu à l'autre, ou lorsque les interventions visent des résultats fonctionnels ou qualitatifs difficiles à évaluer avec des tests standardisés.

Le GAS permet de renforcer l'engagement du client en centrant le traitement sur ses propres buts. Il offre une méthode rigoureuse pour suivre le changement dans des domaines personnalisés. Il favorise une prise de décision partagée entre clinicien et client. De plus, il peut être utilisé en complément à des mesures standardisées pour enrichir l'évaluation des résultats. Il s'adresse à tout public clinique, y compris enfants, adultes et personnes âgées, dans divers contextes (santé mentale, réadaptation, éducation spécialisée, services sociaux). Sa durée de passation est variable selon la nature des objectifs et le niveau de collaboration, mais généralement intégrée dans le processus thérapeutique initial et les suivis. Il possède une fidélité test-retest adéquate, et une validité de construit et de généralisation satisfaisante.

16.3 INSTRUMENTS POUR L'ÉVALUATION DU TROUBLE D'ANXIÉTÉ GÉNÉRALISÉE

Divers instruments ont été développés pour évaluer les multiples formes de troubles anxieux, notamment les phobies spécifiques, la phobie sociale, le trouble panique avec ou sans agoraphobie, le trouble obsessionnel-compulsif ainsi que le trouble de stress post-traumatique. Chacun de ces troubles présente une symptomatologie distincte, ce qui justifie l'utilisation d'outils spécialisés pour en assurer le dépistage et le suivi. On peut trouver des informations concernant les instruments de ces troubles dans Hunsley et Mash (2008).

Dans la section qui suit, l'attention est portée sur les instruments mesurant le trouble d'anxiété généralisée (TAG). Ce trouble est non seulement le plus répandu parmi les troubles anxieux, mais également le deuxième trouble mental le plus fréquemment observé en contexte clinique. Sa prévalence élevée et sa tendance à la chronicité en font une cible prioritaire pour l'évaluation systématique dans les milieux de soins psychologiques. On peut trouver une description des instruments sur le diagnostic et la formulation concernant le TAG dans Gervais et Dugas (2008).

1. Instruments à visée diagnostique

Worry and Anxiety Questionnaire (WAQ)

Le *Worry and Anxiety Questionnaire* (WAQ), développé par Dugas *et al.* (2001), est un questionnaire autorapporté conçu pour mesurer la présence des critères diagnostiques du TAG selon le DSM-IV. Il comprend 11 items évaluant différents aspects du trouble. Ce questionnaire s'adresse à une clientèle adulte et permet de dresser un portrait nuancé de l'expérience subjective du souci chronique. Il utilise une échelle de réponse en 9 points, offrant une mesure fine de la sévérité perçue par le client. Les variables explorées incluent les thèmes récurrents des préoccupations, le caractère excessif des soucis, le degré de contrôle perçu sur ces pensées, la durée pendant laquelle le client rapporte avoir vécu des préoccupations excessives, la sévérité des symptômes associés au TAG et l'impact fonctionnel et émotionnel de ces symptômes, en termes d'interférence dans la vie quotidienne et de détresse psychologique.

Les premières données psychométriques disponibles indiquent une validité de contenu et une validité de construit jugées adéquates. La fidélité test-retest à quatre semaines s'est révélée satisfaisante, avec un coefficient de 0,76. Le questionnaire a été normé auprès d'échantillons cliniques et non cliniques, ce qui soutient la pertinence de son utilisation dans divers contextes d'évaluation. Grâce à sa structure concise et à son contenu centré sur les critères cliniques du TAG, le WAQ constitue un instrument de dépistage efficace avant l'administration d'une entrevue semi-structurée.

Generalized Anxiety Disorder Questionnaire – IV (GAD-Q-IV)

Le *Generalized Anxiety Disorder Questionnaire – IV* (GAD-Q-IV), conçu par Newman *et al.* (2002), est un outil d'autoévaluation ciblant spécifiquement les critères diagnostiques du TAG tels que définis dans le DSM-IV. Il se compose de 9 items permettant de déterminer la présence ou l'absence des symptômes clés du TAG, en plus d'évaluer la détresse ressentie et l'altération fonctionnelle qui en découlent. Ce questionnaire présente une structure mixte : la majorité des items sont cotés de manière dichotomique (symptôme présent ou absent), tandis que deux items supplémentaires sont évalués sur une échelle de 9 points, afin de mesurer l'intensité subjective de la détresse et des répercussions fonctionnelles.

Le GAD-Q-IV présente des qualités psychométriques solides. La consistance interne est excellente, avec un coefficient alpha de 0,93. La fidélité test-retest à deux semaines est adéquate (kappa = 0,64). Les études ont également confirmé une bonne validité de contenu, ainsi qu'une validité de construit satisfaisante. Des normes appropriées sont disponibles, permettant une utilisation tant en recherche qu'en clinique. Le GAD-Q-IV s'avère particulièrement utile comme outil de dépistage du trouble d'anxiété généralisée à l'aide d'un score seuil validé empiriquement. Sa brièveté, sa clarté et sa validité en font un instrument efficace pour les cliniciens œuvrant dans divers milieux de soins.

Anxiety Disorders Interview Schedule for DSM-IV (ADIS-IV)

L'*Anxiety Disorders Interview Schedule for DSM-IV* (ADIS-IV), élaborée par Brown, Di Nardo et Barlow (1994), est une entrevue diagnostique semi-structurée administrée par un clinicien, conçue pour établir avec rigueur les diagnostics différentiels des troubles anxieux selon les critères du DSM-IV. L'outil est également utilisé dans l'évaluation de troubles fréquemment comorbides, tels que les troubles de l'humeur, les troubles somatoformes, les troubles liés à l'usage de substances, ainsi que certains problèmes médicaux.

L'ADIS-IV est utilisée à la fois en contexte clinique et en recherche, en raison de la prévalence élevée des comorbidités dans les troubles anxieux et de sa capacité à fournir une image diagnostique complète. Deux versions sont disponibles :

- La version standard, qui se concentre sur les troubles mentaux actuels seulement ;
- La version à vie, qui documente l'ensemble de l'histoire psychopathologique, en incluant l'âge d'apparition, la rémission éventuelle et la séquence temporelle des troubles présents et passés.

Chaque section de l'entrevue débute par une question de dépistage, suivie d'un ensemble de questions portant sur les symptômes spécifiques au trouble considéré. Le clinicien est ensuite invité à évaluer la sévérité clinique de chaque condition diagnostiquée à l'aide d'une échelle spécifique, la *Clinical Severity Rating* (CSR). Les symptômes sont cotés sur une échelle de sévérité à 9 points. Un score de 4 ou plus indique une présentation cliniquement significative, alors qu'un score entre 1 et 3 correspond à une forme subclinique du trouble. Lorsque plusieurs troubles sont présents, le trouble associé au score CSR le plus élevé est désigné comme diagnostic principal.

Les données psychométriques de l'ADIS-IV soutiennent sa robustesse en tant qu'outil diagnostique avec une fidélité interjuges adéquate, une validité de contenu et validité de construit adéquates et une validité de généralisation considérée comme bonne. L'entrevue offre une très bonne sensibilité clinique, notamment pour le dépistage et l'évaluation en profondeur des troubles anxieux, surpassant en richesse d'informations plusieurs autres outils comparables.

L'ADIS-IV est largement reconnue pour son utilité clinique et scientifique, particulièrement dans les milieux spécialisés en santé mentale. Elle permet une évaluation rigoureuse des troubles anxieux et offre une compréhension fine de la dynamique symptomatique et comorbide. Cependant, deux limites méritent d'être soulignées. L'entrevue ne couvre pas tous les troubles potentiellement comorbides, tels que les troubles de l'alimentation. De plus, la durée d'administration relativement longue (environ deux heures) peut constituer un inconvénient dans certains contextes cliniques.

2. Instruments pour la formulation de cas et la planification du traitement

Intolerance of Uncertainty Scale (IUS)

L'*Intolerance of Uncertainty Scale* (IUS) est un questionnaire autorapporté développé initialement en français par Freeston, Rhéaume, Letarte, Dugas et Ladouceur (1994), puis adapté en anglais par Buhr et Dugas (2002). Il comprend 27 items visant à évaluer les croyances négatives qu'un individu entretient à propos de l'incertitude. Ces croyances traduisent une tendance à percevoir l'incertitude comme inacceptable et menaçante, ce qui contribue à l'apparition et au maintien du trouble d'anxiété généralisée. Quelques exemples d'énoncés représentatifs sont : « Être incertain veut dire que cette personne est désorganisée » ou « Être incertain veut dire que je ne suis pas de premier ordre ». Les réponses sont cotées sur une échelle de type Likert à 5 points, permettant de quantifier le degré d'accord du répondant avec chaque affirmation.

Ce questionnaire s'inscrit dans le modèle du TAG proposé par Dugas, Gagnon, Ladouceur et Freeston (1998), dans lequel l'intolérance à l'incertitude occupe un rôle central. Ce modèle comprend quatre processus cognitifs contribuant au TAG :

1. L'intolérance à l'incertitude ;
2. Les croyances positives à propos des soucis ;
3. L'orientation négative face aux problèmes ;
4. L'évitement cognitif.

L'intolérance à l'incertitude se définit comme une caractéristique dispositionnelle découlant d'un ensemble de croyances selon lesquelles l'incertitude est perçue comme inadmissible, révélatrice d'un manque de compétence ou de contrôle, et source de détresse psychologique (frustration, stress, inhibition de l'action).

L'administration de l'IUS prend généralement entre 5 et 10 minutes. Sa fiabilité interne est excellente ($\alpha = 0{,}94$), et sa fidélité test-retest est adéquate sur une période de cinq semaines ($r = 0{,}74$). Les données soutiennent une bonne validité de contenu et de construit, bien que la structure factorielle de l'instrument puisse varier selon les différentes traductions de l'instrument. La validité de généralisation est également jugée satisfaisante. L'IUS s'est avéré un outil pertinent dans le suivi clinique du TAG, particulièrement pour cibler le rôle central de l'intolérance à l'incertitude dans le trouble.

Why-Worry-II (WW-II)

Le *Why-Worry-II* (WW-II) est un questionnaire autorapporté conçu pour évaluer les croyances positives à l'égard des inquiétudes. Cette échelle a d'abord été développée en anglais par Freeston *et al.* (1994), puis révisée et traduite en français par Gosselin, Ladouceur, Langlois, Freeston et Dugas (2003). Une version anglaise du WW-II a été élaborée par Holowka, Dugas, Francis et Laugesen (2000).

Composé de 25 items, le WW-II s'inscrit dans l'étude des mécanismes cognitifs impliqués dans le TAG. Bien que le modèle cognitif de Dugas *et al.* (1998) n'aborde pas explicitement les croyances positives concernant les soucis, celles-ci sont néanmoins comprises dans la composante de l'évitement cognitif, et jouent un rôle important dans la persistance de l'anxiété. Les recherches indiquent que ces croyances distinguent les personnes atteintes de TAG de celles ne présentant pas de trouble clinique, mais qu'elles ne permettent pas de distinguer le TAG des autres troubles anxieux. Toutefois, dans les échantillons non cliniques, elles prédisent la tendance à s'inquiéter de manière excessive et incontrôlable. En contexte clinique, la réévaluation de ces croyances au moyen d'une intervention ciblée permet une diminution tant des croyances positives que des symptômes associés au TAG, ce qui en fait une cible thérapeutique pertinente.

Le questionnaire est structuré autour de cinq sous-échelles, chacune mesurant un type particulier de croyance :

1. L'inquiétude facilite la résolution de problèmes (p. ex., *me faire du souci m'aide à planifier des solutions*) ;
2. L'inquiétude augmente la motivation (p. ex., *elle me pousse à faire ce que je dois faire*) ;
3. L'inquiétude protège contre les émotions négatives en cas de résultats défavorables (p. ex., *si je m'inquiète, je souffrirai moins si un événement négatif survient*) ;
4. L'inquiétude empêche directement les conséquences négatives (p. ex., *s'inquiéter réduit les risques de danger*) ;
5. L'inquiétude est perçue comme un trait de personnalité positif (p. ex., *cela montre que je suis une bonne personne*).

Les réponses sont cotées sur une échelle de type Likert à 5 points, permettant une évaluation nuancée des croyances du répondant.

Le WW-II présente une consistance interne excellente (α = 0,93 pour le score total) et une fidélité test-retest adéquate sur une période de six semaines (r = 0,80). Les analyses soutiennent également une validité de contenu et de construit adéquate, et les normes ont été établies à partir d'échantillons cliniques et non cliniques. Le WW-II s'est montré utile pour documenter les cibles cognitives pertinentes en traitement du TAG, notamment en thérapie cognitivo-comportementale.

Negative Problem Orientation Questionnaire (NPOQ)

Le *Negative Problem Orientation Questionnaire* (NPOQ) est un instrument autorapporté élaboré par Gosselin, Ladouceur et Pelletier (2005), puis traduit en anglais par Robichaud et Dugas (2005). Composé de 12 items, ce questionnaire évalue un ensemble cognitif dysfonctionnel appelé orientation négative face aux problèmes, qui nuit à la capacité de l'individu à résoudre efficacement les difficultés du quotidien. L'orientation négative face aux problèmes se manifeste par la tendance à percevoir les problèmes comme des menaces, à douter de ses propres capacités à les résoudre, et à anticiper de manière pessimiste les résultats des tentatives de résolution. Ainsi, bien que les individus présentant un TAG possèdent généralement les habiletés nécessaires à la résolution de problèmes, c'est leur perception anxiogène des problèmes et leur faible confiance en eux qui entravent l'application de ces compétences.

Les items du NPOQ sont cotés à l'aide d'une échelle de type Likert à 5 points, sur laquelle les répondants évaluent l'intensité de leurs pensées et réactions typiques lorsqu'ils sont confrontés à un problème. Parmi les exemples d'énoncés, on retrouve : « Je vois les problèmes comme une menace à mon bien-être » ou « Je vois les problèmes plus gros qu'ils ne le sont en réalité ».

La version anglaise du NPOQ a été validée auprès d'échantillons cliniques et non cliniques, et présente une excellente consistance interne (α = 0,92) ainsi qu'une fidélité test-retest adéquate après cinq semaines (r = 0,80). La validité de contenu et de construit est jugée bonne. L'orientation négative vers les problèmes s'est révélée sensible à la présence et à la sévérité du TAG, ce qui en fait une cible thérapeutique centrale dans les approches cognitivo-comportementales.

Cognitive Avoidance Questionnaire (CAQ)

Le *Cognitive Avoidance Questionnaire* (CAQ) est un instrument autorapporté développé par Gosselin *et al.* (2002) et destiné à mesurer la tendance à recourir à des stratégies d'évitement cognitif lorsqu'un individu est confronté à des pensées intrusives jugées menaçantes. Une version anglaise de l'outil a été élaborée par Sexton et Dugas (2008).

Composé de 25 items, le CAQ permet d'identifier plusieurs formes d'évitement mental qui, bien que non spécifiques au trouble d'anxiété généralisée (TAG), ont été fortement associées à la survenue et au maintien d'inquiétudes excessives et difficiles à contrôler. Ce type d'évitement constitue un processus fréquemment observé dans divers troubles anxieux.

L'instrument comporte cinq sous-échelles, chacune représentant une stratégie distincte d'évitement cognitif :

1. Suppression de pensées inquiétantes (p. ex., *il y a des choses auxquelles j'essaie de ne pas penser*) ;
2. Substitution par des pensées neutres ou positives (p. ex., *je pense à des détails insignifiants pour éviter de penser à des sujets importants qui m'inquiètent*) ;
3. Distraction (p. ex., *je fais souvent des choses pour me distraire de mes pensées*) ;
4. Évitement de situations ou d'actions susceptibles d'évoquer des pensées anxiogènes (p. ex., *j'évite les actions qui me rappellent des choses auxquelles je ne veux pas penser*) ;
5. Transformation des images mentales en pensées verbales (p. ex., *quand j'ai des images mentales qui me perturbent, je me parle dans ma tête pour les remplacer*).

Les items sont cotés à l'aide d'une échelle de type Likert à 5 points, permettant d'évaluer l'intensité des comportements d'évitement.

Le CAQ a été normé auprès d'échantillons cliniques et non cliniques, et présente une excellente consistance interne ($\alpha = 0{,}95$ pour le score total) ainsi qu'une fidélité test-retest adéquate après cinq semaines ($r = 0{,}85$). Les analyses soutiennent une bonne validité de contenu et de construit, et la validité de généralisation est jugée adéquate. Le CAQ s'avère un outil pertinent pour identifier et cibler les stratégies d'évitement cognitif en psychothérapie, notamment dans le cadre des interventions cognitivo-comportementales auprès de clients anxieux.

Beck Anxiety Inventory (BAI)

Le *Beck Anxiety Inventory* (BAI) est un questionnaire autorapporté mis au point par Beck, Epstein, Brown et Steer (1988), visant à évaluer l'intensité des symptômes d'anxiété, avec un accent particulier sur les manifestations somatiques. L'instrument comprend 21 items décrivant des sensations physiques associées à l'activation du système nerveux autonome, telles que les palpitations cardiaques, les tremblements ou la sensation d'étouffement. Le BAI a été spécifiquement conçu pour discriminer les symptômes d'anxiété de ceux de la dépression. Ainsi, la majorité des items portent sur des signes d'excitation physiologique et d'état de panique, qui ne se recoupent généralement pas avec les caractéristiques typiques de la dépression. Parmi les exemples d'items figurent : palpitations ou accélération du rythme cardiaque et tremblement des mains.

Les répondants doivent indiquer, sur une échelle de type Likert à 4 points, dans quelle mesure chaque symptôme les a dérangés au cours de la dernière semaine. Cette mesure permet de dresser un portrait de l'intensité globale de l'anxiété somatique, qui peut ensuite orienter la planification clinique.

Bien que l'anxiété somatique ne soit pas universelle chez les personnes vivant avec un TAG, une proportion significative de clients présente ce type de manifestations. Ainsi, l'évaluation de ces symptômes, comme le permet le BAI, est fortement recommandée dans le cadre de la planification du traitement.

Le BAI bénéficie d'une excellente consistance interne, d'une fidélité test-retest adéquate sur cinq semaines (r = 0,83), et d'une validité de contenu et de construit adéquates. Il possède également une bonne validité de généralisation, ayant été largement utilisé auprès d'échantillons cliniques et non cliniques, tant en recherche qu'en pratique clinique. Le BAI demeure un outil reconnu pour documenter la composante physiologique de l'anxiété et adapter les interventions en conséquence, notamment dans les cas où les symptômes somatiques sont présents dans le TAG.

16.4 INSTRUMENTS POUR L'ÉVALUATION DES TROUBLES DE LA PERSONNALITÉ

1. Instruments à visée diagnostique

Le DSM-5 (American Psychiatric Association, 2013) propose deux approches distinctes pour l'évaluation des troubles de la personnalité : une approche catégorielle, correspondant à la tradition clinique classique, et une approche dimensionnelle, désignée sous le nom de modèle alternatif pour les troubles de la personnalité. Pour chacune de ces approches, des instruments spécifiques ont été développés afin de guider le clinicien dans l'établissement du diagnostic, que ce soit sous forme catégorielle ou dimensionnelle.

Structured Clinical Interview for DSM-5 – Personality Disorders (SCID-5-PD)

Le *Structured Clinical Interview for DSM-5 – Personality Disorders* (SCID-5-PD) (First, Williams, Benjamin, & Spitzer, 2015a) est une entrevue semi-structurée permettant d'évaluer les dix catégories diagnostiques de troubles de la personnalité selon le modèle catégoriel du DSM-5. Il peut également être utilisé pour obtenir une mesure dimensionnelle de la sévérité des traits, en attribuant à chaque critère une note de 0 (absent), 1 (sous-clinique) ou 2 (clinique), puis en faisant la sommation des scores pour chaque trouble. Il est important de noter que cette dimensionnalité réfère au niveau de gravité du trouble, et non à la conception dimensionnelle des traits de personnalité proposée par le modèle alternatif. On peut trouver une description complète du SCID-5-PD dans le manuel d'utilisation (First, Williams, Benjamin, & Spitzer, 2015b).

L'instrument se compose de deux volets complémentaires, soit un questionnaire de dépistage, suivi d'une entrevue clinique structurée. Le questionnaire comprend 106 items, administrés en environ 20 minutes. Il permet d'identifier les traits de personnalité potentiellement problématiques à partir des réponses affirmatives (« oui ») du client. L'entrevue est ensuite menée en approfondissant uniquement les réponses affirmatives, sauf si le clinicien juge cliniquement pertinent d'explorer aussi certaines réponses négatives (p. ex., s'il ne manque qu'un seul critère pour atteindre un seuil diagnostique, ou si des indices comportementaux suggèrent qu'un item a été minimisé ou mal compris).

Pour qu'un item reçoive une cote clinique de 2, il doit satisfaire aux trois critères cliniques fondamentaux dits des « trois P » :

› *Pathological* : le trait doit dévier de la norme, être jugé excessif ou inadapté ;
› *Persistent* : il doit être présent depuis au moins cinq ans, et avoir émergé au début de l'âge adulte ;
› *Pervasive* : il doit se manifester dans plusieurs contextes, ou à travers différentes relations interpersonnelles.

L'entrevue elle-même est divisée en cinq parties fonctionnelles, permettant une évaluation complète :

1. Feuille sommaire
   - Sert à consigner les scores obtenus, et permet d'établir la présence ou l'absence d'un trouble de la personnalité et de juger de la signification clinique des traits, même en l'absence d'un diagnostic catégoriel.
2. Entrevue générale (*Overview*)
   - Vise à recueillir des données sociodémographiques, des informations sur les épisodes actuels et passés de psychopathologie, et des éléments contextuels essentiels au diagnostic différentiel, tout en amorçant une évaluation qualitative des relations et du comportement interpersonnel du client.
3. Rappel des critères généraux du trouble de la personnalité
   - Cette étape permet de s'assurer que le clinicien applique de manière rigoureuse les critères du DSM-5, notamment pour juger qu'un critère mérite une note de 2, c'est-à-dire qu'il atteint le seuil clinique.
4. Modules spécifiques à chaque trouble de la personnalité
   - Chaque module correspond à un trouble de la personnalité spécifique, structuré en trois colonnes :
     - à gauche : la question d'entrevue,
     - au centre : le critère diagnostique du DSM-5,
     - à droite : le système de cotation (0 = absent ; 1 = sous-clinique ; 2 = seuil clinique ; ? = information insuffisante).
5. Synthèse diagnostique
   - Permet d'émettre un diagnostic catégoriel ou d'exprimer une formulation dimensionnelle fondée sur la somme des critères cotés, utile pour documenter la sévérité et la structure des traits de personnalité, y compris lorsqu'un seuil de diagnostic formel n'est pas atteint.

Le SCID-II possède une bonne consistance interne, une fidélité test-retest adéquate, une excellente fidélité accord interjuges, une excellente validité de contenu et de construit, et une bonne validité de généralisation (Widiger, 2008). Les entrevues semi-structurées, comme le SCID-5-PD, ont le potentiel d'être moins susceptibles de confondre les troubles de l'axe I et de l'axe II que les inventaires et questionnaires autorapportés (Widiger, 2008).

Structured Clinical Interview for DSM-5 – Alternative Model for Personality Disorders (SCID-5-AMPD)

Le *Structured Clinical Interview for DSM-5 – Alternative Model for Personality Disorders* (SCID-5-AMPD) (First, Skodol, Bender, & Oldham, 2018a) est une entrevue semi-structurée conçue pour évaluer les troubles de la personnalité selon le modèle alternatif du DSM-5, un cadre hybride combinant des éléments dimensionnels et catégoriels. Cette approche vise à dépasser les limites du modèle strictement catégoriel du DSM-IV, en mettant l'accent sur le niveau global de fonctionnement de la personnalité (fonctionnement du soi et des relations interpersonnelles), la description des traits pathologiques de personnalité, et la présence catégorielle de certains troubles spécifiques de la personnalité, définis selon ce modèle. L'entretien est structuré en trois modules complémentaires, chacun correspondant à une composante essentielle du modèle alternatif. On peut trouver une description complète du SCID-5-AMPD dans le guide d'utilisation (First, Skodol, Bender, & Oldham, 2018b).

Module I – Évaluation du fonctionnement de la personnalité (LPFS)

Le premier module du SCID-5-AMPD permet d'évaluer le niveau global de fonctionnement de la personnalité, à l'aide de l'outil *Level of Personality Functioning Scale* (LPFS ; American Psychiatric Association, 2013). L'évaluation débute par une section générale (*overview*), qui recueille des informations sociodémographiques, des périodes actuelles et passées de psychopathologie et des données qualitatives sur la manière dont le client se perçoit et entre en relation avec autrui. À partir de ces données, le clinicien attribue un score initial sur l'échelle LPFS, ce qui lui permet d'orienter son questionnement en fonction du niveau de fonctionnement anticipé du client dans chaque domaine. Les scores sont attribués sur une échelle allant de 0 (peu ou pas de déficience) à 4 (déficience extrême). Le fonctionnement de la personnalité est divisé en deux échelles principales, chacune comprenant deux domaines subdivisés en trois sous-domaines :

1. Fonctionnement de soi

   1.1. Domaine de l'identité

   - *Sens de soi* : sentiment d'unicité, clarté des frontières entre soi et les autres.
   - *Estime de soi* : stabilité et exactitude de l'évaluation de soi.
   - *Étendue et régulation émotionnelle* : capacité à vivre et à réguler diverses émotions.

   1.2. Domaine de l'autodétermination (agentivité)

   - *Capacité à poursuivre des buts significatifs* : cohérence et engagement dans des objectifs de vie.
   - *Normes internes prosociales* : présence de repères éthiques personnels et constructifs.
   - *Fonctionnement autoréflexif* : aptitude à réfléchir de manière nuancée sur ses processus mentaux.

2. Fonctionnement interpersonnel

   2.1. Domaine de l'empathie

   - *Compréhension des autres* : capacité à saisir les expériences et motivations d'autrui.
   - *Tolérance de perspectives divergentes* : souplesse cognitive envers les points de vue différents.
   - *Conscience de l'impact de son comportement* : compréhension des effets de ses actions sur les autres.

   2.2. Domaine de l'intimité

   - *Profondeur et durée des relations* : capacité à établir des liens affectifs stables.
   - *Désir et aptitude à la proximité* : disposition à la connexion émotionnelle authentique.
   - *Mutualité* : réciprocité dans les relations interpersonnelles.

Pour chaque domaine, un score est obtenu en faisant la moyenne des sous-domaines, et un score global de fonctionnement de la personnalité est calculé à partir de l'ensemble des domaines.

Module II – Évaluation des traits pathologiques de personnalité

Le second module évalue 25 facettes spécifiques de la personnalité pathologique, réparties en cinq grands domaines selon le modèle dimensionnel du DSM-5 :

1. Affectivité négative (émotions intenses, instables, anxieuses) ;
2. Détachement (retrait social, froideur émotionnelle) ;
3. Antagonisme (hostilité, manipulation, arrogance) ;
4. Désinhibition (impulsivité, irresponsabilité) ;
5. Psychoticisme (idéation étrange, dissociation, perceptions déformées).

L'organisation du module II suit une structure semblable au module I, c'est-à-dire une entrevue semi-structurée avec des questions générales, des questions spécifiques sur les traits organisés par domaine, et un système de cotation allant de 0 (très peu ou pas du tout descriptif) à 3 (très descriptif). Cette section vise à documenter l'intensité et la répartition des traits pathologiques qui contribuent au style de personnalité du client.

Module III – Évaluation catégorielle des troubles de la personnalité

Enfin, le module III permet d'évaluer la présence diagnostique de six troubles de la personnalité, reconceptualisés selon le modèle alternatif du DSM-5, ainsi qu'une catégorie résiduelle désignée *Personality Disorder – Trait Specified (PD-TS).*

Les six troubles de la personnalité (TP) évalués sont :

- TP antisocial (TPAS)
- TP évitant (TPE)
- TP *borderline* (TPL)
- TP narcissique (TPN)
- TP obsessionnel-compulsif (TPOC)
- TP schizotypique (TPST)

Cette section permet au clinicien de juger si la combinaison du niveau de fonctionnement, des traits pathologiques observés et des critères diagnostiques est suffisante pour poser un diagnostic formel ou pour identifier une présentation cliniquement significative sans diagnostic catégoriel (PD-TS).

Le SCID-5-AMPD est un outil complet et rigoureux qui favorise une compréhension nuancée de la personnalité pathologique, en tenant compte de la profondeur du dysfonctionnement du soi et des relations, de la nature spécifique des traits pathologiques, et de la présence ou non de syndromes de personnalité définis. Il est particulièrement utile pour les cliniciens souhaitant aller au-delà du diagnostic catégoriel traditionnel et intégrer une perspective dimensionnelle, fonctionnelle et phénoménologique à leur évaluation.

2. Instruments pour la formulation de cas et la planification du traitement

Dans le domaine de l'évaluation des troubles de la personnalité, plusieurs instruments peuvent soutenir la formulation clinique et orienter les choix thérapeutiques (Widiger, 2008). Certains visent à mesurer la structure de la personnalité, qu'il s'agisse des traits normatifs (par exemple, le *NEO Personality*

Inventory–Revised; NEO-PI-R) ou de caractéristiques pathologiques (comme le *Minnesota Multiphasic Personality Inventory-2*; MMPI-2). D'autres outils ciblent les difficultés interpersonnelles, telles que celles recensées par l'*Inventory of Interpersonal Problems* (IIP-64).

Toutefois, certains instruments s'attachent à évaluer les mécanismes explicatifs qui sous-tendent les troubles de la personnalité, en cohérence avec des modèles théoriques bien établis. Ces modèles, qu'ils soient d'orientation cognitive ou psychodynamique, ont largement influencé les approches cliniques contemporaines, tant sur le plan de la conceptualisation que de l'intervention.

Dans ce cadre, deux outils illustrent de manière complémentaire l'apport de ces courants :

› le *Personality Belief Questionnaire* (PBQ), qui s'inscrit dans la perspective cognitive en identifiant les croyances dysfonctionnelles centrales propres à chaque trouble de la personnalité;

› la *Psychodiagnostic Chart–2* (PDC-2), issue du *Psychodynamic Diagnostic Manual* (PDM-2), qui permet une évaluation structurée et nuancée du fonctionnement psychique global, en intégrant les dimensions affectives, relationnelles, défensives et identitaires du client.

Personality Belief Questionnaire (PBQ)

Le PBQ, élaboré par Beck et Beck (1991), et sa version abrégée (Butler, Beck, & Cohen, 2007), sont des instruments autorapportés destinés à évaluer les croyances dysfonctionnelles associées aux troubles de la personnalité selon les critères des manuels DSM-III-R et DSM-IV. L'outil repose sur la théorie cognitive des troubles de la personnalité, qui postule que chaque trouble est caractérisé par un ensemble spécifique de croyances rigides et inadaptées, lesquelles influencent directement les comportements observés. Ces croyances centrales constituent des cibles privilégiées pour l'intervention thérapeutique cognitivo-comportementale.

Le questionnaire comporte 126 items couvrant dix catégories de troubles de la personnalité :

› Évitant (p. ex., « Je dois éviter à tout prix les situations désagréables »)

› Dépendant (p. ex., « J'ai besoin que d'autres m'aident à prendre des décisions »)

› Obsessif-compulsif (p. ex., « Il est important que tout soit parfaitement fait »)

› Histrionique (p. ex., « Je devrais être le centre de l'attention »)

› Passif-agressif (p. ex., « Les règles sont arbitraires et m'étouffent »)

› Narcissique (p. ex., « Les autres devraient satisfaire mes besoins »)

› Paranoïde (p. ex., « Les autres ont des intentions cachées »)

› Schizoïde (p. ex., « Les relations sont compliquées et limitent ma liberté »)

› Antisocial (p. ex., « Je devrais faire ce que je peux tant que je ne me fais pas prendre »)

› *Borderline* (initialement exclu de la version originale du PBQ, car les croyances associées étaient jugées communes à plusieurs autres troubles)

Même si le PBQ n'incluait pas à l'origine une échelle distincte pour le trouble de la personnalité *borderline* (TPB), des recherches subséquentes ont montré que les individus présentant ce trouble tendaient à obtenir des scores élevés sur la majorité des échelles. Butler, Brown, Beck et Grisham Butler (2002) ont démontré que les personnes avec un TPB endossaient de manière privilégiée certains items issus des échelles dépendante, paranoïde, évitante et histrionique. Un regroupement de 14 items issus de ces échelles a permis de construire une échelle composite spécifique au TPB, reflétant une combinaison de croyances à la fois dysfonctionnelles et contradictoires, comme la dépendance (« Je suis faible et dépendant ») et la méfiance (« Je ne peux faire confiance à personne»). Cette nouvelle échelle a démontré sa sensibilité au changement dans une étude sur la thérapie cognitive, où une diminution significative des scores a été observée chez les clients ayant répondu au traitement (G. K. Brown, Newman, Charlesworth, Crits-Christoph, & Beck, 2004).

Les premières études sur la fidélité et la validité du PBQ ont été menées auprès d'échantillons non cliniques. Trull *et al.* (1993, voir A.T. Beck *et al.*, 2001) ont rapporté des coefficients alpha allant de 0,77 à 0,93, et des corrélations test-retest sur un mois variant de 0,63 à 0,82 (médiane de 0,75). Toutefois, la validité critériée dans des populations non cliniques s'est révélée plus modeste, avec des corrélations seulement modérées avec d'autres instruments diagnostiques tels que le PDQ-R et le MMPI-PD.

Une étude psychométrique plus robuste a été réalisée par Beck *et al.* (A.T. Beck *et al.*, 2001) auprès de clients adultes en consultation psychiatrique ayant reçu un diagnostic formel de trouble de la personnalité selon les critères du SCID-II (DSM-III-R ou DSM-IV). Les cinq troubles évalués étaient les suivants : évitant, dépendant, obsessionnel-compulsif, narcissique et paranoïde. Dans cette population clinique, la fidélité interne des échelles était satisfaisante (alpha ≥ 0,80), et les corrélations test-retest sur une période de huit semaines variaient de 0,57 à 0,93 selon les échelles. La validité discriminante a été démontrée par deux constats : d'une part, les clients obtenaient des scores significativement plus élevés sur l'échelle correspondant à leur diagnostic principal; d'autre part, les scores les plus élevés observés sur chaque échelle provenaient majoritairement des clients ayant reçu le diagnostic clinique correspondant. Ces résultats renforcent la validité critériée du PBQ lorsqu'il est utilisé auprès de populations cliniques.

Le PBQ constitue un outil pertinent pour la conceptualisation cognitive des troubles de la personnalité. En identifiant les croyances dysfonctionnelles dominantes, il permet de cibler des schémas cognitifs spécifiques à déconstruire en thérapie. Il est particulièrement utile dans les contextes de thérapie cognitivo-comportementale, où la reformulation des pensées centrales constitue un levier thérapeutique.

Psychodiagnostic Chart-2 (PDC-2)

Le PDC-2 (Gordon & Bornstein, 2015) a été conçu pour traduire de manière opérationnelle les fondements théoriques du *Psychodynamic Diagnostic Manual, deuxième édition* (PDM-2; Lingiardi & McWilliams, 2017b). Il s'agit d'un outil d'évaluation structuré qui permet de générer une formulation diagnostique initiale tout en facilitant l'identification des cibles thérapeutiques et des indicateurs de changement au sein de la planification du traitement psychodynamique. La grille peut se remplir à partir des observations faites en entrevue clinique.

Le PDC-2 se distingue par sa capacité à intégrer des dimensions subjectives et relationnelles du fonctionnement psychique, ce qui en fait un instrument particulièrement adapté à une évaluation complète de la personne. Des études empiriques ont confirmé la validité de cet outil, notamment en ce qui concerne la fidélité interjuges, y compris entre cliniciens expérimentés et étudiants au doctorat en psychologie (Biberdzic & Grenyer, 2023). De plus, les résultats obtenus à l'aide du PDC-2 convergent de manière satisfaisante avec ceux d'autres instruments diagnostiques reconnus, comme l'échelle des niveaux de fonctionnement de la personnalité (*Level of Personality Functioning Scale*, LPFS) issue du modèle alternatif pour les troubles de la personnalité du DSM-5.

Le PDC-2 propose une évaluation multidimensionnelle du fonctionnement psychique du client, fondée sur les principes du PDM-2. Il se divise en cinq sections complémentaires permettant de dresser un portrait clinique approfondi, utile tant pour la formulation diagnostique initiale que pour la planification thérapeutique.

Section I – Niveau d'organisation de la personnalité

Cette section vise à déterminer le niveau global d'organisation de la personnalité du client en se fondant sur l'évaluation de quatre fonctions mentales fondamentales, chacune cotée sur une échelle de 1 (très altérée) à 10 (saine) :

1. Identité : capacité à se percevoir de manière stable, cohérente et nuancée.
2. Relations d'objet : capacité à entretenir des liens intimes, durables et satisfaisants.
3. Niveau de défenses psychiques : évaluation du style défensif dominant, à classer selon les catégories suivantes :
   - *1–2* : Niveau psychotique (projection délirante, déni psychotique, distorsion psychotique) ;
   - *3–5* : Niveau *borderline* (clivage, identification projective, idéalisation et dévalorisation, passage à l'acte) ;
   - *6–8* : Niveau névrotique (refoulement, formation réactionnelle, intellectualisation, déplacement, annulation rétroactive) ;
   - *9–10*: Niveau sain (anticipation, affirmation de soi, sublimation, suppression, altruisme, humour).
4. Épreuve de réalité : capacité à reconnaître ce qui est réaliste dans le cadre normatif conventionnel.

   Une fois ces fonctions évaluées, le clinicien peut estimer le niveau général d'organisation de la personnalité, sur une échelle allant de 1 (niveau psychotique) à 10 (niveau sain). Des repères sont fournis pour situer le client :

   - Personnalité saine (scores majoritairement 9–10) : bonne flexibilité psychique, capacité d'adaptation, problèmes ponctuels sans impact durable ;
   - Niveau névrotique (scores majoritairement 6–8) : identité cohérente, bonnes relations, défenses adaptatives mais rigides ;
   - Niveau *borderline* (scores majoritairement 3–5) : instabilité émotionnelle et relationnelle, défenses immatures, difficulté de régulation ;
   - Niveau psychotique (scores majoritairement 1–2) : altérations profondes du contact avec la réalité, fonctionnement global très compromis.

Section II – Styles ou troubles de la personnalité (Axe P)

Le clinicien coche les styles ou troubles de la personnalité observés, en spécifiant leur niveau de sévérité (de 1 = sévère à 5 = hautement fonctionnel), et en identifiant un ou deux styles dominants. Les styles répertoriés sont :

› Dépressif (introjectif, anaclitique, ou contrepartie hypomaniaque)

› Dépendant (y compris manifestation passive-agressive ou contre-dépendante)

› Anxieux/évitant/phobique (ou contre-phobique)

› Obsessif-compulsif

› Schizoïde

› Somatisant

› Hystérique-histrionique (inhibé ou démonstratif)

› Narcissique (manifeste, caché ou malin)

- Paranoïde
- Psychopathique (passif-parasitaire, manipulateur ou agressif)
- Sadique
- Borderline

Section III – Fonctionnements mentaux (Axe M)

Douze fonctions mentales fondamentales sont évaluées sur une échelle de 1 (déficit sévère) à 5 (fonctionnement optimal). La somme des scores permet d'établir le niveau global de sévérité du fonctionnement mental :

A. Processus cognitifs et affectifs

1. Régulation, attention et apprentissage
2. Étendue affective, expression et compréhension des émotions
3. Mentalisation et fonctionnement réflexif

B. Identité et relations

1. Différenciation et intégration de l'identité
2. Relations intimes et capacité à l'attachement
3. Régulation de l'estime de soi et qualité de l'expérience interne

C. Défenses et adaptation

1. Contrôle des impulsions
2. Stratégies défensives
3. Résilience et capacités d'adaptation

D. Conscience de soi et direction intérieure

1. Capacité d'observation de soi (réflexivité)
2. Construction et usage d'idéaux et de normes internes
3. Sens et direction de vie

Score total (sur 60) :

- 54–60 : fonctionnement optimal
- 47–53 : fonctionnement adéquat avec quelques difficultés
- 40–46 : atteintes légères
- 33–39 : atteintes modérées
- 26–32 : déficits importants
- 19–25 : déficits significatifs
- 12–18 : déficits sévères

Section IV – Symptômes cliniques (Axe S)

Le clinicien identifie les principaux syndromes symptomatiques pertinents, incluant ceux liés à des troubles psychotiques, troubles de l'humeur, troubles anxieux, troubles liés à un événement ou à un stress, troubles symptomatiques spécifiques, troubles liés à la consommation et troubles d'origine médicale.

Chaque symptôme est décrit et coté selon un niveau de sévérité de 1 à 5.

Section V – Considérations culturelles, contextuelles et autres facteurs pertinents

Cette dernière section invite à intégrer les éléments contextuels, culturels, développementaux ou situationnels influençant l'expression des difficultés du client ou la compréhension du clinicien. Cette évaluation vise à nuancer et à contextualiser l'ensemble des dimensions précédentes.

16.5 RÉSUMÉ

Ce chapitre présente les principaux outils utilisés en évaluation psychologique pour mesurer la symptomatologie psychopathologique générale, la dépression, l'anxiété généralisée et les troubles de la personnalité. Il couvre à la fois les questionnaires autorapportés (comme le BDI-II, le PAI ou le WAQ), les entrevues diagnostiques structurées (telles que la SCID-5-CV ou l'ADIS-IV) ainsi que des instruments orientés vers la formulation de cas (p. ex. : DAS, PBQ, PDC-2). Chaque outil est décrit en fonction de sa visée clinique (diagnostic, formulation), de ses propriétés psychométriques et de ses applications spécifiques. L'ensemble offre un portrait structuré et critique des moyens à la disposition du clinicien pour cerner les symptômes, comprendre les dynamiques sous-jacentes et guider les décisions thérapeutiques.

Le prochain chapitre sera consacré à l'évaluation comportementale qui sert de méthode complémentaire aux instruments autorapportés.

CHAPITRE 17

MESURE DU COMPORTEMENT ET DE LA COGNITION

17.1 DÉFINITION ET CONCEPTION DE L'ÉVALUATION COMPORTEMENTALE

L'évaluation cognitive-comportementale désigne à la fois un ensemble de techniques spécifiques et une manière de conceptualiser le comportement humain, incluant les dimensions émotionnelles et cognitives, en mettant l'accent sur les antécédents et les conséquences de ce comportement. Elle se distingue par son orientation résolument clinique, dans la mesure où elle vise directement à guider le traitement. À cet égard, la formulation de cas occupe une place centrale : elle propose une explication des difficultés du client qui soit théoriquement fondée, cohérente et signifiante, et qui oriente vers des interventions concrètes et efficaces.

Parmi les techniques qui relèvent de cette approche, on retrouve l'entrevue comportementale, les stratégies d'observation directe du comportement incluant l'auto-observation, les mesures des cognitions, les inventaires autorapportés ainsi que les mesures psychophysiologiques. Contrairement à l'évaluation traditionnelle de la personnalité, qui met l'accent sur les traits stables et les inférences globales, l'évaluation cognitive-comportementale se concentre sur les déterminants environnementaux du comportement et privilégie les données observables, concrètes et directement utiles au traitement.

Cette évaluation peut être directe, comme c'est le cas lors d'observations comportementales, ou indirecte, comme dans le cadre d'une entrevue comportementale. Les difficultés du client peuvent se manifester à travers différents modes d'expression : comportements manifestes, pensées, émotions, réactions physiologiques ou productions verbales. Chaque mode implique des stratégies d'évaluation distinctes et peut avoir des causes partiellement indépendantes. Par exemple, un état d'anxiété peut être principalement associé à des cognitions chez un client, alors qu'il peut découler de déficits en habiletés sociales chez un autre (Groth-Marnat & Wright, 2016).

D'un point de vue théorique, cette approche repose également sur la capacité à distinguer les événements, les affects, les cognitions et les comportements, afin de mieux cibler les éléments dysfonctionnels à modifier. En somme, le paradigme de l'évaluation cognitive-comportementale intègre les principes du modèle cognitivo-comportemental et ceux de l'apprentissage social. Il regroupe un ensemble de méthodes d'évaluation variées, repose sur une approche individualisée, quantifiable, et met l'accent sur des construits moins inférentiels (Hayes & O'Brien, 2000).

Le tableau suivant présente une synthèse des principales stratégies d'évaluation qui s'inscrivent dans ce paradigme (adapté de Hayes & O'Brien, 2000).

Tableau 17.1 Principales stratégies de l'évaluation comportementale

Stratégies	Description
Évaluation idiographique	Met l'accent sur les objectifs spécifiques et les problématiques propres à chaque client, en opposition à une approche nomothétique fondée sur des normes générales.
Série de mesures dans le temps	Implique la collecte répétée de données sur une période prolongée (et non uniquement en pré–et post-intervention), ce qui permet de : 1) dégager des liens causaux entre les événements naturels et les comportements ; 2) suivre l'évolution des comportements ciblés ; 3) effectuer des études de cas uniques (p. ex., devis A-B-A-B).
Approche par hypothèse de travail	Le clinicien élabore plusieurs hypothèses à partir de son jugement clinique et de l'analyse fonctionnelle ; ces hypothèses sont testées, confirmées ou ajustées au fil du traitement.
Évaluation par des sources multiples	Combine différentes méthodes d'évaluation (p. ex., entrevue, observation, questionnaire autorapporté) et divers informateurs (p. ex., client, proches, professionnels) pour obtenir une perspective plus complète et fiable.
Mesure dans différentes situations	Prévient les généralisations abusives en évaluant les comportements et variables psychologiques à travers divers contextes de vie du client (p. ex., domicile, école, travail).
Approche collaborative avec le client	Favorise le consentement éclairé et l'engagement actif du client dans le processus d'évaluation, notamment à travers la coconstruction des objectifs et le partage des résultats.

17.2 FIDÉLITÉ ET VALIDITÉ DE L'ÉVALUATION COMPORTEMENTALE

L'évaluation cognitivo-comportementale, bien qu'ancrée dans une démarche empirique rigoureuse, présente certains défis lorsqu'elle est soumise aux critères psychométriques traditionnels. Les notions classiques de fidélité test-retest ou l'établissement de normes, fréquemment utilisés pour juger de la valeur d'un instrument, ne s'appliquent pas aisément dans ce cadre. Cela s'explique par le fait que ces méthodes supposent l'existence de caractéristiques stables chez l'individu, alors que le modèle cognitivo-comportemental met plutôt l'accent sur la variabilité du comportement en fonction des contingences environnementales (Groth-Marnat & Wright, 2016). L'approche idiographique, centrale à l'évaluation cognitivo-comportementale, porte davantage sur les spécificités du client que sur la comparaison à des normes. Par conséquent, la pertinence même de construire des normes généralisables se trouve remise en question dans ce contexte.

Sur le plan de la fidélité des observations comportementales, plusieurs facteurs entrent en ligne de compte (Groth-Marnat & Wright, 2016). La clarté avec laquelle le comportement cible est défini, ainsi que le degré de structuration de la méthode d'observation, influencent directement les coefficients de fidélité obtenus. Les observations en contexte naturel tendent à produire des coefficients relativement faibles, en raison des biais de l'observateur (p. ex., effet de halo, effet de primauté), des interférences extérieures (p. ex., interventions de tiers, distractions) et de l'ambiguïté dans la définition des comportements à observer. À l'inverse, les procédures plus structurées, comme l'échantillonnage systématique, où les paramètres d'observation sont prédéterminés, génèrent généralement une meilleure fidélité, bien que leur validité écologique puisse être limitée, notamment lorsque les résultats sont difficilement généralisables à un contexte clinique réel (Groth-Marnat & Wright, 2016). Pour améliorer la fidélité en contexte clinique, plusieurs principes directeurs peuvent être appliqués. Le recours à des observateurs multiples constitue une stratégie clé, permettant une comparaison directe entre les évaluations. À titre d'exemple, le Questionnaire d'évaluation du TDAH de Conners (2022) est souvent rempli à la fois par le client et un proche, offrant ainsi une double perspective. D'autres recommandations incluent l'utilisation de consignes claires lors des observations, la spécification précise des comportements à mesurer, la formulation explicite des items de questionnaire, ainsi que la formation adéquate des observateurs, qu'il s'agisse de parents, d'intervenants en milieu scolaire ou de personnel soignant (Groth-Marnat, 2006).

Historiquement, l'évaluation de la validité en contexte cognitivo-comportemental a surtout porté sur la validité de surface et la validité de contenu. Ces formes de validité visent à assurer que les items sont représentatifs et jugés pertinents par les utilisateurs et les experts. En revanche, la validité de critère, qui mesure l'association entre l'instrument et des indicateurs externes, a longtemps été reléguée au second plan. Il a été avancé que les mesures autorapportées, en tant que reflets directs du vécu comportemental du client, ne devaient pas être soumises aux standards psychométriques classiques. Toutefois, les études ayant tenté de valider ces inventaires sur le plan des associations avec des critères externes n'ont pas toujours produit des résultats convaincants, notamment en raison de la disparité entre les contextes d'évaluation (p. ex., questionnaire, jeu de rôle, observation naturelle), ce qui complique l'obtention de coefficients élevés (Groth-Marnat & Wright, 2016).

Cela dit, les considérations psychométriques ne doivent pas être écartées. Le clinicien est invité à privilégier les instruments validés dans des contextes semblables à celui de l'évaluation en cours, en tenant compte de l'âge du client, du type et de la sévérité des comportements ciblés. Lorsque de tels instruments ne sont pas disponibles, le recours à la validité convergente, par l'utilisation combinée de plusieurs sources d'informations, comme l'entrevue clinique, l'auto-observation et les questionnaires, permet de renforcer la robustesse des conclusions cliniques (O'Donohue, Beitz, & Byrd, 2006).

En somme, si les comportements sont par nature plus fluctuants que les traits, leur mesure exige une vigilance accrue quant aux conditions de fidélité et de validité, sans pour autant compromettre la richesse de l'analyse idiographique propre à l'approche cognitivo-comportementale.

17.3 CARACTÉRISTIQUES ET DÉROULEMENT DE L'ÉVALUATION COMPORTEMENTALE

L'évaluation cognitive-comportementale se distingue par une approche brève, structurée et dirigée, au cours de laquelle le clinicien adopte un style actif (Chaloult, 2008). Les échanges sont dynamiques, ponctués d'interventions fréquentes, et les digressions ou silences prolongés sont généralement évités. L'entrevue dure en moyenne deux heures et repose sur un plan prédéfini.

Principaux éléments de l'évaluation cognitive-comportementale

Chaloult (2008) proposent une description détaillée des principaux éléments de cette évaluation. Le déroulement initial de l'évaluation s'apparente à celui de l'entrevue psychiatrique standard, mais il est enrichi par des outils spécifiques à l'approche cognitive-comportementale, tels que des questionnaires remplis avant la première rencontre. Ces documents permettent d'explorer les attentes du client, ses préoccupations actuelles et les manifestations comportementales problématiques.

L'évaluation repose sur l'analyse fonctionnelle, c'est-à-dire l'identification des éléments déclencheurs et des facteurs de maintien en lien avec les comportements, les cognitions et les émotions du client. Elle vise aussi à préciser ses ressources, ses objectifs de changement (p. ex., « Qu'aimeriez-vous voir changer ? »), et son niveau de motivation (comme en observant s'il a rempli les documents transmis avant la rencontre).

Lorsqu'il y a plusieurs difficultés présentes, le client est invité à choisir celle qu'il souhaite prioriser. Ce choix repose sur des critères comme l'impact sur son quotidien, le niveau de détresse associé, le degré d'incapacité fonctionnelle et la motivation à y travailler. Une liste de problèmes est dressée de manière collaborative, puis hiérarchisée selon ces critères. À partir de cette liste, des objectifs précis, mesurables et délimités dans le temps sont établis. Les objectifs à court terme sont généralement favorisés, car ils augmentent les chances de succès rapide et renforcent l'engagement du client dans la thérapie. Les stratégies thérapeutiques sont discutées dès l'évaluation et peuvent être ajustées tout au long du traitement.

L'ensemble du processus repose sur un principe d'empirisme collaboratif : le clinicien explique ce qu'il comprend des difficultés du client à partir des données recueillies, présente les différentes avenues possibles et sollicite constamment la participation du client dans les décisions. Cette posture s'applique autant à la formulation des hypothèses qu'à la vérification des résultats du traitement.

L'analyse fonctionnelle

L'analyse fonctionnelle ABC (antécédents, comportements, conséquences) explore de manière systématique les dimensions suivantes :

- Le comportement problème : fréquence, durée, intensité, latence, caractère excédentaire, déficitaire ou inapproprié ;
- Les conditions d'apparition : où, quand, comment, dans quelle situation, en présence de qui ;
- Les conséquences : renforcement positif (c.-à-d. l'obtention d'un stimulus plaisant ou recherché par le client) ou négatif (c.-à-d. le retrait, la réduction, le délai ou l'évitement d'un stimulus aversif ou non désiré par le client) ;
- La motivation au changement et les bénéfices secondaires potentiels ;
- La capacité d'autogestion du comportement ;
- Les conditions sociales, culturelles et physiques qui pourraient freiner ou faciliter le renforcement des comportements ciblés.

Un des objectifs de l'analyse fonctionnelle est de définir une ligne de base comportementale avant toute intervention, en précisant des indicateurs observables et quantifiables sur lesquels le client est d'accord (Groth-Marnat & Wright, 2016). On tient également compte de la façon dont ces comportements influencent les différentes sphères de vie, notamment les relations interpersonnelles. Les interactions entre le comportement du client et son environnement social sont analysées afin d'en cerner les dynamiques réciproques (Groth-Marnat & Wright, 2016).

Le niveau de précision dans la description des comportements varie selon les clients (Groth-Marnat & Wright, 2016). Certains sont en mesure de rapporter en détail les circonstances, les antécédents et les conséquences de leurs difficultés. D'autres éprouvent davantage de difficulté à nommer les événements vécus, leurs émotions ou leur perception de la situation. Dans tous les cas, le clinicien et le client travaillent ensemble à identifier les situations problématiques, leur fréquence, les contextes dans lesquels elles surviennent et les impacts sur la vie relationnelle.

L'auto-observation

L'auto-observation constitue une méthode d'évaluation comportementale relativement directe, en contraste avec les méthodes indirectes telles que les questionnaires standardisés (Sigmon & Lamattina, 2006). Elle consiste à demander au client d'observer et de consigner lui-même un comportement cible, dans un contexte spécifique et le plus près possible de son apparition réelle. Cette approche, à la fois simple et économique, peut ne nécessiter que du papier et un crayon, bien qu'elle existe également sous des formes informatisées.

Elle s'avère applicable à une vaste gamme de problématiques psychologiques et médicales. En plus de favoriser une prise de conscience accrue du comportement problématique, elle permet d'accéder à des données privées autrement inaccessibles par l'observation directe, telles que les pensées, les émotions, les perceptions ou les comportements se déroulant en dehors d'un cadre clinique contrôlé (p. ex., la consommation de substances ou l'activité sexuelle). L'auto-observation peut également contribuer à clarifier un diagnostic, notamment lorsque celui-ci dépend de la présence d'un critère spécifique que le client ne perçoit pas spontanément (c.-à-d. le retrait, la réduction, le délai ou l'évitement d'un stimulus aversif ou non désiré par le client). Elle permet d'établir un niveau de base du comportement observé et de suivre son évolution au fil du traitement.

Enfin, cette méthode comporte un potentiel thérapeutique en soi. Des études ont montré que le simple fait d'observer et d'enregistrer un comportement peut, chez plusieurs individus, entraîner une réduction spontanée de sa fréquence, illustrant ainsi l'effet autorégulateur du processus d'autosurveillance.

Voici un exemple de grille d'auto-observation que le client doit remplir à chaque occurrence du comportement cible en fonction de plusieurs variables contextuelles.

Grille d'auto-observation

Nom du client :
Comportement cible :

	Observation 1	Observation 2	Observation 3	Observation 4
Date :				
Heure :				
Endroit :				
Avec qui :				
Activité en cours :				
Ce qui est arrivé avant :				
Description du comportement :				
Pensées :				
Émotions :				
Ce qui est arrivé après :				

L'entrevue comportementale

L'entrevue comportementale est habituellement structurée en différentes étapes. Voici les étapes proposées par Groth-Marnat et Wright (2016) :

1. **Identification du problème**. L'objectif ici est de formuler clairement la problématique principale à explorer avec le client. Cette étape inclut la description du comportement problème en termes observables, ainsi que son impact sur la vie quotidienne.
2. **Analyse du problème**. Cette étape vise à repérer les facteurs de maintien et de déclenchement, les ressources disponibles, ainsi que le niveau de fonctionnement souhaité. L'analyse s'appuie souvent sur un modèle fonctionnel comme le modèle ABC (antécédents, comportements, conséquences).
3. **Planification des démarches**. À cette étape, le clinicien et le client définissent les modalités de collecte de données : quels comportements seront observés, à quel moment, à quelle fréquence et avec quel outil.
4. **Évaluation du traitement**. Cette phase consiste à choisir des indicateurs de progrès à mesurer avant et après les interventions. Cela permet de juger de l'efficacité des stratégies utilisées.
5. **Conclusion de la rencontre**. La séance se termine par un résumé synthétique des informations recueillies, une formulation partagée des hypothèses cliniques, une présentation des options thérapeutiques envisagées et l'obtention du consentement éclairé du client.

Pour Sayers et Tomcho (2006), l'entrevue comportementale suit une structure précise qui permet de recueillir, d'organiser et d'interpréter les informations pertinentes à l'analyse fonctionnelle du comportement problématique. Cette démarche vise non seulement à mieux comprendre les difficultés du client, mais aussi à jeter les bases d'un plan de traitement individualisé et collaboratif. Voici les étapes définies de manière exhaustive par ces auteurs, accompagnées d'exemples et de précisions cliniques :

- **Début de l'entrevue**. Cette phase correspond à l'ouverture classique de toute entrevue clinique. Elle vise à instaurer un climat de confiance, à clarifier les objectifs de la rencontre et à poser le cadre général de l'intervention. Le clinicien se montre accueillant et explicite son rôle, tout en favorisant un échange centré sur les préoccupations actuelles du client. Il demande au client de lui dire, dans ses mots, ce qui l'amène à venir consulter.
- **Élaboration de la liste de problèmes**. Le clinicien utilise des questions ouvertes, des reformulations, des résumés périodiques et des reflets empathiques pour faire émerger les difficultés perçues par le client. L'objectif est de dresser un inventaire des problèmes, qu'ils soient comportementaux, cognitifs, émotionnels ou relationnels, en respectant le rythme et les priorités exprimées.
- **Identification du problème prioritaire**. Parmi les difficultés recensées, le client est invité à cibler celle qui, si elle était modifiée, aurait un effet significatif sur son bien-être ou son fonctionnement. Ce choix s'appuie sur des critères tels que le niveau de souffrance, l'urgence, les répercussions sur la vie quotidienne et la motivation au changement.
- **Histoire et chronologie du problème**. On explore ici les origines du problème, son évolution dans le temps, les circonstances de sa survenue initiale et les éventuels moments d'amélioration ou de récidive. Cette reconstruction temporelle permet de mieux cerner les dynamiques de maintien.
- **Topographie du comportement**. Cette étape consiste à décrire le comportement problème en termes observables et quantifiables : fréquence, durée, intensité, latence par rapport à un déclencheur. Cette analyse permet d'établir une ligne de base comportementale utile pour mesurer les effets de l'intervention.

› **Application du modèle BASIC ID** (Lazarus, 1973). Ce modèle multidimensionnel aide à ne négliger aucune composante du fonctionnement psychologique en structurant l'information recueillie autour de sept dimensions :

– *Behavior* (comportement) : ce que fait concrètement le client ;
– Affect : émotions ressenties ;
– Sensation : réponses physiologiques ou sensations corporelles ;
– *Imagery* : images mentales ou souvenirs intrusifs ;
– Cognition : pensées, croyances, jugements ;
– *Interpersonal relationships* : qualité et nature des relations sociales ;
– *Drugs/biological needs* : médication, consommation, besoins physiques.

› **Utilisation de la méthode TLFB** (*Timeline Follow-Back*). Cette méthode vise à reconstruire, de manière chronologique, les épisodes problématiques récents à l'aide de repères temporels significatifs (fêtes, événements marquants, etc.). Elle permet d'obtenir des données précises sur la fréquence et les circonstances d'apparition du comportement. Voici quelques exemples de questions que le clinicien peut poser avec la méthode TLFB :

– Pouvez-vous décrire la situation qui était stressante pour vous ?
– Quels étaient vos comportements dans cette situation ?
– Que souhaitiez-vous obtenir ? Avez-vous réussi à l'obtenir ?
– Que se passait-il dans votre vie avant l'apparition des symptômes ?
– Quels effets ces symptômes ont-ils sur vous ?
– Quelles activités avez-vous cessées à cause de ce problème ?
– Qu'avez-vous essayé pour améliorer la situation ?
– Dans quelles autres circonstances avez-vous éprouvé les mêmes symptômes ?
– Quelle a été votre interprétation de cette situation ?
– Que signifiait cette situation pour vous ?
– À quoi pensiez-vous juste avant de vous sentir ainsi ?
– Qu'est-ce que cela nous révèle sur vous, votre vie ou votre avenir ?

› **Exploration des croyances liées au problème**. Le clinicien explore ici les pensées automatiques et les croyances profondes du client à propos de lui-même, des autres, du monde et de l'avenir. Les croyances d'ordre culturel ou familial peuvent également être prises en compte si elles influencent la perception ou le maintien du problème.

› **Exploration des autres sphères de vie**. L'analyse s'élargit aux domaines connexes susceptibles d'interagir avec le problème principal : vie conjugale, réseau social, environnement professionnel ou scolaire, santé physique, etc. Cette exploration vise à situer le comportement dans un contexte plus global.

› **Recueil d'informations complémentaires**. Lorsque cela est pertinent, le clinicien intègre d'autres sources d'informations : questionnaires standardisés, informations issues des proches, dossiers médicaux ou scolaires. Ces données croisées permettent de corroborer les observations et de valider certaines hypothèses cliniques.

- **Synthèse fonctionnelle du problème**. En conclusion de l'entrevue, le clinicien propose au client une première formulation du problème, structurée selon une perspective cognitive-comportementale. Cette synthèse explicite les liens entre les déclencheurs, les comportements observés, les conséquences immédiates et les facteurs de maintien. Elle prépare le terrain pour la mise en place du plan de traitement, et peut inclure une proposition d'évaluations complémentaires entre les rencontres.

17.4 OBSERVATION DU COMPORTEMENT

Lorsque les informations verbales recueillies durant l'entrevue sont limitées ou que la clientèle présente certaines particularités, comme les personnes présentant une déficience intellectuelle ou les clients peu coopératifs, l'observation du comportement constitue une méthode complémentaire précieuse (Groth-Marnat & Wright, 2016). Elle peut être réalisée par le clinicien, ou encore par une personne significative dans l'environnement du client.

Les bases de l'observation

La première étape de toute observation consiste à définir clairement le comportement cible (Groth-Marnat & Wright, 2016). Cette définition doit permettre d'en mesurer la fréquence, la durée et l'intensité. Elle comprend une brève description du comportement, les contextes dans lesquels il survient, le moment de son apparition et de sa fin, ainsi que les comportements qui ne doivent pas être inclus dans l'observation. Ce degré de précision est fondamental pour assurer la fiabilité des données. Divers outils peuvent être utilisés pour enregistrer ces observations : compteurs manuels, montres, grilles, papier-crayon, etc. (Groth-Marnat & Wright, 2016).

Les observations peuvent être effectuées dans un contexte naturel ou structuré (Groth-Marnat & Wright, 2016). Le contexte naturel convient bien à l'observation de comportements fréquents ou globaux, tels que le retrait social. Il présente l'avantage de refléter la réalité quotidienne du client et peut servir à établir une ligne de base pour évaluer les progrès thérapeutiques. En revanche, ce type d'observation est exigeant en termes de temps et s'avère peu adapté aux comportements rares (p. ex., se mettre en colère devant une critique) ou se produisant en l'absence d'observateurs (p. ex., consommation de substances lorsque le client est perturbé). Dans ces cas, le clinicien peut recourir à des situations analogues en entrevue, comme des jeux de rôle ou des simulations. Toutefois, il doit demeurer prudent quant à la portée de généralisations des comportements observés dans ces contextes.

Lorsqu'une personne de l'entourage du client est impliquée dans l'observation, elle doit recevoir un entraînement spécifique afin de réduire les biais d'observation (comme l'indulgence, l'inattention ou la discussion des données avec d'autres observateurs). Cette formation inclut l'explication du but de la démarche, l'importance de l'exactitude des données, des exercices pratiques d'enregistrement et de la rétroaction. Il est également recommandé de vérifier la fidélité interjuges, c'est-à-dire le niveau d'accord entre deux observateurs évaluant le même comportement (Groth-Marnat & Wright, 2016).

Les systèmes d'enregistrement

Le choix du système d'enregistrement doit être adapté au type de comportement ciblé, à sa fréquence, à la durée des périodes d'observation et au moment où celles-ci sont effectuées (Groth-Marnat & Wright, 2016). Les systèmes les plus courants sont les suivants :

1. L'enregistrement narratif

Ce type d'enregistrement consiste à prendre des notes descriptives sur les comportements observés. Ces descriptions peuvent se limiter à des comportements observables (p. ex., « rire avec les amis ») ou inclure un certain niveau d'inférence (p. ex., « entretenir de bonnes relations sociales »). Ce type de registre ne permet pas de quantification, mais il est utile en phase exploratoire pour générer des hypothèses ou cibler des comportements à observer plus précisément par la suite. Il est facile à mettre en œuvre, nécessite peu d'équipement et permet d'identifier des éléments pertinents. Toutefois, sa validité dépend fortement de l'expérience de l'observateur, et l'absence de mesure chiffrée limite son utilisation dans le suivi du changement.

2. L'enregistrement par intervalles

Cette méthode consiste à observer un comportement à l'intérieur d'intervalles de temps prédéterminés (p. ex., 30 secondes), selon un horaire fixe (toutes les 5 minutes) ou aléatoire. Ce système convient bien aux comportements fréquents et continus, comme marcher, écouter ou jouer, qui n'ont pas de début ni de fin clairs. Le choix des comportements à observer peut s'appuyer sur l'entrevue, les questionnaires, les enregistrements narratifs ou les descriptions du client. L'enregistrement par intervalles permet de se concentrer sur des cibles précises et s'adapte à de nombreux types de comportements. Il est aussi peu coûteux en temps. En revanche, il ne renseigne pas sur la qualité du comportement observé et peut omettre d'autres manifestations pertinentes.

3. L'enregistrement d'événements

Ce type d'enregistrement est particulièrement utile pour observer des comportements rares, mais cliniquement significatifs, comme les comportements agressifs ou les manifestations d'affirmation de soi durant un conflit interpersonnel. La procédure standard consiste à consigner la fréquence, la durée et l'intensité de ces comportements au moyen de grilles de type *check list*, de compteurs ou de montres. On peut aussi utiliser des systèmes de codage simples, comme la méthode de Tukey, où chaque comportement est représenté par un point, une ligne étant tracée après quatre occurrences. Parmi les avantages : la possibilité de suivre des changements dans le temps et d'observer simultanément plusieurs types de comportements. Toutefois, cette méthode s'applique mal aux comportements sans début ni fin clairs, elle exige une attention soutenue de l'observateur et ne permet pas de comprendre la fonction du comportement, car elle n'en révèle ni les antécédents ni les conséquences. Pour comprendre la fonction du comportement, des outils comme la carte ABC ou la carte index sont plus appropriés car ils permettent d'obtenir des informations sur les événements précédents et suivants le comportement, ainsi que sur les événements ayant contribué à l'apparition du comportement mais de manière plus éloignée dans le temps.

Voici un exemple de carte index à remplir chaque fois que le comportement du client survient.

Carte index

Nom du client : **Date :**

Nom de l'observateur : **Heure :**

Situation :

Éléments déclencheurs :

Comportement :

Conséquences :

Éléments contributifs possibles :

4. L'enregistrement par cotation

Cette méthode repose sur une appréciation globale du comportement à partir d'une échelle (p. ex., de 1 à 5). Elle s'applique généralement à des comportements plus abstraits ou globaux, comme la coopération, l'hygiène ou la qualité des relations. Pour être valable, la cotation doit être faite après une période d'observation suffisamment longue. Ce système permet une analyse statistique des données, convient à des évaluations individuelles ou de groupe et demeure économique. Toutefois, il peut entraîner une faible fidélité interjuges, surtout lorsque le délai entre l'observation et la cotation est trop long. De plus, cette méthode ne fournit que peu d'informations sur les contextes d'apparition ou les conséquences du comportement observé.

17.5 MESURES COGNITIVES AUTORAPPORTÉES ET ENREGISTREMENT DES COGNITIONS

Les recherches menées au cours des dernières décennies ont largement contribué à mettre en lumière les processus cognitifs impliqués dans les difficultés comportementales. Ces travaux ont influencé de manière significative l'évaluation cognitive-comportementale, en favorisant le développement de diverses techniques visant à mesurer plus spécifiquement les pensées, croyances et distorsions qui peuvent contribuer à l'émergence ou au maintien de la détresse psychologique.

Il est généralement reconnu que les distorsions cognitives et les croyances erronées jouent un rôle central dans la genèse et la persistance des troubles psychologiques. C'est dans cette perspective qu'un certain nombre d'outils ont été élaborés pour en évaluer la nature et la fréquence. Toutefois, ces instruments reposent essentiellement sur des mesures autorapportées, c'est-à-dire sur les réponses fournies par le client au sujet de ses propres états mentaux.

Ce mode de collecte présente certains avantages, mais soulève aussi des limites méthodologiques importantes. L'une des critiques majeures concerne la nature même des informations rapportées : si le client peut généralement identifier et décrire le contenu de ses pensées, il lui est souvent difficile d'expliquer comment ces pensées se sont formées ou ce qui les a déclenchées. Par conséquent, l'évaluation de ces processus repose en partie sur des inférences cliniques que le professionnel doit établir à partir des données disponibles. Par ailleurs, la mémoire étant un processus reconstruit, les réponses du client peuvent être influencées par ses besoins actuels, ses attentes ou divers biais cognitifs, ce qui limite la précision du rappel. Ces considérations doivent être prises en compte lors de l'interprétation des résultats issus des questionnaires cognitifs.

Deux grandes stratégies sont utilisées pour l'évaluation des cognitions dans une approche cognitive-comportementale (Groth-Marnat & Wright, 2016) : les mesures cognitives autorapportées et l'enregistrement des cognitions.

Les mesures cognitives autorapportées

Les mesures cognitives autorapportées ont connu une large diffusion en pratique clinique. Leur validité apparente est souvent jugée satisfaisante, elles sont faciles à administrer, peu coûteuses, et bien adaptées à un usage en contexte d'évaluation initiale. Toutefois, plusieurs instruments présentent des caractéristiques psychométriques limitées, notamment en ce qui concerne la fidélité test-retest, la validité de construit ou la sensibilité au changement.

Le format le plus courant de ces questionnaires consiste en une série de 20 à 100 items, formulés sous forme d'affirmations que le client doit endosser sur une échelle de type Likert, selon son degré d'accord ou la fréquence de l'occurrence. Ces outils sont généralement conçus pour cibler un domaine spécifique : par exemple, la dépression, l'anxiété sociale, les pensées obsessionnelles ou encore les peurs phobiques.

Le tableau suivant recense les principaux inventaires cognitifs classés par thématique (Bouvard, 2008; Groth-Marnat & Wright, 2016). Ces outils représentent une porte d'entrée précieuse pour explorer les contenus cognitifs problématiques, mais ils doivent être utilisés avec discernement et toujours interprétés à la lumière d'autres sources d'informations, comme l'entrevue clinique, l'auto-observation ou les mises en situation comportementales.

Tableau 17.2 Mesures cognitives autorapportées selon le domaine clinique

Domaine	Instruments
Dépression	*Dysfunctional Attitudes Scale* *Cognitive Bias Questionnaire* *Automatic Thoughts Inventory* *Attibutional Styles Questionnaire* *Sociatropy Autonomy Scale* *Revised Personal Style Inventory*
Peurs et anxiétés	*Social Avoidance and Distress Scale* *Fear of Negative Evaluation Scale* *Social Interaction Self-statement Test* *Irrational Beliefs Test* *Rational Behavior Inventory* *Fear Survey Schedule* Questionnaire d'intolérance à l'incertitude Questionnaire « Pourquoi s'inquiéter ? » Questionnaire d'évitement cognitif Questionnaires d'attitude face aux problèmes Questionnaires des croyances reliées à la santé Questionnaire « Pourquoi s'inquiéter face à la santé ? »
Troubles alimentaires	*Eating Attitudes Test* *Bulimia Test-Revised* *Cognitive Error Questionnaire*
Habiletés sociales	*Rathus Assertiveness Inventory* *Wolpe-Lazarus Assertion Inventory* *Gambrill Assertion Inventory* *Bakker-Assertiveness Schedule* *Conflict Resolution Inventory* *Survey of Heterosexual Interactions* *Stanford Shyness Scale*
Relations conjugales	*Relationship Attribution Measure* *Relationships Beliefs Inventory* *Dyadic Attribution Inventory* *Marital Attitude Survey* *Specific Relationship Standards*
Trouble obsessionnel-compulsif	*Thought Action Fusion Scale* *Inventory of beliefs related to obsessions*
Perfectionnisme	*Multidimensional Perfectionism Scale* Questionnaire sur le perfectionnisme
Trouble de la personnalité	*Young Schema Questionnaire* *Personality Belief Questionnaire*

L'enregistrement des cognitions

L'évaluation cognitive-comportementale accorde une place importante à l'analyse des processus cognitifs qui sous-tendent les comportements problématiques. Pour ce faire, plusieurs techniques d'enregistrement des cognitions ont été développées, certaines s'intégrant aisément à l'entrevue clinique ou au suivi entre les rencontres (Groth-Marnat & Wright, 2016). Ces méthodes visent à rendre accessibles les pensées automatiques, les croyances et les distorsions cognitives du client, à des fins d'évaluation, de formulation et d'intervention.

1. Penser à voix haute (*Think Aloud*)

Dans cette procédure, le client est invité à verbaliser le fil de ses pensées pendant une période de 5 à 10 minutes, ou à associer librement, c'est-à-dire à exprimer spontanément ce qui lui vient à l'esprit. L'un des avantages de cette technique est d'offrir un accès direct au dialogue intérieur du client. Toutefois, cette méthode présente certaines limites. Elle fournit un échantillonnage partiel des pensées, car la tâche elle-même est artificielle : le client peut avoir du mal à verbaliser toutes les pensées en compétition dans son esprit, à suivre le rythme réel de ses changements d'idées, ou encore à rapporter certaines pensées en raison de résistances.

2. Pensées articulées (*Articulated Thoughts*)

Cette technique consiste à demander au client de rapporter ses pensées pendant une situation simulée, structurée pour ressembler à une situation réelle qui lui pose problème. Par exemple, on peut lui demander de s'imaginer dans une interaction où il doit s'affirmer. Cette méthode permet d'examiner les cognitions qui émergent dans un contexte analogue à celui vécu, tout en gardant un certain contrôle sur les paramètres de la situation.

3. Pensées en situation naturelle (*In Vivo Self-Reports/Production Methods*)

Ici, le client observe et consigne ses pensées au moment même où la situation ou le comportement problématique se manifeste dans la vie réelle. Cette méthode permet de recueillir des données dans le contexte naturel du client, ce qui renforce la validité écologique de l'évaluation. Elle dépend toutefois de la capacité du client à identifier et à noter ses pensées sur le moment.

4. Méthode d'endossement d'items

Dans cette approche, on présente au client une liste d'énoncés, tirés d'un questionnaire standardisé ou élaborés de façon informelle, et on lui demande dans quelle mesure il s'y reconnaît. Il peut s'agir d'évaluer la fréquence, l'intensité ou le niveau d'accord avec certains types de pensées. Cette méthode est simple, structurée et facile à administrer.

5. Liste de pensées (*Thoughts Listing*)

Le client est invité à dresser la liste des pensées qui lui viennent à l'esprit en lien avec un stimulus, une situation ou un problème donné. Cette méthode est souvent utilisée pour cerner les réactions cognitives spontanées devant une tâche ou une situation émotionnellement chargée.

6. Échantillonnage de pensées (*Thought Sampling*)

Dans cette méthode, un signal sonore (p. ex., alarme de montre) est utilisé à intervalles fixes ou aléatoires pour inviter le client à noter les pensées qu'il avait juste avant le signal. Cette forme d'échantillonnage écologique momentané (*Ecological Momentary Assessment, EMA*) est particulièrement naturelle, car elle limite les biais liés à la rétrospection ou à la présence d'un observateur. Elle permet de capter des données sur les pensées dans leur contexte immédiat, et d'en tirer des hypothèses cliniques plus ancrées dans la réalité du client.

Le tableau d'enregistrement des pensées dysfonctionnelles

Dans une perspective d'intervention, le clinicien peut proposer à son client l'utilisation d'un tableau d'enregistrement des pensées, outil central en thérapie cognitive. Ce tableau peut varier selon les modèles utilisés, mais il vise toujours à rendre les cognitions plus accessibles, à en examiner la validité, et à en dégager les conséquences émotionnelles et comportementales.

Durant l'entrevue, le clinicien peut utiliser une série de questions guidées pour remplir ce tableau avec le client (Persons & Tompkins, 1997) :

- Qu'est-ce que vous aviez en tête juste avant de vous sentir comme ça ?
- Qu'est-ce que cela nous suggère à propos de vous ?
- Qu'est-ce que cela signifie à propos de votre vie, de votre avenir ?
- De quoi avez-vous peur qu'il arrive ?
- Quelle serait la pire chose qui pourrait arriver si cela était vrai ?
- Qu'est-ce que cela signifie à propos de ce que les autres pensent de vous ?
- Qu'est-ce que cela signifie à propos des autres en général ?
- Avez-vous des images ou des souvenirs en lien avec cette situation ? Lesquels ?

Lorsque le client démontre une capacité suffisante à s'observer de manière autonome, il peut remplir ce tableau entre les séances, en prenant en note ses pensées automatiques dans des situations spécifiques. Ce processus facilite la prise de conscience des schémas de pensée dysfonctionnels et prépare les interventions de restructuration cognitive.

Certains modèles proposent des tableaux standardisés d'enregistrement des pensées dysfonctionnelles (TEPD), comme ceux décrits par Chaloult (2008), qui offrent un cadre plus structuré pour guider le client dans ce travail d'observation et d'analyse. Voici quelques exemples de tableaux d'enregistrement des pensées dysfonctionnelles.

Tableau 17.3 Tableau d'enregistrement des pensées dysfonctionnelles selon Ellis (1997)

A	B	C	D	E
ACTIVATING EVENT	BELIEF	CONSEQUENCES	DISPUTING	EVALUATION
Événement ou occasion	Cause = pensées et croyances	Conséquence = émotion (nommer et évaluer l'intensité sur une échelle de 0 à 100)	Restructuration ou confrontation	Résultat (réévaluer l'intensité de l'émotion sur échelle)

Tableau 17.4 Tableau d'enregistrement des pensées dysfonctionnelles selon Beck et al. (1979)

Situation	Émotions	Pensées automatiques	Pensées adaptées	Résultat
Événement ou situation ou fil des pensées	Nommer l'émotion et évaluer son intensité (0-100)	Écrire spontanément les pensées automatiques et évaluer le niveau de croyance (0-100)	Écrire les pensées adaptées et évaluer le niveau de croyance (0-100)	Réévaluer l'intensité de l'émotion (0-100)

Tableau 17.5 Tableau d'enregistrement des pensées dysfonctionnelles selon Persons (Persons & Tompkins, 1997)

Date	Situation	Comportements	Émotions	Pensées	Réponses
	Événement, souvenir, tentative de faire quelque chose. Questions : qui, quoi, quand et où.	Décrire le comportement	Décrire l'émotion	Décrire les pensées	Réponses de l'environnement

17.6 RÉSUMÉ

L'évaluation comportementale repose sur des méthodes empiriques visant à comprendre les comportements problématiques à partir de leurs déclencheurs, conséquences et cognitions associés. Elle privilégie une approche individualisée, centrée sur l'observation directe, l'auto-observation, les questionnaires et l'analyse fonctionnelle. Les stratégies incluent l'évaluation idiographique, les mesures répétées, l'évaluation multi-informateurs et la collaboration active du client. La fidélité repose sur la définition claire des comportements cibles et l'utilisation d'outils adaptés ; la validité met l'accent sur la pertinence clinique plutôt que sur les normes. Le processus comprend l'identification des problèmes, la collecte de données et la définition d'objectifs mesurables. L'auto-observation et les mesures cognitives (p. ex., tableaux de pensées) permettent d'accéder à la subjectivité du client et facilitent l'intervention.

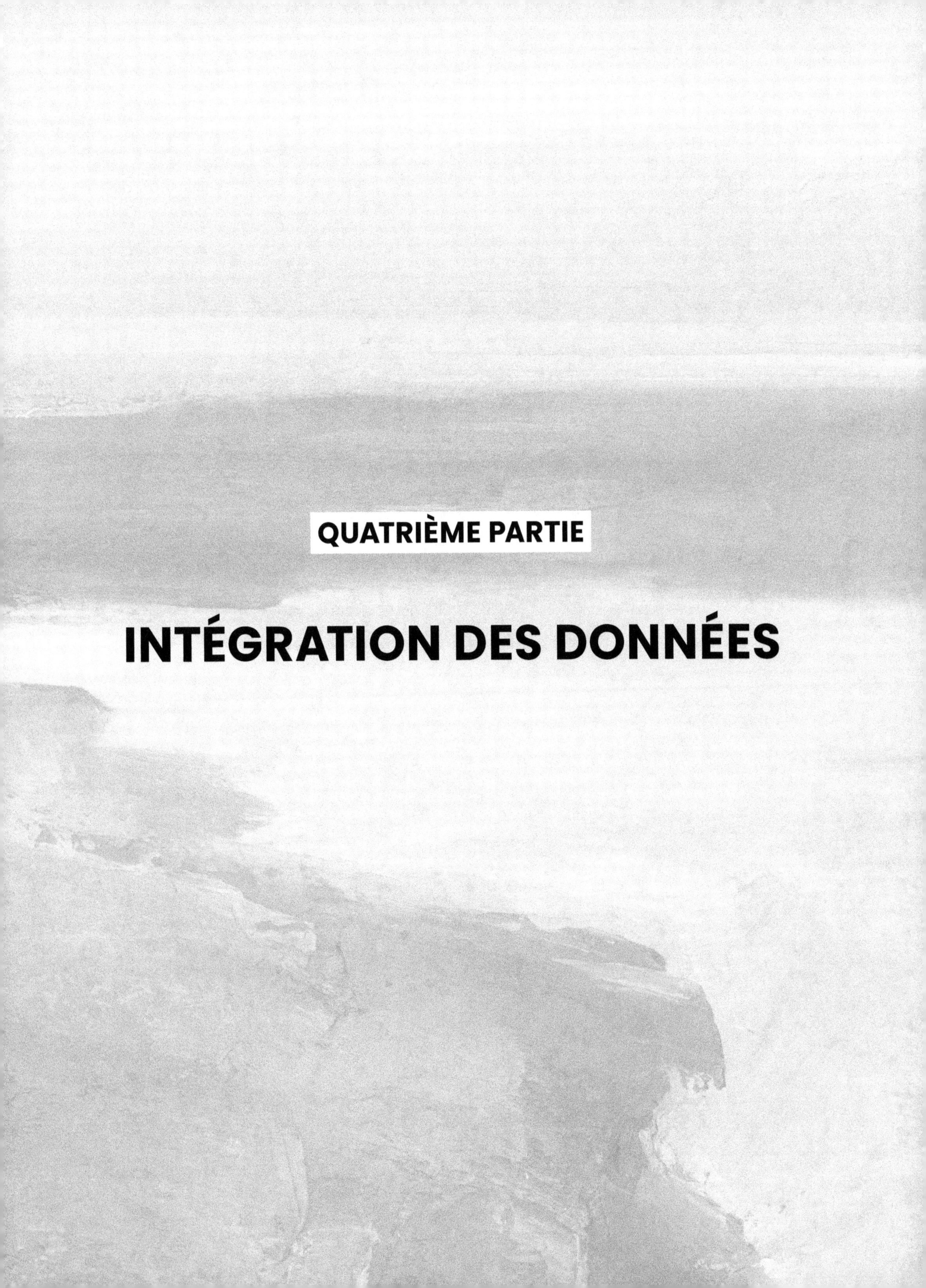

QUATRIÈME PARTIE

INTÉGRATION DES DONNÉES

CHAPITRE 18

DÉMARCHE DIAGNOSTIQUE

18.1 ÉTAPES DE LA DÉMARCHE DIAGNOSTIQUE

L'établissement d'un diagnostic en santé mentale doit être envisagé comme un processus structuré, composé de plusieurs étapes. James Morrison (2014), dans *Diagnosis Made Easier*, propose un modèle visant à guider le clinicien à travers ce parcours de façon rigoureuse et méthodique.

La première étape consiste à recueillir un maximum de données pertinentes en lien avec la plainte du client. Cela inclut l'histoire de la problématique actuelle, les antécédents psychiatriques, l'histoire familiale et sociale, les antécédents familiaux, la revue des symptômes physiques ainsi que l'examen mental. Ces informations sont obtenues principalement par le biais de l'entrevue clinique, mais peuvent également être complétées par des tests psychologiques, des entrevues avec les proches ou la consultation du dossier médical.

Une fois ces données en main, la deuxième étape consiste à déterminer si un syndrome identifiable se dégage du portrait clinique, c'est-à-dire un ensemble cohérent de signes et de symptômes qui tendent à se manifester ensemble dans un certain contexte. Contrairement aux maladies physiques, souvent définies par leur étiologie, la majorité des troubles mentaux n'ont pas de cause unique identifiée. C'est pourquoi le DSM-5 adopte une approche athéorique en recourant à des critères diagnostiques opérationnels, évitant ainsi les divisions théoriques entre cliniciens quant aux origines des troubles. L'identification d'un syndrome repose sur plusieurs caractéristiques, dont la rapidité d'installation des symptômes, l'âge de leur apparition, la présence de facteurs précipitants, les antécédents d'épisodes similaires, la durée de l'épisode actuel ainsi que le degré de perturbation du fonctionnement social et professionnel.

La troisième étape consiste à élaborer une liste étendue de diagnostics différentiels. C'est à partir de cette liste que le clinicien engage un processus de sélection, en utilisant des arbres décisionnels et des principes diagnostiques, lesquels seront détaillés plus loin. Ce travail rigoureux permet, à la quatrième étape, de choisir un diagnostic provisoire, formulé comme une hypothèse de travail. Cette hypothèse orientera les évaluations complémentaires et guidera la planification du traitement.

Vient ensuite la cinquième étape : l'établissement d'autres diagnostics pouvant être comorbides avec le diagnostic principal. Les diagnostics comorbides sont organisés selon leur importance clinique et l'urgence de les traiter.

La sixième étape consiste à rédiger une formulation de cas permettant de vérifier l'évaluation. Il s'agit d'une brève déclaration résumant les résultats et les conclusions.

Enfin, la septième et dernière étape survient après le début du traitement. De nouvelles informations peuvent alors émerger : réponse à l'intervention, résultats d'examens médicaux ou psychologiques, ou encore de nouvelles données historiques. Cette mise à jour permet, au besoin, de réévaluer et de modifier le diagnostic initial en fonction de l'évolution clinique. Le tableau suivant résume le processus diagnostique selon Morrison.

Tableau 18.1 Étapes du processus diagnostique selon Morrison (2014)

Étapes du processus diagnostique

1. **Recueil de données**
   → Histoire actuelle, antécédents, examen mental, tests, entrevue avec les proches, dossier médical.
2. **Identification d'un syndrome**
   → Regrouper signes/symptômes en patron cohérent (âge de survenue, durée, précipitants, etc.).
3. **Liste de diagnostics différentiels**
   → Élaboration d'une liste étendue de troubles possibles.
4. **Choix d'un diagnostic principal**
   → Utilisation d'arbres décisionnels et de principes diagnostiques pour sélectionner une hypothèse de travail.
5. **Détection des troubles comorbides**
   → Classement des diagnostics secondaires par importance.
6. **Formulation de cas**
   → Intégration logique et théorique des données cliniques et des hypothèses explicatives.
7. **Réévaluation post-traitement**
   → Révision si nécessaire du diagnostic à partir de la réponse au traitement et des nouvelles données.

18.2 IDENTIFICATION DU SYNDROME

L'étape 1 du processus diagnostique, soit le recueil des données cliniques pertinentes, a déjà été abordée dans la deuxième section de ce livre. Cette étape comprenait l'exploration du problème actuel, des éléments historiques significatifs ainsi que la réalisation de l'examen mental. Nous abordons maintenant la deuxième étape, qui consiste à identifier un syndrome à partir des signes et des symptômes relevés.

L'identification d'un syndrome à partir des signes et symptômes ne repose pas uniquement sur les réponses du client aux questions structurées. Bien souvent, des indices précieux émergent dès la phase d'ouverture de l'entrevue, à travers le discours spontané du client (Morrison, 1995). Le clinicien doit donc demeurer attentif à certains domaines cliniques d'intérêt qui peuvent orienter précocement l'hypothèse diagnostique. Ces domaines représentent des regroupements typiques de signes et de symptômes qui signalent la présence possible d'un syndrome spécifique. Morrison identifie sept domaines d'intérêt. On peut trouver une description de ces domaines cliniques d'intérêt au chapitre 11, à la section *Motif de consultation et plainte principale*.

18.3 EXEMPLE DU SYNDROME DÉPRESSIF

Pour illustrer la démarche de l'identification d'un syndrome, nous utiliserons l'exemple du syndrome dépressif, en montrant comment organiser les données recueillies de façon à dégager un portrait clinique cohérent. Cette illustration est basée principalement sur les recommandations de Shea (2005). Nous débutons par les données recueillies sur l'histoire du problème et l'histoire familiale, pour terminer par les données issues de l'examen mental. Le clinicien est ensuite invité à appliquer ce même raisonnement à d'autres syndromes fréquemment rencontrés dans la pratique, tels que les syndromes anxieux, psychotiques, liés à l'usage de substances ou encore ceux relevant des troubles de la personnalité. On peut trouver des informations utiles pour identifier ces syndromes et d'autres dans plusieurs ressources sur l'entrevue diagnostique (Hersen, 2005 ; Hersen & Thomas, 2007 ; Morrison, 2014 ; Shea, 2005).

Histoire de la maladie actuelle et histoire familiale

Dans l'évaluation de la dépression, certaines informations recueillies en entrevue possèdent une valeur diagnostique supérieure aux simples observations issues de l'examen mental. Parmi ces éléments, la consommation d'alcool et de drogues constitue un point de départ essentiel. Il est bien établi que les troubles dépressifs, l'alcoolisme et la toxicomanie entretiennent des liens étroits. La plupart des personnes aux prises avec une dépendance à l'alcool rapportent des sentiments de tristesse ou d'anxiété, ce qui peut fausser l'interprétation des plaintes dépressives. Dans plusieurs cas, les symptômes dépressifs observés s'atténuent, voire disparaissent, à la suite d'une période de sevrage. D'autres symptômes, comme les troubles du sommeil, peuvent toutefois persister de deux à six mois après la désintoxication. Dans un contexte de consommation importante, la validité du diagnostic de trouble dépressif doit être considérée avec prudence. Il est alors recommandé d'indiquer que le diagnostic est provisoire, en attendant une observation plus prolongée de l'évolution symptomatique avant de prescrire un traitement pour la dépression. À l'inverse, certains clients peuvent recourir aux substances comme forme d'automédication face à une détresse émotionnelle déjà présente. Dans ces situations, il importe d'évaluer si les symptômes dépressifs sont antérieurs ou consécutifs à l'usage de substances, afin d'éclairer le lien causal et d'orienter correctement l'intervention clinique.

Un autre aspect fondamental dans l'évaluation d'un trouble de l'humeur, notamment la dépression, consiste à considérer la possibilité d'un facteur organique sous-jacent. Le clinicien n'a pas l'obligation de procéder lui-même à un examen physique, mais il doit impérativement, dans le cadre de sa démarche diagnostique, tenir compte des conditions médicales préexistantes, des effets secondaires de la médication ou encore de la consommation de substances à effet psychotrope. L'examen physique ou l'investigation médicale peut déjà avoir été effectué par un autre professionnel, comme le médecin de famille. Toutefois, le clinicien doit demeurer attentif à certains indices cliniques évocateurs d'une origine organique aux symptômes dépressifs. Parmi les plus fréquents, on retrouve la présence d'un delirium, des hallucinations auditives, des fluctuations marquées de l'humeur ou encore des variations de l'état de conscience.

Dans ce contexte, la consultation de l'histoire médicale du client et de sa médication actuelle, qu'elle soit prescrite, en vente libre ou issue de produits alternatifs, devient une étape incontournable. Plusieurs catégories de troubles médicaux peuvent en effet mimer ou exacerber une présentation dépressive (F. Gagnon, 2010). Il peut s'agir de maladies auto-immunes (p. ex., lupus érythémateux disséminé, arthrite rhumatoïde), de cancers (p. ex., cerveau, pancréas), d'affections neurologiques (p. ex., maladie de Parkinson, syndromes démentiels), de troubles endocriniens (p. ex., hypo – ou hyperthyroïdie, diabète, hypoglycémie), d'intoxications (p. ex., au plomb ou au mercure), ou encore d'infections (p. ex., hépatites, mononucléose, VIH). Il est toujours possible que certains éléments d'origine organique soient omis au moment du diagnostic. Néanmoins, le clinicien a la responsabilité de les rechercher activement, même si le client rapporte des épreuves de vie objectivement stressantes, telles qu'un divorce, un deuil ou un chômage prolongé. Dans ces cas, la tentation d'attribuer les symptômes à une cause exclusivement psychologique peut entraîner une négligence des facteurs médicaux, pourtant parfois décisifs.

Dans l'analyse du vécu subjectif du client, un élément central à explorer est la perception d'un changement significatif du soi. De nombreuses personnes souffrant d'un épisode dépressif majeur ou d'un trouble bipolaire décrivent un décalage profond entre leur état actuel et leur fonctionnement habituel. Elles rapportent souvent que quelque chose en elles « a changé », et que leur manière de penser, de ressentir ou d'agir ne correspond plus à ce qu'elles connaissent d'elles-mêmes. Parallèlement à cette perception de rupture avec le soi antérieur, le clinicien doit examiner la présence de facteurs de stress environnementaux récents ou marquants. Ces éléments peuvent orienter le clinicien vers un trouble de l'adaptation, surtout si l'humeur dépressive s'inscrit dans une séquence temporelle claire, en réaction à un événement identifiable.

Tous les stress environnementaux majeurs, perte d'emploi, séparation, maladie, conflits familiaux, peuvent déclencher une humeur dépressive. Lorsque l'humeur revient rapidement à la normale après la disparition du stresseur, on parle parfois de dépression réactive. Ce type de présentation clinique est généralement moins sévère que les épisodes dépressifs non associés à un facteur externe identifiable. Les dépressions réactives répondent souvent mieux aux interventions psychothérapeutiques et nécessitent moins fréquemment un traitement pharmacologique.

Un autre élément fréquemment retrouvé chez les personnes souffrant de dépression sévère est la présence d'une histoire familiale de trouble de l'humeur, particulièrement lorsqu'il s'agit de troubles bipolaires. Le client peut parfois faire un lien spontané avec un membre de sa famille, par exemple en déclarant qu'il se « fait penser à son père », ce qui peut orienter le clinicien vers une vulnérabilité génétique ou des antécédents psychiatriques familiaux. En contexte d'évaluation d'un trouble de l'humeur, il est recommandé que le clinicien explore systématiquement l'histoire familiale afin de détecter d'éventuels signes de transmission héréditaire. Cette étape peut toutefois se heurter à plusieurs obstacles. Le client peut, par exemple, ignorer le passé médical de sa famille, présenter des problèmes de concentration ou d'autres difficultés cognitives, ou encore chercher à protéger l'image de ses proches en omettant volontairement certains détails.

À ces difficultés s'ajoute parfois une exploration inadéquate de la part du clinicien, notamment lorsque ses questions sont formulées de manière trop vague ou ambiguë. Demander « Avez-vous un parent atteint d'une maladie mentale ? » peut ne pas suffire : le client ne saura peut-être pas qu'il doit inclure les membres de la famille élargie (oncles, tantes, cousins) ou qu'un trouble lié à l'alcool est considéré comme un trouble mental dans le cadre de l'évaluation. Pour remédier à ces obstacles, le clinicien peut d'abord expliquer au client la finalité de l'exploration familiale, en précisant que les antécédents psychiatriques familiaux peuvent fournir des indices précieux pour comprendre son fonctionnement et orienter le plan d'intervention. Il peut ensuite passer en revue chaque membre du noyau familial, en ciblant les thématiques suivantes : alcoolisme, trouble de l'humeur et schizophrénie. Lorsque des termes techniques sont utilisés, il est impératif de les définir brièvement, afin de garantir une compréhension mutuelle. Le clinicien peut aussi poser des questions plus concrètes touchant à des événements gravés dans la mémoire, comme l'existence d'une hospitalisation psychiatrique chez un proche ou le souvenir d'une tentative de suicide par un parent. Ces événements marquants sont souvent plus facilement rappelés que des symptômes plus diffus, tels qu'un épisode dépressif. Enfin, l'histoire familiale peut également apporter un éclairage précieux sur la dynamique relationnelle au sein du système familial, ce qui enrichit l'évaluation globale du client, au-delà de l'aspect purement symptomatique.

Au cours de l'entrevue, le clinicien doit également chercher à déterminer si les symptômes dépressifs décrits par le client s'inscrivent dans un tableau épisodique, c'est-à-dire s'ils apparaissent par périodes bien délimitées, entrecoupées de phases de rémission. Pour ce faire, il est essentiel de s'interroger sur la présence d'épisodes antérieurs de dépression, ainsi que le degré de récupération entre ces épisodes. Lorsque le client rapporte une alternance claire entre des phases symptomatiques et des périodes de fonctionnement normal, cela oriente vers un trouble de l'humeur de type épisodique, tel qu'un trouble dépressif majeur, un trouble bipolaire ou une dépression saisonnière. À l'inverse, une humeur dépressive chronique et de faible intensité, s'étalant sur plusieurs années sans rémission complète, est plus évocatrice d'un trouble dépressif persistant (dysthymie).

Le clinicien doit donc reconstruire avec précision l'histoire de la maladie actuelle, en s'intéressant à la durée des symptômes, à leur évolution dans le temps et à la présence ou non de rémissions. Cette exploration est parfois compliquée par la perception subjective du client, qui peut minimiser les phases d'amélioration en raison de la lourdeur émotionnelle vécue durant les phases symptomatiques. Ainsi, plusieurs clients décrivent une absence totale de rémission, alors que leur humeur a pu fluctuer de manière significative, simplement parce que les moments de mieux-être leur semblent négligeables en comparaison des périodes de détresse.

Certaines formulations vagues, telles que « cela fait des années que je suis déprimé », peuvent en réalité refléter un état émotionnel fluctuant, influencé par les événements de vie, plutôt qu'un épisode dépressif majeur continu. Ce type de présentation se rencontre fréquemment dans des contextes tels que la dysthymie, la dépression atypique ou encore certains troubles de la personnalité. Pour clarifier ce portrait, le clinicien peut poser des questions plus ciblées, telles que :

› « Avez-vous souvent des sautes d'humeur au cours d'une même journée ? »
› « Vous décririez-vous comme une personne dont l'humeur change facilement ? »

Concernant la dépression atypique, une question utile pourrait être :

› « Avez-vous remarqué que le simple fait d'avoir un ami présent ou une activité à faire améliore rapidement votre humeur ? »

Une autre formulation efficace consiste à proposer un continuum illustratif :

› « Certaines personnes me disent que, lorsqu'elles sont déprimées, leur humeur reste stable et sombre pendant plusieurs jours d'affilée. D'autres disent que leur humeur monte et descend comme des montagnes russes. Où vous placeriez-vous entre ces deux pôles ? »

Lorsque la plainte de tristesse ne s'intègre pas dans le cadre d'une dépression majeure ou d'un trouble bipolaire, le clinicien doit envisager d'autres diagnostics où l'humeur présente une variabilité plus marquée. Il peut s'agir, par exemple, d'un trouble de la personnalité (limite, histrionique, dépendant ou obsessionnel-compulsif), d'une dysthymie, d'une cyclothymie, d'un trouble lié à l'usage de substances (alcool ou drogues), d'un trouble de l'adaptation avec humeur dépressive, d'une étiologie médicale (p. ex., hypothyroïdie), ou encore d'une réponse à un facteur de stress environnemental important.

Lors de l'exploration de l'histoire de la maladie actuelle, le clinicien peut se heurter à plusieurs obstacles dans la narration du client. Parmi ceux-ci, on retrouve des problèmes de mémoire, des distorsions inconscientes des faits, ou à l'inverse, des déformations conscientes et des exagérations volontaires, comme cela peut survenir chez des clients présentant un trouble histrionique de la personnalité. D'autres clients peuvent également mal interpréter les questions posées, compromettant ainsi la validité des informations recueillies. Pour éviter de se perdre dans des récits décousus ou imprécis, le clinicien a intérêt à adopter une méthode structurée de recueil de l'information. Une stratégie efficace consiste à diviser l'histoire de la maladie actuelle en trois étapes :

1. La phase de début de la maladie, qui permet de retracer l'ordre d'apparition des symptômes et de repérer les premiers signes annonciateurs. Cette phase est essentielle pour établir des liens de causalité, identifier les symptômes prédominants initiaux et comprendre l'évolution du trouble.

2. La phase d'état dépressif, où le clinicien évalue l'intensité et la nature des symptômes au moment où ceux-ci atteignent leur pic.
3. La phase récente, centrée sur la période la plus proche de l'entrevue, qui permet d'estimer le niveau de fonctionnement actuel et de poser un diagnostic précis en fonction des critères cliniques contemporains.

L'approche chronologique présente l'avantage de fournir une anamnèse détaillée, en situant les symptômes dans le temps, en les reliant à des facteurs de stress, et en observant la manière dont le client y a réagi. Toutefois, cette méthode comporte un risque de gestion du temps, car l'exploration minutieuse du début de l'histoire pourrait retarder, voire compromettre, l'analyse de la période la plus récente, souvent la plus cliniquement pertinente. C'est pourquoi il est recommandé de commencer l'exploration par la phase récente, en se centrant d'abord sur l'état actuel du client, avant de revenir au début de l'épisode et de poursuivre ensuite de manière chronologique. Cette démarche permet de cibler les symptômes présents, de documenter les stresseurs immédiats, et de situer le niveau de fonctionnement actuel dans un délai réaliste. Pour faciliter cette focalisation, le clinicien peut inviter le client à se concentrer sur une période précise, par exemple en disant : « Pour les prochaines questions, j'aimerais que vous pensiez uniquement aux deux dernières semaines ». Cette consigne aide à éviter les généralisations et favorise un rappel plus précis. Enfin, lorsque le récit du client est flou, incomplet ou entaché de distorsions, il peut être judicieux de faire appel à un proche, comme un membre de la famille, afin de compléter l'information et de valider certains éléments clés de l'histoire clinique.

L'un des éléments les plus déterminants dans l'évaluation de la dépression consiste à rechercher activement la présence d'épisodes maniaques ou hypomaniaques. Cette distinction permet de différencier un trouble dépressif majeur d'un trouble bipolaire, dont le traitement, le pronostic et l'évolution clinique diffèrent significativement. Un piège fréquent dans l'évaluation clinique consiste à se concentrer exclusivement, et de manière empathique, sur la souffrance dépressive exprimée, sans interroger systématiquement les signes évocateurs de manie. Or, il est courant que le client, absorbé par sa détresse actuelle, ne fasse pas spontanément le lien avec des périodes passées d'exaltation ou d'activation comportementale. Il revient donc au clinicien de poser des questions ciblées, même si le client ne fait aucune mention d'antécédents maniaques.

Dans certains cas, le tableau clinique présente des éléments mixtes, où les symptômes de la manie et de la dépression coexistent simultanément ou alternent très rapidement. On peut alors observer un discours précipité, tangentiel, entrecoupé d'un contenu nettement pessimiste ou morbide. Ces formes mixtes se manifestent aussi par des incongruités affectives ou comportementales, par exemple une expressivité émotionnelle discordante avec le contenu verbal, ou une agitation motrice contrastant avec une plainte de fatigue ou de désespoir. Ces contradictions doivent alerter le clinicien quant à la possible présence d'un trouble de l'humeur de type bipolaire.

La distinction entre les troubles bipolaires de type I et II repose sur la recherche d'épisodes hypomaniaques. Ces épisodes, bien que moins intenses que la manie, présentent néanmoins une augmentation significative de l'énergie et de l'activité, qui persiste pendant au moins quatre jours. Durant ces périodes, le client peut se montrer exagérément sûr de lui, dormir moins sans ressentir de fatigue, devenir volubile, s'engager dans des interactions sociales inhabituelles ou adopter un comportement désinhibé. Le rythme de pensée est souvent accéléré, le client parlant de pensées qui se bousculent dans sa tête. Une irritabilité inhabituelle peut aussi dominer le tableau. Paradoxalement, certains clients décrivent ces épisodes comme positifs, affirmant s'être sentis plus productifs, créatifs ou inspirés. Pourtant, avec du recul, plusieurs rapportent également une impression de distraction, d'inefficacité et de perte de contrôle, accompagnée du sentiment de ne plus être « tout à fait eux-mêmes ». Ces états hypomaniaques peuvent s'accompagner de comportements impulsifs, tels que la consommation excessive d'alcool ou l'engagement dans des relations sexuelles à risque, ce qui augmente le risque de conséquences interpersonnelles ou médicales importantes. Tous ces éléments cliniques suggèrent une instabilité des mécanismes neurobiologiques de régulation de l'humeur, qui peut prédisposer à des épisodes dépressifs récurrents. Une exploration minutieuse de ces manifestations est donc indispensable pour poser un diagnostic différentiel valide, ajuster la prise en charge et prévenir les rechutes.

D'autres éléments de l'histoire clinique doivent être pris en compte pour bien cerner la nature et la sévérité d'un syndrome dépressif. L'un des indicateurs les plus importants est la diminution de l'intérêt pour les activités habituelles, parfois plus marquée que l'humeur dépressive elle-même. Certains clients se plaignent principalement d'anhédonie, c'est-à-dire d'une incapacité à ressentir du plaisir, même en présence de stimuli normalement agréables. Pour évaluer cette dimension, le clinicien peut commencer par explorer les activités ou les personnes que le client apprécie habituellement, puis poser des questions ciblées :

- « Avez-vous eu envie de faire ces activités ou de voir ces personnes récemment ? »
- « Est-ce que cela vous a procuré autant de plaisir qu'avant ? »

Des manifestations comme l'indécision et l'isolement social peuvent également signaler une dépression sévère. L'incapacité à prendre même une décision simple est parfois emblématique d'un état dépressif profond. Le clinicien peut alors examiner les fonctions cognitives en posant des questions sur la pensée :

- « Avez-vous remarqué un ralentissement ou une accélération de vos pensées ? »
- « Est-ce que vous avez eu plus de difficulté à raisonner, à lire ou à suivre une conversation ? »
- « Est-ce que vos pensées vous semblent décousues ou confuses ? »

L'évitement social est également courant : les clients dépressifs tendent à se replier sur eux-mêmes, réduisant, voire interrompant leurs contacts avec leurs amis ou leur famille.

Pour tout client présentant une dépression, le clinicien doit impérativement évaluer le risque suicidaire, incluant la présence de tentatives antérieures, leur gravité, ainsi que la présence actuelle d'idéations suicidaires. Il est important de rappeler que ce critère diagnostique diffère des autres : la simple présence d'idées suicidaires, même passagères, est cliniquement significative, peu importe leur fréquence ou leur durée. Toute pensée suicidaire active (avec ou sans plan) ou tout comportement auto-agressif suffit à signaler une zone de risque.

Un autre aspect souvent affecté dans la dépression est la libido. Une perte du désir sexuel est fréquente dans les formes modérées à sévères. Pour aborder cette sphère délicate, le clinicien doit poser ses questions avec tact, simplicité et assurance, en les intégrant au fil naturel de l'entrevue. Il peut normaliser le symptôme en précisant qu'il s'agit d'un effet courant de la dépression. Certains clients confondent le désir sexuel avec la fréquence des rapports sexuels. Le clinicien peut donc les aider à distinguer ces deux dimensions, par exemple en disant :

- « Peu importe si votre vie sexuelle est active ou non, j'aimerais savoir quel est votre niveau d'intérêt pour la sexualité en général. »

Enfin, il convient d'évaluer les symptômes végétatifs, notamment ceux associés à la dépression mélancolique. Parmi les plus typiques, on retrouve :

- Insomnie terminale, marquée par un réveil précoce sans possibilité de se rendormir ;
- Perte d'appétit et amaigrissement ;
- Fatigue persistante et baisse d'énergie ;
- Aggravation de l'humeur le matin, avec légère amélioration en soirée ;

› Absence de réactivité émotionnelle, même en présence de personnes habituellement appréciées.

Il est important que la recherche de ces symptômes ne prenne pas la forme d'un questionnaire rigide, mais qu'elle s'intègre naturellement à la conversation. Cette approche favorise une meilleure alliance thérapeutique et permet au client de s'exprimer plus librement sur des aspects souvent difficiles à verbaliser.

Dans l'évaluation de l'histoire de la maladie actuelle, le clinicien doit également porter attention à la présence de caractéristiques atypiques de la dépression. Certaines présentations, moins fréquentes, mais bien documentées, s'écartent du profil classique de la dépression mélancolique, notamment par l'inversion de certains symptômes végétatifs. Par exemple, les dépressions en lien avec un stress psychologique présentent souvent une hypersomnie, un appétit accru et un gain de poids. Le client rapporte se sentir mieux le matin et bénéficier d'une amélioration marquée de l'humeur en présence de proches significatifs. Il présente aussi une sensation de lourdeur dans les membres, parfois décrite comme une impression de plomb dans les bras ou les jambes. Enfin, il est hypersensible au rejet, et ce, même lorsqu'il n'est pas en période dépressive. Ces éléments contrastent avec la présentation typique d'une dépression mélancolique, dans laquelle on observe généralement une insomnie terminale, une perte d'appétit, un amaigrissement, une aggravation matinale et une anhédonie persistante.

Le clinicien doit donc non seulement reconnaître la présence d'un syndrome dépressif, mais aussi en préciser la nature, car certaines formes atypiques peuvent nécessiter des stratégies pharmacologiques différentes. Dans cette démarche différentielle, il importe également de distinguer la dépression clinique d'autres conditions apparentées, comme le deuil. Bien que les pertes récentes puissent déclencher des symptômes dépressifs, elles ne relèvent pas toujours d'un trouble de santé mentale. Selon le DSM-IV, un diagnostic de trouble dépressif majeur n'était pas posé durant les deux premiers mois suivant le décès d'un proche, sauf en présence de caractéristiques telles que des idées morbides de culpabilité ou d'indignité, une détérioration fonctionnelle persistante, un ralentissement psychomoteur marqué ou des symptômes psychotiques. Le DSM-5, quant à lui, a supprimé cette règle temporelle, invitant plutôt les cliniciens à se référer à une note infrapaginale du manuel afin de faire une distinction qualitative entre un deuil normal et une dépression pathologique.

De même, un trouble de l'adaptation avec humeur dépressive peut se confondre avec un trouble dépressif majeur, en particulier lorsque les symptômes apparaissent dans les trois mois suivant un facteur de stress psychosocial identifiable. Toutefois, si le tableau clinique répond pleinement aux critères du trouble dépressif majeur, ce dernier prévaut sur le diagnostic de trouble de l'adaptation. Par ailleurs, lorsque la personnalité pathologique constitue le motif principal de la consultation, le cœur de l'intervention thérapeutique, ou encore la raison d'une hospitalisation, le clinicien doit alors prioriser le trouble de la personnalité comme diagnostic principal, même si des symptômes dépressifs sont présents. Enfin, certaines personnes rapportent une humeur dépressive qui survient de façon récurrente à une saison précise, typiquement à l'automne ou en hiver, et qui se résout spontanément au printemps ou en été. Cette présentation est caractéristique du trouble dépressif saisonnier, une forme spécifique du trouble de l'humeur nécessitant également des modalités d'intervention adaptées (p. ex., luminothérapie).

L'examen mental : apparence, comportement et expression affective

L'examen mental constitue une composante essentielle de l'évaluation diagnostique, en venant compléter les informations subjectives recueillies dans l'histoire de la dépression. Il permet d'observer directement les manifestations comportementales et émotionnelles du trouble, souvent difficiles à verbaliser par le client. Sur le plan de l'apparence et du comportement, il est fréquent d'observer chez la personne dépressive une tristesse manifeste, qui peut se traduire par des larmes spontanées ou un état où le client est sur le point de pleurer. Lorsque de tels signes sont présents, ils offrent une occasion précieuse pour le clinicien de renforcer l'alliance thérapeutique tout en validant l'expérience émotionnelle du client. Dans ces moments, le clinicien peut utiliser des formulations douces et visant une certaine normalisation, telles que :

› « Ce n'est pas grave de pleurer… cela arrive à tout le monde. »

› « Parfois, pleurer est simplement la manière qu'a notre corps de nous dire que nous souffrons. »

Offrir un papier mouchoir n'est pas un geste anodin : c'est un acte de présence et de respect, qui permet au client de conserver le contrôle de la situation, en lui laissant le choix d'accepter ou non ce soutien symbolique. Ce simple geste souligne que le clinicien accueille l'émotion sans la contraindre. Lorsque les pleurs diminuent, un moment de fragilité émotionnelle s'installe, où les défenses du client sont souvent abaissées. Le clinicien peut alors, avec sensibilité, approfondir l'exploration en posant une question ouverte, telle que :

› « Est-ce que vous pourriez me dire ce qui vous fait mal ? »

Si les pleurs deviennent intenses ou incontrôlables, il est possible d'intervenir de manière rassurante, mais de façon à ce que le client se contienne, en affirmant par exemple :

› « Je comprends que c'est difficile. Prenez un instant si vous en avez besoin, mais ce serait important qu'on essaie de mieux comprendre ce qui vous arrive. »

Il est également utile que le clinicien prenne conscience de sa propre réaction émotionnelle face aux larmes du client, afin de ne pas réagir de façon défensive ou de bloquer involontairement l'expression émotionnelle. Il peut s'interroger, par exemple :

› « À quelle fréquence est-ce que je pleure moi-même ? »

› « Qu'est-ce que je pense de moi dans ces moments-là ? »

› « Qu'ai-je ressenti lorsque j'ai vu un proche pleurer ? »

Une présence calme et authentique, dès les premières manifestations de tristesse, peut constituer un point d'ancrage fondamental dans la relation thérapeutique. Le respect, la validation et la disponibilité émotionnelle du clinicien contribuent à créer un espace sécurisant dans lequel le client peut commencer à déposer sa souffrance.

Outre les pleurs, le clinicien peut relever d'autres signes comportementaux typiques d'un état dépressif sévère, observables dès le début de l'examen mental. Le client présente souvent une négligence de son apparence personnelle, qui se manifeste par une chevelure négligée, des vêtements froissés, déchirés ou mal assortis, des ongles sales, des chaussures non lacées, ainsi qu'un regard vide ou absent. Sur le plan moteur, le client peut apparaître ralenti, avec une lenteur des gestes, un manque de réactivité et une difficulté à amorcer le moindre mouvement. Ce ralentissement est souvent accompagné d'un ressenti corporel pesant, que certains décrivent comme une « couverture lourde posée sur les épaules », ou une sensation de poids dans les bras et les jambes. Dans cet état d'inertie, faire un geste devient un effort, et rester immobile semble plus facile que de bouger. Une dissociation entre les sphères cognitive et affective est parfois rapportée. Cognitivement, le client se sent coupable ou responsable de ses difficultés ; affectivement, il vit une impuissance émotionnelle intense, comme si une force extérieure s'était emparée de lui, le privant de contrôle. Il peut même en venir à ressentir son propre corps comme étranger.

Ce ralentissement généralisé s'accompagne souvent d'une baisse de l'énergie vitale, d'un affaiblissement de l'appétit, d'une perte de libido et d'un retrait social progressif. À l'inverse, certains clients présentent une agitation psychomotrice, une énergie abondante, mais non canalisée, désorganisée et dépourvue d'utilité constructive. Le client se tord les mains, se gratte, remue les jambes, fait les cent pas, et se dit sur les nerfs. Cette agitation est souvent plus marquée le matin. Une question simple comme « À quel moment de la journée vous sentez-vous le plus mal ? » permet d'en évaluer le rythme.

Sur le plan interpersonnel, le client dépressif adopte souvent une attitude fermée, marquée par le repli sur soi. Les interactions sociales sont réduites, ce qui le prive de renforcement positif et aggrave son isolement. Un phénomène de résignation apprise peut être observé : le client n'essaie même plus, anticipant l'échec ou l'inutilité de toute tentative. Le clinicien doit étudier ce dysfonctionnement relationnel, en posant des questions comme :

- « Sortez-vous voir vos amis autant qu'avant ? »
- « Rencontrer des gens au travail vous fait-il plaisir ou est-ce devenu pénible ? »
- « Avez-vous remarqué que vous êtes plus irritable avec les autres ? »

Il importe de rappeler que le clinicien lui-même fait partie du schéma relationnel du client. Il doit donc être attentif à ses propres réactions émotionnelles au cours de l'entrevue : un excès d'empathie, de frustration, ou au contraire un désengagement affectif, peuvent perturber la relation et compromettre l'évaluation. Il est tout à fait normal que le clinicien ressente de l'impatience face à un rythme de parole lent, à des réponses vagues ou hésitantes, ou à l'absence d'initiative verbale. Parfois, il devra répéter ses questions, reformuler, ou tolérer des silences prolongés. L'entrevue peut s'avérer laborieuse. Ces réactions contre-transférentielles – irritation, lassitude, culpabilité – offrent un aperçu précieux du vécu de l'entourage du client dépressif. Elles constituent en elles-mêmes des indices cliniques de la profondeur du trouble. L'évaluation du client dépressif exige donc un style calme, patient et contenu. Toute manifestation de hâte, de tension ou de jugement risque d'accentuer le désengagement du client et d'entraver la suite de l'intervention. Certains clients, particulièrement sensibles, peuvent aussi adapter leur humeur à celle du clinicien, donnant l'impression d'aller mieux si celui-ci adopte un ton chaleureux ou extraverti, alors qu'ils demeurent en réalité profondément affectés. Le clinicien doit ainsi maintenir une attitude courtoise, stable, et une écoute attentive, sans tomber dans l'exagération empathique ni dans le retrait émotionnel. C'est cette présence sobre et ajustée qui favorisera le dévoilement progressif de la souffrance, tout en renforçant l'alliance thérapeutique.

Dans le cadre de l'examen mental, l'observation de l'humeur du client dépressif constitue une étape cruciale. Celle-ci s'exprime non seulement par les propos du client, mais également par un faciès empreint de tristesse, une anxiété palpable, et souvent par des sentiments de culpabilité marqués. Le cours de la pensée est généralement ralenti. Le client met du temps à organiser ses idées, son discours est souvent monotone, et les réponses semblent émerger d'un processus cognitif figé. En revanche, dans les formes agitées de la dépression, le flot des pensées peut être accéléré, presque incontrôlable, mais reste désorganisé et inefficace. Dans les deux cas, qu'il s'agisse de ralentissement ou d'agitation, les processus de pensée demeurent perturbés, et la capacité de concentration est fragilisée.

Les idées s'articulent autour de thèmes restreints, centrés sur la souffrance personnelle, l'échec, la perte ou l'indignité. Ces ruminations dépressives enferment le client dans une vision circulaire du passé, du présent et de l'avenir, comparable à une cage mentale qui le rend imperméable aux stimulations nouvelles, même bienveillantes. Le client peut revenir sans cesse sur le même sujet, ou répéter plusieurs fois la même question, signe d'une fixation cognitive. Dans ce contexte, le clinicien doit faire preuve à la fois de sensibilité empathique et de structure, pour éviter que l'entrevue ne se perde dans les répétitions ou les digressions infructueuses. Sur le plan cognitif, on retrouve fréquemment des distorsions, caractéristiques de la pensée dépressive :

- Surgénéralisation à partir d'un événement isolé ;
- Négation des aspects positifs de soi ou de la situation ;

- Triade cognitive négative (perception négative de soi, du monde et de l'avenir);
- Résistance à la logique ou aux faits réconfortants;
- Incapacité à intégrer des éléments correcteurs dans son raisonnement.

La perception du monde est profondément modifiée par la dépression. Sur le plan temporel, le client semble coupé de toute perspective de changement. Le présent est figé, l'avenir n'existe pas, et chaque jour semble identique au précédent. Cette absence d'horizon contribue au désengagement comportemental et au manque de motivation. Sur le plan spatial, le monde du client se rétrécit progressivement. Ses interactions sociales diminuent, ses activités se raréfient, et il devient de plus en plus isolé. Ce rétrécissement l'éloigne des sources habituelles de renforcement positif, renforçant ainsi la spirale dépressive. Dans cette dynamique, le clinicien n'est pas immédiatement perçu comme une figure significative dans le monde du client. Il doit donc adopter une posture active, patiente et contenante, pour se faire une place dans la réalité psychique de la personne. Cela exige de tolérer les temps de latence, les difficultés de réaction et les obstacles au contact émotionnel, tout en maintenant une présence thérapeutique stable et rassurante.

L'analyse du contenu de la pensée du client dépressif révèle souvent un ensemble de thèmes récurrents et interconnectés, qui traduisent la profondeur de sa souffrance psychique. Quatre grands noyaux thématiques se dégagent, chacun alimentant les autres dans une dynamique circulaire :

1. <u>La solitude</u>

   Le premier thème est celui de la solitude existentielle, conséquence directe du rétrécissement progressif du monde du client. Ce dernier se sent coupé de son entourage, exclu de la sphère relationnelle, et il développe une conscience aiguë de son isolement. La solitude n'est plus un simple état de fait, mais une expérience intérieure douloureuse, marquée par le sentiment d'être définitivement séparé des autres. Cette perception réduit non seulement les sources de renforcement social, mais elle compromet également l'efficacité des actions thérapeutiques, puisque l'ouverture à autrui devient inaccessible.

2. <u>La perte d'estime de soi</u>

   Le deuxième thème renvoie à une atteinte profonde de l'image de soi. Le client exprime un sentiment d'inutilité, d'indignité, voire de dégoût envers lui-même. Il se décrit comme un être vide, sans valeur, étranger à lui-même, uniquement défini par sa souffrance. Cette forme d'autodénigrement aggrave le sentiment de solitude, car même sa propre compagnie devient insupportable. Il se vit comme un fardeau pour ses proches, ce qui peut générer des pensées noires ou des idées de mort.

3. <u>L'impuissance</u>

   Le troisième thème est celui de l'impuissance, née de l'interaction entre l'isolement relationnel et la dévalorisation personnelle. Le client a le sentiment qu'aucune action n'a d'effet, qu'il est privé de toute capacité à changer sa situation. Cette inertie psychique se traduit dans l'entrevue par une passivité marquée, un retrait, ou même une résistance à l'échange thérapeutique. L'idée du « à quoi bon » domine l'esprit du client, réduisant sa motivation à participer à la démarche de soin.

4. Le désespoir

Ce dernier thème constitue souvent l'aboutissement des trois précédents. Le client n'entrevoit aucune possibilité de changement ou de soulagement. Ce désespoir est un facteur prédictif particulièrement fiable du risque suicidaire, parfois plus que l'intensité de l'humeur dépressive elle-même. Le clinicien peut en évaluer la présence en posant des questions ouvertes :

› « Comment voyez-vous votre avenir ? »
› « Est-ce que vous vous sentez désespéré ? »

Outre ces quatre grands thèmes, d'autres contenus mentaux sont fréquemment présents :

› Les ruminations, qui enferment le client dans un cycle de pensées stériles et autodestructrices ;
› La perte d'intérêt et de plaisir, reflet de l'anhédonie ;
› Les idéations suicidaires, allant de souhaits passifs de disparition (« ce serait mieux si je n'étais plus là ») à des plans concrets de passage à l'acte.

Dans certains cas, on observe également des idées délirantes congruentes avec l'humeur, c'est-à-dire cohérentes avec le registre dépressif. Ces idées peuvent porter sur la culpabilité excessive ou délirante, le péché, la déchéance morale, la punition méritée, la maladie incurable, la pauvreté extrême ou des croyances nihilistes, telles que l'idée de ne plus exister ou d'avoir perdu ses organes. Plus rarement, des délires non congruents avec l'humeur peuvent apparaître. Ceux-ci sont moins directement liés à l'état émotionnel dépressif et relèvent d'un registre plus psychotique : idées de persécution, pensées imposées, conviction d'être contrôlé par une force extérieure ou thématiques bizarres sans lien apparent avec la tristesse ou la dévalorisation. La reconnaissance de ces différents contenus de pensée, qu'ils soient dépressifs, nihilistes ou psychotiques, permet au clinicien de déterminer la sévérité du trouble, d'orienter son diagnostic différentiel et de guider l'intervention thérapeutique.

Dans le cadre d'une dépression, le langage n'est habituellement pas affecté sur le plan formel. Toutefois, on peut constater un ralentissement du débit, une intonation monotone ou une pauvreté du contenu verbal, en cohérence avec l'apathie ou l'épuisement subjectif rapporté par le client. Dans les cas de dépression sévère, en particulier chez les personnes âgées, le clinicien peut observer un tableau appelé pseudo-démence, où la plainte de mémoire ou de concentration imite un déclin cognitif. Cette présentation est réversible et résulte d'une altération fonctionnelle liée à l'état affectif dépressif plutôt qu'à une pathologie neurodégénérative.

Au niveau de l'introspection et du jugement, certaines difficultés sont notables. Il arrive fréquemment que le client nie éprouver des sentiments dépressifs, même s'il remplit par ailleurs l'ensemble des critères diagnostiques du trouble. Ce déni partiel ou total est observé dans près de 30 % des cas. Plusieurs facteurs peuvent en être la cause, notamment la stigmatisation associée à la dépression, la confusion entre symptômes somatiques et affectifs, ou une forme de protection psychique face à la reconnaissance de la souffrance. Pour contourner cette résistance, le clinicien peut adapter son langage en remplaçant le mot *dépression* par des formulations plus accessibles ou moins chargées sur le plan affectif, comme :

› – « Comment décririez-vous votre humeur au cours des dernières semaines ? »
› – « Vous arrive-t-il de vous sentir triste, malheureux, ou d'avoir envie de pleurer ? »

Ces formulations indirectes facilitent l'exploration émotionnelle tout en respectant le rythme du client. Elles permettent également de détecter la composante affective de la plainte, même chez les personnes qui se montrent dans le déni de leur état dépressif. Cette approche nuancée et empathique contribue à l'établissement d'un climat de confiance et à une meilleure compréhension clinique de l'état mental du client.

18.4 LISTE DE DIAGNOSTICS DIFFÉRENTIELS

Une fois le syndrome identifié, il convient de procéder à l'étape suivante, soit l'établissement d'un diagnostic différentiel (2014). Ce terme désigne la liste exhaustive de tous les troubles pouvant potentiellement expliquer les symptômes observés chez le client. L'objectif, à ce stade, n'est pas de poser un diagnostic définitif, mais de ne négliger aucune possibilité clinique, même celles qui paraissent peu probables. Il s'agit de ratisser large pour éviter d'omettre une condition qui, malgré sa rareté, pourrait s'avérer la plus exacte.

Pour générer cette liste, le clinicien peut se référer à plusieurs ressources utiles : les chapitres thématiques du DSM-5, les définitions concises des diagnostics différentiels, les arbres décisionnels par domaines symptomatiques, ou encore des tableaux répertoriant tous les diagnostics partageant au moins un critère commun avec le trouble envisagé (p. ex., Tableau 3.2, p. 20-21, Morrison, 2014). Ces outils permettent de s'assurer qu'aucune piste valable n'est écartée prématurément.

Toutefois, une liste brute doit ensuite être organisée de manière hiérarchique, selon une logique de sécurité clinique. Cette hiérarchisation vise à orienter les prochaines étapes de l'évaluation et à guider les premières décisions thérapeutiques. On recommande de placer en haut de la liste les troubles qui sont à la fois les plus dangereux s'ils ne sont pas identifiés, les plus urgents à traiter et ceux qui présentent le meilleur pronostic s'ils sont pris en charge rapidement. Il s'agit souvent de troubles liés à une condition médicale générale ou à l'usage de substances, qui peuvent être réversibles si rapidement diagnostiqués, mais gravement délétères s'ils sont négligés. En effet, les troubles de santé physique et leurs traitements peuvent produire ou aggraver les symptômes de santé mentale, alors que l'usage de substances peut produire une variété de troubles mentaux. En outre, en raison de leur omniprésence, de leur potentiel dommageable et de leur réponse rapide au traitement, il faut aussi envisager la possibilité de troubles de l'humeur.

Les troubles cognitifs (comme les démences ou les encéphalopathies) figurent également parmi les priorités absolues en raison de leur impact fonctionnel majeur et de leur potentiel danger pour la vie du client. À l'autre extrémité du continuum, les troubles qui répondent peu aux interventions actuelles ou qui s'accompagnent d'un pronostic plus sombre seront placés au bas de la liste. Entre les deux, on retrouve les diagnostics qui sont plausibles, mais ni particulièrement urgents ni gravement menaçants.

Cette hiérarchie diagnostique poursuit trois buts principaux :

1. Orienter les investigations cliniques (p. ex., prescrire des examens pour exclure une psychose organique ou une pathologie neurologique) ;
2. Déterminer le plan de traitement initial, en débutant par les troubles les plus urgents ou traitables ;
3. Prévenir les biais diagnostiques, en évitant d'étiqueter prématurément le client avec un trouble moins probable ou plus stigmatisant.

Voici un exemple de liste différentielle organisée selon cette logique de sécurité :

- Priorité élevée (conditions dangereuses, traitables, à bon pronostic)
  - Troubles dus à une condition médicale ou à une substance
  - Trouble dépressif récurrent
  - Manie ou hypomanie
- Niveau intermédiaire (troubles pertinents, mais non urgents)
  - Dépendance à l'alcool

- Trouble panique
- Trouble phobique
- Trouble obsessionnel-compulsif
- Anorexie mentale
- Trouble de l'adaptation
- Trouble de la personnalité limite

› Priorité faible (troubles au pronostic réservé ou difficilement modifiables)

- Schizophrénie
- Trouble de la personnalité antisociale
- Démence associée au VIH
- Maladie d'Alzheimer (démence de type DTA)

18.5 CHOIX D'UN DIAGNOSTIC PRINCIPAL

Une fois cette liste dressée, le clinicien doit entreprendre un tri raisonné pour identifier les troubles les plus probables et les plus pertinents dans le cas particulier du client. Pour cela, il est utile de consulter à nouveau les arbres décisionnels. Les arbres de décision fonctionnent comme des algorithmes où chaque réponse oui/non aux questions détermine la branche à emprunter pour aboutir à un bon diagnostic. En plus des arbres décisionnels, il est possible de consulter les sections sur le diagnostic différentiel figurant à la fin de chaque fiche diagnostique du DSM-5 qui présentent une brève définition des diagnostics qui s'apparentent et des éléments qui les distinguent. Ces outils aident à discriminer les troubles entre eux, en soulignant les éléments distinctifs sur le plan de conditions spécifiques (p. ex., condition médicale, abus de substances), des symptômes, du contexte d'apparition, de l'évolution ou du niveau d'altération du fonctionnement.

Ce travail de synthèse implique de regrouper ensemble les multiples fragments d'informations recueillies au fil de l'évaluation. Il s'agit non seulement d'assembler ces données, mais aussi de porter un jugement quant à leur valeur relative. Ces éléments d'information proviennent de diverses sources, telles que l'histoire développementale et familiale du client, son récit de l'évolution récente des symptômes, les données issues de l'examen mental ou encore les informations colligées auprès de tiers. Dans certains cas, ces informations convergent naturellement vers un même diagnostic. Toutefois, il n'est pas rare qu'elles s'avèrent partiellement contradictoires. Le clinicien est alors amené à pondérer leur pertinence respective afin d'orienter son raisonnement diagnostique. À cet égard, Morrison (2014) propose une série de principes pouvant guider la prise de décision lorsque des éléments discordants sont présents. Bien que tous ne soient pas toujours requis dans chaque cas, ces principes offrent un cadre de référence utile pour formuler le diagnostic le plus approprié.

› **Accorder plus de poids aux informations historiques qu'aux observations de l'examen mental** : L'évaluation ne devrait pas reposer uniquement sur les impressions cliniques obtenues à un moment donné. Une compréhension plus fiable du fonctionnement psychopathologique repose sur une perspective longitudinale, tenant compte de l'évolution du trouble dans le temps.

› **Favoriser les données récentes plutôt que les diagnostics passés** : Un diagnostic antérieur, surtout s'il repose sur une évaluation sommaire ou ancienne, peut s'avérer inexact. Le clinicien doit privilégier les informations récentes et actualisées, issues de l'évaluation en cours.

- **Ne pas négliger les données collatérales** : Dans certains cas, les renseignements fournis par les proches ou l'entourage peuvent s'avérer plus fiables que ceux du client lui-même. Ce dernier peut manquer de recul, de mémoire ou de capacité de jugement à propos de son propre état.
- **Prioriser les signes cliniques sur les symptômes rapportés** : Les signes réfèrent à des observations directes faites par le clinicien (p. ex., affect plat, agitation motrice), tandis que les symptômes correspondent à des plaintes subjectives exprimées par le client (p. ex., tristesse, idées de persécution). Bien que les deux soient importants, les signes sont considérés comme plus objectifs, car moins sujets à déformation. Ceci s'explique par le fait que les signes sont sujets à l'interprétation du clinicien et à l'influence de son expérience et de ses attitudes, alors que les symptômes sont sujets non seulement à l'interprétation du clinicien, mais aussi aux impressions ou distorsions du client.
- **Privilégier les critères objectifs aux impressions subjectives** : Le jugement clinique doit être ancré autant que possible dans les critères diagnostiques établis (notamment ceux du DSM-5), et non exclusivement fondé sur l'intuition du clinicien.
- **Faire preuve de prudence face aux données recueillies en contexte de crise** : Le stress aigu, caractéristique des états de crise, peut altérer temporairement le comportement du client et biaiser son discours. Il devient alors difficile d'évaluer le niveau habituel de fonctionnement ou de distinguer les réactions circonstancielles d'un tableau psychopathologique sous-jacent.
- **Tenir compte de l'histoire familiale** : Plusieurs troubles mentaux présentent une forte composante héréditaire. La présence de diagnostics similaires chez des membres de la famille immédiate peut renforcer l'hypothèse diagnostique.
- **Favoriser l'hypothèse diagnostique la plus parcimonieuse** : Le clinicien doit viser à expliquer l'ensemble des signes et symptômes par un seul diagnostic lorsque cela est possible, ou, à défaut, par un nombre minimal de diagnostics concomitants. Cette démarche, fondée sur le principe du rasoir d'Occam, facilite la cohérence de l'explication clinique et guide plus efficacement les interventions.
- **Considérer la fréquence des diagnostics selon le contexte** : Un trouble plus courant dans une population donnée (par exemple, les troubles de l'humeur en clinique externe ou les psychoses en milieu hospitalier) est statistiquement plus probable qu'un trouble rare. Toutefois, cette règle probabiliste ne doit pas faire écarter trop rapidement des hypothèses moins fréquentes, mais pertinentes, d'où l'adage clinique : « quand on entend des sabots, on pense à des chevaux, pas à des zèbres… mais on reste à l'écoute des zèbres ».
- **Porter attention aux éléments atypiques ou discordants** : Une caractéristique symptomatique qui semble ne pas correspondre au profil attendu d'un trouble donné peut être porteuse de sens. Ce sont parfois ces dissonances cliniques qui orientent vers un diagnostic plus juste, ou vers la reconnaissance d'une condition comorbide.

Il peut toutefois arriver que, malgré l'application rigoureuse des principes précédemment décrits, des zones d'incertitude persistent dans l'établissement du diagnostic (Morrison, 2014). Certains clients se présentent avec des données cliniques insuffisantes, en raison de limitations cognitives, d'une communication restreinte ou de leur tendance à minimiser ou à dissimuler certaines informations, un phénomène courant, par exemple, chez les personnes présentant des traits paranoïdes. Dans ces situations, il est illusoire de croire que l'évaluation permettra de constituer une base de données complète sans recourir à des sources collatérales.

Il arrive également que l'évaluateur doive assumer une part de responsabilité, notamment lorsqu'un manque de temps, une omission involontaire ou une formulation imprécise l'empêche d'obtenir une information essentielle. À l'inverse, un excès d'informations peut parfois obscurcir le jugement clinique. C'est le cas, par exemple, d'un client qui présente une longue histoire de symptômes psychotiques compatibles avec la schizophrénie, ou encore d'une personne souffrant de troubles de somatisation répondant positivement à une vaste étendue de questions, rendant toute exclusion diagnostique difficile.

Par ailleurs, certaines combinaisons symptomatiques atypiques peuvent dérouter même les cliniciens les plus expérimentés, comme c'est parfois le cas dans les formes atypiques de dépression. Ces exemples rappellent que les critères diagnostiques, bien qu'utiles, ne peuvent à eux seuls capter toute la complexité des troubles mentaux. Il n'est pas rare qu'un client ne corresponde que partiellement aux critères définis dans le DSM-5. Ces derniers doivent donc être envisagés comme des lignes directrices, et non comme des règles absolues. Le discernement clinique demeure essentiel, surtout lorsqu'il s'agit de distinguer des comportements qui, bien que paraissant pathologiques, relèvent en réalité de variations normales du fonctionnement humain.

Lorsque le tableau clinique demeure confus, mais qu'il est néanmoins approprié de débuter un traitement, sans prolonger indûment l'évaluation, Morrison (2014) recommande au clinicien de s'appuyer sur une série de principes additionnels permettant d'organiser de manière exploitable les diagnostics considérés :

- **Donner priorité au diagnostic le plus ancien (principe chronologique)** : Lorsqu'un trouble est présent depuis plus longtemps que les autres, il doit être considéré comme le diagnostic primaire. De plus, un trouble de l'Axe I (p. ex., trouble de l'humeur, psychose) ne doit jamais être interprété comme secondaire à un trouble de l'Axe II (p. ex., trouble de la personnalité).
- **Prendre en compte le nombre de symptômes** : Même si l'ensemble des critères n'est pas rempli, la quantité nette de symptômes peut orienter le clinicien vers un diagnostic probable. Par exemple, un client présentant plusieurs symptômes psychotiques depuis moins de six mois pourrait malgré tout être en voie de développer une schizophrénie.
- **Tenir compte de la présence de traits typiques** : Certains signes sont fortement associés à un trouble donné (p. ex., l'automutilation dans le trouble de la personnalité limite) et devraient être considérés comme des indices significatifs.
- **Évaluer la réponse au traitement** : En général, la réponse thérapeutique n'est pas un critère fiable pour poser un diagnostic, à l'exception notable du trouble bipolaire, pour lequel la réponse au lithium constitue un indicateur particulièrement spécifique.
- **Considérer la durée d'évolution de la maladie** : Une perspective longitudinale permet de mieux différencier des troubles qui partagent des symptômes similaires. Par exemple, des symptômes persistants de dépression accompagnés de manifestations psychotiques sur plusieurs années sont plus évocateurs d'une schizophrénie que d'un trouble dépressif avec caractéristiques psychotiques d'apparition récente.
- **Être attentif à l'absence de traits typiques** : La présence d'un élément inhabituel, voire incompatible avec le trouble envisagé (par exemple, une désorientation dans un tableau de schizophrénie), devrait susciter une réévaluation prudente de l'hypothèse diagnostique.
- **Poursuivre la collecte d'informations si nécessaire** : L'ajout de données peut enrichir l'évaluation, mais ne permet pas toujours de clarifier un tableau atypique ou trop précoce. Dans ces cas, une observation longitudinale s'impose.
- **Envisager les catégories transitoires** : Lorsque l'incertitude demeure, il peut être pertinent d'opter pour une formulation telle que « diagnostic différé » ou « non diagnostiqué », accompagnée d'une courte liste ordonnée des diagnostics envisagés, du plus probable au moins probable. Dans certains cas, il est également acceptable de conclure à l'absence de trouble formel à ce stade.

18.6 DÉTECTION DES TROUBLES COMORBIDES

Le clinicien doit également être attentif à la possibilité d'une comorbidité, c'est-à-dire à la coexistence de plusieurs diagnostics chez un même client (Morrison, 2014). Cette notion s'applique dès lors que deux troubles distincts sont présents simultanément, à condition toutefois qu'ils soient indépendants sur le plan causal. Ainsi, on ne parle pas de comorbidité entre une dépendance à l'alcool et une intoxication alcoolique, puisque ces deux diagnostics reflètent des manifestations successives d'un même processus pathologique. De la même façon, certaines conditions peuvent apparaître comorbides, comme la phobie sociale et le trouble de la personnalité évitante, simplement parce qu'elles partagent un grand nombre de symptômes.

L'identification rigoureuse de comorbidités revêt une importance particulière pour trois raisons principales. Premièrement, elle permet de mieux définir l'étendue du traitement requis. Une évaluation incomplète du portrait diagnostique peut entraîner l'omission de troubles cliniques significatifs et ainsi compromettre l'efficacité de la prise en charge. Deuxièmement, la présence de comorbidités contribue à affiner le pronostic. Par exemple, un trouble bipolaire associé à un trouble anxieux est généralement lié à une apparition plus précoce des symptômes, à une plus grande chronicité et à une réponse thérapeutique moins favorable aux stabilisateurs de l'humeur. Troisièmement, la reconnaissance d'un second trouble peut permettre d'anticiper des complications futures. Un client présentant un trouble bipolaire, même sans antécédents d'usage de substances, devra être suivi de près en raison du risque accru de développer un trouble concomitant d'abus ou de dépendance.

Une fois le diagnostic principal établi, le clinicien doit s'assurer qu'il explique de façon satisfaisante l'ensemble des symptômes observés. Si certains éléments demeurent en marge du tableau explicatif, une hypothèse de comorbidité devient nécessaire. Dans ces cas, un retour au processus de diagnostic différentiel est recommandé, appliqué spécifiquement aux symptômes résiduels.

Lorsque plusieurs diagnostics sont posés, leur organisation hiérarchique doit être soigneusement réfléchie (Morrison, 2014). En règle générale, les troubles les plus urgents à traiter ou ceux susceptibles d'une amélioration rapide grâce à des interventions ciblées sont placés en tête de liste. Ils sont suivis, le cas échéant, par des diagnostics plus chroniques ou stables, notamment les troubles de la personnalité. Dans certains cas, une organisation chronologique des diagnostics (du plus ancien au plus récent) peut également éclairer la dynamique psychopathologique du client.

18.7 FORMULATION DE CAS

Une fois le diagnostic principal établi, Morrison (2014) recommande de prendre un moment pour vérifier la cohérence et l'exhaustivité de l'évaluation à l'aide d'une formulation de cas. Cet exercice permet au clinicien de vérifier que tous les faits pertinents ont été considérés et que les hypothèses cliniques reposent sur une compréhension intégrée du développement psychopathologique.

La formulation de cas peut prendre la forme d'un énoncé bref, mais structuré, résumant l'histoire du client, les symptômes significatifs présents et absents, les causes probables, les diagnostics différentiels envisagés, ainsi que les ressources personnelles ou environnementales identifiées. Elle peut être communiquée, selon le contexte, à la source référente ou au client lui-même. Ce partage offre une occasion précieuse de rétroaction, permettant au client de comprendre le raisonnement du clinicien et, au besoin, de corriger certaines interprétations découlant d'un malentendu. Plus qu'un simple résumé, la formulation de cas sert de fondement au plan de traitement, en guidant la priorisation des interventions et en assurant que les objectifs thérapeutiques sont alignés avec la compréhension globale du fonctionnement du client.

L'approche classique pour construire une formulation de cas en santé mentale repose sur le modèle biopsychosocial, qui intègre trois grandes sphères d'influence sur la symptomatologie actuelle :

› Le domaine biologique englobe les facteurs héréditaires (p. ex., vulnérabilités génétiques), les étapes du développement physique, les antécédents médicaux (p. ex., maladies infantiles, traumatismes, chirurgies), ainsi que l'exposition à des substances toxiques ou à des conditions environnementales nocives.

› Le domaine psychologique inclut les dimensions cognitives, affectives et comportementales du client, ses capacités d'adaptation, son style relationnel et ses stratégies pour faire face à l'adversité. Sont également pris en compte ses modèles de communication et ses schémas interpersonnels.

› Le domaine social décrit l'environnement relationnel et institutionnel du client : interactions avec la famille, appartenance culturelle, contexte scolaire ou professionnel, rapports aux structures sociales (p. ex., gouvernement, services publics), ainsi que la disponibilité et l'efficacité de son réseau de soutien.

Ces trois dimensions interagissent et contribuent conjointement à façonner l'état actuel de santé mentale du client. Une formulation de cas diagnostique comprend donc un énoncé permettant d'explorer chacun de ces facteurs contributifs. Par exemple, voici une formulation de cas que Morrison (2014) propose à propos d'une patiente de 19 ans qui a une histoire d'anorexie mentale et de dépression saisonnière :

> Certains éléments pourraient contribuer au diagnostic principal, l'anorexie mentale, comme des facteurs génétiques (sa mère présente certains symptômes de TOC et sa sœur est boulimique), des facteurs sociaux (les sociétés occidentales associent souvent la minceur à la beauté) et un désir psychologique de contrarier les tentatives de contrôle exercées par son père. Son trouble dépressif majeur saisonnier s'explique en partie par l'hérédité (antécédents de trouble de l'humeur, peut-être bipolaire, chez son père) et en partie par la détresse liée au sentiment de rejet de ses pairs. Les principales forces de la cliente sont sa bonne intelligence, sa forte éthique de travail et ses parents qui, bien que contrôlants, sont également attentionnés et, à leur manière, la soutiennent. (Morrison, 2014, p. 81, traduction libre)

18.8 SUIVI DIAGNOSTIQUE ET RÉÉVALUATION

Le processus diagnostique ne se termine pas avec la formulation d'un diagnostic initial. Au contraire, le clinicien doit maintenir une attitude ouverte et flexible, prêt à réviser ses hypothèses cliniques à mesure que de nouvelles données émergent. Cette vigilance est particulièrement importante dans plusieurs contextes fréquemment rencontrés en pratique. Morrison (2014) nous présente ces contextes.

D'abord, lorsque le client se présente avec un diagnostic antérieur, il est essentiel de ne pas le tenir pour acquis. Un diagnostic posé dans un autre contexte, parfois sur la base d'informations limitées ou d'une observation ponctuelle, peut s'avérer incomplet ou inexact. Le clinicien doit donc réévaluer le client de manière indépendante, en tenant compte de l'évolution du tableau clinique et de la cohérence avec les observations actuelles.

Ensuite, une révision du diagnostic peut s'imposer lorsque certains symptômes demeurent inexpliqués par l'hypothèse initiale. Il est également prudent de reconsidérer le diagnostic si de nouveaux symptômes apparaissent, notamment lorsqu'ils ne s'intègrent pas logiquement dans le trouble initialement retenu.

Un autre signal d'alarme concerne les cas où le client ne progresse pas malgré un traitement approprié. Une absence d'amélioration, ou encore une amélioration partielle suivie d'une détérioration dans d'autres sphères (familiale, sociale, professionnelle) doit inciter le clinicien à envisager une erreur ou une omission diagnostique.

De plus, certaines situations peuvent enrichir l'évaluation initiale par l'apport de données nouvelles. Cela peut inclure, par exemple, la rencontre subséquente avec les proches du client, qui permet d'obtenir des informations contextuelles ou développementales jusqu'alors inaccessibles. De même, les résultats d'examens médicaux ou de tests de laboratoire peuvent venir modifier l'hypothèse clinique, notamment lorsqu'ils suggèrent une cause organique ou un facteur contributif non suspecté.

Enfin, il arrive que la lecture d'une ressource spécialisée, d'un ouvrage de référence ou d'un article clinique amène le clinicien à envisager un diagnostic alternatif ou à reconsidérer certains éléments jusque-là négligés.

En somme, le processus d'évaluation diagnostique est fondamentalement itératif. Il s'affine au fil du temps, au gré des informations obtenues, des réponses au traitement et des nouvelles observations. Une posture réflexive et une capacité à remettre en question ses propres conclusions sont des qualités essentielles dans le suivi du diagnostic, elles permettent d'éviter les biais de confirmation et d'assurer une compréhension toujours plus précise du fonctionnement du client.

18.9 RÉSUMÉ

L'approche diagnostique de Morrison (2014) propose un cadre structuré en sept étapes cliniques visant à guider le clinicien dans l'établissement d'un diagnostic psychologique rigoureux, nuancé et utile.

1. Recueillir toutes les données pertinentes, dont l'histoire du problème, l'histoire familiale et sociale, les antécédents familiaux, les symptômes physiques et l'examen mental.
2. Identification des syndromes possibles : Le clinicien repère des regroupements cohérents de symptômes afin de cerner la nature générale du problème (p. ex., trouble anxieux, trouble psychotique).
3. Élaboration du diagnostic différentiel : Le clinicien dresse une liste de diagnostics alternatifs, aussi larges que nécessaire au départ, puis utilise des principes cliniques pour hiérarchiser et éliminer les possibilités.
4. Choix d'un diagnostic principal à l'étude : Après avoir recueilli les données historiques et celles issues de l'examen mental, consulté les arbres décisionnels et résolu les ambiguïtés diagnostiques, le clinicien choisit un diagnostic principal, celui qui explique le mieux le plus grand nombre de symptômes, ou encore considère la possibilité que le client ne présente pas de trouble de santé mentale.
5. Détection des comorbidités : Si un diagnostic ne permet pas d'expliquer l'ensemble du tableau clinique, des troubles concomitants doivent être envisagés. La comorbidité éclaire souvent le pronostic et les besoins de traitement. Les diagnostics sont ordonnés selon leur urgence, leur impact clinique ou leur valeur explicative, avec les troubles de la personnalité habituellement en bas de liste.
6. Formulation de cas : Le clinicien élabore une compréhension intégrée du cas en mobilisant un modèle biopsychosocial, incluant les causes possibles, les ressources et les mécanismes explicatifs.
7. Réévaluation continue : Le diagnostic est un processus dynamique. Le clinicien doit demeurer ouvert à de nouvelles informations et prêt à réviser sa conclusion initiale au besoin (p. ex., apparition de nouveaux symptômes, tests complémentaires, etc.).

CHAPITRE 19

FORMULATION DE CAS FONDÉE SUR LES THÈMES

19.1 APPROCHE PAR THÈMES

L'une des étapes les plus complexes de l'évaluation psychologique consiste à intégrer l'ensemble des données recueillies, issues des tests, de l'entrevue clinique et des observations comportementales, afin d'en extraire une formulation de cas à la fois valide, significative et utile pour le client. Cette tâche exige un haut degré de jugement clinique ainsi qu'une solide compréhension des fondements théoriques en psychologie, en psychométrie et en psychopathologie. Le clinicien est alors confronté à une question centrale : *comment articuler des données issues de sources variées pour construire une représentation cohérente du fonctionnement psychologique du client et de ses difficultés actuelles*?

Il s'agit d'un domaine rarement enseigné de façon formelle. En effet, l'intégration est souvent considérée comme une compétence à développer par la pratique, laissée à la discrétion du clinicien selon son expérience, ses modèles de référence et ses préférences méthodologiques. Par ailleurs, il n'existe pas une seule manière d'intégrer les données, puisque plusieurs modèles explicatifs du fonctionnement humain coexistent en psychologie. Le défi consiste alors à procéder avec rigueur, tout en restant aussi objectif que possible, notamment en s'appuyant sur les données issues des instruments standardisés.

C'est précisément ce que propose Wright (2021) avec son modèle d'intégration par thème. Ce modèle repose sur l'idée que les données recueillies peuvent être organisées en thèmes psychologiques significatifs, reconnus dans la littérature comme possédant une valeur explicative. Ces thèmes agissent comme des points d'ancrage pour structurer les multiples informations issues de l'évaluation. Ce qui distingue la proposition de Wright est la méthode systématique, rigoureuse et parcimonieuse qu'il offre pour relier chaque donnée à un ou plusieurs thèmes choisis. Cette démarche vise à s'assurer que :

- toutes les données pertinentes ont été prises en compte;
- les redondances ont été épurées;
- les contradictions apparentes ont été examinées et résolues.

Au terme de ce processus, le clinicien obtient une carte thématique claire, qui lui permettra non seulement de mieux saisir le profil du client, mais aussi de nourrir la réflexion sur le modèle théorique le plus pertinent pour interpréter ce profil. En effet, une fois les thèmes identifiés, ils peuvent servir de matériau de base pour choisir un cadre conceptuel adapté, à partir duquel un modèle de la personne pourra être construit. Cette approche favorise une compréhension intégrée du client, enracinée dans les données empiriques, mais articulée à des fondements théoriques cohérents.

Les sept thèmes psychologiques de l'intégration par thème

Dans certains cas, les thèmes significatifs émergent d'eux-mêmes à partir des données recueillies, épousant naturellement une image descriptive cohérente du fonctionnement du client. Toutefois, dans la majorité des situations, il peut s'avérer difficile de catégoriser l'ensemble des résultats dans des thèmes qui soient à la fois pertinents et explicatifs. Pour guider cette étape délicate, Wright (2021) suggère au clinicien de s'appuyer sur sept grands thèmes psychologiques traditionnels, adaptés des travaux de Mayer (1998, 2005), Blais et Smith (2014), ainsi que Blais et Hopwood (2017). Ces thèmes constituent des axes d'organisation reconnus pour structurer les données issues de l'évaluation, tout en reflétant les dimensions essentielles du fonctionnement psychologique.

1. Le soi

Ce thème regroupe toutes les informations portant sur l'identité du client, sa perception de lui-même et les croyances qu'il entretient à son sujet. Cela inclut l'estime de soi, le sentiment de valeur personnelle, la tendance à se centrer sur soi (*self-centeredness*), à se focaliser sur ses états internes (*self-focus*), ainsi que des concepts connexes, tels que le locus de contrôle (interne ou externe) et le locus d'évaluation (interne ou dépendant des autres).

2. Les autres

Ce thème renvoie à tout ce qui touche aux relations interpersonnelles, à la vie sociale et au comportement relationnel du client. Il comprend, entre autres, la perception que ce dernier a des autres, les sentiments éprouvés à leur égard, le développement de ses habiletés sociales ainsi que des manifestations comportementales, telles que le retrait social ou l'hypersexualité. Toute donnée impliquant les pensées, émotions ou comportements en lien avec autrui y est intégrée.

3. La pensée

Ce thème regroupe les éléments relatifs au fonctionnement cognitif quotidien du client. Il comprend les problèmes d'attention, les difficultés exécutives, les pensées confuses, les idéations dépressives ou anxieuses, mais aussi les processus de pensée plus stables (style cognitif, rumination, rigidité), le contenu de la pensée (idées délirantes, préoccupations) et leur interaction avec la sphère affective et comportementale.

4. L'émotion

Ce thème recouvre les expériences affectives du client, telles qu'elles sont exprimées ou observées. Il inclut les états émotionnels fréquents (p. ex., tristesse, anxiété, irritabilité), l'intensité et la régulation des émotions ainsi que les manifestations plus subtiles de la vie affective.

5. Le comportement

Ce thème renvoie aux actions concrètes du client, notamment les comportements problématiques observés ou rapportés. Cela peut inclure les conduites addictives (abus de substances), les troubles des conduites alimentaires, les passages à l'acte impulsifs, ou tout autre comportement répétitif ou autodestructeur.

6. Le *coping*

Ce thème se concentre sur la capacité d'adaptation du client face aux défis quotidiens et aux événements de vie stressants. Il englobe les ressources internes (p. ex., estime de soi, flexibilité psychologique) et externes (réseau social, accès à du soutien), ainsi que les stratégies spécifiques mises en œuvre, qu'elles soient adaptatives ou inadaptées, internalisées ou externalisées, pour réguler la détresse ou faire face à l'adversité.

7. Le contexte

Ce dernier thème couvre les facteurs contextuels et environnementaux qui influencent le fonctionnement psychologique actuel du client. Cela comprend les éléments liés au contexte culturel (p. ex., stress d'acculturation), les conditions de vie présentes (p. ex., séparation, précarité) ainsi que l'histoire personnelle de stress traumatique ou d'événements adverses durant l'enfance. Ces derniers, bien qu'appartenant au passé, jouent souvent un rôle déterminant dans l'étiologie et le maintien des difficultés actuelles.

19.2 CINQ ÉTAPES STRUCTURÉES

Pour traduire les données cliniques en une formulation narrative cohérente, Wright (2021) propose une méthode pratique en cinq étapes. Celle-ci permet d'abord de regrouper et d'organiser les informations de manière rigoureuse, puis d'assembler les thèmes identifiés à l'aide d'un modèle théorique explicatif. Cette approche vise à assurer une intégration méthodique, ancrée dans les données empiriques, mais également adaptée à la complexité du fonctionnement humain.

Étape 1 : Accumuler les données

La première étape consiste à rassembler l'ensemble des données issues de l'évaluation psychologique dans un seul document centralisé, que ce soit un fichier Word, Excel ou tout autre format permettant une manipulation flexible de l'information. Ce regroupement initial vise à créer une liste exhaustive et structurée, organisée par des instruments d'évaluation, incluant :

› les résultats des tests de personnalité ;

› les mesures du fonctionnement émotionnel et comportemental ;

› les données issues de l'entrevue clinique ;

› les observations comportementales pertinentes.

Chaque information, qu'elle semble au départ mineure ou majeure, est incluse afin d'éviter toute perte de données potentiellement significatives. Le fait d'avoir toutes les informations colligées au même endroit facilite par la suite la rédaction du rapport psychologique, en permettant un accès rapide et complet à l'ensemble des résultats.

Cette étape constitue également la base préparatoire à l'identification des thèmes. Deux principes fondamentaux doivent être respectés à ce stade :

1. Les données doivent découler logiquement des résultats des tests et s'appuyer sur des fondements empiriques ou, lorsqu'il s'agit de techniques moins standardisées (comme les tests projectifs), sur des pratiques cliniques reconnues. Autrement dit, les interprétations tirées des instruments doivent être cohérentes avec la littérature scientifique la plus récente et avec les principes d'usage validés pour chaque outil. Les données retenues doivent donc provenir de mesures administrées, codées, corrigées en fonction des scores et interprétées de manière rigoureuse.
2. Les données doivent être présentées sous forme interprétative, et non brute. Il ne s'agit pas simplement de compiler des scores ou des indices quantitatifs, mais de les traduire en énoncés narratifs clairs et compréhensibles, exprimant leur signification psychologique. Le but est que chaque donnée, quel que soit le test dont elle provient, soit rédigée dans un langage clinique explicite, prêt à être intégré aux thèmes conceptuels ultérieurs.

Par exemple, dans une liste organisée selon ce principe, on pourrait retrouver un en-tête « MMPI-2 » sous lequel serait inscrit : *problèmes familiaux, dépression, faible abus de substances, désorganisation de la pensée, perception des relations comme dangereuses.* De même, sous l'en-tête « R-PAS », on pourrait retrouver : *besoins de proximité non comblés, intellectualisation, pensée confuse, tendances oppositionnelles, vision de soi comme endommagée.*

Cette démarche vise donc à transformer l'information psychométrique en contenu clinique exploitable, amorçant ainsi le processus d'intégration qui se poursuivra aux étapes suivantes.

Étape 2 : Identifier les thèmes

La seconde étape consiste à catégoriser les données interprétées en les rattachant à des thèmes psychologiques cohérents. Pour structurer cette opération, Wright (2021) recommande, particulièrement lors des premières applications du modèle, de s'appuyer sur les sept thèmes psychologiques traditionnels présentés précédemment. Ces thèmes offrent un cadre d'organisation stable, reconnu et suffisamment large pour accueillir la majorité des informations pertinentes issues de l'évaluation.

Il est toutefois essentiel que chaque donnée soit reliée à un thème de manière proximale, c'est-à-dire que le lien entre l'information et le thème retenu soit direct et explicite, et non simplement associé de façon tangentielle. Par exemple, une observation indiquant qu'un client adopte un style interpersonnel passif pourrait théoriquement refléter une faible estime de soi ou un sentiment d'identité fragile. Toutefois, en soi, cette information relève d'abord du fonctionnement interpersonnel, et doit donc être rattachée au thème « les autres », et non à celui du soi, sauf indication plus spécifique.

À ce stade, une distinction importante doit être faite entre les données relatives au fonctionnement cognitif typique (issues des mesures de personnalité, questionnaires autorapportés, etc.) et celles issues de tests de performance optimale, tels que les épreuves cognitives standardisées (p. ex., la WAIS-IV). Ainsi, un client peut présenter une performance normale aux tests attentionnels de type performance maximale, tout en rapportant des difficultés attentionnelles dans les questionnaires autorapportés. Ces deux types de données appartiennent à des registres différents, et doivent être traités comme tels dans l'attribution thématique.

Par ailleurs, il est fréquent qu'un même élément clinique puisse être potentiellement rattaché à plus d'un thème. Par exemple, un sentiment à propos de soi pourrait être classé à la fois dans les thèmes de l'émotion et du soi. Dans ces cas, Wright recommande de privilégier une classification principale. Une pensée ou un affect concernant soi-même devrait, en priorité, être intégré au thème « soi ». De même, les pensées ou émotions concernant autrui devraient être affectées au thème « les autres ». Cette approche vise à réserver les thèmes « pensée » et « émotion » aux contenus cognitifs et affectifs plus généraux, qui ne sont pas directement centrés sur le soi ou sur les relations interpersonnelles.

Il arrive également que, malgré ces règles de priorité, un fragment d'information demeure difficile à classer dans un thème précis. Dans ces cas, le clinicien peut temporairement attribuer l'information à deux thèmes en l'indiquant comme dédoublée dans la liste de travail. Toutefois, il est recommandé de choisir ultérieurement un seul thème d'appartenance, afin de préserver la clarté et la cohérence de la cartographie thématique.

Enfin, si un élément d'information ne semble correspondre à aucun des sept thèmes, il peut être placé dans une catégorie temporaire « varia ». Cette catégorie fonctionnelle permet de ne pas exclure des données pertinentes, tout en reportant leur intégration à une étape ultérieure, lors de la consolidation finale des thèmes. Le tableau 19.1 illustre l'étape d'identification des thèmes.

Tableau 19.1 Exemple d'identification des thèmes

Thèmes	MMPI-2
Contexte	Problèmes familiaux
Sentiments	Dépression
Comportements	Faible abus de substances
Pensée	Désorganisation de la pensée
Autres	Perception des relations comme dangereuses
	R-PAS
Contexte	Besoins de proximité non comblés
Sentiments	Intellectualisation
Pensée	Pensée confuse
Comportements	Tendances oppositionnelles
Soi	Vision de soi comme endommagée

Étape 3 : Organiser les données par thèmes

Cette troisième étape est principalement technique et procédurale. Elle consiste à restructurer le tableau de données compilées à l'étape 2 afin que l'information soit désormais organisée selon les thèmes identifiés plutôt que par instrument d'évaluation.

Concrètement, le clinicien réorganise le tableau en plaçant les thèmes psychologiques dans la colonne de gauche, un thème par rangée, tandis que les instruments d'évaluation (tests de personnalité, questionnaires symptomatiques, mesures projectives, tests cognitifs, etc.) sont alignés horizontalement dans la première ligne du tableau, un test par colonne. Chaque cellule contient alors les éléments de données pertinents, c'est-à-dire les observations, résultats ou interprétations, qui soutiennent le thème correspondant, pour chaque instrument utilisé.

Un principe important dans la structuration du tableau concerne l'ordre des tests : il est recommandé de disposer les instruments les mieux validés du point de vue psychométrique vers la gauche du tableau, et ceux présentant un niveau de validation moindre (par exemple, certaines techniques projectives) vers la droite. Cette disposition visuelle permet au clinicien de distinguer rapidement les sources d'information les plus robustes des données plus exploratoires ou suggestives, facilitant ainsi le jugement clinique ultérieur.

Par ailleurs, lorsqu'un même fragment d'information a été attribué à plus d'un thème (selon la possibilité permise à l'étape précédente), il est essentiel de le signaler clairement dans le tableau. Cette duplication peut être marquée par un code visuel, comme un astérisque, une cellule ombrée ou toute autre convention facilement repérable. L'objectif est de préserver la transparence dans l'attribution des données, tout en permettant une révision critique lors des étapes suivantes.

Cette étape, bien que mécanique, constitue une transition cruciale entre la collecte des données et leur interprétation conceptuelle. Elle prépare le terrain pour une réflexion intégrative structurée, en rendant visibles, d'un seul coup d'œil, les convergences et les divergences entre les sources de données pour chaque thème identifié. Le tableau suivant illustre cette étape d'organisation des données par thèmes.

Tableau 19.2 Exemple d'organisation des données par thèmes

Thèmes	MMPI-2	R-PAS
Contexte	Problèmes familiaux	Besoins de proximité non comblés
Sentiments	Dépression	Intellectualisation Tristesse qui se change en colère*
Comportements	Faible abus de substances	Tendances oppositionnelles Tristesse qui se change en colère*
Pensée	Désorganisation de la pensée	Pensée confuse
Soi		Vision de soi comme endommagée
Autres	Perception des relations comme dangereuses	

Étape 4 : Finalisation des thèmes

Cette quatrième étape marque le moment d'intégration conceptuelle. Le clinicien adopte ici une vue d'ensemble des données organisées sous chaque thème, afin de déterminer ce que ces données révèlent au juste, à propos du fonctionnement psychologique du client. Il s'agit de transformer des regroupements de données hétérogènes en unités de sens, en renommant les thèmes avec des libellés plus spécifiques et plus significatifs, en cohérence avec les modèles psychologiques connus.

Ce travail exige à la fois souplesse intellectuelle et rigueur théorique. Par exemple, en parcourant les données rattachées au thème du soi, le clinicien pourrait constater que toutes les informations convergent vers une faible estime de soi. Dans ce cas, il serait pertinent de renommer le thème simplement *faible estime de soi*, pour refléter plus précisément ce que les données soutiennent. Cependant, il est fréquent que les données ne livrent pas un message aussi clair. Le clinicien devra alors réorganiser certains éléments, regrouper ou scinder des thèmes afin d'atteindre une cohérence interprétative.

La condition essentielle à toute réorganisation thématique est que les thèmes soient suffisamment soutenus par des données provenant de différentes méthodes (tests, entrevue, observation). Si un thème repose sur un seul test ou si certaines données entrent en contradiction avec d'autres, une révision critique est requise avant de le finaliser. Parfois, un thème peut être scindé en deux sous-thèmes distincts, si chacun est bien étayé. À l'inverse, deux thèmes initialement séparés peuvent être fusionnés s'ils prennent un sens plus cohérent ensemble. Par exemple, un thème initialement centré sur la pensée pourrait regrouper des éléments issus de plusieurs sources à propos de la confusion cognitive et des ruminations. Parallèlement, un thème sur l'émotion pourrait inclure des données sur la dysrégulation affective et les affects dépressifs. Le clinicien pourrait alors choisir de réorganiser ces deux thèmes en trois nouveaux thèmes plus précis : *confusion cognitive*, *dysrégulation émotionnelle* et *dépression*. L'objectif est toujours de refléter au mieux la structure réelle du fonctionnement psychologique du client, telle qu'elle émerge des données disponibles.

Cette étape exige également de retourner aux données placées en catégorie « varia », pour évaluer si certaines pourraient désormais s'intégrer dans l'un des thèmes finalisés ou si elles forment, à elles seules, un nouveau thème cohérent. Enfin, chaque thème final doit être revu individuellement, pour s'assurer que les données qu'il contient sont conceptuellement homogènes et bien étayées.

Données placées dans plus d'un thème

Lorsqu'un même fragment d'information a été classé dans plusieurs thèmes aux étapes précédentes, le clinicien doit maintenant prendre une décision définitive : dans quel thème ce contenu s'intègre-t-il le plus pertinemment ? Il s'agit d'un principe fondamental du modèle : chaque donnée ne doit figurer qu'une seule fois dans les thèmes finaux, pour éviter de survaloriser artificiellement certaines informations.

Pour ce faire, le clinicien lit les deux thèmes en question en tenant compte des autres données issues de différentes méthodes. Il détermine alors où la donnée s'insère le plus naturellement, c'est-à-dire là où elle présente la plus forte convergence avec le reste des informations. Le retrait de la donnée de l'un des deux thèmes s'effectue une fois ce choix établi.

Traiter les données conflictuelles et contradictoires

Un aspect incontournable du travail clinique est la gestion des incohérences entre les données. Wright (2021) propose un modèle en cinq étapes pour traiter les données contradictoires :

1. **Vérification des codages et des scores**

   La première étape est de revenir aux sources : le clinicien s'assure que les données ont été correctement codées, corrigées en fonction du score et interprétées. Si une erreur est détectée, elle doit être corrigée, et l'interprétation ajustée.

2. **Identification des contradictions apparentes**

   Certaines contradictions ne sont qu'illusions conceptuelles. Par exemple, une haute estime de soi peut masquer une faible estime de soi sous-jacente, utilisée comme mécanisme défensif. Le rôle du clinicien est alors d'expliquer ces phénomènes en termes psychologiques cohérents, en montrant qu'il ne s'agit pas d'une contradiction réelle, mais d'un processus dynamique.

3. **Analyse des effets de méthode**

   Deux mesures peuvent porter le même nom (p. ex., « anxiété »), mais être fondamentalement différentes selon la méthode employée. Les mesures autorapportées, par exemple, sont davantage influencées par les biais de réponse (conscience de soi, désirabilité sociale), alors que les mesures de performance (p. ex., tests cognitifs) sont plus sensibles aux conditions de passation. Si les données divergent systématiquement selon les méthodes, cela enrichit la compréhension du cas en apportant une nuance importante.

4. **Prise en compte du contexte**

   Lorsque deux instruments de même méthode (p. ex., deux questionnaires) donnent des résultats opposés, il faut se demander si des circonstances contextuelles différentes pourraient expliquer l'écart. Par exemple, un questionnaire rempli à la maison dans un moment de calme peut révéler une anxiété moindre qu'un autre rempli en contexte clinique stressant. Une autre option est de demander au client de commenter la contradiction, afin d'obtenir une perspective subjective. Ces éléments contextuels peuvent ensuite être intégrés à la conceptualisation ou mentionnés dans la section *Problème actuel* ou *Histoire du problème* du rapport, selon leur importance.

5. **Reconnaissance des erreurs de mesure ou données aberrantes**

   Enfin, si aucune des étapes précédentes ne permet de résoudre la contradiction, le clinicien doit envisager la possibilité qu'une des deux données soit erronée ou extrême, sans reflet réel du fonctionnement du client. Cette décision repose sur les principes psychométriques (connaissance des marges d'erreur, validité des tests) et sur la prépondérance des données. Il peut également être utile, dans certains cas, d'ajouter une mesure complémentaire pour trancher la question.

Étape 5 : Conceptualiser le fonctionnement psychologique du client

La cinquième étape marque l'aboutissement du processus d'intégration : elle consiste à assembler les pièces du casse-tête, soit les thèmes finalisés, pour en tirer une représentation globale, cohérente et explicative du fonctionnement du client. Il ne s'agit plus seulement de regrouper des données, mais bien de construire un récit clinique intelligible, ancré dans une perspective théorique, qui permette de comprendre comment les différents éléments évalués interagissent pour expliquer les difficultés actuelles.

Plutôt que de présenter les thèmes tels quels dans le rapport psychologique, le clinicien cherche ici à les intégrer dans une narration structurée, adaptée au cadre théorique retenu, de manière à rendre les résultats compréhensibles et utiles pour le client. Une formulation claire et cohérente augmente les probabilités que le client comprenne les enjeux identifiés et adhère aux recommandations proposées.

Comme pour l'identification des thèmes, l'élaboration d'un récit clinique peut s'avérer simple lorsque les données s'alignent naturellement. Mais bien souvent, plusieurs récits sont possibles à partir d'un même ensemble de thèmes. Dans la mesure où chacun est construit de manière logique, en s'appuyant à la fois sur les données empiriques et sur une théorie psychologique structurante, ils peuvent tous être considérés comme valides. Les thèmes soutiennent les conclusions cliniques, le diagnostic et les recommandations, alors que le récit organise ces données en une structure accessible, intégrée et utile pour la prise de décision.

La conceptualisation implique donc de mettre en relation les thèmes entre eux. Certains peuvent présenter une relation réciproque, alors que d'autres s'inscrivent dans une dynamique causale impliquant des variables médiatrices ou modératrices. Wright (2021) propose plusieurs modèles de conceptualisation pouvant servir de canevas pour structurer cette étape finale.

Modèle diathèse-stress

Dans ce modèle classique, les thèmes sont organisés selon trois catégories :

1. Diathèse : caractéristiques personnelles stables, telles que des traits de personnalité ou des styles cognitifs (p. ex., inhibition émotionnelle, rigidité mentale).
2. Facteurs de stress : événements ou contextes environnementaux récents ou passés qui provoquent ou aggravent les difficultés (p. ex., divorce, deuil, changement de statut professionnel).
3. Résultats : symptômes ou comportements problématiques actuels, qui émergent de l'interaction entre la diathèse et les stresseurs (p. ex., crises de colère, isolement, anxiété).

Par exemple, un adulte présentant des comportements explosifs au travail pourrait être conceptualisé ainsi : une diathèse marquée par une inhibition émotionnelle chronique, un stresseur actuel tel qu'un divorce difficile, et un résultat comportemental sous forme d'agressivité mal régulée.

Modèle du décalage développemental

Ce modèle s'applique lorsque les thèmes témoignent d'un décalage entre le niveau de développement actuel du client et les exigences de son stade de vie. Il est particulièrement utile dans les cas où les capacités adaptatives ne sont pas à la hauteur des défis contextuels.

Par exemple, un adulte récemment séparé, devant assumer seul les responsabilités du quotidien, peut présenter un fonctionnement plus proche de celui d'un jeune adulte en émergence. Les thèmes issus de l'évaluation peuvent refléter des besoins de dépendance persistants, une difficulté à tolérer les émotions négatives ou une immaturité dans les relations interpersonnelles. Ces éléments suggèrent que les symptômes observés ne sont pas uniquement réactionnels, mais qu'ils résultent d'un manque de développement psychologique dans des sphères clés.

Modèle thématique du développement

Inspiré des théories développementales classiques (p. ex., Erikson), ce modèle implique une analyse des thèmes en fonction de leur précocité développementale. Certains thèmes sont vus comme fondamentaux (p. ex., confiance de base, identité personnelle), tandis que d'autres sont considérés comme secondaires ou symptomatiques (p. ex., anxiété, faible estime de soi).

Par exemple, si les thèmes de faible estime de soi et d'anxiété sont présents, mais que l'analyse révèle aussi une difficulté profonde à faire confiance aux autres ou une identité diffuse, le clinicien peut considérer que les symptômes émotionnels sont des conséquences secondaires d'un développement psychologique non consolidé à des stades antérieurs.

Modèle à fonction commune

Ce modèle est pertinent lorsque plusieurs thèmes remplissent une même fonction psychologique, généralement défensive, dans le système du client. Il est souvent utilisé dans les cas où le client tente d'éviter un affect intolérable par des moyens divers.

Par exemple, un adulte traversant une période de séparation conjugale pourrait présenter un ensemble de stratégies défensives : somatisation, relations superficielles, comportements compulsifs (jeu, achats) et colères fréquentes. Ces manifestations, bien que diverses, serviraient toutes une même fonction d'évitement émotionnel, que le clinicien peut mettre en lumière dans sa conceptualisation.

Modèles complexes de conceptualisation

Enfin, Wright (2021) souligne que certains cas nécessitent une approche mixte ou à plusieurs niveaux. Un clinicien peut débuter avec un modèle de base, par exemple le modèle diathèse-stress, puis y superposer des strates explicatives supplémentaires, en intégrant des dynamiques développementales, des mécanismes défensifs ou des effets contextuels spécifiques. Par exemple, le clinicien peut choisir de partir d'un modèle de base, tel que le modèle diathèse-stress, puis d'y ajouter des couches explicatives supplémentaires, en complexifiant la dynamique entre les facteurs de stress, les vulnérabilités et les manifestations symptomatiques. De la même manière, un modèle développemental peut servir de fondation, auquel le clinicien intègre progressivement des mécanismes psychologiques spécifiques ainsi que de nouveaux liens entre les construits, afin de refléter plus fidèlement la complexité du fonctionnement du client.

Avec cette dernière étape, le clinicien parvient à construire une compréhension intégrée et nuancée du client, ancrée dans les données empiriques, articulée autour de thèmes significatifs, et structurée dans un cadre théorique explicite. Cette conceptualisation devient alors la pierre angulaire du rapport d'évaluation et le fondement du plan d'intervention.

19.3 RÉSUMÉ

Le modèle d'intégration par thèmes développé par Wright (2021) offre une méthode structurée pour organiser et interpréter les données issues d'une évaluation psychologique. Ce modèle aide le clinicien à transformer une masse d'informations hétérogènes en une formulation cohérente, rigoureuse et cliniquement utile. Il se décline en cinq étapes principales :

1. Accumulation des données

   Toutes les données issues des tests, de l'entrevue clinique et des observations sont réunies dans un seul document. Chaque information est formulée de manière interprétative (et non brute) selon les principes psychométriques et cliniques reconnus.

2. Identification des thèmes

   Les données sont catégorisées dans des thèmes psychologiques significatifs, en commençant généralement par les sept thèmes traditionnels : le soi, les autres, la pensée, l'émotion, le comportement, le *coping* et le contexte. Chaque donnée doit être reliée à un thème de façon proximale (c'est-à-dire directement pertinente).

3. Réorganisation des données par thème

   Le tableau est restructuré pour afficher les thèmes en ligne (colonne de gauche) et les instruments en colonne (ligne supérieure). Les tests les plus validés sont placés à gauche, les moins validés à droite. Les données sont ensuite assignées à leur case respective selon leur appartenance thématique.

4. Finalisation des thèmes

   Le clinicien adopte une vue d'ensemble pour :

   - Renommer les thèmes avec des libellés plus spécifiques (p. ex., *faible estime de soi, dysrégulation émotionnelle*).
   - Fusionner, scinder ou réorganiser les thèmes au besoin.
   - Résoudre les doublons : chaque donnée doit figurer une seule fois.
   - Traiter les contradictions selon une procédure en 5 étapes :

     1. Vérifier les scores et codages;
     2. Identifier les contradictions apparentes;
     3. Considérer les effets de méthode;
     4. Examiner les effets de contexte;
     5. Envisager des erreurs ou valeurs aberrantes.

5. Conceptualisation

   Les thèmes finalisés sont intégrés dans une formulation narrative cohérente, éclairée par un modèle théorique. Différents modèles peuvent être utilisés selon le profil du client :

- Modèle diathèse-stress
- Modèle de décalage développemental
- Modèle thématique du développement
- Modèle à fonction commune
- Modèles complexes de conceptualisation

Le récit construit à cette étape soutient les conclusions, le diagnostic et les recommandations, tout en rendant les résultats compréhensibles et pertinents pour le client. Ce modèle permet au clinicien de s'assurer que toutes les données ont été prises en compte, que les informations contradictoires ou redondantes ont été traitées, et que la formulation clinique repose sur une base empirique solide et théoriquement cohérente.

CHAPITRE 20

FORMULATION DE CAS COGNITIVE-COMPORTEMENTALE

20.1 MODÈLES THÉORIQUES PERTINENTS

Ce livre présente deux approches classiques de la formulation de cas en psychothérapie, soit l'approche cognitive-comportementale et l'approche psychodynamique (chapitre 21). Il ne prétend toutefois pas couvrir l'ensemble des cadres théoriques existants. Pour une présentation plus complète des diverses approches de formulation de cas, le lecteur est invité à consulter l'ouvrage dirigé par Eells (2007), qui propose un survol approfondi des principaux modèles utilisés en psychothérapie.

La formulation de cas en thérapie cognitive-comportementale repose sur l'intégration des données issues de l'évaluation du client et des modèles théoriques validés empiriquement. Cette section propose un survol des fondements conceptuels de cette approche qui peuvent enrichir l'analyse du fonctionnement psychologique dans le cadre d'une formulation de cas.

Modèles théoriques issus de la première vague en thérapie cognitive-comportementale (TCC)

Les premières approches comportementales, développées dans les années 1950, ont mis l'accent sur les mécanismes d'apprentissage pour expliquer le développement, le maintien et la modification des comportements. Deux formes principales de conditionnement en constituent les bases.

1. Le conditionnement classique (Pavlov, 1927) repose sur l'association entre un stimulus neutre (SN) et un stimulus inconditionnel (SI) qui provoquent une réponse inconditionnelle (RI). Lorsque l'association est répétée, le stimulus neutre finit par déclencher à lui seul une réponse conditionnelle (RC). Par exemple, une cloche (SN) associée à de la nourriture (SI) finit par susciter une salivation (RC) chez le chien.
2. Le conditionnement opérant, introduit par Skinner (1974), s'appuie sur les conséquences d'un comportement. Si une action est suivie d'un renforcement (positif ou négatif), elle a plus de chances d'être reproduite. Si elle est suivie d'une punition, elle tend à être évitée. Ce modèle met l'accent sur l'influence de l'environnement dans la sélection et le maintien des comportements.

Un autre apport majeur de cette première vague réside dans la théorie de l'apprentissage social, formulée par Bandura (1986). Cette perspective introduit la notion de détermination réciproque : le comportement, l'environnement et les cognitions s'influencent mutuellement. Deux processus majeurs sous-tendent cet apprentissage :

- Les processus cognitifs internes, comme la conscience du renforcement et les attentes liées à l'efficacité personnelle (ou perception d'efficacité personnelle, PEP), influencent la motivation, la tolérance à la frustration et la persistance face au changement.
- L'imitation permet à l'individu d'observer un modèle, d'en extraire des règles générales, puis de les reproduire dans des contextes similaires.

Ces processus sont modulés par différents types de renforcement : le renforcement externe (conséquence directe d'un comportement), le renforcement vicariant (observation des conséquences chez autrui), et l'autorenforcement, où l'individu anticipe une récompense en se comparant au modèle observé.

Modèles théoriques de la 2e vague de la thérapie cognitive-comportementale (TCC)

La deuxième vague de la TCC, amorcée dans les années 1970, a profondément transformé le champ de la psychothérapie en mettant l'accent sur les cognitions comme déterminants centraux de la détresse psychologique. Deux auteurs ont particulièrement influencé cette orientation : Albert Ellis et Aaron T. Beck. Leurs modèles théoriques respectifs constituent des assises fondamentales pour la formulation de cas cognitive-comportementale.

La thérapie rationnelle-émotive d'Albert Ellis

Albert Ellis (1977) a développé la thérapie rationnelle-émotive (TRE) en posant comme hypothèse centrale que ce ne sont pas les événements en eux-mêmes qui causent la souffrance émotionnelle, mais les croyances irrationnelles que les individus entretiennent à leur sujet. Bien que ces croyances puissent être innées, apprises ou acquises, elles se manifestent souvent sous des formes similaires, pouvant être regroupées en quelques grandes catégories. Le rôle du clinicien consiste alors à aider le client à identifier ces croyances dysfonctionnelles, à en prendre conscience et à s'en libérer activement.

Le modèle ABCDE schématise cette approche :

- A (*Activating Event*) : l'événement déclencheur;
- B (*Belief*) : la croyance que la personne entretient à propos de l'événement;
- C (*Consequence*) : la conséquence émotionnelle ou comportementale;
- D (*Disputation*) : la contestation des croyances irrationnelles;
- E (*Effective New Philosophy*) : l'effet cognitif, émotionnel et comportemental qui découle de la restructuration.

Ellis soutient que les individus tendent à croire, à tort, que ce sont les événements (A) qui causent leurs réactions émotionnelles (C), alors que ce sont plutôt leurs croyances (B) qui en sont responsables. Par exemple, deux personnes peuvent vivre un même congédiement sans réagir de la même façon : l'une peut se sentir dévastée si elle croit que sa valeur personnelle dépend de son emploi, alors que l'autre peut réagir avec indifférence si elle croit qu'il s'agit simplement d'un emploi parmi d'autres.

Certaines croyances irrationnelles (iB) se manifestent par des « je dois », des exigences absolues ou des surgénéralisations non fondées. Ces croyances peuvent être regroupées en trois grandes catégories :

1. « Je dois bien performer et obtenir l'approbation, sinon je ne vaux rien. »
2. « Les autres doivent me traiter comme je l'exige, sinon ils méritent d'être punis. »
3. « Les conditions de ma vie doivent être parfaites et faciles, sinon la vie est insupportable. »

Les croyances irrationnelles peuvent aussi prendre les formes suivantes :

- insatisfaction face à la réalité telle qu'elle est;
- intolérance à l'égard de cette réalité;
- dramatisation ou « catastrophisation »;
- autodévalorisation extrême.

La restructuration cognitive, c'est-à-dire le point D du modèle, s'effectue par un travail de débat actif avec soi-même. Le clinicien et le client cherchent ensemble à discuter, à distinguer et à redéfinir les croyances problématiques. Ce processus logique-empirique s'apparente à une méthode scientifique appliquée aux > pensées :

- Discuter consiste à évaluer la validité des croyances à l'aide de questions socratiques (p. ex., « Quelle est la preuve de cette pensée ? »).
- Distinguer permet de faire la différence entre désirs et besoins, entre pensées rationnelles et irrationnelles.
- Définir autrement implique de nuancer les généralisations excessives, d'abandonner les absolus et de formuler des pensées plus réalistes.

Ce processus aboutit à une nouvelle philosophie de vie (point E) incarnée dans de nouvelles croyances (cE), qui entraînent de nouvelles émotions (eE) et comportements (bE) plus adaptés. Le client apprend ainsi à se dire, par exemple : « Je peux faire des erreurs au travail sans que cela signifie que je suis un échec. Ce n'est pas agréable, mais ce n'est pas la fin du monde ». La répétition active de ces nouveaux schémas est essentielle pour éviter le retour des croyances irrationnelles.

La thérapie cognitive d'Aaron T. Beck

Aaron T. Beck, pour sa part, a développé la thérapie cognitive en premier lieu pour traiter la dépression (A.T. Beck, Rush, Shaw, & Emery, 1979), avant d'en élargir l'application à d'autres troubles psychologiques, comme les troubles de la personnalité (A.T. Beck & Freeman, 1990). Sa théorie postule que les symptômes dépressifs résultent de distorsions cognitives idiosyncrasiques et de schémas de pensée profondément ancrés, souvent inconscients. Les personnes dépressives tendent à entretenir des conceptions négatives d'elles-mêmes, du monde et du futur, ce que Beck a nommé la triade cognitive négative :

- une perception de soi comme déficient ou sans valeur ;
- une vision du monde comme frustrant, exigeant ou hostile ;
- une anticipation de l'avenir teintée de pessimisme et de désespoir.

Ces perceptions s'appuient sur des schémas cognitifs stockés en mémoire à long terme, formés par l'expérience et modulés par des facteurs constitutionnels. Ces schémas agissent de manière automatique, en dehors de la conscience, et influencent l'interprétation des situations, des émotions et des comportements. Ils tendent à se maintenir par assimilation (interprétation de la réalité en fonction du schéma) ou à se transformer par accommodation (modification du schéma en fonction de la réalité).

Trois niveaux de fonctionnement cognitif structurent la théorie de Beck :

1. **Les pensées automatiques**, situées au niveau préconscient, apparaissent rapidement et influencent directement les émotions. Elles sont accessibles à l'introspection et constituent la voie d'accès privilégiée aux schémas.
2. **Les erreurs logiques**, qui transforment l'information entre schémas et pensées automatiques, incluent des inférences arbitraires (p. ex., raisonnement émotionnel), des surgénéralisations et des dramatisations.
3. **Les schémas cognitifs**, situés à un niveau plus profond, sont des structures durables organisant la perception de soi, du monde et des autres. Lorsqu'ils sont activés, ils influencent de façon biaisée l'ensemble du fonctionnement psychique.

Beck distingue deux types de croyances centrales :

› **Les postulats inconditionnels** (p. ex., « Je suis incompétent », « Je ne vaux rien ») ;
› **Les postulats conditionnels** ou croyances intermédiaires, qui incluent :

a) des présomptions (p. ex., « Si je parle, on me jugera ») ;
b) des règles (p. ex., « Je dois être parfait ») ;
c) des attitudes (p. ex., soumission).

Ces croyances structurent les comportements et émotions, notamment en orientant l'attention vers les informations confirmant le schéma. Dans les troubles de la personnalité, cette logique circulaire est renforcée par une seconde boucle interpersonnelle : les comportements inadaptés engendrés par les schémas provoquent des réactions négatives chez autrui, renforçant à leur tour les croyances dysfonctionnelles (A.T. Beck *et al.*, 2004 ; Pretzer & Beck, 2004).

Le modèle de Jeffrey Young : la thérapie des schémas

Parmi les approches de la deuxième vague cognitivo-comportementale, la thérapie des schémas développée par Jeffrey E. Young (2005) se distingue par son ancrage dans le traitement des troubles de la personnalité (TP). Conçue comme une réponse aux limites de la TCC standard, cette approche vise à aider des clients souvent réfractaires à l'engagement thérapeutique, peu réceptifs aux interventions classiques, et dont les difficultés sont profondes, vagues, chroniques et largement envahissantes.

Young observe que les clients présentant des TP tendent à éviter les exercices, se montrent déconnectés de leurs émotions, rigides dans leur pensée, méfiants envers la relation thérapeutique et incapables de s'engager dans des changements significatifs. Pour comprendre leur fonctionnement, il introduit la notion de schémas précoces inadaptés (SPI), définis comme des thèmes ou patrons cognitifs, émotionnels et sensoriels profonds, durables et que le client perpétue. Ces SPI, qui concernent les rapports de soi à soi-même et aux autres, se développent durant l'enfance ou l'adolescence et se renforcent au fil des expériences de vie.

Au cœur de la théorie de Young se trouve l'idée que les SPI découlent d'une frustration durable de besoins affectifs fondamentaux. Cinq besoins sont identifiés comme essentiels à un développement psychologique sain :

1. Attachements sécurisants à des figures significatives, offrant stabilité, amour et attention ;
2. Autonomie, compétence et identité stable ;
3. Limites réalistes, incluant l'autocontrôle et la responsabilité interpersonnelle ;
4. Expression émotionnelle et reconnaissance des besoins ;
5. Spontanéité et jeu, c'est-à-dire la liberté d'être soi-même sans inhibition excessive.

Lorsque l'environnement de l'enfant ne répond pas adéquatement à ces besoins, en raison notamment d'un mauvais ajustement au tempérament individuel, des SPI peuvent se former dans cinq domaines fonctionnels :

1. **Séparation et rejet**

   Les clients présentant des schémas dans ce domaine ressentent une incapacité chronique à établir des liens sûrs et satisfaisants. Ils doutent que leurs besoins d'amour, de sécurité, de stabilité et d'appartenance puissent un jour être comblés. Ces schémas apparaissent fréquemment dans des familles instables, froides, négligentes ou abusives.

- Abandon/instabilité
- Méfiance/abus
- Manque affectif
- Imperfection/honte
- Isolement social

2. **Manque d'autonomie et de performance**

   Ces individus doutent de leur capacité à fonctionner de façon indépendante, à réussir ou à assurer leur sécurité. Ils ont été élevés dans des contextes surprotecteurs ou négligents.

   - Dépendance/incompétence
   - Vulnérabilité au danger ou à la maladie
   - Fusion/identité atrophiée
   - Échec

3. **Manque de limites**

   Les personnes affectées présentent une incapacité à s'autodiscipliner, à respecter les besoins d'autrui ou à se fixer des objectifs réalistes. Elles sont souvent issues de familles indulgentes, permissives ou narcissiques.

   - Droit personnel exagéré/grandiosité
   - Autodiscipline et contrôle de soi insuffisants

4. **Orientation vers les autres**

   Ici, l'individu accorde une importance excessive aux besoins d'autrui, au détriment de ses propres désirs et émotions. Cela résulte d'une dynamique d'acceptation conditionnelle durant l'enfance, où l'amour parental dépendait de la conformité aux attentes.

   - Assujettissement
   - Abnégation
   - Recherche d'approbation et de reconnaissance

5. **Survigilance et inhibition**

   Les clients ayant ces schémas répriment leurs élans émotionnels, leurs désirs et leur spontanéité, adoptant des conduites rigides, perfectionnistes ou punitives. Ils ont grandi dans des environnements austères où le plaisir, la joie et l'expression de soi étaient absents ou réprimés.

   - Négativité/pessimisme
   - Surcontrôle émotionnel
   - Idéaux exigeants/critique excessive
   - Punition

Les schémas précoces inadaptés, bien que douloureux, sont familiers et perçus comme faisant partie de soi. Pour s'y adapter, les individus mettent en place des styles d'adaptation dysfonctionnels :

1. Soumission au schéma : l'individu confirme activement le schéma par ses choix (p. ex., s'attacher à des partenaires indisponibles affectivement).
2. Évitement du schéma : il organise sa vie pour éviter toute situation susceptible d'activer le schéma (p. ex., éviter toute intimité).
3. Compensation du schéma : il agit à l'inverse du schéma, parfois de manière excessive (p. ex., devenir détaché ou dominateur pour masquer une peur d'abandon).

Les schémas précoces inadaptés ne doivent pas être confondus avec des comportements en soi. Ils constituent plutôt des structures d'adaptation dysfonctionnelles qui influencent le style relationnel et organisationnel de la personne. Ils émergent tôt dans le développement et tendent à se répéter, conduisant à la reproduction de scénarios autodéfaitistes. Leur contenu est souvent latent, évité ou non reconnu, ce qui en fait des éléments inconscients du fonctionnement psychique, accessibles principalement à travers la relation thérapeutique.

Les modèles de la troisième vague des thérapies cognitivo-comportementales

Les thérapies dites de la troisième vague en TCC ont émergé à partir des années 1990, prenant leur essor au cours des années 2000. Elles ne constituent pas une rupture avec les approches précédentes, mais plutôt une extension et un raffinement des modèles issus de la deuxième vague. Alors que cette dernière mettait principalement l'accent sur la restructuration des pensées dysfonctionnelles, les modèles de la troisième vague recentrent l'intervention sur les processus psychologiques sous-jacents aux comportements problématiques, tels que l'évitement expérientiel (tendance à éviter d'entrer en contact avec ses pensées, images mentales, souvenirs, émotions ou sensations physiques difficiles), la fusion cognitive (identification excessive à ses pensées et émotions) ou encore la dysrégulation émotionnelle.

Ces modèles se démarquent en privilégiant des interventions orientées vers la pleine conscience, l'acceptation et la régulation des états internes, plutôt que la modification directe du contenu des pensées. Par exemple, dans l'intervention auprès d'un client présentant des comportements agressifs, il ne s'agit pas d'abord de modifier ses pensées automatiques hostiles, mais de l'amener à reconnaître, à tolérer et à comprendre les émotions qui précèdent ces réactions, afin de mieux réguler ses états mentaux dans les situations qui déclenchent la colère.

Parmi les approches les plus influentes de cette vague, on retrouve la thérapie de la pleine conscience (*mindfulness-based therapies*), la thérapie d'acceptation et d'engagement (ACT) et la thérapie comportementale dialectique (DBT). Chacune propose un modèle d'intervention fondé sur des principes expérientiels, avec une attention particulière portée au contexte, à l'instant présent et à la relation entre le client et ses expériences internes.

La pleine conscience

La pleine conscience désigne la capacité à porter intentionnellement son attention sur le moment présent, en observant ses pensées, émotions et sensations corporelles sans jugement (Kabat-Zinn, 2003). Elle peut être pratiquée de manière formelle, à travers la méditation ou le yoga, mais aussi de façon informelle, en étant pleinement attentif à des gestes du quotidien, tels que marcher, faire le ménage ou manger. En favorisant une conscience accrue de l'expérience immédiate, la pleine conscience permet d'atténuer les effets délétères de la rumination sur le passé (souvent associée à la dépression) et de l'anticipation anxieuse de l'avenir. Elle s'inscrit ainsi comme une stratégie de régulation émotionnelle, de réduction du stress et de prévention de la rechute.

La thérapie d'acceptation et d'engagement (ACT)

La thérapie d'acceptation et d'engagement (*Acceptance and Commitment Therapy*) met l'accent sur la flexibilité psychologique, définie comme la capacité à entrer en contact avec ses pensées et émotions douloureuses tout en poursuivant des actions guidées par ses valeurs. L'objectif n'est pas d'éliminer les expériences internes désagréables, mais de modifier la relation que l'individu entretient avec elles, afin de les tolérer plutôt que de les éviter. Par exemple, une personne agressive pourrait manifester cette attitude en réaction à des émotions intenses qu'elle ne souhaite pas reconnaître. L'agressivité devient alors une stratégie d'évitement émotionnel. À l'inverse, la flexibilité psychologique permettrait à cette personne de reconnaître ses affects (peur, honte, rejet), sans chercher à les supprimer ou à les fuir, ce qui favoriserait un changement comportemental aligné avec ses objectifs de vie (Zarling, Lawrence, & Marchman, 2015).

La thérapie comportementale dialectique (DBT)

Développée par Marsha Linehan (1993), la thérapie comportementale dialectique a été conçue initialement pour le traitement du trouble de la personnalité limite, notamment en présence de comportements suicidaires et d'automutilation. Elle repose sur une dialectique entre acceptation et changement, combinant des techniques comportementales classiques avec des pratiques issues de la pleine conscience.

Le modèle thérapeutique comprend quatre modules principaux :

1. Pleine conscience : cultiver une conscience attentive et non jugeante du moment présent;
2. Régulation émotionnelle : apprendre à reconnaître, à nommer et à moduler les émotions intenses;
3. Tolérance à la détresse : développer des stratégies pour faire face aux situations douloureuses sans recourir à des comportements impulsifs ou destructeurs;
4. Efficacité interpersonnelle : améliorer les habiletés relationnelles et assertives.

Fruzzetti and Levensky (2000) ont démontré que les difficultés psychologiques observées chez les femmes présentant un trouble de la personnalité limite avec comportements suicidaires se retrouvent également chez les hommes agressifs, notamment en ce qui concerne la dysrégulation émotionnelle. Ainsi, la DBT s'avère pertinente pour une variété de profils cliniques marqués par des émotions intenses, une impulsivité élevée et des conduites dysfonctionnelles.

20.2 FORMULATION DE CAS

Dans le cadre de la thérapie cognitive-comportementale (TCC), la formulation de cas constitue un outil central permettant de structurer les informations issues de l'évaluation, de guider la planification du traitement et d'élaborer des hypothèses cliniques qui seront testées au fil de l'intervention. Cette formulation repose généralement sur la théorie du conditionnement et sur le modèle diathèse-stress, selon lequel les difficultés du client résultent de l'activation de schémas cognitifs dysfonctionnels en réponse à des facteurs de stress.

La formulation de cas en TCC comprend deux volets complémentaires :

- Un volet fonctionnel, qui s'intéresse au contexte des comportements problématiques, notamment aux facteurs de déclenchement et de maintien;
- Un volet structural, qui vise à mettre en lumière les processus cognitifs sous-jacents (p. ex., croyances fondamentales) contribuant à l'émergence et au maintien des difficultés.

Elle prend la forme d'une hypothèse de travail évolutive, qui sera raffinée tout au long de l'intervention à partir des résultats obtenus. Persons et Tompkins (1997, 2007) proposent une structuration en étapes qui permet de construire une formulation de cas rigoureuse et utile cliniquement.

1. Établir la liste des problèmes

La première étape consiste à dresser un inventaire des principales difficultés du client, formulées en termes simples, concrets et observables. Il est recommandé de quantifier les manifestations problématiques dans la mesure du possible, en les liant aux émotions, cognitions et données objectives disponibles.

Exemples :

- Retards fréquents au travail (3 fois/semaine), accompagnés de pensées hostiles envers le supérieur hiérarchique (« je déteste mon patron »), de colère et de frustration (BDI = 15) ;
- Consommation excessive d'alcool en contexte social, difficulté à refuser un verre ;
- Anxiété marquée dans les situations sociales ou avant les examens.

2. Poser un diagnostic (le cas échéant)

Lorsque les critères diagnostiques sont remplis, il est pertinent d'établir un diagnostic DSM afin de disposer d'un cadre général pour la formulation (p. ex., modèle théorique de la dépression). Cependant, ce diagnostic doit être individualisé en fonction des particularités du client. Il s'agit alors d'adapter les hypothèses à ses schémas cognitifs, à ses contextes de vie et aux facteurs spécifiques contribuant à ses difficultés.

3. Identifier les croyances fondamentales

Les croyances fondamentales correspondent à des schémas cognitifs stables et implicites qui influencent la perception de soi, des autres et du monde. Ces croyances dysfonctionnelles constituent la base des réactions émotionnelles et comportementales problématiques.

Exemples :

- Client anxieux : « Je suis faible dans un monde dangereux » ;
- Client présentant des difficultés d'affirmation : « Si j'exprime mes besoins, les autres vont se fâcher ».

4. Analyser les événements d'activation et de maintien

Cette étape vise à identifier les situations ou les stimuli internes (p. ex., sensation corporelle) qui activent les croyances fondamentales et déclenchent les symptômes. Bien que le client fasse l'expérience de la variation de son problème actuel en fonction du temps et du lieu, l'accent de l'évaluation est souvent mis sur l'interprétation de l'événement qui explique ses réactions. Ces facteurs sont nommés facteurs précipitants et se distinguent des facteurs de maintien du comportement (Dudley & Kuyken, 2014). En fait, le problème peut être maintenu tant par les facteurs cognitifs, émotionnels, physiologiques et comportementaux étant donné leurs influences réciproques (Dudley & Kuyken, 2014). Cette étape implique une analyse fonctionnelle des déclencheurs (internes ou externes), des comportements problématiques et de leurs conséquences.

Exemples :

- La fin d'une relation peut activer une croyance comme « si je suis dans une relation, je suis en sécurité » et provoquer des réactions anxieuses ;

- Un changement physiologique perçu à la suite d'un exercice physique est interprété comme le signe d'un arrêt cardiaque imminent;
- La vue des chiens peut provoquer une anxiété irrationnelle et déclencher un comportement d'évitement. La phobie se maintient par l'évitement, qui empêche toute exposition corrective : le soulagement temporaire renforce l'évitement, maintenant ainsi la peur;
- Une croyance comme « je ne peux rien faire de bien » peut maintenir un comportement d'évitement au travail et réciproquement, éviter des responsabilités importantes au travail peut maintenir cette même croyance.

5. Formuler une hypothèse de travail

L'hypothèse de travail constitue une formulation narrative intégrative qui relie les éléments précédents (problèmes, croyances, événements déclencheurs) en un tout cohérent. Elle peut adopter une forme fonctionnelle (analyse des contingences comportementales), structurale (mise en évidence des schémas cognitifs) ou les deux. Elle doit permettre d'expliquer l'ensemble des difficultés recensées chez le client.

6. Explorer les origines des difficultés

Lorsque cela est pertinent, le clinicien peut intégrer à la formulation les origines développementales des croyances et comportements problématiques. Ces facteurs incluent les expériences précoces (p. ex., carences affectives, modèles parentaux dysfonctionnels), les apprentissages déficients ou inadaptés, les événements traumatiques, ou encore des aspects biologiques et neuropsychologiques. Dans les origines, on peut inclure les facteurs prédisposants, soit les facteurs externes et internes distaux qui ont accru la vulnérabilité de la personne face à ses problèmes actuels. Une intervention sur ces facteurs longitudinaux peut aider à prévenir les rechutes (Dudley & Kuyken, 2014).

7. Élaborer un plan de traitement

Le plan de traitement découle directement de l'hypothèse de travail. Il comprend les objectifs thérapeutiques, les interventions proposées (p. ex., restructuration cognitive, exposition graduée, entraînement aux habiletés sociales) et les priorités cliniques. Les buts peuvent être scindés en buts court terme, moyen terme et long terme (Dudley & Kuyken, 2014). Les interventions initiales sur les facteurs précipitants permettent d'introduire rapidement des succès thérapeutiques et d'augmenter la confiance du client, alors que les interventions sur les facteurs de maintien favorisent la rupture des cycles de maintien (Dudley & Kuyken, 2014).

Cette étape peut inclure la prise en compte des ressources psychologiques ou facteurs de protection du client qui suggèrent des interventions pouvant s'appuyer sur la résilience et les forces existantes du client (Dudley & Kuyken, 2014). De plus, le clinicien peut aussi anticiper des obstacles au traitement, comme la résistance au changement, les comportements d'évitement, les difficultés relationnelles ou l'adhésion aux tâches à domicile.

20.3 EXEMPLE DE LA FORMULATION DE CAS COGNITIVE-COMPORTEMENTALE

Francis, 22 ans, a subi un traumatisme craniocérébral sévère à la suite d'un accident de ski, occasionnant une hémorragie frontale droite et une hémiparésie gauche. Depuis son admission en centre de réadaptation, il manifeste des comportements perturbateurs, notamment une agressivité verbale fréquente (cris, menaces) et des comportements d'intimidation récurrents, ciblant particulièrement les clients plus vulnérables. Il entre chaque soir dans les chambres de ces clients pour les menacer et adopte également des comportements à risque, comme circuler à vélo dans les couloirs de l'unité environ deux fois par semaine, mettant en danger sa sécurité et celle d'autrui. Il se plaint régulièrement de l'absence d'activités stimulantes dans son environnement et décrit un ennui important, qu'il évalue subjectivement comme élevé.

Son rapport au cadre institutionnel est conflictuel : il s'oppose fréquemment aux consignes, notamment en exigeant la livraison de nourriture en pleine nuit, et réagit par la colère lorsqu'un refus lui est opposé. Il crie, intimide le personnel, et parvient ainsi à obtenir ce qu'il désire, renforçant la probabilité de récurrence de ces comportements.

Avant son accident, Francis présentait un profil de personnalité dominateur, compétitif et à la recherche constante de sensations fortes. Fils unique d'un père autoritaire, il a grandi dans un contexte où la reconnaissance paternelle semblait conditionnée à l'expression d'une virilité affirmée. Ses traits de dominance et de besoin de contrôle apparaissent encore marqués malgré les séquelles de l'accident. La croyance fondamentale selon laquelle il serait un être supérieur et spécial structure son fonctionnement psychologique actuel. De cette croyance découle une règle conditionnelle : « Je suis spécial, donc j'ai le droit de faire ce que je veux », règle qui justifie, à ses yeux, ses exigences et ses transgressions des limites imposées.

Analyse fonctionnelle du comportement

Les comportements d'agressivité et d'intimidation de Francis apparaissent comme fonctionnellement maintenus par diverses formes de renforcement. Ils surviennent principalement dans un contexte d'ennui, lorsque ses besoins de stimulation ne sont pas satisfaits, ou lorsqu'un refus lui est opposé. Ils permettent alors :

- un renforcement positif, en lui donnant accès à ce qu'il exige (p. ex., livraison de nourriture la nuit) ;
- un renforcement négatif, en réduisant temporairement son état d'ennui (p. ex., utilisation du vélo) ;
- un renforcement intrapsychique, en augmentant son sentiment de domination dans ses interactions avec des clients plus faibles ou vulnérables.

La présence de figures d'autorité ou d'interdictions explicites agit comme déclencheur émotionnel, ravivant une blessure narcissique et provoquant des réactions impulsives de colère. Dans ces situations, le sentiment d'humiliation ou la crainte d'être dominé active des affects de honte et de rage, entraînant parfois des passages à l'acte.

Origine et facteurs prédisposants

Les comportements actuels s'inscrivent dans une trajectoire développementale marquée par :

- un apprentissage par modelage, dans lequel Francis a intégré l'idée que dominer autrui est un moyen efficace d'obtenir ce que l'on veut ;
- une relation paternelle basée sur la performance et la virilité, renforçant des normes de contrôle et de puissance ;
- des séquelles neurocognitives (lésion frontale droite) affectant la planification, le jugement, la conscience des conséquences et la régulation des affects.

Hypothèses, objectifs et interventions suggérées

1. **Hypothèse** : Le milieu est peu stimulant pour Francis, et ce dernier est porté à faire plus de demandes de consommation. Lorsqu'on lui refuse une demande, il crie. L'objet qu'il obtient maintient son comportement. **Objectif** : Que le milieu soit plus stimulant pour Francis en augmentant les occasions d'obtenir des biens de consommation. **Interventions** : 1) Francis pourra faire livrer un repas la nuit dans la mesure où il avertit l'infirmière, qu'il a le budget et qu'il mange en silence dans la cuisine ; 2) Francis pourra sortir au restaurant deux soirs par semaine s'il est accompagné ; 3) Francis pourra consommer de l'alcool à l'extérieur du centre, les fins de semaine, à condition que la consommation soit modérée, qu'il soit accompagné et qu'il accepte de renégocier cette entente si l'on constate des effets négatifs sur son comportement.
2. **Hypothèse** : Francis est plus à risque d'avoir des comportements d'intimidation envers les personnes plus faibles (physiquement) que lui. Lorsque Francis voit l'agent de sécurité, il lui fait des menaces et le frappe parfois. Il peut aussi menacer les gens lorsqu'on lui dit quoi faire. Les sentiments de domination maintiennent ce comportement. **Objectif** : Que les personnes à risque développent une approche pour gérer le comportement de Francis. **Interventions** : 1) ignorer les menaces et quitter l'interaction ; 2) amener Francis sur un sujet de conversation qu'il apprécie (p. ex., voiture) ; 3) offrir des solutions de rechange lorsqu'on doit refuser une demande à Francis ; 4) apporter du soutien aux personnes à risque.
3. **Hypothèse** : L'horaire peu chargé de Francis ne répond pas à ses besoins de stimulation. Il est plus à risque de vouloir consommer ou d'intimider lorsqu'il a des temps libres. Les conflits que suscitent ses demandes de consommation éloignent son sentiment d'ennui. Les échecs peuvent aussi augmenter sa frustration. **Objectif** : Que les activités de Francis soient augmentées et que le niveau de complexité des tâches soit ajusté aux capacités de Francis. **Interventions** : 1) augmenter les heures de traitement ; 2) inscrire Francis aux activités de loisirs et rendre ses activités accessibles entre les traitements ; 3) cesser la tâche lorsque Francis démontre des signes d'impatience durant une tâche et diminuer le niveau de complexité de celle-ci au prochain rendez-vous.
4. **Hypothèse** : Francis conserve ses traits de personnalité dominante, mais son estime de soi est blessée depuis l'accident. Lorsqu'il se sent dominé, il peut frapper, et cela diminue ce sentiment. Depuis l'accident, Francis n'arrive plus à contrôler sa colère, à reconnaître l'importance de ses problèmes de comportement et les conséquences de ses actes. **Objectifs** : Que Francis regagne graduellement son estime de soi. Qu'il développe des moyens de mieux gérer sa colère. Qu'il prenne conscience de ses problèmes de comportement. **Interventions** : 1) offrir une psychothérapie ; 2) valoriser les compétences de Francis ; 3) trouver des activités qui le valorisent ; 4) entraînement à la gestion de la colère ; 5) confrontation à ses problèmes de comportement.
5. **Hypothèse** : L'hémiparésie de Francis risque de le mettre en situation de trébucher, et la frustration qui en découle peut déclencher des comportements agressifs. **Objectif** : Que Francis augmente sa force musculaire et son équilibre. **Interventions** : 1) augmenter les heures de traitement en physiothérapie ; 2) éviter les situations à risque de chute.
6. **Hypothèse** : La concrétude de la pensée que présente Francis depuis son accident peut diminuer sa compréhension devant les explications que lui fournit son équipe de réadaptation (p. ex., refus d'une demande). **Objectif** : Que Francis comprenne mieux les explications qu'on lui donne. **Interventions** : 1) employer des mots concrets ; 2) permettre à Francis de faire de courtes expériences en situations naturelles ; 3) mises en garde contre l'alcool émises par le médecin.

20.4 RÉSUMÉ

La formulation de cas en TCC est une hypothèse de travail individualisée qui permet d'expliquer les difficultés du client à partir de ses cognitions, de ses comportements et de son contexte de vie. Elle repose sur des modèles théoriques issus des trois vagues de la TCC : le conditionnement (1re vague), les schémas cognitifs (2e vague) et les processus émotionnels et attentionnels (3e vague). Ces modèles offrent des cadres pour comprendre l'origine et le maintien des symptômes.

Le processus de formulation intègre deux niveaux d'analyse :

- Fonctionnel, qui identifie les déclencheurs et les renforcements comportementaux ;
- Structural, qui explore les croyances fondamentales, les schémas précoces inadaptés (SPI) ou les processus de régulation émotionnelle.

Le modèle proposé par Persons et Tompkins (1997, 2007) comprend plusieurs étapes :

1. Lister les problèmes concrets du client ;
2. Établir un diagnostic DSM, si pertinent ;
3. Identifier les croyances fondamentales (p. ex., « je suis incompétent ») ;
4. Repérer les événements d'activation des symptômes ;
5. Formuler une hypothèse intégrative des difficultés ;
6. Explorer les origines développementales des croyances ou comportements ;
7. Élaborer un plan de traitement avec des objectifs et interventions précises.

Cette démarche permet de relier les observations cliniques à des concepts théoriques pour guider le traitement de manière cohérente et adaptée.

CHAPITRE 21

FORMULATION DE CAS PSYCHODYNAMIQUE

21.1 DÉFINITION, PRINCIPES, BUTS ET MÉTHODES D'ÉVALUATION

Définition

L'approche psychodynamique, tant dans sa visée thérapeutique qu'évaluative, s'inscrit dans une tradition qui accorde une primauté à l'expérience subjective et singulière du client, plutôt qu'à l'observation objective de ses comportements (McWilliams, 1999). Elle se définit comme une science de la subjectivité, dans laquelle l'outil principal d'investigation du clinicien est son empathie. Pour comprendre son client, le clinicien adopte une posture d'immersion empathique, s'efforçant d'explorer ce que suscite en lui l'univers interne du client, tout en distinguant ses propres réactions de celles induites par ce dernier.

Cette perspective confère à l'évaluation psychodynamique une qualité holistique, sensible et interactionnelle. Elle repose moins sur l'application de techniques standardisées que sur une forme d'art, difficile à transmettre sans une dimension expérientielle, notamment celle issue d'une démarche personnelle de psychothérapie. Une telle démarche permet au clinicien d'explorer des zones méconnues de lui-même, favorisant le développement de sa capacité à penser librement face à la complexité de la vie psychique. Contrairement à l'entrevue cognitive-comportementale, qui relève d'une psychologie empirique, l'entrevue psychodynamique appartient à une psychologie herméneutique, centrée sur le sens des expériences et comportements du client.

Principes fondamentaux

Glen O. Gabbard (2005) identifie plusieurs principes fondamentaux à la psychothérapie psychodynamique :

1. <u>La valeur unique de l'expérience subjective</u>

   Plutôt que de se limiter aux symptômes observables, l'évaluation cherche à cerner ce qui distingue un individu donné en fonction de son histoire de vie singulière. D'où l'importance de la relation clinique, à la fois comme source d'information et comme cadre de compréhension.

2. <u>L'inconscient</u>

   Le modèle topique de Freud (conscient, préconscient, inconscient) demeure central. Les symptômes sont perçus comme des expressions déguisées de désirs ou de conflits inconscients. Ces dynamiques se manifestent également dans les comportements relationnels du client, notamment à travers les relations d'objet intériorisées (voir plus bas), souvent héritées de l'enfance. L'écoute flottante permet de capter les associations libres du client et d'entendre les résonances inconscientes dans le discours.

3. Le déterminisme psychique

   L'expérience humaine est rarement le fruit du libre arbitre pur : les choix de partenaires, d'activités ou de trajectoires de vie sont influencés par des scénarios inconscients forgés au fil du développement. Le clinicien psychodynamique recherche donc le sens latent des symptômes et comportements, en lien avec les conflits psychiques, les défenses, les traumas précoces ou les failles du développement du soi.

4. Le passé comme prologue

   Les expériences de l'enfance, notamment les relations précoces avec les figures d'attachement, sont considérées comme déterminantes dans la structuration de la personnalité et des troubles actuels. Le transfert, répétition inconsciente des sentiments passés dans la relation présente avec le clinicien, devient ici une source d'informations précieuse sur les liens significatifs antérieurs du client. Ce transfert colore également la relation thérapeutique actuelle, qu'il faut distinguer de la véritable relation intersubjective qui s'installe dans la rencontre.

5. Le contre-transfert

   Les réactions affectives du clinicien face à son client peuvent refléter des projections inconscientes du client (contre-transfert concordant ou complémentaire) ou découler des propres conflits non résolus du clinicien. La supervision et le travail personnel sont essentiels pour distinguer les deux. Le contre-transfert constitue une source clinique riche, mais il peut aussi interférer avec l'évaluation s'il n'est pas reconnu et régulé. Dans l'entretien, les données les plus informatives se situent souvent dans l'ordre croissant suivant : contenu verbal, non verbal, contre-transfert.

6. La résistance

   La résistance désigne l'opposition, consciente ou non, du client au changement, au dévoilement ou à l'exploration de certains aspects de soi. Elle se manifeste autant par des actes que par des omissions (retards, silences, oublis, évitements). Comprendre ces résistances est déjà, en soi, une forme d'évaluation. Elles révèlent les tensions entre les forces de changement et celles qui cherchent à maintenir l'équilibre interne, aussi dysfonctionnel soit-il.

En somme, la formulation psychodynamique vise une compréhension intégrée du fonctionnement psychique du client, à partir de son histoire relationnelle, de ses conflits inconscients, de ses mécanismes de défense et de la dynamique transférentielle en entrevue. Elle s'appuie sur une posture clinique à la fois rigoureuse, introspective et ouverte à la complexité.

Objectifs de la formulation psychodynamique

Traditionnellement, la psychothérapie psychodynamique vise à aider le client à mettre au jour les motivations inconscientes, les conflits intrapsychiques et les dynamiques relationnelles qui sous-tendent son fonctionnement (Mischel, Shoda, & Ayduk, 2008). L'accent est mis sur l'interprétation des défenses, de la signification symbolique des comportements et des motivations profondes qui orientent les conduites, souvent à l'insu du sujet lui-même. Les incohérences apparentes dans le comportement d'un même individu à travers différentes situations, ou encore les similarités symptomatiques entre individus, sont conçues comme des manifestations manifestes de dynamiques latentes. Ces dernières renvoient à des motivations fondamentales stables, persistantes à travers le temps et les contextes. Dans ce cadre, l'interprétation psychodynamique repose largement sur l'intuition clinique, l'empathie du clinicien, son jugement professionnel, ainsi que sur une forme d'expérience incarnée de la rencontre avec le client, ce que l'on désigne parfois comme *the feel of the case*.

Depuis les contributions majeures de Winnicott et Bion, la psychothérapie psychodynamique ne se limite plus à une quête d'*insight*. Elle vise également le développement d'une capacité à penser son monde interne de façon plus souple, créative et symbolisante, permettant au client de se représenter différemment ses émotions, ses désirs et ses conflits (Ogden).

Les buts de la formulation psychodynamique, ceux pouvant servir à la planification du traitement, s'alignent étroitement sur ceux de la psychothérapie. Selon McWilliams (1999), ces objectifs thérapeutiques peuvent être formulés comme suit :

› Soulagement des symptômes

Non pas en les supprimant directement, mais en explorant les sentiments, les conflits et les défenses qui les sous-tendent, pour que leur résolution survienne de manière durable.

› Compréhension émotionnelle de soi (*insight*)

L'*insight* n'est pas une révélation soudaine d'un matériel inconscient, mais plutôt un processus coconstruit entre le client et le thérapeute, visant à donner un sens à l'histoire affective de la personne.

› Sentiment d'être l'auteur de ses actions (*agency*)

Développer une sensation de liberté intérieure et de responsabilité personnelle, en réduisant l'emprise des mécanismes inconscients et des automatismes défensifs.

› Consolidation de l'identité

Favoriser un sentiment d'identité cohérent, enraciné dans la reconnaissance de ses valeurs, de ses désirs et de ses émotions, avec un vécu d'intégrité psychique.

› Estime de soi réaliste et stable

Aider le client à adopter un regard plus nuancé sur ses imperfections, à tolérer la vulnérabilité et à développer une estime de soi saine, réaliste et non conditionnelle.

› Maturité émotionnelle et intelligence affective

Permettre au client de reconnaître ses émotions, de comprendre leur origine et de les exprimer verbalement plutôt que de les évacuer par des conduites agies ou des symptômes.

› Force du Moi (*ego strength*) et cohésion du Soi

Soutenir la capacité du client à faire face à la réalité, à intégrer les tensions internes et à maintenir une continuité du sentiment d'existence même dans l'adversité, sans se fragmenter.

› Capacité d'aimer, de travailler et de dépendre de manière mature

Favoriser des relations interpersonnelles plus tolérantes à l'ambivalence, une créativité mobilisable face aux difficultés et une acceptation des limites de la réalité. Aider également à développer une manière saine de s'attacher et de demander du soutien.

› Accès au plaisir et à la sérénité

Le travail thérapeutique vise ultimement à permettre au client d'atteindre un certain détachement apaisé, une tranquillité intérieure et la possibilité de vivre avec plus de plaisir, de jeu et de paix intérieure.

Méthodes d'évaluation

Comme pour tout cadre théorique, les concepts issus de la perspective psychodynamique orientent les méthodes utilisées pour évaluer le client. L'évaluation repose principalement sur l'entrevue clinique et les tests projectifs (Cervone & Pervin, 2014). L'entrevue psychodynamique se distingue par une posture flexible du clinicien, qui alterne entre des questions structurées visant à recueillir des informations précises (symptômes, histoire familiale, facteurs de stress, durée des difficultés) et une écoute plus libre des associations spontanées et des processus de pensée du client (McWilliams, 1994, 1999). Les domaines de l'entrevue psychodynamique sont sensiblement les mêmes que ceux des autres approches, avec une insistance particulière sur l'histoire familiale et sociale ainsi que sur le recueil d'un rêve et du plus vieux souvenir. Ces deux dernières productions sont conçues comme une occasion d'accéder au monde interne et aux dynamiques inconscientes du client. Le rêve est conçu comme une fenêtre sur l'inconscient (p. ex., désir, conflit et affects refoulés), la tonalité affective dominante et les préoccupations actuelles. Quant au plus vieux souvenir, même s'il n'est pas fidèle aux données factuelles, celui-ci permet d'accéder à certaines situations de l'histoire précoce réorganisées par la mémoire selon l'état actuel du client. Ce souvenir a été investi d'affects, soit pour des raisons défensives (c.-à-d. un souvenir-écran), soit parce que le thème et le contexte symbolisent la représentation de soi et de l'autre ou des enjeux importants pour le client (p. ex., désirs, angoisses, défenses). Les tests projectifs, tels que le Rorschach (p. ex., codes thématiques) et le Test d'aperception thématique (TAT), sont également privilégiés, car ils permettent d'explorer les dynamiques inconscientes et les modes de relation internalisés.

La formulation psychodynamique repose principalement sur l'histoire de vie du client et les inférences que le clinicien peut tirer à partir de celle-ci dans le cadre de l'entrevue clinique. Ces inférences sont orientées par le ou les modèles théoriques (pulsionnel, structural, relations d'objet, psychologie du soi, etc.) que le clinicien considère comme les plus pertinents pour comprendre la problématique du client.

21.2 MODÈLES THÉORIQUES PERTINENTS

La présentation détaillée des grandes théories issues de la psychanalyse dépasse les limites du présent ouvrage. Seule l'origine de certains concepts fondamentaux sera brièvement exposée, afin d'en éclairer le sens clinique et d'en faciliter l'intégration dans la formulation de cas. Le lecteur est ainsi invité à approfondir sa compréhension de ces modèles par la consultation de monographies consacrées à chacun d'eux ou encore par la lecture directe des œuvres des auteurs eux-mêmes.

L'évaluation psychodynamique repose sur un vaste corpus de théories psychanalytiques développées à différentes époques et dans des contextes culturels et scientifiques variés. Plusieurs paradigmes ont structuré cette pensée, chacun étant associé à des auteurs et écoles qui ont marqué l'histoire de la psychanalyse.

Le paradigme de la pulsion et de la psychologie du Moi

Le premier de ces paradigmes, essentiel à l'approche psychodynamique classique, est celui centré sur la pulsion et la psychologie du Moi. Il s'intéresse à la vie fantasmatique du sujet, aux conflits intrapsychiques entre les instances de la personnalité (le Ça, le Moi et le Surmoi) et à ses capacités d'adaptation à la réalité. Les figures fondatrices de ce courant sont Freud, Anna Freud, Hartmann, Erikson et Mahler.

Selon Sandler, Holder, Dare et Dreher (1997), l'œuvre de Freud peut être divisée en trois périodes distinctes. La première, dite période affect-trauma (1885-1897), regroupe ses travaux sur l'hystérie et la mise en place de la théorie de la séduction. Freud y postule que les symptômes hystériques sont liés à des traumatismes d'enfance, souvent d'origine sexuelle. Cette période introduit l'idée d'une dissociation entre le conscient et l'inconscient, et met l'accent sur l'adaptation du sujet aux événements du monde extérieur.

La deuxième période correspond au modèle topique (1897-1923). Freud abandonne alors la théorie de la séduction pour se concentrer sur la réalité psychique des clients, en reconnaissant la difficulté à distinguer fantasmes et réalité dans l'inconscient. Il élabore sa théorie pulsionnelle, où la libido devient le moteur de l'appareil psychique, et développe sa topique en trois systèmes : le Conscient (Cs), le Préconscient (Pcs) et l'Inconscient (Ics). C'est également durant cette période qu'il propose sa célèbre théorie du rêve, selon laquelle les désirs inconscients trouvent une voie d'expression déguisée dans les formations oniriques.

La troisième période correspond à la théorie structurale (1923-1939). Freud introduit un nouveau modèle de l'appareil psychique, divisé cette fois en trois instances : le Ça (pôle pulsionnel), le Moi (instance régulatrice) et le Surmoi (intériorisation des interdits). C'est également à cette époque qu'il révise en profondeur sa théorie des pulsions, en distinguant les pulsions de vie (Éros) et les pulsions de mort (Thanatos).

L'inconscient

Dans *La psychopathologie de la vie quotidienne* (1981), Freud affirme que la majorité de notre vie psychique est inconsciente. Toutefois, il s'agit d'un inconscient dynamique, actif, contenant des contenus refoulés auxquels l'accès est empêché par des mécanismes de défense. On n'en perçoit que les manifestations indirectes, à travers des formations substitutives telles que les rêves, les symptômes, les actes manqués, ou encore les mots d'esprit. Ces formations constituent des compromis entre les désirs inconscients et les censures du Moi. Freud distingue notamment trois types d'actes manqués : les lapsus (erreurs de langage), les oublis (défaillances mnésiques) et les maladresses (ratés moteurs). Ces phénomènes traduisent le retour du refoulé, en donnant un aperçu du contenu latent sous-jacent.

La pulsion

Dans *Trois essais sur la théorie de la sexualité* (1987) et *Métapsychologie* (2019), Freud définit la pulsion comme un concept limite entre le somatique et le psychique. Elle représente une excitation interne qui exerce une pression sur l'appareil psychique pour être satisfaite. La satisfaction pulsionnelle entraîne une réduction de la tension, vécue comme plaisante. Contrairement au besoin, la pulsion peut ne pas trouver une issue réaliste dans le monde extérieur, ce qui la rend susceptible d'entrer en conflit avec les exigences du Moi et de la réalité. Ce conflit constitue l'un des fondements du refoulement. Les pulsions sexuelles (libido) sont particulièrement problématiques pour le Moi de l'enfant, car elles menacent son équilibre psychique. Freud insiste sur leur caractère perturbateur, leur capacité à engendrer un excès de tension et à provoquer le recours à des défenses.

Le narcissisme

Dans *Pour introduire le narcissisme* (S. Freud, 2012), Freud avance que la libido peut être investie non seulement dans des objets externes, mais également dans le Moi lui-même. Le Moi devient alors un objet libidinal, donnant naissance au narcissisme primaire, caractéristique de la petite enfance (pensée magique, omnipotence, surévaluation de soi). Lorsque la libido est retirée des objets externes et ramenée sur le Moi, on parle de narcissisme secondaire, observable dans certaines pathologies, comme les états délirants. Le développement du narcissisme prépare le terrain à l'émergence des instances idéales du Moi (Moi idéal, Idéal du Moi, Surmoi), qui serviront de fondement à la structuration de la personnalité.

Le deuil et la mélancolie

Dans *Deuil et mélancolie* (2011), Freud compare la perte normale d'un objet d'amour (le deuil) à sa version pathologique (la mélancolie, aujourd'hui conceptualisée comme dépression majeure). Dans la mélancolie, la perte de l'objet entraîne un retournement agressif de l'investissement libidinal contre le Moi, provoquant une diminution marquée de l'estime de soi, des autoreproches, voire un plaisir masochiste à la souffrance. Freud identifie plusieurs conditions favorisant la mélancolie : un choix d'objet narcissique, une ambivalence intense, une fixation forte à l'objet et un faible investissement d'objet, facilitant le retrait libidinal. Cette théorie préfigure l'introduction de la pulsion de mort.

La pulsion de mort

Dans *Au-delà du principe de plaisir* (S. Freud, 2013), Freud observe que certains clients répètent compulsivement des expériences douloureuses, comme s'ils cherchaient à les maîtriser. Cette tendance à la répétition, allant à l'encontre du principe de plaisir, le conduit à postuler l'existence d'une pulsion de mort, orientée vers la réduction complète de tension, c'est-à-dire le retour à l'état inorganique. Cette pulsion s'oppose aux pulsions de vie (Éros), et peut se manifester par l'autodestruction ou, secondairement, par l'agressivité tournée vers autrui.

Les mécanismes de défense selon Anna Freud

Dans *Le Moi et les mécanismes de défense* (1936), Anna Freud approfondit l'étude des mécanismes de défense du Moi, en montrant qu'ils opèrent de façon silencieuse, souvent à l'insu du sujet lui-même. Contrairement aux pulsions du Ça, qui se manifestent par leur intensité et leur irruption soudaine, les défenses du Moi se révèlent surtout par des absences ou des distorsions dans le discours. L'analyse des défenses se fait principalement à travers les associations libres et le transfert, où l'on observe les tentatives du Moi de censurer le retour du refoulé. Anna Freud distingue deux types de transferts : le transfert libidinal (lié aux pulsions du Ça) et le transfert défensif (lié à l'activité du Moi). Ce dernier est plus difficile à mettre en lumière, car il mobilise des mécanismes inconscients du Moi qui s'opposent activement au travail d'analyse. L'analyste doit donc reconstituer ces défenses à partir de leurs effets sur le discours du client : interruptions, inversions, omissions ou rationalisations.

Le paradigme des relations d'objet

Le paradigme des relations d'objet met l'accent sur les premières relations intersubjectives entre l'enfant et ses figures significatives, en particulier la mère, et sur l'impact durable de ces expériences sur la structuration de la personnalité. L'approche s'intéresse aux carences dans ces premières relations, aux mécanismes de défense mis en place pour y faire face, à l'intériorisation des figures d'attachement sous forme de représentations mentales inconscientes, et à la manière dont ces représentations influencent les comportements et les attentes relationnelles à l'âge adulte.

Parmi les figures fondatrices de ce paradigme, on retrouve Melanie Klein, dont les travaux pionniers dans les années 1940 ont jeté les bases de ce courant. Dans les décennies suivantes, Donald W. Winnicott, Michael Balint, W. R. D. Fairbairn et Harry Guntrip, souvent rattachés au « Middle Group » britannique (aussi appelé groupe des indépendants), ont enrichi la théorie par des apports cliniques novateurs. Dans les années 1970, Otto Kernberg a quant à lui proposé une intégration des théories des relations d'objet avec la psychologie du Moi et la théorie pulsionnelle afin de conceptualiser les troubles graves de la personnalité, notamment les états limites.

Melanie Klein et les deux positions fondamentales

Freud définissait initialement les objets de la pulsion comme des moyens d'atteindre la satisfaction (par exemple, le sein maternel dans la pulsion orale). Il a ensuite élargi cette conception en introduisant la notion d'objets internalisés, des images mentales issues des premières figures d'attachement, conservées comme structures psychiques. Klein (1935, 1940, 1946) reprend ces idées, mais redéfinit les pulsions comme des phénomènes psychologiques complexes étroitement liés aux relations d'objet. Dans sa perspective, les pulsions ne prennent pas leur origine dans le corps, mais utilisent le corps comme vecteur d'expression (p. ex., incorporer, expulser, dévorer). Surtout, les pulsions sont intrinsèquement dirigées vers des objets et sont donc fondamentalement relationnelles.

Klein propose que le nourrisson traverse d'abord une **position paranoïde-schizoïde**, marquée par une angoisse de persécution et une incapacité à tolérer l'ambivalence. Pour faire face à cette menace, l'enfant scinde les objets, et son propre moi, en parties «bonnes» et «mauvaises». Par projection, il attribue à l'objet (souvent la mère) ses propres sentiments d'hostilité ou de gratification. Par introjection, il tente d'incorporer le bon objet pour se rassurer et, parfois, le mauvais objet pour tenter d'en prendre le contrôle (mécanisme d'identification projective). Ces processus sont à la fois défensifs et structurants.

Cette position est suivie de la **position dépressive**, dans laquelle le nourrisson prend conscience de l'unité de l'objet, par exemple, que la même mère peut à la fois gratifier et frustrer. Ce changement entraîne de la culpabilité face aux fantasmes agressifs projetés auparavant. C'est à ce moment que l'enfant développe des capacités essentielles : tolérance à l'ambivalence, perception plus réaliste des autres et émergence d'un sentiment de gratitude. Pour Klein, ces «positions» ne sont pas des étapes développementales fixes, mais des configurations psychiques fondamentales susceptibles de réémerger tout au long de la vie, selon les expériences relationnelles et les mécanismes défensifs mobilisés (Klein, 1957).

Kernberg et les structures limites de la personnalité

Otto Kernberg a intégré les apports kleiniens avec la théorie pulsionnelle et la psychologie du Moi pour conceptualiser les troubles sévères de la personnalité, notamment les structures limites et narcissiques (Kernberg, 1975, 1976, 1984). Il postule que la plus petite unité psychique internalisée se compose de trois éléments : une image de soi, une image de l'objet et un affect dominant teintant leur interaction (p. ex., plaisir ou frustration). Ces expériences, encodées précocement dans la mémoire affective, constituent la base du développement psychique.

Chez l'enfant, les expériences gratifiantes conduisent à l'internalisation de dyades soi-objet fusionnées et positives (bon soi/bon objet), tandis que les expériences frustrantes donnent lieu à des dyades négatives (mauvais soi/mauvais objet). Les affects primitifs, tels que la douleur, la rage ou l'envie, servent de pont entre les instincts biologiques et les représentations psychiques. Au fil du développement, les pulsions (libido et agressivité) deviennent des systèmes motivationnels relativement stables, hiérarchisés et orientés vers des buts.

Dans un développement harmonieux, la maturation cognitive permet d'intégrer progressivement ces représentations scindées. Grâce au processus d'internalisation et à la répétition d'interactions positives, les représentations de soi et d'objets deviennent différenciées, nuancées et intégrées, contribuant à la formation structurée du Moi, du Ça et du Surmoi. Cependant, si l'enfant présente un tempérament particulièrement réactif ou s'il subit des frustrations précoces et intenses de la part de son environnement, le clivage reste actif de manière défensive. Il sert à protéger les représentations idéalisées des objets en les maintenant séparées des représentations persécutrices, mais au prix d'un développement pathologique. L'identité demeure alors diffuse, les représentations du soi et des objets restent fragmentées, et les fonctions du Moi, comme la tolérance à l'angoisse et le contrôle des impulsions, restent faibles. Ce mode de fonctionnement est typique de la structure limite, où le clivage coexiste avec d'autres mécanismes de défense primitifs tels que le déni, la projection et l'identification projective.

Les niveaux d'organisation de la personnalité

Certains auteurs (Bergeret, 2004; Kernberg, 1975; McWilliams, 1994) avancent l'existence de trois niveaux d'organisation dans la structure de la personnalité. Ces niveaux influencent la manifestation symptomatique, la planification du traitement et le pronostic du client. Voici une description des caractéristiques associées à chaque niveau d'organisation (McWilliams, 1999).

Le niveau d'organisation névrotique

Le niveau névrotique de la personnalité se caractérise par un haut niveau de fonctionnement psychique, en dépit de la présence de conflits émotionnels douloureux. Les individus à ce niveau ont généralement surmonté les états affectifs infantiles et sont capables de maintenir un raisonnement objectif et une pensée rationnelle, même au cœur de bouleversements émotionnels importants.

Sur le plan défensif, leur fonctionnement repose principalement sur des mécanismes de défense matures, notamment le refoulement, qui permet de repousser hors de la conscience des idées ou affects jugés inacceptables. Dans certaines situations de stress aigu, des défenses plus immatures peuvent apparaître temporairement, mais l'absence généralisée de défenses matures écarterait un diagnostic de niveau névrotique.

L'identité est intégrée et cohérente. Ces individus présentent un sentiment clair de continuité de soi dans le temps. Ils sont capables de se décrire, ainsi que de décrire autrui, de manière riche et nuancée, en tenant compte de traits durables, de valeurs personnelles, d'habitudes, de préférences et de convictions.

Le contact avec la réalité est intact : il n'y a ni hallucinations ni délires. Leur perception du monde est généralement partagée avec celle du clinicien. De plus, leurs symptômes sont vécus comme opposés au Moi (*ego-alien*), c'est-à-dire qu'ils apparaissent comme étrangers ou dérangeants pour la partie consciente, raisonnable du client. Ce type de symptômes favorise l'alliance de travail, dans la mesure où le client reconnaît leur caractère problématique et cherche à les comprendre ou à les modifier.

À l'inverse, les symptômes conformes au Moi (*ego-syntonic*), moins fréquents au niveau d'organisation névrotique, désignent des manifestations cliniques que le client perçoit comme cohérentes avec son mode habituel de fonctionnement. Ces pensées, comportements ou attitudes sont vécus comme familiers, logiques ou réfléchis, et ne sont donc pas considérés par le client comme problématiques. De ce fait, l'alliance thérapeutique peut être plus difficile à établir autour de ces manifestations, car elles s'intègrent à la structure même du Moi, ce qui les rend plus opaques à l'examen clinique et plus résistantes au travail introspectif.

Les individus à organisation névrotique font preuve d'un Moi observateur développé. Ils peuvent réfléchir à leur propre fonctionnement psychologique, reconnaître les effets de leurs émotions dans la relation thérapeutique et collaborer activement avec le clinicien pour comprendre les aspects plus inconscients de leur personnalité. Ce Moi observateur s'oppose au Moi d'expérience, plus subjectif et irrationnel, qui s'exprime davantage dans le vécu émotionnel du transfert.

Sur le plan développemental, ces clients ont généralement traversé avec succès les premiers stades du développement psychosocial proposés par Erikson (1950), notamment ceux liés à la confiance, à l'autonomie et à l'initiative. Ils possèdent un sens du soi suffisamment stable pour tolérer l'introspection, et n'ont pas un besoin excessif de sécurité ou de contrôle. Leur demande thérapeutique émerge souvent d'un conflit entre leurs désirs conscients et des obstacles internes qu'ils commencent à reconnaître comme venant d'eux-mêmes. Le conflit sous-jacent, lorsqu'il prend une forme sexuelle, est généralement de type œdipien et s'inscrit dans une position relationnelle triangulaire.

En thérapie, le transfert se manifeste par une reviviscence des émotions du passé dans le présent, mais de manière suffisamment contenue pour permettre au client de s'observer et de collaborer avec le clinicien. La relation thérapeutique est alors marquée par une alliance solide, où client et thérapeute œuvrent dans la même direction. Le contre-transfert qui émerge est généralement modéré, non intrusif, et peu susceptible d'activer des réactions extrêmes telles que l'impulsion de fuir ou d'attaquer.

Le niveau d'organisation psychotique

Le niveau d'organisation psychotique correspond à une structure de personnalité marquée par une désorganisation interne profonde, une identité fragile et un rapport altéré à la réalité. Bien que certains clients puissent présenter un fonctionnement apparemment adapté dans certaines sphères de leur vie, leur équilibre demeure précaire et vulnérable aux décompensations psychotiques en contexte de stress.

Les individus à ce niveau présentent un faible niveau de fonctionnement psychique global, accompagné d'une détresse intense et chronique. Ils manifestent souvent un profond désespoir et une désorganisation affective et cognitive significative.

La désintégration de l'identité constitue une caractéristique centrale. Le client peut douter de son existence, ne pas savoir qui il est ou éprouver de la confusion face à des aspects fondamentaux de lui-même, comme son âge, son sexe ou son orientation sexuelle. Les descriptions de soi ou d'autrui sont souvent vagues, concrètes, stéréotypées ou déformées, trahissant une fixation développementale à un stade précoce, notamment au niveau symbiotique ou préobjectal selon le modèle de Mahler (Mahler, Pine, & Bergman, 1990), où la séparation d'avec l'objet primaire n'a pas pu s'accomplir.

Le contact avec la réalité est altéré : le client peut présenter des idées délirantes, des hallucinations, des distorsions majeures de la pensée ou des idées de référence. Même en l'absence de symptômes psychotiques manifestes, la fragilité du Moi demeure importante, rendant la personne sujette à des épisodes de décompensation. L'univers psychique est souvent imprégné de peur, de confusion et de méfiance.

Du point de vue développemental, le conflit intrapsychique fondamental porte sur des enjeux d'existence même : vivre ou mourir, être ou ne pas être, se sentir séparé ou fusionné. Le client peut se percevoir comme une extension d'autrui, incapable d'éprouver un sentiment de soi différencié. À ce niveau, le Ça exerce une domination écrasante sur un Moi fragile, qui peine à se différencier de la réalité externe, d'où un sentiment d'anéantissement psychique.

Le recours aux mécanismes de défense archaïques est massif. On observe typiquement des manifestations de clivage, de déni, de retrait autistique, de projection, d'omnipotence défensive, d'idéalisation primitive ou de dissociation. Ces mécanismes, bien que protecteurs, compromettent lourdement l'adaptation du client à la réalité interpersonnelle et émotionnelle.

À ce niveau, le Moi observateur est largement absent. Le client n'est pas en mesure d'analyser ses propres difficultés avec recul ou curiosité psychique. Il peut verbaliser des éléments de son vécu de manière surapprise ou rigide, sans contact affectif réel. La pensée est souvent concrète, peu symbolisée. L'alliance thérapeutique se construit difficilement, dans la mesure où toute interprétation peut être vécue comme une intrusion menaçante. Le clinicien doit faire preuve d'une prudence particulière, en s'appuyant avant tout sur la construction d'une relation de confiance.

Le contre-transfert suscité par ces clients peut varier. D'une part, il peut être marqué par une tendance à la protection parentale, à l'omnipotence bienveillante ou à une profonde empathie face à la détresse du client. D'autre part, certains clients peuvent s'avérer particulièrement exigeants, fusionnels ou envahissants, évoquant une relation dyadique avec un nourrisson non différencié. Dans ces cas, le clinicien peut avoir le sentiment d'être « absorbé » ou « avalé » psychiquement. Malgré cela, ces clients témoignent souvent d'un désir sincère de lien humain et d'une soif d'espoir, ce qui peut rendre le travail thérapeutique émouvant, bien que complexe.

Le niveau d'organisation *borderline*

Le niveau d'organisation *borderline* se situe à un point intermédiaire entre le fonctionnement névrotique et psychotique. Il se caractérise par une instabilité importante au niveau de l'identité, de l'affect et des relations interpersonnelles, ainsi que par le recours prédominant à des mécanismes de défense primitifs. Malgré cette fragilité, les individus *borderline* présentent un contact globalement intact avec la réalité et peuvent bénéficier d'un travail psychothérapeutique approfondi, à condition que l'alliance thérapeutique soit soigneusement construite et maintenue.

À l'instar des structures psychotiques, les personnes *borderline* utilisent majoritairement des défenses primitives telles que le clivage, le déni et l'identification projective. Toutefois, contrairement aux psychotiques, ces défenses ne sont pas associées à une rupture durable du contact avec la réalité. De manière significative, une interprétation bien formulée peut atténuer leur anxiété, plutôt que d'aggraver la confusion, ce qui constitue un levier thérapeutique important.

Les personnes *borderline* souffrent de troubles de l'identité importants. Leur perception de soi est souvent contradictoire, instable et marquée par un sentiment chronique de vide. Leur développement s'est arrêté à la phase de séparation-individuation (Mahler *et al.*, 1990) : bien qu'ils aient réussi à se différencier de l'objet primaire (par exemple, la mère), ils n'ont pas réussi à intégrer les représentations bonnes et mauvaises de soi et de l'autre. Ainsi, ils alternent entre des perceptions idéalistes et dévalorisantes de soi et des figures importantes, y compris du thérapeute. Ce clivage est souvent imprévisible et rend difficile la tolérance de l'ambivalence.

Les descriptions de soi ou d'autrui manquent de complexité, se résumant fréquemment à des étiquettes globales ou réductrices. Contrairement aux clients psychotiques, ces descriptions restent cohérentes, bien que rigides. Cependant, les confronter à leur difficulté identitaire peut générer de la colère ou une attitude défensive. Leur désorganisation intérieure, bien que significative, n'atteint pas l'intensité désintégrante observée dans la psychose.

Le test de la réalité demeure relativement intact. Bien que les clients *borderline* puissent temporairement perdre contact avec la réalité en situation de stress (p. ex., interpréter un retard du thérapeute comme un rejet), ils peuvent généralement revenir à une évaluation plus objective lorsque l'interprétation est offerte avec tact. Contrairement aux psychotiques, ils reconnaissent que certains de leurs comportements peuvent sembler étranges aux yeux d'autrui.

Le Moi d'observation est limité. Ces clients ne consultent pas dans le but de modifier leur personnalité, qu'ils considèrent comme stable ou normale, mais plutôt pour atténuer des symptômes spécifiques tels que des attaques de panique, des épisodes dépressifs ou une détresse interpersonnelle. Lorsqu'une interprétation est formulée, elle est souvent perçue comme une attaque personnelle, car toute tentative d'exploration du fonctionnement du Moi active un vécu de critique ou de rejet. Cela rend l'alliance thérapeutique difficile à établir et à maintenir.

Sur le plan développemental, les clients *borderline* sont confrontés à des angoisses d'abandon et à une peur intense de perdre l'objet d'attachement. Selon Masterson (1976), ils sont pris dans un dilemme relationnel : lorsqu'ils se sentent proches de l'autre, ils éprouvent une peur d'être contrôlés ou absorbés ; lorsqu'ils s'en éloignent, ils ressentent un abandon vécu comme traumatique. Cette oscillation entre dépendance et rejet s'enracine dans une fixation à la phase de rapprochement de Mahler, où l'enfant autonome continue de dépendre de la disponibilité affective du parent. Dans l'histoire développementale, on retrouve souvent des parents qui ont soit découragé l'autonomie (être autonome = soi mauvais; être dépendant = soi bon), soit été indisponibles émotionnellement au moment où l'enfant avait besoin de régression après avoir atteint une certaine indépendance (être autonome = soi abandonné; être dépendant = soi protégé par l'objet). Cette dynamique conflictuelle donne lieu à des relations instables, intenses et marquées par des va-et-vient relationnels.

Le transfert dans la thérapie avec les clients *borderline* est intense, polarisé et résistant aux interprétations classiques. Le thérapeute est alternativement idéalisé puis dévalorisé, selon la dynamique du moment. Le contre-transfert est fréquemment mobilisé de manière puissante : le clinicien peut ressentir de la sympathie, un besoin de secourir ou, à l'inverse, de l'irritation face à des demandes perçues comme excessives. Ces réactions sont souvent polarisées, menant le professionnel à adopter soit une posture trop maternante, soit trop punitive, en fonction de la représentation transférentielle activée.

Le paradigme de la psychologie du soi

La psychologie du soi, développée par Heinz Kohut dans les années 1960 et 1970 (Kohut, 1966, 1971, 1977), constitue un apport majeur à la compréhension des troubles narcissiques et de la structure du soi. Cette approche se centre sur les représentations intrapsychiques du soi et sur ses composantes fondamentales, telles que l'estime de soi, la cohésion du soi et le sentiment de continuité interne. Contrairement aux approches classiques qui mettent l'accent sur les conflits pulsionnels entre le Ça, le Moi et le Surmoi, la psychologie du soi considère le Soi comme l'organe central de la personnalité, au cœur de l'expérience subjective de l'individu.

Le Soi et le développement narcissique

Pour Kohut, le Soi émerge à travers des interactions précoces avec des figures parentales investies d'une fonction spécifique : répondre aux besoins narcissiques de l'enfant. À ce stade archaïque, le Soi se structure autour de deux pôles :

1. **Le soi grandiose** : représentation de soi toute-puissante, exigeant admiration et validation.
2. **L'imago parentale idéalisée** : figure parentale perçue comme parfaite et toute-puissante, avec laquelle l'enfant cherche à s'unir.

Durant cette période, les parents ne sont pas perçus comme des individus séparés, mais comme des prolongements du soi, appelés «soi-objets». Lorsque les parents répondent de façon empathique à ses besoins narcissiques, l'enfant internalise ces fonctions, ce qui permet une transformation progressive du soi archaïque. Le soi grandiose se mue en ambitions réalistes, tandis que l'idéalisation parentale évolue en système de valeurs et d'idéaux personnels. À l'inverse, si les besoins narcissiques ne sont pas reconnus ou validés de manière empathique, le développement du Soi est interrompu. Il en résulte un Soi fragmenté, vulnérable à l'effondrement psychique. L'adulte reste alors dépendant de l'admiration d'autrui pour maintenir son estime de soi et peut manifester une rage narcissique lorsqu'il se sent humilié ou menacé.

Rage narcissique et défense du soi

La rage narcissique, concept central dans la théorie de Kohut, représente une réponse émotionnelle intense à la blessure narcissique. Elle vise à restaurer le sentiment d'omnipotence et de contrôle sur l'environnement, menacé par l'échec du soi-objet à répondre aux attentes. Les défenses telles que l'idéalisation et l'omnipotence ne cherchent pas à réduire l'agressivité, mais à protéger le Soi vulnérable.

Les transferts narcissiques

En thérapie, les clients narcissiques présentent deux formes principales de transfert :

- **Transfert en miroir** : le client recherche l'admiration du thérapeute pour soutenir son soi grandiose.
- **Transfert idéalisé** : le client perçoit le thérapeute comme une figure toute-puissante à idéaliser et avec laquelle il cherche à fusionner.

Ces transferts révèlent la fragilité du Soi et sa dépendance aux soi-objets externes. En répondant avec empathie, le thérapeute permet au client de relancer le développement du Soi, favorisant sa cohésion et sa maturation.

Ligne développementale du narcissisme

Kohut postule une seconde ligne de développement distincte de l'amour d'objet : celle du narcissisme. Elle suit deux axes, ambitions et idéaux, issus respectivement du soi grandiose et de l'imago parentale idéalisée. Cette ligne évolue normalement lorsque les besoins narcissiques sont reconnus et soutenus dans l'enfance.

Enfin, Kohut affirme que le besoin de soi-objets persiste tout au long de la vie. De la même manière que l'individu a besoin d'oxygène, il nécessite des objets relationnels capables de refléter, de soutenir et d'idéaliser son Soi, pour maintenir son équilibre psychique et son estime de soi.

La théorie de l'attachement

La théorie de l'attachement, développée initialement par John Bowlby (1969) et enrichie par les travaux empiriques de Mary S. Ainsworth (Ainsworth, Blehar, Waters, & al., 1978) à partir des années 1970, met l'accent non pas sur la relation elle-même, mais sur les besoins de sécurité qui découlent de la proximité avec les figures d'attachement. Ces besoins fondamentaux organisent les attentes de l'individu quant à la disponibilité, la fiabilité et la réponse de l'autre dans les situations de stress ou de vulnérabilité. Les stratégies d'attachement qui en découlent contribuent à façonner la manière dont l'individu se représente lui-même et autrui, influençant ainsi le développement psychologique et la capacité d'autorégulation affective.

Lorsque les figures parentales sont sensibles, cohérentes et disponibles, l'enfant développe un style d'attachement sécurisé. Ce style est associé à une image positive de soi (perçu comme digne d'être aimé) et des autres (perçus comme fiables et rassurants). L'enfant s'avère alors capable de rechercher du réconfort en période de stress, mais aussi de tolérer l'autonomie et les éloignements. Chez l'adulte, ce style favorise la stabilité émotionnelle et la réciprocité dans les relations intimes.

À l'inverse, des figures parentales imprévisibles, intrusives ou suscitant le rejet favorisent le développement de styles d'attachement insécures. Ceux-ci s'accompagnent de modèles internes négatifs de soi (perçu comme indigne d'être aimé) et/ou de l'autre (perçu comme indisponible ou menaçant). Les individus à attachement insécurisé peuvent être caractérisés par une anxiété face à l'abandon, un évitement de l'intimité, ou les deux. Chez l'enfant, ces dynamiques peuvent entraîner des réactions de colère ; chez l'adulte, elles peuvent se traduire par des comportements agressifs ou violents, souvent motivés par la crainte d'une rupture réelle ou anticipée. Une faible capacité de mentalisation semble médier la relation entre l'attachement insécurisé et l'impulsivité agressive.

Utilité des modèles théoriques

Sur le plan clinique, bien que les théories psychodynamiques (de Freud à Bowlby) ne s'inscrivent pas toutes dans un cadre épistémologique unifié, elles n'en demeurent pas moins complémentaires dans leur utilité clinique. Chaque théorie apporte un éclairage spécifique sur certaines manifestations psychopathologiques. Le clinicien peut ainsi puiser librement dans ces modèles, les adaptant aux particularités de chaque client. Connaître plusieurs modèles théoriques revient, en somme, à maîtriser plusieurs langues afin de mieux comprendre et accompagner une diversité de clientèles.

21.3 FORMULATION DE CAS

Selon Messer et Wolitzky (1997), la formulation de cas psychodynamique prend la forme d'un récit structuré qui vise à proposer une explication cohérente, complète, plausible et (souhaitons-le) exacte du développement de la personnalité et du fonctionnement actuel du client, en se basant sur l'histoire telle qu'elle est racontée, vécue et reconstruite par le client dans le contexte de la relation thérapeutique. Cette histoire demeure une construction, et non une vérité définitive, car en psychodynamique, on travaille moins avec des faits objectifs qu'avec des comportements manifestes dont la signification est explorée à travers différentes hypothèses psychologiques. La signification de ces comportements évolue constamment, en fonction de la relation thérapeutique et du moment du processus.

Pour comprendre son client, le clinicien mobilise plusieurs cadres de référence, appelés *modèles de travail* : 1) son sens commun ; 2) sa connaissance personnelle de lui-même, influencée par sa propre histoire et ses modèles théoriques ; 3) les théories psychodynamiques qu'il maîtrise ; 4) son expérience clinique accumulée. À travers l'écoute, il retient des hypothèses qu'il réévalue régulièrement pour vérifier leur pertinence à la lumière des nouveaux éléments. Lorsqu'une hypothèse semble résonner avec les besoins psychiques du client, le clinicien peut proposer une interprétation, puis observer les réactions affectives et associatives du client pour en évaluer la justesse (Messer & Wolitzky, 1997).

Format général de la formulation psychodynamique

Selon les auteurs, dont Messer et Wolitzky (1997) et Leiper (2014), une formulation psychodynamique utile pour la planification du traitement devrait intégrer quatre perspectives complémentaires : structurale, dynamique, développementale et adaptative.

1. Caractéristiques structurales de la personnalité

Cette perspective s'intéresse à la forme du fonctionnement psychologique, c'est-à-dire à la manière dont les divers systèmes psychiques sont organisés et interagissent (Messer & Wolitzky, 1997).

› **Fonctions du Moi autonomes** : Il s'agit des fonctions de base (perception, motricité, langage, test de réalité, etc.).

› **Affects, pulsions et défenses** :

- Le client est-il capable de tolérer une large gamme d'affects sans se sentir débordé ou avoir recours à des défenses rigides ?
- Les affects sont-ils différenciés (colère, jalousie, haine) ou globalement vécus comme de la rage ?
- Quelles sont les défenses utilisées ? Sont-elles matures ou primitives ? Empêchent-elles l'expérience du plaisir ou rigidifient-elles le fonctionnement ?

› **Fonctions liées aux objets** :

– Le client peut-il faire confiance, être intime et autonome dans ses relations?
– Comment vit-il la perte, la déception ou le désillusionnement?
– Présente-t-il des patrons relationnels caractéristiques (p. ex., soumis, contrôlant, autodéfaitiste)?

› **Fonctions liées au soi** :

– Le client est-il capable de maintenir une image stable et positive de lui-même?
– Est-ce que ses ambitions et idéaux sont réalistes?
– Présente-t-il une vulnérabilité importante à la honte, à la dévalorisation ou à l'inflation narcissique?

› **Niveau d'organisation de la personnalité** :

– Le clinicien peut situer le client sur un continuum structurel : organisation névrotique, *borderline* ou psychotique.

Selon Leiper (2014), dans une formulation d'un point de vue structurel, le clinicien peut se poser les questions suivantes :

› Quelles sont les défenses caractéristiques du client? Quel niveau de maturité suggèrent-elles, quelle est leur efficacité et à quel prix en termes de restrictions personnelles?
› Quelle est la capacité d'autoréflexion du client? Peut-il réfléchir à ses états internes et à ses motivations d'une manière psychologique?
› Quel est le degré de force du moi du client? Est-il résilient ou fragile, flexible ou rigide? Peut-il utiliser ses forces et ses capacités d'adaptation?
› Dans quelle mesure le client est-il capable de réguler ses émotions? Le client est-il capable de gérer la détresse et l'anxiété et de différencier raisonnablement ses réponses en fonction des situations? Le client est-il capable de supporter la déception et la perte?
› Le client est-il capable de réguler et de maintenir son sens de l'autonomie? Existe-t-il un sentiment de cohérence personnelle, de stabilité et d'estime de soi? Susceptibilité à la honte ou à la démesure? Idéaux, valeurs et buts clairs et stables?
› Le mode de relation du client avec les autres atteint-il un équilibre entre les tensions de l'intimité et de l'autonomie, de la domination et de la soumission, du besoin et de l'attention?

2. Caractéristiques dynamiques de la personnalité

Cette section explore les désirs, angoisses et défenses qui constituent les conflits, les motivations inconscientes et les significations psychologiques qui sous-tendent les comportements et symptômes.

Le point de vue dynamique doit considérer les points suivants (Leiper, 2014; Messer & Wolitzky, 1997) :

› Quelle est la signification du symptôme pour le client?
› Ces conflits sont-ils intrapsychiques ou interpersonnels?
› Quels sont les principaux conflits psychiques sous-jacents?
› Quels désirs, pulsions et peurs sont à l'origine de ces conflits? Quelles relations internalisées entre le soi et les objets constituent ces conflits?

- Quelle est la nature des angoisses qui découlent des conflits fondamentaux? Dans quelle mesure semblent-elles gérables pour le client?
- Quels sont les stratégies défensives et les patrons relationnels qui sont déployés pour gérer ces angoisses?
- Quelle est leur efficacité et quels sont leurs effets néfastes?

3. Antécédents développementaux

Le clinicien cherche à comprendre les événements développementaux qui ont influencé la structuration de la personnalité comme des événements traumatiques (abus, négligence, séparation précoce, troubles mentaux parentaux), le stress modéré (conflits familiaux, arrivée d'un nouveau membre, échecs scolaires) et l'impact de ces événements qui dépend du stade développemental où ils surviennent (Messer & Wolitzky, 1997).

Le point de vue développemental porte attention aux enjeux suivants (Leiper, 2014) :

- Quelles ont été la nature et la qualité des relations familiales (et autres relations sociales) à différents moments de la vie du client (enfance, adolescence et ultérieurement)?
- Quels sont les événements et les expériences qui semblent avoir été importants dans la vie du client?
- À quel âge ou à quelle phase du développement ces relations ou événements ont-ils été vécus, et quel a pu être leur impact sur le développement psychologique?
- Quelle a été l'expérience consciente du client ou son récit de ces expériences? Cela correspond-il à ce à quoi on pourrait s'attendre ou existe-t-il une possibilité de distorsion défensive? Quelle signification ces expériences peuvent-elles avoir eue?
- Quels sont les modèles ou les thèmes de relation et d'adaptation qui semblent se répéter à différentes phases du développement et dans différents contextes relationnels?
- Quelle phase du développement semble être la plus associée à ces questions thématiques?
- Comment ces thèmes sont-ils représentés dans la relation thérapeutique? Quel est le modèle d'interaction et d'expérience du transfert et du contre-transfert?

4. Caractéristiques adaptatives

Le clinicien évalue les forces du client et la manière dont il s'adapte à ses conflits internes et au monde extérieur. Cette perspective met l'accent sur les cycles dysfonctionnels (p. ex., modes de défense rigides, relations répétitives) qui s'entretiennent, mais aussi sur les tentatives réussies du client à faire face à ses conflits et qui pourraient être renforcées en thérapie. Elle sert souvent de pont entre les autres dimensions de la formulation et l'élaboration du plan thérapeutique.

Dans le point de vue adaptatif de la formulation, le clinicien peut demander (Leiper, 2014; Messer & Wolitzky, 1997) :

- Quels sont ses accomplissements personnels, intellectuels, sociaux?
- Ses stratégies adaptatives sont-elles fonctionnelles ou perpétuent-elles ses difficultés?
- Quel schéma se répète dans ces problèmes ou symptômes de la vie et avec quel objectif inconscient?
- Pourquoi cette situation est-elle apparue maintenant ou est-elle devenue intolérable, et pourquoi demande-t-on de l'aide à ce moment-là?

› Quels sont les cycles inadaptés qui maintiennent la gestion des conflits centraux ? De quelle manière les réponses du client déforment-elles ou manipulent-elles son expérience de la vie pour aboutir à ces répétitions qui se confirment d'elles-mêmes ?

› Comment ces modèles de réponse stéréotypés limitent-ils le développement et la réussite du client dans la vie ?

› Quelles sont les méthodes de gestion des conflits qui ont relativement bien fonctionné et en quoi ont-elles constitué une réponse positive aux problèmes de développement ?

21.4 FIGURES ET GRILLES D'ANALYSE EN FORMULATION PSYCHODYNAMIQUE

L'analyse du matériel clinique, en formulation psychodynamique, s'appuie sur les concepts issus de la métapsychologie freudienne et de ses développements contemporains. Afin de rendre ces notions plus accessibles et dynamiques, il est utile de les illustrer au moyen de figures explicatives et d'utiliser des grilles d'analyse structurées pour développer une formulation de cas.

Triangles du conflit et du transfert

Parmi ces outils, le triangle du conflit constitue un modèle particulièrement pertinent pour explorer la dynamique intrapsychique. Ce schéma met en relation trois composantes essentielles : le désir (ou la pulsion), l'angoisse et les mécanismes de défense. Le conflit psychique émerge à partir d'un sentiment ou d'un désir inconscient dont l'émergence à la conscience suscite une angoisse intense, en raison de la perception que sa reconnaissance ou son expression pourrait entraîner des conséquences catastrophiques (p. ex., perte d'amour, rejet, honte). Pour éviter cette menace, et ceci en réponse à l'angoisse signalant un danger interne, des défenses sont mobilisées, agissant comme des solutions visant à maintenir le conflit hors de la conscience. Lorsque ces défenses ne suffisent pas à neutraliser l'angoisse, une seconde ligne de protection peut être activée sous forme de symptômes. Ces derniers agissent comme des formations de compromis dans lesquelles les deux pôles du conflit parviennent à s'exprimer partiellement, tout en étant déformés ou déguisés. Ainsi, le symptôme ne constitue pas seulement une manifestation pathologique, mais également une tentative d'adaptation psychique. Le triangle du conflit peut aussi s'illustrer entre les parties fonctionnelles de la psyché, soit le ça, le moi et le surmoi.

Dans d'autres cas, le conflit peut être envisagé sous l'angle de relations d'objets internes, soit une dynamique intrapsychique entre différentes parties de la psyché représentant des figures relationnelles intériorisées (p. ex., différentes parties du soi ou entre des représentations de soi et de l'objet) associées à des affects parfois intenses et polarisés. Le conflit peut alors être conçu comme la lutte entre des relations d'objets internes opposées dans le moi (p. ex., l'objet persécuteur attaquant l'objet idéal et le moi).

En parallèle, les phénomènes transférentiels et contre-transférentiels peuvent être conceptualisés à l'aide du triangle du transfert, qui met en relation trois pôles : le client, le thérapeute et les figures importantes du passé. Ce modèle aide à comprendre comment les affects, attentes et conflits issus des premières relations sont réactivés et réinvestis dans la relation thérapeutique actuelle ou encore dans tout contexte relationnel avec des personnes significatives. La figure 21.1 illustre ces triangles conceptuels.

Figure 21.1 Illustration des triangles du conflit et du transfert

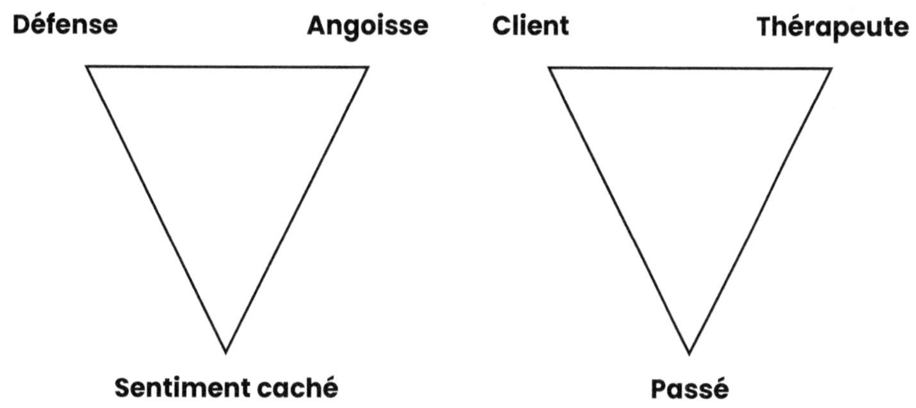

Grille d'analyse psychodynamique

Pour soutenir le travail d'analyse, des grilles d'analyse peuvent être utilisées. Celles-ci visent à articuler le matériel clinique, les concepts métapsychologiques et les implications techniques. Le matériel clinique inclut des extraits de séances, des comportements observés en entrevue, la problématique du client, des éléments significatifs de son histoire développementale ou encore un rêve. Les concepts métapsychologiques permettent d'éclairer ce matériel à travers des cadres théoriques tels que le conflit, les enjeux développementaux, les identifications ou les objets internes. Enfin, les aspects techniques couvrent différents éléments, tels que :

- Les zones du matériel nécessitant des clarifications cliniques ;
- Les hypothèses dynamiques à vérifier ;
- Les enjeux intrapsychiques ou transférentiels à explorer lors de la prochaine rencontre ;
- Les interventions possibles à formuler, à condition qu'elles demeurent pertinentes selon la dynamique observée ;
- La manière dont la relation thérapeutique pourrait évoluer en réponse au matériel.

Ces outils ne visent pas à figer la compréhension clinique, mais plutôt à organiser la réflexion du clinicien autour de pistes interprétatives dynamiques, ajustables au fil du processus d'évaluation pouvant s'échelonner sur deux ou trois rencontres. Le tableau 21.1 est un exemple de l'utilisation de la grille d'analyse psychodynamique.

Tableau 21.1 Exemple clinique avec la grille d'analyse psychodynamique

Matériel	Métapsychologie	Technique
Agressivité vis-à-vis de sa mère. Relations insécurisantes et instables avec mère, père, belle-famille ; s'occupe de son frère qui a des problèmes (donne de manière excessive). Période de dissociation où reste confiné dans sa chambre. Sentiment d'être abusé, abus d'alcool.	Désir : recevoir l'amour de sa mère, besoins oraux ; détruire petit frère qui reçoit attention ; détruire mère qui ne le nourrit pas, détruire le mauvais sein. Angoisse : perdre sa place, être abandonné, mourir de faim. Défense : mise à distance dans ses relations pour ne pas détruire l'objet ; identification à la mère en l'abandonnant lui aussi ; sentiment de triomphe, de grandiosité (« la réalité est celle que j'imagine ; je suis indispensable »).	Explorer la période de dissociation. Comment le client sera-t-il capable de se laisser aider ? Voir si désir de réparation à la suite de colère et jalousie ou encore sentiment de triomphe. Qu'est-ce qui explique son sentiment d'être abusé ? À la première entrevue, tenter une interprétation pour voir ce que le client va en faire en revenant à la seconde entrevue.

21.5 EXEMPLE DE LA FORMULATION DE CAS PSYCHODYNAMIQUE

M. Bernard est un homme âgé de 32 ans, célibataire, vivant de l'aide sociale. Il est évalué en clinique externe pour un trouble phobique. Monsieur éprouve une peur immense de se retrouver dans une situation où il est seul en présence d'une femme, une situation qu'il évite de manière systématique. Monsieur rapporte que le problème serait apparu à la suite d'un incident où il aurait été faussement accusé par une femme d'agression sexuelle. De son histoire personnelle, il rapporte avoir grandi sur une ferme où les travaux physiques auraient contribué à développer sa musculature. Dans sa relation avec ses parents, il dit avoir souffert du manque de compréhension que ces derniers démontraient à l'égard de ses intérêts divergents des leurs, par exemple ses lectures philosophiques. À l'adolescence, il aurait éprouvé un manque de confiance dans ses rapports avec les jeunes femmes étant donné son sentiment d'infériorité par rapport aux autres hommes relativement aux connaissances sur la sexualité.

L'examen mental révèle les observations suivantes. Le client est de taille plutôt trapue. Il paraît relativement plus vieux que son âge et présente un début de calvitie. Il porte le jeans et la chemise, ses vêtements sont décontractés, mais soignés pour l'occasion. Il a des verres correcteurs. Son niveau de vigilance est normal. Durant l'entrevue, il apparaît détendu, assis confortablement, mais présente certains gestes répétitifs (se frotte les mains, la racine du nez). Il maintient un bon contact visuel, son visage est expressif, il est souriant et parle calmement. Envers l'examinateur, il se montre intéressé, coopératif, en confiance et se dévoile facilement. L'humeur est méfiante et appréhensive. En entrevue, l'affect est varié, approprié au contenu du discours, et monsieur apparaît plutôt heureux de se raconter et de se sentir compris. Le discours est cohérent et le débit normal. Monsieur s'arrête parfois pour réfléchir avant de répondre. Au niveau du contenu de la pensée, on note des ruminations anxieuses à propos des femmes. Plus précisément, monsieur rapporte qu'il évite de se retrouver seul dans un endroit public en compagnie d'une femme, étant donné sa peur d'être injustement accusé d'agression sexuelle. Les pensées récurrentes ne semblent pas vécues comme bizarres ou irréalistes. Le client ne rapporte pas de compulsions, d'hallucinations ou d'expériences de délire.

Malgré la surévaluation de ses pensées, monsieur reconnaît que sa croyance d'être accusé par une femme est largement erronée. Ainsi, il est accessible à la critique et aux preuves contraires. Il semble toutefois avoir tendance à mésinterpréter les indices non verbaux dans ses interactions avec les femmes et à leur prêter facilement une attitude critique à son endroit (perçoit de la désapprobation dans le regard des femmes). Le client nie avoir des idéations suicidaires ou homicidaires. Le client est orienté dans les trois sphères. Le langage expressif et réceptif est tout à fait fonctionnel. La concentration ainsi que la mémoire récente et ancienne apparaissent normales. Sur le plan des connaissances générales, monsieur démontre une culture générale supérieure à son niveau de scolarisation. En entrevue, l'introspection apparaît complète et le jugement est adéquat. Monsieur est tout à fait conscient de ses difficultés émotionnelles et désire recevoir de l'aide. Malgré tout, monsieur rapporte ne pas faire confiance en son jugement lorsqu'il devient émotif.

Caractéristiques structurales et dynamiques

Fonctions autonomes du Moi

Le client dispose de ressources intellectuelles notables, telles qu'un bon jugement social et une base solide de connaissances générales. Toutefois, ces ressources ne se traduisent pas par un niveau de fonctionnement adaptatif, comme en témoigne son inactivité professionnelle depuis plusieurs années. Cette dissociation suggère qu'il est généralement en mesure de se concentrer, de s'organiser et d'apprendre, mais que ces capacités s'effondrent dans des contextes de stress interpersonnel, notamment en lien avec sa phobie.

Affects, pulsions et mécanismes de défense

Les préoccupations centrales du client gravitent autour de sa sexualité, de sa crainte d'être perçu comme incompétent, et de la peur d'être humilié. Ses interactions avec le sexe opposé suscitent une charge affective intense, marquée par la rage, le mépris et la colère. Sur le plan défensif, le client recourt de façon rigide à des mécanismes tels que la projection, le clivage, le déplacement et l'intellectualisation. Or, ces défenses, bien que mobilisées en réponse à l'angoisse, se révèlent inefficaces pour la contenir et contribuent à une détérioration significative de son fonctionnement social et occupationnel. Le symptôme le plus invalidant demeure une phobie sociale spécifique : l'évitement marqué des situations où il pourrait se retrouver seul en présence d'une femme. D'autres manifestations symptomatiques incluent des ruminations colériques persistantes et une méfiance excessive.

Fonctions objectales

Sur le plan relationnel, le client présente des difficultés majeures à établir des liens intimes avec des partenaires du sexe opposé. Dans ses relations interpersonnelles, il oscille entre une idéalisation excessive et une dévalorisation rapide des autres, selon qu'ils répondent ou non à ses attentes idéalisées. Lorsqu'il se sent blessé dans son estime ou trahi, il manifeste des réactions rancunières marquées.

Les représentations internes du client révèlent un monde objectal clivé. On y retrouve, d'un côté, une image de soi grandiose liée à une image idéalisée de l'autre, toutes deux associées à des affects d'envie et d'admiration ; de l'autre, un soi perçu comme humilié et incompris, en lien avec une représentation d'objet vécu comme trompeur et méprisant, accompagnée de sentiments de colère et de déception.

Fonctions du Soi

Le récit du client met en lumière une déception profonde liée à ses figures parentales, autrefois idéalisées, ce qui semble avoir compromis le développement d'une estime de soi stable et réaliste. La cohésion du Soi et l'estime personnelle apparaissent aujourd'hui comme extrêmement vulnérables face aux blessures narcissiques. Pour préserver son sentiment de valeur personnelle, le client cherche à s'identifier à des figures idéalisées. Toutefois, ses tentatives d'autoréalisation prennent la forme de projets marginaux, peu compréhensibles pour son entourage, et qui ne répondent pas à ses aspirations profondes.

Niveau d'organisation de la personnalité

La structure de personnalité du client semble correspondre à un niveau d'organisation *borderline*. Cette hypothèse est appuyée par la présence d'une identité instable, de défenses primitives, ainsi que par la coexistence d'une capacité à maintenir un contact suffisant avec la réalité.

Hypothèses dynamiques

Les expériences traumatiques vécues dans l'enfance, notamment celles qui ont affecté le développement de son estime de soi, semblent s'être répétées à l'adolescence et se réactualisent aujourd'hui dans le domaine de son identité masculine. Afin de se protéger contre la crainte d'être humilié dans le cadre de relations intimes avec des femmes, le client évite systématiquement de se retrouver seul en leur présence. Cette stratégie défensive révèle un déplacement : l'angoisse de désintégration narcissique liée à l'intimité est transférée à l'ensemble des situations sociales impliquant une proximité avec une femme.

Par ailleurs, les affects de colère à l'endroit de la figure maternelle, et plus largement à l'égard des femmes, sont projetés à l'extérieur. Cette dynamique contribue à renforcer une perception persécutrice des femmes, vécues comme hostiles ou potentiellement accusatrices. Le client nourrit ainsi la crainte d'être agressé psychiquement ou faussement accusé d'un geste déplacé, ce qui alimente davantage ses réactions d'évitement, sa colère refoulée et sa méfiance.

21.6 RÉSUMÉ

L'approche psychodynamique vise à comprendre le fonctionnement psychique du client à partir des expériences de vie, des conflits inconscients, des structures internes et des relations passées intériorisées. Elle s'appuie sur plusieurs paradigmes théoriques complémentaires : la théorie freudienne (topique et structurale), les relations d'objet (Klein, Winnicott, Kernberg), la psychologie du soi (Kohut) et la théorie de l'attachement (Bowlby). Chacun de ces modèles met l'accent sur des aspects différents du développement psychique, comme les pulsions, les représentations internes, la cohésion du soi ou les besoins de sécurité.

La formulation de cas psychodynamique est une construction narrative qui vise à expliquer la dynamique psychique actuelle du client à partir de son histoire personnelle et de la relation thérapeutique. Elle intègre quatre dimensions centrales : 1) la structure de la personnalité (organisation, défenses, affect, identité) ; 2) les conflits psychiques et motivations inconscientes ; 3) les événements développementaux marquants ; 4) les caractéristiques adaptatives. Le clinicien mobilise différents cadres de référence, formule des hypothèses cliniques et ajuste sa compréhension au fil du processus thérapeutique. L'objectif est de dégager une compréhension cohérente du fonctionnement psychique pour orienter l'intervention.

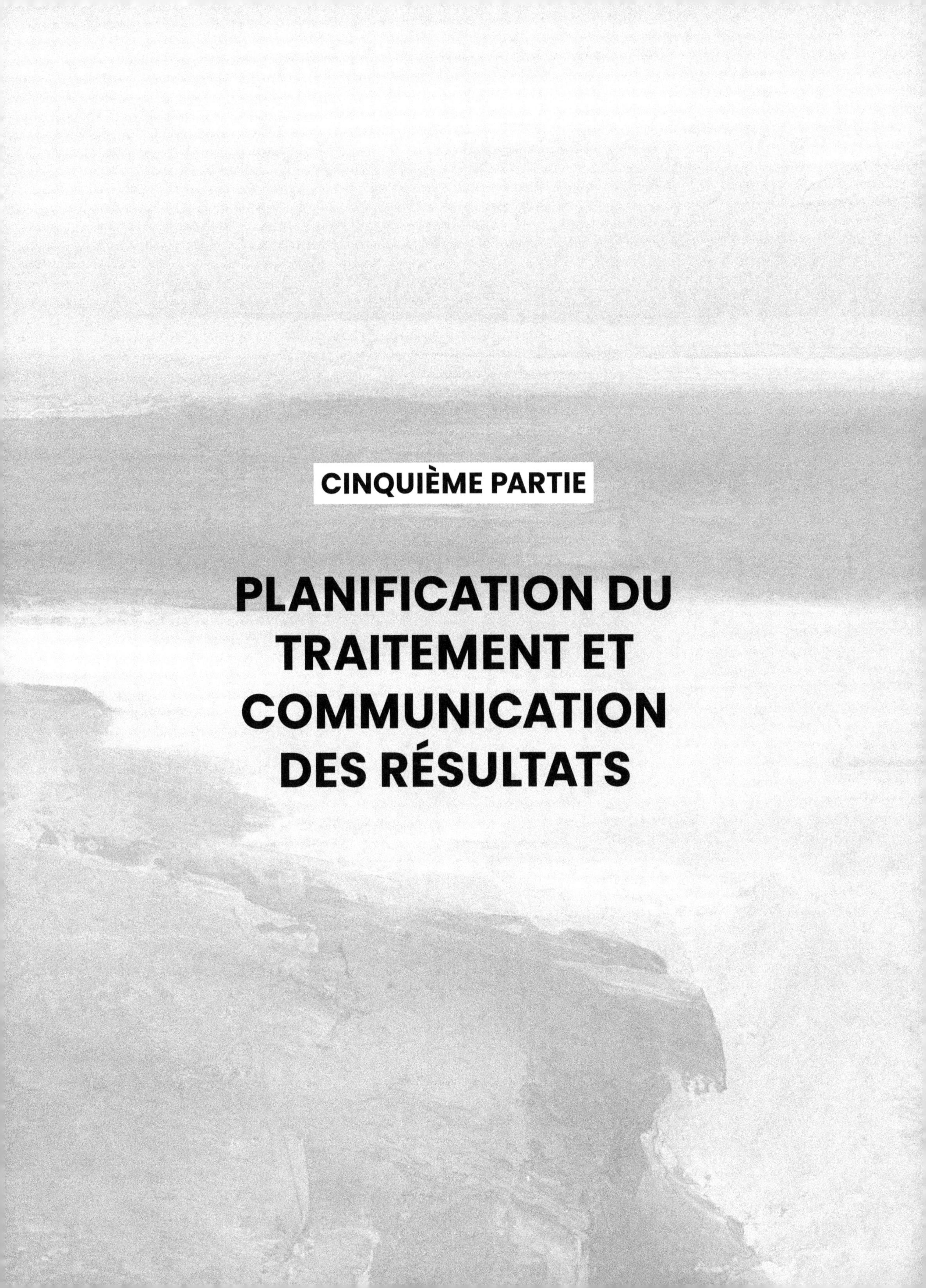

CINQUIÈME PARTIE

PLANIFICATION DU TRAITEMENT ET COMMUNICATION DES RÉSULTATS

CHAPITRE 22

PLANIFICATION DU TRAITEMENT

22.1 DÉFINITION, ÉVOLUTION HISTORIQUE ET LIMITES DU DIAGNOSTIC

La planification du traitement peut être définie comme un effort conceptuel visant à déterminer les actions les plus susceptibles d'aider efficacement le client (Makover, 2016; voir Maruish, 2019). Loin de représenter une décision unique applicable à tous les cas, elle constitue un processus complexe impliquant plusieurs choix interreliés. Ce processus prend en compte les caractéristiques individuelles du client, le contexte dans lequel se déroule l'intervention, les variables relationnelles et les différentes stratégies et techniques de traitement disponibles (Clarkin & Kendall, 1992; voir Maruish, 2019). Le plan de traitement découle logiquement de l'intégration des données cliniques. Il repose sur les hypothèses explicatives formulées au sujet des difficultés du client, lesquelles sont traduites en une proposition d'intervention comprenant des objectifs précis, ainsi que les préférences et la disposition du client au changement (Eells, 2015; voir Maruish, 2019).

Sur le plan historique, Groth-Marnat et Wright (2016) rappellent que les recherches pertinentes à la planification du traitement se sont d'abord orientées vers la comparaison des approches thérapeutiques. Ces travaux ont notamment comparé l'effet de techniques ou de traitements spécifiques en fonction des problèmes du client. Un des objectifs centraux de ces recherches était d'optimiser l'adéquation entre les caractéristiques du client, la nature du problème, la technique utilisée et les attributs du thérapeute. Durant les années 1950 et 1960, l'approche psychodynamique mettait l'accent sur l'exploration des conflits intrapsychiques, considérant que leur compréhension pouvait guider l'intervention, sans nécessairement définir des objectifs comportementaux explicites. À l'inverse, l'approche comportementale, dominante dans les années 1960-1970, privilégiait des cibles d'intervention précises et opérationnelles.

Au cours des années 1980, les méta-analyses sur les résultats des psychothérapies ont révélé une efficacité équivalente entre les différentes approches lorsqu'elles sont appliquées à des problématiques similaires. Trois réponses pertinentes à la planification du traitement ont découlé de ce constat. D'abord, la première réponse a été de déplacer l'intérêt vers les facteurs non spécifiques communs à toutes les approches, comme la qualité de la relation thérapeutique, l'empathie, l'instauration de l'espoir ou encore la capacité à offrir des expériences correctrices, susceptibles d'expliquer les résultats positifs, indépendamment de l'orientation théorique. Dans ce contexte, l'évaluation formelle par les tests sur les problèmes du client et les recommandations techniques spécifiques ont parfois été reléguées au second plan au profit de la mesure de la qualité de l'alliance thérapeutique. Toutefois, une seconde réponse, nommée traitement différentiel (*differential therapeutics*), a maintenu l'importance de la spécificité des interventions. Ancrée dans une perspective plus biomédicale, elle cherche à préciser le diagnostic, ses sous-types, et à obtenir des informations cliniques précises pour adapter les techniques d'intervention. Par exemple, le traitement cognitivo-comportemental du trouble d'anxiété sociale vise les cognitions dysfonctionnelles spécifiques à ce trouble. Dans cette approche, l'évaluation des mécanismes explicatifs des troubles prend de l'importance pour la planification du traitement.

Une troisième approche, dite des caractéristiques du client (*client characteristics*), avance que les différences d'efficacité entre les traitements proviennent d'un manque de considération des attributs individuels des clients. Cette perspective soutient que l'identification fine des caractéristiques personnelles permettrait de mieux prédire la réponse au traitement et de choisir l'approche thérapeutique la plus appropriée. Dans cette optique, l'évaluation psychologique, incluant les grands tests standardisés, retrouve toute sa pertinence, en tant qu'outil pour guider la sélection des interventions les plus adaptées.

Malgré l'influence du DSM, de la psychiatrie biologique et des politiques de gestion des soins de santé (*managed health care*), qui ont favorisé l'usage de l'entrevue clinique au détriment des tests dans le processus diagnostique, plusieurs cliniciens reconnaissent les limites de cette approche (Beutler, Malik, Talebi, Fleming, & Moleiro, 2004). D'abord, ni les diagnostics ni les traitements «manualisés» ne sont véritablement spécifiques à un individu donné. Le diagnostic seul ne saurait suffire à établir un plan de traitement nuancé et personnalisé. De plus, en réponse aux contraintes d'être à la fois efficace cliniquement et d'utiliser des instruments standardisés, certains auteurs ont proposé de privilégier l'usage d'instruments plus concis, plus facilement administrables et directement orientés vers les décisions thérapeutiques. Ces instruments visent à répondre à des questions cliniques concrètes, telles que : «le trouble est-il traitable?», «la psychothérapie est-elle indiquée?», ou encore «quels types d'interventions sont à privilégier?». Dans un contexte où les cliniciens sont souvent appelés à poser rapidement un jugement sur le traitement le plus efficace à recommander, les données issues des tests psychologiques peuvent constituer des prédicteurs utiles de l'issue thérapeutique et de la réponse différentielle aux traitements disponibles.

En somme, une planification de traitement rigoureuse ne peut se limiter au diagnostic. Elle exige une compréhension approfondie du client, incluant ses caractéristiques personnelles, ses besoins spécifiques et son engagement potentiel dans le processus de changement. L'évaluation psychologique, en tant qu'outil de recueil de données cliniquement pertinentes, joue un rôle central dans cette démarche de planification individualisée.

22.2 COMPOSANTES DU PLAN DE TRAITEMENT

Un plan de traitement structuré comprend généralement les éléments suivants : la source de la référence et le motif de consultation, la description du problème actuel, la liste des problèmes identifiés, le diagnostic, les buts et objectifs de l'intervention, la nature du traitement proposé, les forces du client, les préférences du client et les obstacles potentiels au traitement, les références pour évaluation complémentaire, ainsi que les critères permettant de déterminer à quel moment le traitement pourra être considéré comme terminé (Maruish, 2019). Comme plusieurs de ces composantes ont déjà été abordées dans les chapitres précédents, seuls certains aspects seront approfondis ici.

La liste des problèmes

L'un des fondements du plan de traitement repose sur l'identification rigoureuse des problèmes que présente le client (Maruish, 2019). Il est fréquent que celui-ci évoque une pluralité de difficultés. Toutefois, tous les problèmes recensés lors de la formulation du cas ne nécessitent pas d'être inclus dans le plan de traitement en tant qu'objectifs d'intervention. Seuls les problèmes qui compromettent de manière significative le fonctionnement adaptatif du client dans les divers domaines de sa vie, et qui peuvent raisonnablement être ciblés par une intervention, méritent d'y figurer.

La hiérarchisation de ces problèmes doit faire l'objet d'une discussion collaborative entre le clinicien et le client. À cette fin, Persons (2008 ; voir Maruish, 2019) propose une série de questions permettant d'établir les priorités :

- Y a-t-il un danger imminent pour la vie ou l'intégrité physique du client ou d'autrui ?
- Un problème menace-t-il la poursuite ou l'efficacité du traitement ?
- Existe-t-il un problème qui, s'il n'est pas résolu, empêchera la résolution des autres difficultés ?
- Quel est le problème auquel le client est le plus attaché sur le plan émotionnel ?
- Lequel perturbe le plus son fonctionnement quotidien ?
- La résolution de quel problème entraînerait une amélioration globale ou la disparition d'autres problèmes ?
- Un problème, s'il est traité en premier, risquerait-il de déstabiliser le client ? (Dans ce cas, il peut être préférable de le reporter à une phase ultérieure du traitement.)
- Existe-t-il un problème pouvant être résolu rapidement et facilement, offrant ainsi un gain initial encourageant ?

Les buts et objectifs de l'intervention

Une fois les problèmes hiérarchisés, le clinicien et le client définissent les buts et objectifs du traitement. L'approche SMART est recommandée pour encadrer cette démarche (Maruish, 2019). Elle repose sur cinq critères : Spécifique, Mesurable, Atteignable, Réaliste et Temporellement défini. Cette approche vise à rendre les objectifs concrets, motivants et orientés vers le changement.

- **Spécifique** : Les objectifs doivent être clairement définis et suffisamment précis pour être observables et mesurables. Par exemple, dans le cas d'un client présentant une anxiété sociale, un objectif tel que « se sentir mieux en société » est trop vague. Il serait plus pertinent de formuler « engager une conversation par jour avec un collègue au travail ».
- **Mesurable** : Chaque objectif doit être associé à des critères quantifiables permettant de suivre les progrès réalisés. Cette qualité mesurable favorise l'évaluation de l'efficacité du traitement et facilite l'ajustement des interventions si nécessaire. Elle contribue également à motiver le client, en lui offrant une perspective claire de ses accomplissements.
- **Atteignable** : Le clinicien doit s'assurer que les objectifs tiennent compte des ressources actuelles du client. Par exemple, chez un client atteint d'un trouble psychotique sévère, fixer comme but l'obtention d'un poste de direction pourrait être irréaliste dans l'immédiat, même si l'objectif est en soi légitime.
- **Réaliste** : Au-delà de savoir si les objectifs sont atteignables, le clinicien doit estimer s'ils sont réalistes, par exemple en tenant compte de la motivation du client et de l'environnement dans lequel il évolue. L'atteinte d'un objectif peut aussi dépendre des ressources externes : soutien familial, engagement d'un conjoint dans une thérapie conjointe, couverture assurantielle des services requis, etc.
- **Temporellement défini** : Chaque objectif doit comporter un échéancier précis. La fixation d'un délai renforce l'engagement du client et structure la progression thérapeutique. Elle reflète également la confiance du clinicien dans la capacité du client à atteindre l'objectif dans le temps accordé.

Il est recommandé de formuler les objectifs non seulement en termes négatifs (p. ex. « diminuer l'anxiété en situation sociale »), mais aussi en termes positifs (p. ex., « augmenter l'estime de soi en contexte social »). Les formulations positives orientent le client vers l'amélioration de sa qualité de vie plutôt que vers l'évitement de la détresse. Cela dit, il peut être pertinent de recourir à des formulations négatives lorsque les comportements ou états à modifier constituent des obstacles majeurs.

Questions guidant la fixation des objectifs

Pour faciliter l'élaboration des buts thérapeutiques, les questions suivantes peuvent être posées au client :

- Quel est, selon vous, votre principal problème ?
- Pensez-vous qu'il existe une urgence à traiter en priorité ?
- Quel est l'objectif le plus important de votre thérapie ?
- Comment saurez-vous que vous avez atteint cet objectif ?
- Cet objectif concerne-t-il un changement personnel ou une modification du comportement d'autrui ?
- Quels obstacles anticipez-vous dans la poursuite de cet objectif ?
- En quoi serez-vous différent lorsque vous l'aurez atteint ?
- Quelles nouvelles habitudes ou compétences souhaiteriez-vous développer ?
- Quelles expériences négatives s'atténueront ou disparaîtront ?
- Quelles forces personnelles ou compétences pouvez-vous mobiliser pour y parvenir ?

Ces questions favorisent une coconstruction des objectifs, centrée sur la motivation du client, et permettent d'orienter l'intervention de manière stratégique, progressive et adaptée (Maruish, 2019).

La sélection du traitement

Bien que l'établissement du diagnostic et la compréhension clinique constituent des étapes centrales de l'évaluation psychologique, l'objectif ultime demeure la formulation de recommandations thérapeutiques susceptibles d'aider le client à résoudre ses difficultés ou à prendre des décisions éclairées quant à sa trajectoire de soins (Groth-Marnat & Wright, 2016). La sélection du traitement est une étape complexe, qui mobilise plusieurs dimensions interreliées.

Trois approches à la sélection du traitement

Il existe trois approches principales permettant d'identifier et de sélectionner un traitement spécifique pour un client (Maruish, 2019) :

1. L'approche rationnelle, fondée sur l'orientation théorique du clinicien et son expérience professionnelle. Elle repose sur un raisonnement clinique structuré, mais peut manquer de fondement empirique solide.
2. L'approche fondée sur les données probantes (*evidence-based treatment*), qui s'appuie sur des traitements ayant démontré leur efficacité pour un diagnostic donné dans au moins deux essais cliniques randomisés. Ces traitements sont validés empiriquement et tendent à être recommandés dans les guides de pratique.

3. L'approche de la sélection systématique du traitement (*Systematic Treatment Selection*, STS), développée par Beutler (Beutler & Clarkin, 1990; Beutler, Harwood, Alimohamed, & Malik, 2002), qui vise à optimiser l'adéquation entre le traitement et une série de variables, incluant, mais dépassant, le diagnostic. Elle se base sur des principes issus de la recherche, en particulier sur les caractéristiques du client, qui seront discutées plus loin dans ce chapitre.

Selon Lambert (2013; voir Maruish, 2019), plusieurs facteurs interagissent dans l'efficacité d'une psychothérapie : les techniques spécifiques utilisées, les attentes d'amélioration du client, les caractéristiques personnelles et contextuelles du client ainsi que des facteurs communs à toutes les approches, tels que l'alliance thérapeutique, le soutien offert, l'apprentissage et l'engagement dans l'action (par exemple, l'exposition à ses peurs).

Considérations culturelles dans la sélection du traitement

Comme pour l'évaluation et la formulation de cas, la culture du client doit être prise en compte dans le choix du traitement (Maruish, 2019). Les clients issus de groupes minoritaires culturels peuvent rencontrer des obstacles spécifiques lors de leur engagement thérapeutique, notamment si les interventions proposées ne sont pas adaptées à leur réalité.

Les lignes directrices d'adaptation culturelle suggèrent notamment que :

- Le clinicien doit faire preuve de souplesse dans l'application des modèles thérapeutiques;
- Les interventions doivent avoir du sens dans le contexte culturel du client;
- Une évaluation du contexte culturel doit précéder la mise en œuvre du traitement;
- Le clinicien doit demeurer ouvert à ce que le client apporte à la thérapie;
- Les pratiques thérapeutiques traditionnelles ne doivent pas être rejetées, mais intégrées comme ressources potentielles;
- L'empathie culturelle est essentielle, tout comme la neutralité dans l'interprétation des différences culturelles, qui ne doivent pas être perçues comme des déficits.

Le niveau de soins (*level of care*)

La première décision à prendre dans la sélection du traitement concerne le niveau de soins requis (Maruish, 2019). Cette décision repose sur des facteurs tels que la gravité des symptômes au moment de l'évaluation (p. ex., client dangereux pour lui ou les autres), le type de traitement requis en fonction du niveau d'intensité du trouble et la disponibilité effective des ressources recommandées. Les niveaux de soins s'échelonnent selon leur degré de restriction et leur capacité à assurer la sécurité du client et de son entourage. Parmi les options les plus fréquentes, on retrouve :

- Les soins hospitaliers (p. ex., internement psychiatrique complet);
- L'hospitalisation partielle (p. ex., programmes de jour);
- Les soins ambulatoires intensifs (p. ex., centre de jour dans une clinique externe);
- Les soins ambulatoires réguliers en santé mentale (p. ex., rendez-vous en clinique externe).

Les niveaux les plus restrictifs sont généralement réservés aux situations d'urgence ou de danger imminent, dans une optique de stabilisation.

Le type ou mode d'intervention

Le second aspect de la sélection concerne le mode d'intervention. Pour la majorité des clients consultant pour des difficultés de santé mentale, la psychothérapie constitue l'option de première ligne (Maruish, 2019). Plusieurs modalités peuvent être envisagées : psychothérapie individuelle, psychothérapie de groupe, thérapie conjugale, thérapie familiale, etc.

Lorsque les symptômes le justifient, une intervention pharmacologique peut être envisagée. Dans certains cas (par exemple, les troubles psychotiques ou certains troubles de l'humeur sévères), les médicaments sont indiqués comme traitement principal ou complémentaire. Dans d'autres contextes, leur usage dépend de plusieurs facteurs : leur efficacité spécifique pour les symptômes en cause, la possibilité d'intervenir efficacement sans médication ou encore la motivation et la capacité du client à s'engager dans un suivi pharmacologique.

À ces deux volets s'ajoutent des modalités éducatives, telles que :

› La bibliothérapie (lecture dirigée sur des thèmes pertinents) ;
› L'utilisation de sites Internet interactifs ;
› D'autres ressources visant à améliorer la compréhension par le client de son trouble et des techniques de changement disponibles.

Enfin, des ressources communautaires peuvent compléter l'intervention, comme :

› Les groupes d'entraide ou de soutien (p. ex., Alcooliques anonymes) ;
› Ou encore des retraites thérapeutiques ou des groupes de rencontre spécialisés.

Stratégies et tactiques thérapeutiques

Une distinction utile dans la planification du traitement concerne les stratégies et tactiques thérapeutiques (Maruish, 2019). Les stratégies désignent l'orientation générale du traitement à l'intérieur d'un mode donné, par exemple une approche cognitive ou psychodynamique en psychothérapie individuelle. Les tactiques, quant à elles, correspondent aux techniques spécifiques utilisées dans le cadre de cette stratégie :

› En thérapie cognitive-comportementale : désensibilisation systématique, restructuration cognitive ;
› En psychothérapie psychodynamique : association libre, analyse des rêves, interprétation du transfert.

Fréquence et durée du traitement

Le plan de traitement doit préciser la fréquence et la durée prévue des séances (Maruish, 2019). Ces paramètres peuvent être déterminés de manière fixe ou modulés au fil du traitement. Les estimations initiales reposent souvent sur l'expérience du clinicien avec des cas similaires. La durée peut être :

› Moyen ou court terme (p. ex., quelques mois) ;
› Long terme (p. ex., un an ou plus) ;
› Ou indéterminée, auquel cas une date de réévaluation est prévue pour faire le point sur la pertinence de poursuivre, de modifier ou de mettre fin à l'intervention.

Préférences du client et obstacles au traitement

La planification du traitement peut aussi inclure les préférences du client et les obstacles potentiels au traitement. Selon Swift, Callahan et Vollmer (2011 ; voir Maruish, 2019), il existe trois types de préférences du client dans la prise de décision. D'abord, les préférences du point de vue du rôle, qui réfèrent aux types de comportements que les clients attendent d'eux-mêmes et du clinicien dans le cadre de la thérapie (p. ex., le clinicien devrait avoir un rôle d'écoute active versus un rôle actif en donnant des conseils). Il y a les préférences concernant le thérapeute, qui réfèrent aux caractéristiques que les clients espèrent retrouver chez leur thérapeute (p. ex., issu d'un milieu ethnique similaire, possédant plusieurs années d'expérience). Enfin, il y a les préférences en ce qui concerne le type de traitement, référant aux stratégies d'intervention spécifiques que les clients recevront (p. ex., comportemental, cognitif ou psychodynamique). Plusieurs études démontrent que le fait de tenir compte des préférences peut avoir des effets positifs sur les résultats du traitement. Toutefois, comme il sera discuté dans la section sur les caractéristiques du client à considérer, lorsque les préférences découlent du style défensif du client, des effets moins favorables peuvent survenir.

Par ailleurs, toutes les complications actuelles ou potentielles à la mise en œuvre du traitement devraient être identifiées et notées (Maruish, 2019). Le plan de traitement devrait servir à les éviter si possible, ou encore à offrir les moyens appropriés pour les contourner. Certaines barrières sont associées au client (p. ex., son niveau de résistance au changement, sa motivation envers le traitement) alors que d'autres appartiennent au clinicien (p. ex., son niveau d'expertise dans le type de service offert, sa volonté à ajuster son tarif si nécessaire), à l'environnement (p. ex., réseau social, accommodations possibles de l'employeur) et aux ressources disponibles (p. ex., couverture d'assurance).

Orientation vers des évaluations supplémentaires

Un plan d'intervention bien structuré peut inclure l'orientation vers une évaluation complémentaire lorsque l'évaluation initiale indique la nécessité d'une expertise supplémentaire (Maruish, 2019). Cette orientation peut concerner des troubles ou des problèmes secondaires qui méritent une exploration approfondie, soit parce qu'ils sont directement liés au motif de consultation, soit parce qu'ils constituent des facteurs indirects pouvant influencer la réussite du traitement principal.

Dans ces cas, le clinicien réfère le client à un ou plusieurs professionnels de la santé ou de la santé mentale pour des évaluations spécifiques. Par exemple, une consultation psychiatrique peut être indiquée lorsque le client semble être un bon candidat à un traitement pharmacologique, que ce soit en monothérapie ou en association avec une psychothérapie. D'autres orientations possibles incluent l'évaluation médicale par un médecin traitant, une évaluation neuropsychologique ou une évaluation en service social.

Lorsqu'un clinicien oriente son client vers un autre professionnel ou une ressource externe, il lui incombe de prendre certaines précautions afin d'assurer la continuité de la démarche (Truax & Wright, 2007). En premier lieu, il est recommandé que le clinicien s'informe des ressources d'aide disponibles dans sa communauté, et qu'il établisse, dans la mesure du possible, une liste de références organisées par type de problématique. Cette préparation facilite un jumelage plus adéquat entre les besoins du client et les services offerts. Avant de procéder à la référence, le clinicien devrait expliquer les motifs de cette orientation et inviter le client à participer activement au processus décisionnel. Une telle collaboration favorise l'adhésion du client envers la démarche. Il est également essentiel que le clinicien soit précis quant à la nature des services offerts par la ressource proposée, et qu'il indique clairement les modalités de prise de contact, telles que le nom du professionnel, les coordonnées et, si possible, les délais approximatifs d'accès. Avec le consentement du client, le clinicien peut parfois communiquer directement avec le professionnel de référence afin de lui présenter brièvement les difficultés du client et vérifier s'il accepte de le recevoir. Dans le cas où la ressource refuse ou se montre dans l'impossibilité d'assurer la prise en charge, il revient au clinicien de proposer une autre option de référence, dans le respect des besoins cliniques du client et de son droit à des soins appropriés.

Critères de fin de traitement ou de transfert

En outre, un plan de traitement ne saurait être complet sans l'identification des critères permettant de déterminer à quel moment le traitement sera considéré comme terminé, ou si une transition vers un autre niveau de soins est indiquée (Maruish, 2019). Cette étape vise à baliser le processus thérapeutique, à éviter la chronicisation des interventions et à encourager l'autonomisation progressive du client.

Le clinicien et le client doivent s'entendre dès le départ sur les signes objectifs indiquant que les objectifs initiaux ont été atteints ou que le traitement, dans sa forme actuelle, n'est plus justifié. Ces critères doivent idéalement être :

› Objectifs (fondés sur des données observables) ;
› Mesurables (quantifiables ou évaluables à partir de données comportementales) ;
› Cohérents avec les objectifs initiaux du plan de traitement.

Parmi les critères fréquemment utilisés dans un cadre ambulatoire, on retrouve :

› La réduction significative ou le contrôle durable des symptômes principaux ;
› L'initiation et l'observance d'un traitement pharmacologique, si cela faisait partie des recommandations ;
› La diminution du risque pour le client ou autrui (p. ex., disparition des idéations suicidaires ou comportements dangereux) ;
› Le retour à l'emploi ou à une occupation significative ;
› La résolution d'un conflit conjugal ou familial majeur ;
› L'implication active du client dans une organisation ou un programme de soutien communautaire.

Dans certains cas, le traitement est transféré à un autre professionnel ou à un niveau de soins plus approprié, par exemple, vers une intervention de maintien, un programme de réinsertion ou des soins spécialisés. Le transfert se justifie lorsque les besoins du client dépassent le cadre d'intervention du clinicien initial ou qu'une autre modalité est désormais mieux adaptée à sa trajectoire.

En somme, dans sa planification, le clinicien tiendra compte de son expérience clinique, de son jugement, des données probantes et des caractéristiques uniques de son client. Il se questionnera aussi sur l'urgence d'intervenir, le niveau de contrainte à mettre en place lorsqu'il y a risque d'un danger pour soi ou les autres, et les ressources disponibles pour répondre adéquatement à la problématique. Enfin, il sera flexible dans sa façon de voir le travail et proposera un plan d'intervention tenant compte des particularités de chaque client.

22.3 CARACTÉRISTIQUES DU CLIENT À CONSIDÉRER

Dans leur modèle de planification du traitement, Beutler *et al.* (Beutler & Clarkin, 1990 ; Beutler *et al.*, 2002 ; Beutler *et al.*, 2004) proposent une évaluation structurée des caractéristiques individuelles du client ayant démontré, sur le plan empirique, un lien significatif avec l'efficacité des interventions psychothérapeutiques. Ces caractéristiques agissent à titre de modérateurs du traitement, c'est-à-dire qu'elles influencent les effets de certaines interventions en fonction du profil spécifique du client. L'évaluation de ces dimensions, notamment à l'aide de tests psychologiques, fournit au clinicien des repères fondés sur la recherche pour orienter ses choix thérapeutiques (Groth-Marnat & Wright, 2016). Chaque dimension agit ainsi comme un indicateur clinique pertinent permettant de guider l'intensité, la nature ou le mode du traitement recommandé.

1. Altération fonctionnelle

L'une des premières dimensions à considérer est celle de l'altération fonctionnelle, souvent confondue avec la détresse subjective (Beutler *et al.*, 2004 ; Groth-Marnat & Wright, 2016). Il convient pourtant de distinguer ces deux aspects. L'altération fonctionnelle fait référence à une évaluation objective du niveau de fonctionnement social, observable à travers différents domaines de la vie du client, tels que les soins personnels, les responsabilités sociales, les relations interpersonnelles, le rendement professionnel ou scolaire et la capacité à entretenir des relations intimes. À l'inverse, la détresse correspond à l'expérience subjective de souffrance psychique.

Plusieurs outils d'évaluation peuvent être mobilisés pour estimer le niveau de fonctionnement social :

- Les observations cliniques réalisées lors de l'entrevue d'évaluation ;
- Le niveau d'autonomie dans les activités de la vie quotidienne ;
- La moyenne des élévations aux échelles cliniques de base du MMPI-2, qui peut refléter un dysfonctionnement global ;
- Le *Beck Depression Inventory – II* (BDI-II), qui renseigne à la fois sur la symptomatologie et son retentissement fonctionnel ;
- L'évaluation du risque suicidaire, qui intègre les dimensions de sécurité et de désespoir ;
- La présence de diagnostics sévères, tels qu'un trouble dépressif majeur, un trouble psychotique ou un trouble lié à l'usage de substances ;
- L'Échelle globale de fonctionnement (*Global Assessment of Functioning* ; GAF), proposée dans le DSM-IV, qui fournit un indice synthétique du fonctionnement global.

Implications pour la planification du traitement

L'identification d'une altération fonctionnelle significative a plusieurs implications concrètes sur la planification du traitement. D'abord, lorsqu'un trouble s'accompagne d'un risque pour la sécurité du client ou d'autrui, comme c'est le cas dans les épisodes suicidaires graves ou les états psychotiques désorganisés, un niveau de soins plus contraignant est requis. Une hospitalisation ou une prise en charge en milieu structuré s'impose alors, plutôt qu'un simple suivi en consultation externe.

Ensuite, une altération fonctionnelle importante justifie un traitement plus intensif, tant en termes de fréquence que de durée. Par exemple, un client présentant un trouble de la personnalité sévère, avec une incapacité à maintenir un emploi ou à fonctionner de manière autonome, bénéficiera davantage d'un suivi à long terme, soutenu par une équipe interdisciplinaire.

Cette dimension influence également le type d'intervention à privilégier. Certaines problématiques, telles qu'une anxiété sévère ou une dépression marquée par des symptômes végétatifs, peuvent nécessiter une intervention pharmacologique en complément ou en première ligne. À l'inverse, des troubles de moindre sévérité peuvent être traités efficacement par des interventions psychosociales seules.

Enfin, l'altération fonctionnelle contribue à l'établissement du pronostic, en interaction avec d'autres facteurs comme :

› La nature du diagnostic ;
› La chronicité du trouble ;
› La détresse subjective ;
› Les ressources personnelles (résilience, habiletés adaptatives) ;
› Le soutien social disponible.

Une altération sévère peut également indiquer l'urgence de cibler en priorité les symptômes responsables de la détérioration fonctionnelle ou ceux générant une détresse importante. La reconnaissance précoce de cette dimension permet ainsi d'adapter le cadre, le rythme et les modalités du traitement de manière plus fine et individualisée.

2. Détresse subjective

La détresse subjective constitue une dimension centrale dans la planification du traitement, en tant qu'elle informe à la fois sur le niveau de souffrance psychique du client et sur sa motivation à s'engager dans le processus thérapeutique (Beutler *et al.*, 2004 ; Groth-Marnat & Wright, 2016). Contrairement à l'altération fonctionnelle, qui repose sur des indices observables du fonctionnement social, la détresse subjective reflète l'expérience interne de la souffrance, telle qu'elle est perçue, verbalisée ou exprimée par le client.

La recherche indique que cette variable suit une courbe en U inversé : un niveau modéré de détresse est souvent associé à une motivation accrue au changement et à une meilleure mobilisation cognitive dans la thérapie. En revanche, une détresse trop élevée peut entraîner une désorganisation émotionnelle ou cognitive susceptible d'interférer avec la capacité du client à suivre une démarche thérapeutique. À l'inverse, une détresse trop faible est souvent corrélée à une faible motivation, à une tendance à minimiser les difficultés, voire à une résistance au changement.

La détresse subjective est dynamique : elle peut fluctuer selon le moment, la phase du traitement ou les conditions de vie du client. Il est donc important d'en effectuer une évaluation régulière, notamment lors des réévaluations cliniques.

Plusieurs sources d'information peuvent aider à estimer la détresse :

› Les observations cliniques en entrevue (agitation, pleurs, discours alarmant, tonalité affective marquée) ;
› Des indices psychométriques, notamment au MMPI-2, où une détresse élevée est suggérée par :
  - Des élévations sur les échelles F, 2 (Dépression) et 7 (Anxiété) ;
  - La présence d'un code type 2-7 ou 7-2, indiquant une configuration associée à un fort niveau d'angoisse ;
  - Le niveau de défense peut être inféré à partir des échelles L (Mensonge), K (Correction) et 3 (Hystérie), qui fournissent des indices sur les mécanismes de protection psychique du client ;
  - Une faible élévation isolée sur l'échelle 7, surtout lorsqu'accompagnée d'autres élévations cliniques, est parfois associée à un pronostic moins favorable.

D'autres instruments peuvent également être mobilisés pour quantifier la détresse, tels que :

› Le *Symptom Checklist-90-R* (SCL-90-R) ;

› Le *Brief Symptom Inventory* (BSI) ;

› Ou le *State-Trait Anxiety Inventory* (STAI), qui distingue l'anxiété situationnelle de l'anxiété dispositionnelle.

Implications pour la planification du traitement

Sur le plan thérapeutique, la détresse subjective oriente principalement les objectifs de l'intervention. Lorsqu'elle est élevée, il est pertinent d'adopter une approche plus encadrante et structurée, centrée sur :

› La réduction de l'anxiété ;

› L'instauration d'un cadre thérapeutique rassurant ;

› L'introduction d'exercices de relaxation ;

› Et, au besoin, le recours à des médicaments anxiolytiques ou antidépresseurs.

À l'inverse, une détresse faible suggère l'utilité de fixer des objectifs visant à confronter davantage le client à la réalité et aux conséquences de ses difficultés. Ce travail d'amplification de la conscience problématique peut accroître temporairement la détresse, ce qui, paradoxalement, peut favoriser une plus grande disponibilité au changement.

3. Complexité et chronicité des problèmes

La complexité et la chronicité des problèmes du client représentent une dimension essentielle dans la planification du traitement, en ce qu'elles permettent de différencier les situations cliniques ponctuelles ou circonscrites de celles qui impliquent des thèmes problématiques persistants, multiformes et enracinés dans l'histoire de vie du client (Beutler *et al.*, 2004 ; Groth-Marnat & Wright, 2016).

Il importe d'abord de distinguer les problématiques restreintes, qui affectent une sphère de fonctionnement bien définie, des problématiques envahissantes et durables, qui se manifestent dans plusieurs domaines, contextes et types de relations. Ainsi, un comportement d'évitement comme celui observé dans une phobie simple peut être activé et maintenu par des contingences environnementales précises. Ce type de problème, relativement limité, peut répondre à une intervention brève et ciblée. À l'inverse, un problème complexe renvoie à des thèmes récurrents (p. ex., conflits autour de la dépendance, agressivité mal contrôlée, méfiance excessive), qui traversent l'ensemble du fonctionnement du client. Par exemple, une tendance à recourir à des passages à l'acte violents dans plusieurs types de relations, familiales, professionnelles, amicales, signale un schéma interactionnel pathologique sous-jacent, et non un simple comportement isolé.

Il est essentiel de ne pas confondre complexité et altération fonctionnelle. L'altération fonctionnelle décrit un niveau de dysfonctionnement observable dans la vie quotidienne, tandis que la complexité réfère à la structure psychodynamique ou thématique du problème. Ainsi, un client agoraphobe qui ne peut quitter son domicile présente une altération fonctionnelle sévère, mais un fonctionnement thématique relativement simple. À l'inverse, un client atteint d'un trouble de la personnalité paranoïaque peut maintenir un certain niveau d'autonomie sociale tout en manifestant une complexité élevée, du fait de ses distorsions cognitives persistantes, telles que la tendance à attribuer des intentions hostiles à autrui dans divers contextes.

La présence de comorbidités, de troubles récurrents ou d'un trouble de la personnalité est généralement indicatrice d'un haut degré de complexité. Ces configurations cliniques nécessitent une compréhension globale et intégrée du client, ainsi qu'un cadre thérapeutique suffisamment souple pour s'adapter à la multiplicité des enjeux.

Certains indicateurs issus du MMPI-2 peuvent suggérer une complexité psychopathologique accrue, notamment :

› Une élévation supérieure à T = 65 aux échelles 1 (Hypocondrie) et 2 (Dépression), avec une élévation de l'échelle 1 au moins 5 points T au-dessus de l'échelle 2 ;

› Une élévation supérieure à T = 65 aux échelles 7 (Anxiété) et 8 (Schizophrénie), avec une élévation de l'échelle 8 au moins 5 points T au-dessus de l'échelle 7.

Ces configurations suggèrent des dynamiques symptomatiques profondes, diffuses et durables, qui peuvent affecter la capacité du client à établir des relations stables ou à maintenir un fonctionnement cohérent dans différents contextes.

Implications pour la planification du traitement

Sur le plan clinique, la complexité et la chronicité des problèmes orientent principalement le type d'intervention à privilégier. Lorsqu'une problématique est jugée complexe, un traitement global est recommandé, avec des visées plus larges, telles que :

› La résolution de conflits intrapsychiques persistants ;

› L'identification et la modification de schémas relationnels dysfonctionnels ;

› Le développement de nouvelles capacités de régulation affective et de mentalisation.

À l'inverse, les situations moins complexes justifient davantage un traitement focalisé, orienté vers la résolution de symptômes précis ou la modification de comportements problématiques bien circonscrits.

4. Étapes dans la résolution de problème

La dimension des étapes de résolution de problème réfère au modèle transthéorique du changement développé par Prochaska et DiClemente (1986 ; voir Groth-Marnat & Wright, 2016), lequel propose d'adapter l'approche thérapeutique en fonction de l'étape où se situe le client dans son processus de changement. Ce modèle, conçu à l'origine pour comprendre les mécanismes de changement chez les personnes dépendantes à une substance, s'est depuis imposé comme une grille de lecture transdiagnostique utile à la planification du traitement dans une variété de problématiques cliniques.

Le modèle identifie cinq étapes principales, correspondant à des niveaux progressifs d'engagement dans le processus de changement :

1. **Précontemplation** : Le client ne reconnaît pas encore l'existence d'un problème ou n'envisage pas de changement. Il peut être dans le déni, se montrer résistant, ou considérer que le problème appartient aux autres.
2. **Contemplation** : Le client reconnaît le problème et commence à s'interroger sur la nécessité de changer. Il se trouve dans une phase d'ambivalence, où coexistent à la fois la volonté de changement et les réticences à modifier ses habitudes.
3. **Préparation** : Le client est prêt à s'engager dans le changement à court terme, bien qu'il n'ait pas encore clarifié comment procéder. Il commence à élaborer des plans ou à rechercher des ressources.

4. **Action** : Le client met en œuvre des changements concrets de comportement, d'attitudes ou d'environnement, nécessitant une mobilisation active d'énergie, de temps et de stratégies.
5. **Maintien** : Le client travaille à consolider les acquis, à prévenir les rechutes et à maintenir les changements de manière durable.

Le clinicien peut évaluer l'étape du changement à l'aide du *Stages of Change Scale* (SCS ; voir Groth-Marnat & Wright, 2016) ou de façon plus informelle, en questionnant le client sur :

- Son intention de changer dans un avenir proche ;
- Les changements déjà amorcés ;
- La nature de ses efforts actuels ou passés.

Implications pour la planification du traitement

L'étape dans laquelle se trouve le client oriente de manière directe le type d'intervention à privilégier, tant au niveau du style relationnel que des techniques utilisées. Elle permet d'adapter la démarche thérapeutique au rythme d'engagement du client, évitant ainsi les interventions prématurées ou inappropriées.

- À l'étape de **précontemplation**, le travail clinique vise essentiellement à réduire la résistance et à accroître la conscience du problème. Il est essentiel d'établir une alliance thérapeutique solide, fondée sur l'écoute, l'empathie et la reconnaissance du point de vue du client, sans confrontation directe.
- À l'étape de **contemplation ou de préparation**, une approche empreinte d'introspection et de soutien est indiquée. Les approches psychodynamiques ou humanistes peuvent favoriser une exploration en profondeur des ambivalences, des valeurs personnelles, du désir de changement et des objectifs de vie. Le clinicien peut accompagner le client dans l'analyse de ses patrons relationnels ou comportementaux, des raisons de changer ou non, et des stratégies envisageables pour amorcer le changement.
- À l'étape de l'**action**, l'accent peut être mis sur l'utilisation de techniques spécifiques, souvent issues des thérapies cognitivo-comportementales. L'objectif est d'outiller le client dans la mise en œuvre concrète des changements souhaités : restructuration cognitive, exposition, développement de compétences sociales, gestion des émotions, etc.
- À l'étape du **maintien**, le travail thérapeutique s'oriente vers le renforcement des acquis et la prévention des rechutes. Une approche de *coaching* psychologique peut s'avérer utile pour développer des stratégies adaptatives, identifier les situations à risque et élaborer des plans de gestion de crise pour minimiser l'effet d'éventuelles rechutes.

5. Résistance

La résistance constitue une dimension centrale dans la planification du traitement, car elle reflète le niveau d'ouverture du client à l'intervention thérapeutique et sa réceptivité au changement (Beutler *et al.*, 2004 ; Groth-Marnat & Wright, 2016). Elle renvoie plus précisément à la tendance du client à percevoir les interventions du clinicien comme des tentatives de contrôle, et à s'y opposer, consciemment ou non. Elle touche ainsi à des aspects structurels de la personnalité, et doit être distinguée des résistances situationnelles ou transitoires, telles qu'un blocage ponctuel devant un matériel émotionnel anxiogène.

Certaines caractéristiques de personnalité sont associées à une résistance élevée, notamment :

- Des traits de contrôle, d'hostilité ou d'impulsivité ;
- Une intolérance à la rétroaction ;
- Une forte volonté d'autonomie perçue comme essentielle au sentiment d'intégrité personnelle.

Ce type de résistance s'active généralement lorsque le client perçoit l'intervention comme une intrusion menaçante dans des sphères identitaires sensibles, ou lorsque la demande thérapeutique est formulée de façon perçue comme directive ou autoritaire. Il en résulte souvent une opposition plus marquée dans les interactions thérapeutiques, et un pronostic moins favorable, surtout si l'approche choisie ne tient pas compte de ce trait.

Le clinicien peut identifier une résistance élevée à partir de plusieurs indices cliniques :

- Refus de se soumettre aux influences externes ;
- Opposition systématique, anxieuse ou passive ;
- Attitude dominatrice ou méfiante ;
- Historique de conflits interpersonnels répétés ;
- Faible adhésion aux traitements antérieurs ;
- Difficulté à accepter les interprétations du clinicien ;
- Non-réalisation ou refus des exercices thérapeutiques à domicile.

À l'inverse, une résistance faible peut être reconnue chez le client par :

- Une attitude coopérative, voire soumise ;
- Une ouverture aux suggestions et aux interprétations ;
- Une tendance à chercher de la structure et des directives chez le thérapeute ;
- Une exécution assidue des tâches thérapeutiques ;
- Une tolérance face à l'incertitude et aux événements hors de son contrôle.

Certains instruments psychométriques peuvent contribuer à l'évaluation de cette dimension. Au MMPI-2, une résistance élevée est suggérée par :

- Des élévations aux échelles L (Mensonge) et K (Correction), indicatives de mécanismes défensifs rigides ;
- Des scores élevés aux échelles 6 (Paranoïa) et 1 (Hypocondrie), signalant des styles relationnels marqués par la méfiance, la manipulation ou un contrôle interpersonnel excessif.

Le *Therapeutic Reactance Scale* (TRS) est un autre outil d'évaluation utile pour mesurer la propension d'un client à réagir négativement à la suggestion, à l'influence ou à l'autorité (voir Groth-Marnat & Wright, 2016).

Implications pour la planification du traitement

Le niveau de résistance du client a des implications directes sur le choix du style thérapeutique et sur le cadre relationnel à instaurer :

- Une résistance élevée suggère de privilégier une approche non directive, centrée sur l'autonomie du client, dans laquelle le thérapeute adopte une posture soutenante, permissive et collaborative. Les modèles humanistes ou existentiels sont souvent adaptés à ce type de profil, de même que les modalités favorisant la libre exploration (p. ex., approche centrée sur la personne, psychothérapie de soutien).

- À l'inverse, une résistance faible oriente vers une approche plus directive et structurée, dans laquelle le thérapeute assume une fonction active d'encadrement, fixe des objectifs clairs et propose des stratégies concrètes de changement. Les thérapies cognitivo-comportementales, avec leurs protocoles bien balisés, sont généralement bien tolérées par ce type de client.

6. Soutien social

Le soutien social constitue une variable modératrice bien documentée dans la recherche sur les résultats thérapeutiques (Beutler *et al.*, 2004; Groth-Marnat & Wright, 2016). Sa présence, sous la forme d'un réseau familial cohésif, d'un emploi stable ou de relations amicales significatives, exerce une influence notable sur l'efficacité du traitement, la vitesse des progrès réalisés ainsi que le maintien des acquis thérapeutiques à long terme.

L'évaluation du soutien social implique une analyse nuancée, basée sur deux types de critères :

- Le critère subjectif, qui renvoie au ressenti du client quant à la qualité de son environnement social. Il s'agit ici d'explorer dans quelle mesure le client se sent valorisé, respecté, soutenu et écouté par ses proches.
- Le critère objectif, qui concerne la quantité et la qualité des relations disponibles. Cela inclut le nombre de personnes à qui le client peut se confier, la disponibilité effective de ces ressources et la pertinence des soutiens dans les moments de détresse.

Parmi les éléments à examiner lors de l'évaluation du soutien social, le clinicien peut s'interroger sur :

- Le niveau de solitude subjectivement ressenti;
- Le sentiment d'abandon ou de déconnexion affective;
- Le sentiment d'appartenance à un groupe ou à une communauté;
- Le nombre d'amis significatifs partageant des intérêts communs.

Des instruments psychométriques peuvent appuyer cette évaluation, notamment :

- Le *Social Support Questionnaire* (SSQ), qui mesure à la fois la perception et la structure du soutien disponible;
- Le *Family Environment Scale* (FES), qui fournit des informations sur la dynamique familiale et le climat relationnel dans le milieu de vie du client (voir Groth-Marnat & Wright, 2016).

Le MMPI-2 offre également des indices indirects du niveau de soutien social. Un faible soutien peut être suggéré par :

- Une élévation à l'échelle 0 (Introversion sociale), décrivant un client en retrait social, réservé, avec peu de contacts significatifs;
- Des élévations aux échelles 6 (Paranoïa) et 8 (Schizophrénie), qui indiquent souvent une réduction de la qualité et de la quantité du réseau social;
- Une configuration impliquant les échelles 1 (Hypocondrie) et 3 (Hystérie) peut également signaler une prolifération de contacts sociaux, mais de faible qualité, parfois caractérisés par des interactions dysfonctionnelles.

Implications pour la planification du traitement

Le niveau de soutien social du client influence plusieurs aspects de la planification, notamment le type de traitement à privilégier, la durée de l'intervention ainsi que le pronostic à long terme.

- **Type de traitement** :
  - Un bon soutien social suggère que le client peut bénéficier d'une thérapie centrée sur la qualité des relations, par exemple une thérapie interpersonnelle ou psychodynamique, visant à améliorer la compréhension et la modulation des interactions.
  - En revanche, un soutien social limité ou déficient appelle des interventions plus structurées et orientées vers le développement de compétences, telles qu'une thérapie cognitivo-comportementale centrée sur les habiletés sociales, une intervention pharmacologique visant à réduire les comportements problématiques ou les troubles de l'humeur, ainsi qu'une intégration à des groupes de soutien (p. ex., groupes de pairs, groupes psychoéducatifs, ressources communautaires) visant à briser l'isolement et à favoriser l'appartenance sociale.
- **Durée du traitement** :
  - Un réseau social solide est souvent associé à une meilleure mobilisation du client, permettant des gains plus rapides, ce qui rend possible un traitement à court ou moyen terme.
  - À l'inverse, l'absence de soutien ou la présence d'un environnement social dysfonctionnel justifie une intervention plus longue, afin de compenser ce déficit et de favoriser un développement personnel plus autonome.
- **Pronostic** :
  - Un bon soutien social est associé à un meilleur pronostic, incluant une plus faible probabilité de rechute, une meilleure adhésion au traitement et une plus grande stabilité émotionnelle au fil du temps.

7. Style défensif

Dans le modèle de planification du traitement proposé par Beutler *et al.* (2004), le style défensif du client est envisagé comme un continuum allant de l'externalisation à l'internalisation. Cette dimension renseigne sur la manière dont le client gère les conflits psychiques, réagit à la détresse et protège son intégrité psychologique face aux menaces internes ou externes. Elle a des implications importantes pour la sélection des interventions thérapeutiques, dans la mesure où elle module la réceptivité du client à certaines approches et influence sa manière d'engager le processus de changement (Beutler *et al.*, 2004; Groth-Marnat & Wright, 2016).

Les styles externalisant et internalisant

Le style externalisant se caractérise par des mécanismes défensifs tournés vers l'extérieur, dans lesquels le client évite l'introspection et attribue la responsabilité de ses difficultés à des facteurs externes (p. ex., malchance, autres personnes, circonstances). Ce style s'accompagne fréquemment de :

- Passages à l'acte impulsifs;
- Blâme de l'environnement;
- Évitement actif des problèmes;
- Faible capacité de mentalisation et peu de réflexion sur soi.

Sur le plan clinique, ce style se manifeste par :

- La projection et la paranoïa ;
- Une faible tolérance à la frustration ;
- L'agressivité, la manipulation et la distractibilité (recherche excessive de stimulation) ;
- L'extroversion prononcée ;
- La somatisation orientée vers des bénéfices secondaires (p. ex., attention, évitement de responsabilités).

À l'opposé, le style internalisant correspond à une tendance à diriger les conflits vers soi-même. Le client se blâme, doute de ses capacités à faire face à ses difficultés et manifeste une détresse émotionnelle importante ainsi qu'un besoin d'exploration approfondie de son monde intérieur. Ce style s'exprime par :

- L'introversion et le retrait social ;
- L'intellectualisation et le surcontrôle des émotions ;
- Des mécanismes défensifs tels que le refoulement, le déni, la formation réactionnelle et la minimisation ;
- Une somatisation anxieuse, centrée sur la souffrance perçue plutôt que sur le gain externe.

Le style défensif peut être évalué à l'aide de divers instruments psychométriques (voir Groth-Marnat & Wright, 2016). Parmi ceux-ci :

- Le *Miller Behavioral Style Scale* (MBSS), qui évalue la tendance à surveiller ou à éviter les menaces ;
- Le *Ways of Coping Questionnaire* (WCQ), qui distingue les styles de *coping* selon les stratégies mobilisées face au stress ;
- Le NEO-PI, qui permet d'estimer le niveau d'introversion et d'extraversion, deux traits liés respectivement aux styles internalisant et externalisant.

Le MMPI-2 fournit également des indices utiles à partir d'un comparatif des élévations de certaines échelles :

- Le style externalisant est suggéré par des scores élevés aux échelles 4 (Déviance sociale), 6 (Paranoïa) et 9 (Hypomanie) ;
- Le style internalisant est reflété par des élévations aux échelles 2 (Dépression), 7 (Anxiété) et 0 (Introversion sociale).

La somme des scores T dans chacun de ces ensembles peut être comparée pour estimer la dominance d'un style défensif chez le client.

Implications pour la planification du traitement

Le style défensif du client oriente directement le type d'intervention thérapeutique à privilégier, selon un principe dérivé de la théorie des opposés : les clients tendent à bénéficier davantage d'une thérapie qui interrompt ou régule leur mode défensif dominant, plutôt que de le renforcer. Autrement dit, les préférences du client vont dans le sens de choisir une approche qui renforce leur mode défensif habituel et qui ralentit les progrès potentiels. Les clients avec style externalisé préfèrent ne pas être confrontés à leurs problèmes de comportement et choisissent une thérapie d'introspection, alors que les clients avec style internalisant préfèrent ne pas explorer leurs émotions par un usage d'intellectualisation et choisissent une thérapie comportementale. Par conséquent, ce qui est recommandé est l'opposé de ces préférences.

- Un style externalisant suggère l'utilisation de traitements centrés sur les comportements et les symptômes observables, tels que :
  - Des interventions cognitivo-comportementales ciblées sur la gestion de l'impulsivité, la résolution de problèmes, la restructuration cognitive ou la régulation émotionnelle;
  - Des techniques structurées, visant le développement de compétences précises ou la réduction de comportements problématiques.
- Un style internalisant oriente vers des interventions centrées sur l'exploration psychologique, telles que :
  - Les psychothérapies introspectives (psychodynamique, humaniste, analytique);
  - L'élaboration de la conscience de soi, l'exploration des schémas cognitifs ou la clarification des conflits internes;
  - Le travail sur les représentations de soi, les émotions inhibées et les dynamiques relationnelles intériorisées.

8. Style d'attachement

Le style d'attachement constitue une dimension fondamentale pour comprendre la manière dont le client établit une relation avec le thérapeute, ainsi que sa capacité à s'engager durablement dans une alliance thérapeutique (Beutler *et al.*, 2004; Groth-Marnat, 2006). La recherche en psychothérapie montre que la qualité de l'alliance thérapeutique est l'un des facteurs les plus robustement associés aux résultats du traitement, et que celle-ci dépend, entre autres, de la manière dont le client entre en relation avec autrui dans des contextes de confiance, de vulnérabilité et de dépendance partielle.

Dans cette perspective, l'attachement est défini comme une représentation mentale internalisée de la capacité à établir des relations intimes, à tolérer la solitude, à maintenir un équilibre entre autonomie et dépendance et à tirer profit de l'intimité émotionnelle. Le style d'attachement est généralement conceptualisé selon un modèle bidimensionnel, croisant le niveau d'anxiété dans la relation (peur de l'abandon, besoin excessif de réassurance) et le niveau d'évitement relationnel (crainte de la proximité, méfiance envers autrui).

De cette combinaison émergent quatre styles principaux d'attachement chez l'adulte :

- **Sécure** : Représentation de soi positive et représentation d'autrui positive. Ces clients sont capables de relations intimes équilibrées, tolèrent la distance et savent exprimer leurs besoins de manière ajustée.
- **Préoccupé** (anxieux-ambivalent) : Représentation de soi négative et représentation d'autrui positive. Ces clients ont un besoin élevé d'approbation, une peur de l'abandon et une dépendance affective marquée.
- **Évitant-peureux** : Représentation de soi négative, représentation d'autrui négative. Ces clients souhaitent la proximité, mais la redoutent, ce qui engendre des relations marquées par la peur, la méfiance et l'instabilité.
- **Évitant-rejetant** : Représentation de soi positive, représentation d'autrui négative. Ces clients valorisent l'indépendance et évitent l'intimité, perçue comme intrusive ou menaçante.

Plusieurs stratégies d'évaluation peuvent être mobilisées pour identifier le style d'attachement d'un client. Parmi les instruments qualitatifs, l'*Adult Attachment Interview* (AAI) demeure la méthode la plus rigoureuse (voir Groth-Marnat, 2006). Elle explore les expériences précoces d'attachement, incluant la qualité des relations parentales, les séparations significatives, les pertes et la manière dont le client y a réagi. L'analyse porte autant sur le contenu que sur la forme et la structure du discours. Trois profils d'attachement émergent de l'AAI :

- **Libre/autonome** : Attachement sécure; le client parle de ses expériences de manière cohérente, équilibrée et valorisée.
- **Rejetant (*dismissive*)** : Attachement évitant; les expériences sont idéalisées, minimisées ou coupées de l'affect.
- **Préoccupé** : Attachement anxieux; le discours est chargé d'émotion, passif ou marqué par une colère non résolue.

Du côté des questionnaires autorapportés, le *Experiences in Close Relationships Questionnaire* (ECR) permet de mesurer les deux dimensions fondamentales (anxiété et évitement), et ainsi de positionner le client dans l'un des quatre quadrants du modèle (voir Groth-Marnat, 2006).

Il convient de noter que les outils narratifs (p. ex., AAI) et les outils dimensionnels (p. ex., ECR) ne sont pas toujours fortement corrélés entre eux, car ils mesurent différentes facettes de l'attachement (représentation narrative versus attitudes actuelles envers l'intimité).

Implications pour la relation thérapeutique et le pronostic

Le style d'attachement influence directement la nature de l'alliance thérapeutique ainsi que l'évolution du traitement. Les recherches indiquent des profils différenciés en fonction du style :

- **Style sécure** : Favorise une alliance stable et positive tout au long du suivi. Ces clients sont en général plus réceptifs au cadre thérapeutique, plus aptes à exprimer leurs émotions et plus flexibles dans le processus de changement.
- **Style préoccupé** : Tendance à former une forte alliance en fin de suivi, mais souvent précédée de difficultés en milieu de traitement liées à la dépendance affective, aux besoins de validation ou à la peur d'être abandonné.
- **Style évitant-peureux** : Susceptible de générer des problèmes d'alliance persistants, marqués par la méfiance, l'ambivalence, le repli ou la difficulté à faire confiance au thérapeute.
- **Style évitant-rejetant** : L'alliance est souvent relativement stable au départ, mais tend à se détériorer en fin de traitement, particulièrement si le client perçoit l'alliance comme une menace à son autonomie ou comme une forme d'intrusion affective.

Sur le plan du pronostic, les études indiquent que :

- Les clients au style sécure présentent un meilleur fonctionnement global, tant à l'entrée qu'à la sortie du traitement;
- De manière contre-intuitive, les clients au style évitant-rejetant sont ceux qui montrent les progrès les plus importants au cours du traitement, possiblement en raison de la dissonance entre leurs schémas relationnels et l'expérience correctrice vécue en thérapie.

9. Combinaison des dimensions

Bien que chacune des caractéristiques du client puisse, à elle seule, orienter certains choix thérapeutiques, la recherche clinique contemporaine souligne l'importance de combiner plusieurs dimensions dans la planification du traitement (Beutler *et al.*, 2004 ; Groth-Marnat & Wright, 2016). L'intégration de ces variables permet d'obtenir une meilleure prédiction des résultats thérapeutiques que l'analyse isolée d'un seul facteur.

Selon Beutler *et al.* (2004), un traitement optimisé repose sur l'adaptation simultanée de plusieurs paramètres de l'intervention aux caractéristiques spécifiques du client. Un tel traitement devrait notamment :

› Se centrer sur les symptômes sociaux perturbateurs, tels que les conduites impulsives ou les abus de substances ;

› Favoriser l'activation émotionnelle et le traitement des affects chez les clients présentant un évitement émotionnel marqué ;

› Ajuster le niveau de focalisation émotionnelle à l'intensité de la détresse subjective du client ;

› Moduler l'équilibre entre un traitement centré sur les symptômes et un traitement orienté vers l'introspection, en fonction du style défensif (externalisant vs internalisant) ;

› Adapter le degré de confrontation et de direction thérapeutique au niveau de résistance manifesté par le client.

En d'autres termes, l'efficacité du traitement repose moins sur l'application uniforme de techniques standardisées que sur la capacité du clinicien à ajuster le traitement aux configurations spécifiques du client, à travers une lecture dynamique de ses caractéristiques.

Certaines dimensions apparaissent particulièrement informatives sur le plan du pronostic. Il s'agit notamment :

› De l'altération fonctionnelle ;

› De la détresse subjective ;

› De la complexité des problèmes.

Ces indicateurs permettent d'estimer la sévérité de la situation clinique, de juger du niveau de soins requis et de poser des attentes réalistes quant à la durée et au potentiel d'amélioration.

D'autres dimensions, telles que :

› Les étapes du changement ;

› Le niveau de résistance ;

› La complexité symptomatique ;

› Et le style défensif.

se révèlent particulièrement utiles pour déterminer le type d'approche thérapeutique à privilégier, notamment en ce qui a trait à la directivité du clinicien, au degré d'exploration introspective ou au niveau de structuration du cadre thérapeutique.

Ainsi, la planification du traitement selon le modèle de Beutler vise non seulement à adapter le contenu des interventions, mais aussi leur forme, leur intensité, leur cadre relationnel et leur structure temporelle, dans une perspective véritablement individualisée et fondée empiriquement.

22.4 STRATÉGIES POUR LE SUIVI DU TRAITEMENT

Au cours des dernières années, un consensus croissant s'est développé autour de l'importance d'intégrer le suivi du traitement (*treatment monitoring*) à la pratique clinique courante (Maruish, 2019). Cette démarche vise à évaluer les progrès réalisés par le client au fil des séances, à détecter les signes précoces de stagnation ou de détérioration et à adapter les interventions en conséquence. Dans cette perspective, le suivi thérapeutique n'est pas un simple complément, mais un élément central de toute démarche de traitement fondée empiriquement.

Lambert (2010, 2015 ; voir Maruish, 2019) souligne que l'un des facteurs les plus fréquemment associés à l'échec thérapeutique réside dans la difficulté des cliniciens à reconnaître les réponses inadéquates au traitement, lorsque celles-ci apparaissent au cours du suivi. De son côté, Persons (2008 ; voir Maruish, 2019) plaide pour l'adoption de méthodes systématiques et formalisées de suivi, capables d'offrir des indicateurs fiables de l'évolution clinique du client, et non fondées uniquement sur l'intuition ou l'impression subjective du clinicien.

Les étapes de la mesure du suivi

Maruish (2019) propose une démarche en dix étapes pour intégrer efficacement des outils de suivi dans le cadre du traitement psychologique :

1. Sélectionner une intervention thérapeutique appropriée à partir des données issues de l'évaluation initiale. Le traitement retenu doit répondre aux besoins spécifiques identifiés chez le client.
2. Choisir des instruments de suivi pertinents, qui fourniront des informations utiles à la fois au clinicien et au client tout au long de l'intervention. Il est préférable d'utiliser des instruments standardisés, mais des mesures idiographiques (adaptées à la personne) peuvent être envisagées en l'absence d'outils validés ou lorsque le contexte l'exige.
3. Favoriser la collaboration du client dès le début du processus. Le clinicien doit expliquer l'importance de compléter régulièrement ces instruments, en soulignant que ces données permettront :
   - De déterminer ce qui fonctionne ou non dans le traitement ;
   - De surmonter d'éventuelles impasses thérapeutiques ;
   - De maintenir le cap sur les objectifs fixés.
4. Effectuer une première évaluation avant le début du traitement, afin d'obtenir un niveau de base (*baseline*). Cette mesure de départ sert de point de référence pour interpréter les changements observés au fil du suivi.
5. Inclure une mesure de dépistage clinique, lorsque c'est possible, dans l'évaluation initiale. Les résultats peuvent également être utilisés comme repère de comparaison pour évaluer l'évolution clinique.
6. Planifier des réévaluations à intervalles réguliers et prédéterminés pendant le traitement. Ces points de mesure offrent des données objectives pour suivre la trajectoire du client.
7. Fournir une rétroaction rapide au clinicien traitant dès que les résultats sont disponibles. Cette rétroaction permet, lorsque les données le permettent, de générer une courbe de récupération et de comparer l'évolution du client à celle d'autres clients ayant des caractéristiques similaires. En cas de divergence par rapport à la trajectoire attendue, des ajustements au plan de traitement peuvent être proposés et de nouvelles mesures de suivi planifiées.

8. Partager également la rétroaction avec le client, afin de souligner l'utilité de ces informations dans le suivi du traitement. Cela permet de renforcer son engagement et de soutenir sa motivation à compléter les mesures d'autoévaluation.
9. Poursuivre le processus de suivi jusqu'à la fin du traitement. Cette continuité assure une supervision clinique adéquate tout au long de la démarche thérapeutique.
10. Lorsque c'est possible, organiser une séance d'évaluation post-traitement, afin d'obtenir des données sur le fonctionnement du client après la fin de l'intervention. Ces données post-intervention sont précieuses pour évaluer la durabilité des effets thérapeutiques.

En somme, l'intégration d'un processus structuré de suivi thérapeutique constitue une pratique fondée sur les données probantes, qui renforce l'efficacité du traitement, favorise l'ajustement en temps réel et soutient l'engagement du client tout au long de sa démarche.

Dans les sections suivantes, différents instruments validés utilisés à des fins de suivi clinique seront présentés. Mais auparavant, voici quelques informations générales sur les qualités recherchées de ces instruments.

Considérations générales dans la sélection des instruments de suivi

Dans le cadre du suivi thérapeutique, l'utilisation d'instruments brefs pour évaluer l'évolution du client et mesurer les résultats du traitement présente plusieurs avantages pratiques et cliniques. Comme le soulignent Groth-Marnat et Wright (2016), ces outils sont non seulement moins coûteux à administrer que les batteries psychométriques traditionnelles, mais également plus rapides, plus souples et mieux adaptés à une utilisation répétée tout au long du processus thérapeutique.

Grâce à leur format concis, ces instruments peuvent être utilisés pour établir une ligne de base prétraitement, documenter les changements post-traitement et fournir des indicateurs objectifs de progression à chaque étape de l'intervention. De plus, leur polyvalence les rend particulièrement utiles dans une diversité de champs d'application clinique. Parmi ces instruments, on retrouve le *Brief Symptom Inventory* (BSI), le *Beck Depression Inventory* (BDI-II) et le *State Trait Anxiety Inventory* (STAI). Le lecteur trouvera une description de ces instruments au chapitre 16 du présent ouvrage.

Considérations liées à l'administration et à l'interprétation

Dans le choix d'un instrument de suivi, le clinicien doit d'abord considérer qui sera responsable de son administration et de son interprétation (Groth-Marnat & Wright, 2016). Il peut s'agir :

- Du clinicien lui-même, en utilisant des instruments spécialisés nécessitant une formation psychométrique ;
- Du client, à l'aide de questionnaires autorapportés ;
- Ou d'autres professionnels de la santé (médecins, infirmiers, travailleurs sociaux) dans un cadre interdisciplinaire.

Ce choix dépend à la fois des objectifs de l'évaluation, du niveau de formation des intervenants et des ressources disponibles dans le milieu clinique.

Qualités recherchées dans un instrument de suivi

Idéalement, l'instrument choisi devrait répondre à plusieurs critères fonctionnels, cliniques et psychométriques afin d'assurer sa pertinence et son efficacité dans le suivi du traitement (Groth-Marnat & Wright, 2016). Les caractéristiques suivantes sont particulièrement recommandées :

- Durée brève d'administration : la durée de passation de l'instrument ne devrait pas excéder 15 minutes, afin de minimiser la charge pour le client et de pouvoir s'intégrer facilement à la routine clinique.
- Pertinence directe au traitement : il doit cibler des aspects directement liés à la planification thérapeutique et à la mesure des résultats, contrairement à certaines batteries plus larges qui mesurent des construits multiples sans application immédiate.
- Utilisation pré–et post-traitement : l'outil doit pouvoir servir à établir un point de départ et à évaluer les effets du traitement, tout en permettant une comparaison dans le temps.
- Sensibilité au changement : il doit être capable de détecter des améliorations ou des détériorations cliniques, même subtiles, sur une courte période.
- Efficacité dans le dépistage : l'outil doit également pouvoir jouer un rôle de dépistage des troubles psychologiques, particulièrement dans les premières étapes de la prise en charge.
- Pertinence pour le groupe clinique ciblé : il est important que l'instrument ait été validé auprès de la population concernée, notamment en ce qui concerne la langue, la culture ou le type de problématique.
- Clarté et accessibilité : l'instrument doit être facile à comprendre tant pour le client que pour les autres intervenants (p. ex., médecins, assureurs), facilitant ainsi l'intégration des données dans le plan de traitement et la communication interprofessionnelle.
- Mesure d'un construit défini et simple à interpréter : l'outil doit cibler un aspect clinique clair, fournir des résultats faciles à analyser et permettre une rétroaction utile et compréhensible pour le client.
- Solide validité psychométrique : enfin, l'instrument doit démontrer une fiabilité suffisante, une validité de construit et de critère adéquate, ainsi qu'avoir des normes pertinentes.

22.5 QUAND ET COMMENT MESURER LE SUIVI ET LES RÉSULTATS

Les outils utilisés pour évaluer l'évolution thérapeutique se divisent généralement en deux grandes catégories : les mesures de suivi (*treatment monitoring*) et les mesures de résultats (*treatment outcome*). Bien que ces deux types d'évaluations puissent se recouper sur le plan opérationnel, leur fonction respective dans le processus thérapeutique est distincte. Voici un exemple tiré des mesures de suivi et des résultats dans le traitement de la dépression (Persons & Fresco, 2008).

Les mesures de suivi

Les mesures de suivi permettent de suivre l'évolution des symptômes, du fonctionnement global, des caractéristiques psychologiques, des objectifs intermédiaires ainsi que des variables impliquées dans le maintien ou l'aggravation des difficultés du client. Ces mesures renseignent également sur les processus psychologiques en jeu durant l'intervention, tels que la qualité de la relation thérapeutique ou l'activation des mécanismes de changement. En ce sens, elles offrent un cadre permettant de tester certaines hypothèses formulées lors de la conceptualisation du cas, comme celle selon laquelle une augmentation de la participation à des activités plaisantes serait associée à une réduction des symptômes dépressifs (Persons & Fresco, 2008).

Le clinicien peut recourir à ces mesures à différents moments au cours du traitement. Trois moments sont particulièrement pertinents :

- À chaque séance, en ayant recours à des instruments standardisés comme le *Quick Inventory of Depressive Symptomatology – Self-Rated* (QIDS-R) pour le suivi de la dépression, ou encore le *Outcome Questionnaire-45* (OQ-45), qui offre un portrait plus global du fonctionnement.
- Durant la séance, par l'entremise d'observations cliniques directes et des réactions émotionnelles du client en réponse à certains contenus ou interventions.
- Après une période prolongée, par exemple lors d'un bilan hebdomadaire ou à un moment prédéterminé du suivi (p. ex., après dix rencontres), en réponse à l'absence de progrès observés ou encore lors de la fin de l'intervention. Des outils comme la *Goal Attainment Scaling* (GAS) peuvent alors être utilisés pour évaluer l'atteinte des objectifs thérapeutiques.

Ce type d'évaluation permet de répondre à des questions fondamentales : Y a-t-il eu des progrès ? Qu'est-ce qui les a favorisés ? Quels obstacles ont freiné l'évolution ? Que serait-il nécessaire de modifier pour améliorer les résultats ? Contrairement aux mesures ponctuelles effectuées à chaque séance qui ciblent un objectif précis, l'évaluation après une plus longue période vise une vue d'ensemble sur l'ensemble des objectifs de traitement.

Mesure des processus actifs durant le traitement

En plus de suivre les symptômes, le clinicien peut mesurer certains mécanismes de changement formulés au départ dans la conceptualisation de cas (Persons & Fresco, 2008). Par exemple :

- La fréquence des activités gratifiantes (dans un modèle d'activation comportementale) ;
- Ou la présence de distorsions cognitives et de croyances irrationnelles (dans un modèle cognitif).

La relation thérapeutique constitue également une cible d'évaluation essentielle, puisqu'elle agit comme un facteur non spécifique du changement (Persons & Fresco, 2008). Elle peut être évaluée de manière informelle (questionnement en fin de séance) ou à l'aide d'instruments standardisés, notamment :

- Le *Working Alliance Inventory (WAI)* ;
- Le *Revised Helping Alliance Questionnaire (HAq-II).*

Ces outils permettent d'effectuer le suivi de la qualité du lien thérapeutique, d'identifier les ruptures potentielles dans l'alliance et d'intervenir de façon précoce lorsque la collaboration entre le clinicien et le client est fragilisée.

Les mesures de résultats

Quant à elles, les mesures de résultats (*treatment outcome*) visent à déterminer l'efficacité globale de l'intervention, sa validité sociale, le niveau de satisfaction du client ainsi que son rapport coût-efficacité (Persons & Fresco, 2008). Plusieurs outils peuvent être utilisés à cette fin :

- Un journal quotidien des comportements, problématiques ou symptômes ciblés, dans lequel le client note la date, l'heure, la situation, le contenu et l'intensité, selon une échelle coconstruite avec le clinicien ;
- Le QIDS-R et le OQ-45, qui permettent également d'être utilisés comme mesures de résultats ;
- L'échelle *Global Assessment of Functioning* (GAF), qui donne une estimation globale du niveau de fonctionnement psychologique et social ;
- Le *Quality of Life Inventory* (QOLI), qui évalue la satisfaction du client à l'égard de différentes sphères de sa vie.

22.6 INSTRUMENTS POUR MESURER LE SUIVI ET L'ALLIANCE THÉRAPEUTIQUE

Certains instruments utilisés pour le suivi et l'évaluation des résultats thérapeutiques peuvent également jouer un rôle clé dans la formulation de cas. À cet égard, plusieurs outils présentés précédemment dans le chapitre 16 remplissent cette double fonction, tels que les instruments BDI-II, GAF, QOLI, QIDS-R et GAS. D'autres instruments orientés vers le suivi du traitement sont présentés dans cette section.

Outcome Questionnaire-45 (OQ-45)

Développé par Lambert *et al.* (1996), l'*Outcome Questionnaire-45* (OQ-45) est un questionnaire autorapporté de 45 items conçu pour mesurer l'évolution du client au fil du traitement psychothérapeutique. L'outil évalue quatre domaines centraux du fonctionnement psychologique : l'inconfort subjectif, les relations interpersonnelles, la performance dans les rôles sociaux ainsi que certains aspects positifs de la satisfaction et du fonctionnement personnel. Les réponses sont recueillies à l'aide d'une échelle de type Likert à cinq points.

La consigne donnée au client est de répondre à chaque item en se basant sur son expérience vécue au cours des sept derniers jours. Le questionnaire génère un score total ainsi que trois scores de sous-échelle correspondant aux trois premières dimensions évaluées. À partir des résultats obtenus, le clinicien est invité à comparer les scores du client à ceux d'échantillons de référence afin d'évaluer la progression du traitement. Le client peut ainsi être classé dans l'une des trois catégories suivantes : amélioration, absence de changement ou détérioration.

D'un point de vue psychométrique (voir Persons & Fresco, 2008), l'OQ-45 présente des qualités remarquables. Sa fidélité interne est excellente, avec un coefficient alpha de 0,93 dans des échantillons d'étudiants et d'employés bénéficiant d'un programme d'aide (PAE). Sa fidélité test-retest est également adéquate, avec une stabilité estimée à 0,84 après un intervalle de trois semaines. En ce qui concerne la validité de construit, les résultats montrent une bonne convergence avec plusieurs autres instruments de mesure de la psychopathologie, les corrélations variant entre 0,55 et 0,88. L'outil présente aussi une validité de contenu adéquate, ainsi qu'une validité de généralisation satisfaisante.

La sensibilité au traitement est l'un des atouts majeurs de l'OQ-45. Il s'agit d'un instrument capable de détecter les changements significatifs chez les clients en traitement, tout en restant stable chez ceux n'ayant reçu aucune intervention. De plus, des administrations répétées du questionnaire n'induisent pas de changement artificiel des scores. Enfin, son utilité clinique est considérée comme excellente : des études montrent que les clients dont les cliniciens utilisent les résultats de l'OQ-45 pour ajuster l'intervention au besoin présentent de meilleurs résultats que ceux dont le suivi ne tient pas compte de cet outil.

Working Alliance Inventory (WAI)

Développé par Horvath et Greenberg (1989), le *Working Alliance Inventory* (WAI) est un instrument autorapporté composé de 12 items qui vise à évaluer la qualité de l'alliance thérapeutique entre le client et le clinicien, indépendamment de l'approche utilisée. Le questionnaire repose sur le modèle tripartite de l'alliance formulé par Bordin (1979), selon lequel la relation thérapeutique comporte trois composantes intégrées : les buts, les tâches et le lien affectif.

La dimension des buts renvoie à l'entente entre le thérapeute et le client quant aux objectifs poursuivis en thérapie. Celle des tâches concerne l'accord sur les moyens thérapeutiques mis en œuvre pour atteindre ces objectifs. Enfin, la dimension du lien fait référence aux qualités relationnelles essentielles, telles que la confiance, l'acceptation et la réciprocité dans la relation. En plus des scores spécifiques à ces trois composantes, le WAI permet également d'obtenir un score total qui reflète le niveau global de collaboration perçue dans la dyade thérapeutique.

Dans la pratique clinique, le WAI peut aider le thérapeute à identifier les fluctuations dans la qualité de l'alliance, y compris les ruptures relationnelles, parfois subtiles, qui peuvent survenir lorsque le thérapeute confronte les cognitions négatives du client ou propose des interventions perçues comme menaçantes. Il est recommandé au clinicien de demeurer attentif à ces signes et de les explorer de manière proactive avec le client afin de préserver ou de rétablir l'alliance.

L'instrument présente d'excellentes propriétés psychométriques (voir Persons & Fresco, 2008). La consistance interne est très élevée, avec un coefficient alpha de 0,93. La fidélité test-retest est jugée adéquate. La validité de contenu est bien établie, et la validité de construit est soutenue par des résultats empiriques montrant que les cotations des clients sont généralement de meilleurs prédicteurs de l'issue thérapeutique que celles des cliniciens. La validité de généralisation est aussi jugée bonne, et le WAI démontre une bonne sensibilité au traitement, en ce qu'il permet de suivre les variations de l'alliance au fil des séances.

Sur le plan clinique, le WAI s'avère un outil utile pour ajuster l'intervention thérapeutique en fonction de la qualité perçue de la collaboration. Une alliance forte est reconnue comme un facteur prédictif central du succès en psychothérapie, et le WAI permet d'en assurer un suivi rigoureux et informé.

Revised Helping Alliance Questionnaire (HAq-II)

Le *Revised Helping Alliance Questionnaire* (HAq-II), élaboré par Luborsky *et al.* (1996), est un instrument autorapporté de 19 items visant à évaluer la qualité de l'alliance thérapeutique telle que perçue par le client. Il s'inscrit dans la tradition des modèles relationnels qui considèrent l'alliance comme un facteur central dans le succès psychothérapeutique, quelle que soit l'approche théorique adoptée.

Le HAq-II permet de capter la perception du client à l'égard de la relation qu'il entretient avec son thérapeute, en particulier en ce qui concerne l'aide reçue, le climat relationnel, la coopération et la confiance. À travers des énoncés simples, il offre un aperçu global mais cliniquement pertinent de la qualité du lien établi, de la perception du thérapeute et de la motivation du client envers la thérapie.

Sur le plan psychométrique (voir Persons & Fresco, 2008), le HAq-II présente une consistance interne excellente, avec un coefficient alpha de 0,90 et une fidélité test-retest jugée bonne, avec un coefficient de stabilité de 0,78 entre trois séances consécutives. Sa validité de construit est soutenue par une validité concurrente solide, notamment avec la *California Psychotherapy Alliance Scale*, les corrélations variant de 0,59 à 0,71. L'instrument bénéficie également d'une bonne validité de contenu, d'une validité de généralisation adéquate et d'une sensibilité au traitement satisfaisante.

L'utilité clinique du HAq-II est bien documentée. Des études ont montré que les résultats au questionnaire de suivi du traitement (OQ-45) s'améliorent de façon plus marquée lorsque le thérapeute reçoit une rétroaction hebdomadaire fondée sur les scores du client au HAq-II. Ainsi, l'instrument ne se limite pas à une fonction d'évaluation, mais peut également servir de levier pour ajuster l'intervention et renforcer l'efficacité du processus thérapeutique.

22.7 RÉSUMÉ

Planifier un traitement psychologique ne se limite pas à poser un diagnostic. C'est une démarche structurée qui cherche à organiser l'intervention de manière cohérente, en tenant compte à la fois du problème présenté et du fonctionnement global du client. Le clinicien doit donc concevoir un plan de traitement qui comprend plusieurs éléments clés : une compréhension claire du motif de consultation, une hiérarchisation des problèmes, des objectifs réalistes et mesurables, une sélection réfléchie des interventions et une estimation du pronostic. Il doit aussi tenir compte de certaines variables modératrices, comme le niveau de détresse, la motivation au changement, le style défensif ou encore le soutien social du client. Des modèles comme celui de Beutler (*Systematic Treatment Selection*) offrent une structure utile pour tenir compte des caractéristiques du client.

Enfin, tout plan de traitement efficace s'accompagne d'un suivi régulier. Utiliser des outils de mesure sensibles au changement, comme le OQ-45 ou le BDI-II, permet de vérifier si le client progresse, si l'alliance est maintenue, et d'ajuster le plan au besoin. La planification du traitement devient ainsi un processus vivant, à réévaluer tout au long du suivi, en étroite collaboration avec le client.

CHAPITRE 23

COMMUNICATION DES RÉSULTATS

23.1 RAPPORT D'ÉVALUATION PSYCHOLOGIQUE

Le but du rapport d'évaluation psychologique

Le rapport d'évaluation psychologique a pour fonction première de documenter et de communiquer les informations cliniques recueillies au cours de l'évaluation du client. Toutefois, son rôle dépasse largement la simple consignation des données. Il contribue à assurer la qualité des services professionnels, tout en répondant aux exigences déontologiques des ordres professionnels.

Bien plus qu'un résumé descriptif, le rapport constitue un outil fondamental à travers lequel le clinicien formule une compréhension intégrée et cohérente du fonctionnement psychologique du client. Il permet de dégager des hypothèses cliniques, de formuler des objectifs thérapeutiques et de proposer des stratégies d'intervention adaptées, dans le but d'accompagner le client dans la résolution de ses difficultés ou la prise de décisions éclairées.

Rédiger un rapport représente également une étape essentielle de réflexion clinique : le clinicien est invité à analyser les données obtenues, à les organiser de manière structurée et à y apposer son jugement professionnel pour répondre de manière pertinente aux motifs de la référence.

Le format du rapport d'évaluation psychologique

Le rapport d'évaluation psychologique s'inscrit généralement dans une démarche de vérification d'hypothèses, reflétant la logique clinique qui a guidé le processus évaluatif (Wright, 2021). À ce titre, sa structure doit suivre un fil argumentatif clair, dans lequel chaque section contribue à étayer les hypothèses formulées, à soutenir les conclusions diagnostiques et à justifier les recommandations cliniques.

Le rapport ne doit pas uniquement présenter les hypothèses confirmées, mais peut également inclure, lorsque cela s'avère pertinent, les hypothèses rejetées, en précisant qu'elles n'ont pas été appuyées par les données recueillies. Cette démarche aboutissant au rejet des hypothèses peut être utile, par exemple, lorsque le client est référé pour une évaluation visant la vérification d'un diagnostic soupçonné.

Dans tous les cas, le rapport doit proposer une interprétation intégrée et cohérente, articulée autour d'un argumentaire solide, capable de convaincre tant les professionnels appelés à s'y référer que le client lui-même, lorsqu'il en reçoit communication. La clarté logique et la justification des conclusions sont au cœur de sa valeur professionnelle.

Le style d'écriture du rapport

Le style d'écriture du rapport d'évaluation psychologique doit être adapté au niveau de formation et aux besoins spécifiques du ou des destinataires, de manière à ce que les conclusions formulées soient à la fois claires, compréhensibles et cliniquement utiles (Segal & Hutchings, 2007; Wright, 2021). L'objectif est de transmettre les informations essentielles sans ambiguïté, tout en maintenant un niveau de professionnalisme élevé.

Le clinicien privilégie des formulations objectives et nuancées, telles que « selon le client… » ou « le client rapporte que son père… », qui reflètent la perspective du client tout en évitant les généralisations non vérifiables. Il prend soin de préciser la source des informations rapportées, qu'elles proviennent du client, de ses proches, d'un professionnel ou d'un document antérieur.

Un usage mesuré des citations directes est recommandé. Lorsque le clinicien choisit d'inclure les propos du client, il les accompagne d'une description factuelle et contextuelle, afin d'éviter toute interprétation subjective ou hors contexte. Il est également essentiel de décrire les faits de manière spécifique, en fournissant des détails concrets, tels que des comportements observés, des dates précises ou des événements circonstanciés.

Sur le plan linguistique, le rapport doit trouver un juste équilibre entre un langage technique rigoureux, reflétant l'expertise du clinicien, et une accessibilité suffisante pour les parties concernées (Wright, 2021). L'usage excessif de jargon professionnel est à éviter, tout comme les formulations trop informelles, qui risqueraient de compromettre la crédibilité et l'autorité professionnelle de l'évaluateur.

Les types de rapports psychologiques

En pratique professionnelle, on distingue généralement plusieurs types de rapports psychologiques, selon le moment et le but de leur rédaction. Les plus courants sont le rapport d'évaluation psychologique, le rapport d'évolution et le rapport final ou de congé.

Le présent chapitre se concentre principalement sur le rapport d'évaluation psychologique, dont la structure est présentée ci-dessous. Le format proposé s'inspire des travaux de Goupil et Marchand (2001), Segal et Hutchings (2007), Wright (2021) et Morrison (2014). Il est également mis en lien avec les concepts exposés dans les chapitres précédents, notamment en ce qui concerne la collecte et l'intégration des données.

Ce modèle demeure flexible et peut être adapté selon le contexte clinique, qu'il s'agisse d'un milieu institutionnel, d'un cabinet privé ou d'un mandat d'expertise plus spécialisé. Par exemple, la structure du rapport pourra être modifiée pour répondre aux exigences spécifiques d'une évaluation neuropsychologique ou d'une évaluation psycholégale.

Les cliniciens souhaitant rédiger d'autres types de rapports, notamment des rapports d'évolution ou des rapports de fermeture de dossier, sont invités à consulter l'ouvrage de Goupil et Marchand (2001), qui propose des modèles détaillés et des exemples concrets de ceux-ci.

Contenu du rapport d'évaluation psychologique

1. Titre du rapport, informations sociodémographiques et données nominatives

La première section du rapport d'évaluation psychologique a pour objectif de documenter de manière claire et rigoureuse l'identité du client, celle du clinicien évaluateur et le contexte administratif de l'évaluation. Bien que généralement standardisée, cette section peut être présentée sous forme narrative, en tableau, ou encore selon une combinaison des deux formats, selon les préférences du milieu clinique ou du professionnel.

Parmi les informations essentielles à inclure, on retrouve :

› le titre du rapport (p. ex., Rapport d'évaluation psychologique/confidentiel) ;

› le nom complet du client ;

› son adresse ;

- Son âge ou sa date de naissance (en précisant que l'âge doit être calculé en date de rédaction du rapport, et non de l'évaluation);
- Son état civil;
- Sa profession actuelle, ou à défaut, la source principale de revenu (p. ex., assurance, indemnité);
- Toute activité significative exercée (p. ex., bénévolat, études, soins à domicile);
- Sa nationalité;
- La ou les langues parlées;
- Le nom de la personne ou de l'organisme à l'origine de la demande d'évaluation;
- La date d'ouverture du dossier;
- Les dates des rencontres d'évaluation;
- La date de rédaction du rapport;
- Les coordonnées et l'identification du clinicien évaluateur.

Cette section joue un rôle crucial dans la traçabilité du document, tout en assurant une identification précise du cadre d'évaluation.

2. Motif de consultation et/ou motif de la demande de consultation

Cette section vise à présenter de manière fidèle le ou les motifs à l'origine de la demande d'évaluation psychologique, tels qu'exprimés à la fois par le client et par le professionnel, l'institution ou l'organisme ayant présenté la demande de consultation. Le clinicien s'attardera particulièrement à la plainte principale formulée par le client, en précisant les raisons subjectives qui l'amènent à consulter à ce moment précis.

Il est pertinent d'indiquer si le client consulte de son gré ou à la suite d'une demande externe, par exemple d'un médecin, d'un tribunal ou d'un employeur. Le rapport devrait aussi inclure des éléments relatifs au niveau de détresse perçu, au type de services recherchés, ainsi qu'à la motivation et aux attentes du client face au processus d'évaluation ou de traitement.

Une attention particulière doit être portée à la formulation explicite des questions de la demande, puisqu'elles orientent l'ensemble de la démarche évaluative. Ces questions servent de point d'ancrage pour la sélection des outils, l'analyse des données et la formulation des conclusions cliniques. Leur clarté et leur précision permettent de structurer l'évaluation en fonction des besoins spécifiques exprimés par le demandeur et de délimiter la portée du rapport.

3. Procédure d'évaluation et instruments de mesure

Cette section du rapport vise à documenter avec précision le déroulement de l'évaluation, en incluant les dates et le lieu des rencontres, ainsi que la nature des contacts établis avec le client. Le clinicien y précise le type d'entrevue réalisée, qu'il s'agisse d'une entrevue clinique exploratoire, d'une entrevue de bilan ou d'une évaluation à l'aide de tests psychométriques, et mentionne également la participation éventuelle de membres de la famille ou d'autres informateurs.

Le rapport doit inclure la désignation complète des instruments utilisés, et non pas juste les abréviations, notamment lorsqu'il s'agit d'entrevues structurées, de questionnaires autorapportés, de tests cognitifs ou de mesures de personnalité ou de symptômes. Cela permet au lecteur de comprendre précisément les sources sur lesquelles repose l'analyse clinique.

Enfin, le clinicien indique les documents externes consultés dans le cadre de l'évaluation, tels que des rapports médicaux ou psychologiques antérieurs, en précisant qu'ils ont été obtenus avec le consentement libre et éclairé du client.

4. Description du problème actuel

La description du problème actuel constitue l'une des sections centrales du rapport d'évaluation psychologique, car elle permet de documenter en détail les difficultés que présente le client au moment de l'évaluation. Le clinicien y décrit les symptômes et les perturbations fonctionnelles de manière concrète, objective et spécifique, en s'appuyant sur l'ensemble des données recueillies, incluant les informations issues de l'entrevue clinique, des instruments de mesure standardisés et de l'observation du comportement.

Pour faciliter la lecture et refléter l'organisation du fonctionnement psychologique du client, cette section peut être structurée par thème, avec un paragraphe consacré à chaque problématique identifiée, en commençant par celle qui semble la plus significative sur le plan clinique. Les domaines couverts peuvent inclure, entre autres :

- La détresse subjective, comme l'humeur dépressive, l'anxiété ou les symptômes psychosomatiques;
- Des atteintes concrètes et spécifiques, telles que le chômage, un divorce récent ou un problème de santé;
- Des difficultés plus globales ou des fonctions sous-optimales, notamment dans les relations interpersonnelles, la socialisation ou la régulation des émotions.

Lorsque les informations proviennent de sources variées, il est important que le clinicien identifie clairement leur origine. Ainsi, les données issues de l'entrevue clinique peuvent être présentées sans le mentionner de manière répétée, mais toute information provenant d'un tiers, d'un document externe ou du professionnel référent doit être spécifiée.

Cette section devrait intégrer, dans la mesure du possible, les éléments suivants :

- Une description complète des signes et symptômes, y compris ceux non rapportés spontanément par le client ou non directement liés au motif de consultation initial;
- L'utilisation de termes concrets, précis et objectivables;
- Des informations sur la fréquence, l'intensité, la durée et les circonstances d'apparition des symptômes;
- Les antécédents du problème et les facteurs qui contribuent à son maintien;
- Les conséquences sur le fonctionnement global et la qualité de vie du client;
- Les réactions de l'entourage face aux difficultés ou comportements observés;
- La perception du client quant à l'origine et à la nature de ses difficultés;
- Sa réaction aux facteurs de stress;
- Et enfin, les facteurs culturels pouvant influencer la signification, l'expression ou l'interprétation des symptômes.

Par cette description détaillée, le clinicien vise à cerner l'étendue et la nature du fonctionnement problématique du client, en vue d'étayer la formulation clinique et les hypothèses diagnostiques.

5. Histoire du problème actuel

La présente section vise à fournir une compréhension contextualisée et historique des difficultés psychologiques rapportées par le client. Elle permet de replacer le problème actuel dans une perspective temporelle, en mettant en lumière les circonstances de sa survenue, son évolution au fil du temps et les facteurs externes susceptibles d'en avoir influencé l'apparition ou la chronicisation. Trois dimensions principales doivent y être explorées : le moment de survenue des symptômes, l'évolution du problème et les facteurs de stress associés.

Moment de survenue

Le clinicien rapporte le moment initial où les symptômes sont apparus, en précisant s'il s'agit d'un début brusque ou d'une apparition progressive. Lorsque cela est possible, il fournit des repères temporels significatifs (p. ex., «au retour d'un congé maladie», «quelques mois après un déménagement»). Dans le cas de plusieurs symptômes, il précise l'ordre d'apparition et identifie le symptôme initial. Il note également si le client a déjà connu des périodes sans symptômes, ce qui peut s'avérer pertinent pour l'établissement du diagnostic ou du pronostic. Si le client n'est pas en mesure d'identifier approximativement le moment de survenue, le clinicien l'indique clairement par une formule explicite, telle que : «Le client n'a pas été en mesure de préciser le moment d'apparition de ses symptômes» (Shea, 2005).

Évolution du problème

Le clinicien décrit comment les symptômes ont évolué depuis leur apparition : augmentation ou diminution de la fréquence, de l'intensité, ou de la durée, stabilité ou aggravation, rémissions partielles ou complètes. Il identifie le moment où le client s'est senti ainsi pour la première fois, s'il y a eu des épisodes antérieurs, et si un diagnostic a été posé à ce moment-là. Il précise également si le client a cherché de l'aide immédiatement ou s'il a différé sa démarche, et pour quelles raisons. Enfin, il indique si une guérison complète a été observée ou si des symptômes résiduels ont persisté au fil du temps.

Facteurs de stress

Les facteurs de stress contextuels jouent souvent un rôle crucial dans le déclenchement ou le maintien des difficultés psychologiques. Le clinicien rapporte tout événement de vie significatif susceptible d'avoir contribué à la problématique actuelle, particulièrement au cours de la dernière année. Ces facteurs peuvent toucher divers domaines : relations familiales, environnement social, domaine scolaire ou professionnel, logement, situation financière, accès aux soins, problèmes juridiques, etc. Le clinicien peut s'appuyer sur les catégories de stresseurs psychosociaux du DSM-IV (axe IV) ou sur les facteurs nécessitant une attention clinique mentionnés dans le DSM-5.

Il est important de documenter également les stresseurs rapportés par le client, même si leur rôle étiologique semble peu probable. Le clinicien note le contexte dans lequel les symptômes sont apparus, les raisons pour lesquelles le client consulte maintenant, et les autres événements concomitants à la période d'apparition des symptômes. Si aucun facteur de stress n'est identifié, cela est précisé dans le rapport.

Informations complémentaires

Enfin, cette section peut inclure toute information supplémentaire permettant d'illustrer la nature du problème, surtout si elle apporte un éclairage clinique pertinent. Par exemple, dans le cas de troubles du sommeil, il peut être utile de documenter l'histoire du sommeil du client (p. ex., difficultés à dormir seul dans l'enfance, horaires de travail atypiques, troubles antérieurs de sommeil). Ces données, bien que parfois périphériques ou remontant à plusieurs années, peuvent contribuer à mieux comprendre la dynamique et les déterminants actuels de la plainte.

6. Antécédents médicaux et médication actuelle

Cette section vise à documenter les antécédents médicaux pertinents du client ainsi que tout élément d'ordre somatique ou pharmacologique susceptible d'influencer son fonctionnement psychologique ou d'interagir avec les résultats de l'évaluation.

Le clinicien y rapporte l'histoire médicale significative, incluant les diagnostics posés, les hospitalisations, les traitements antérieurs ou actuels, ainsi que toute condition médicale chronique ou aiguë pouvant avoir une incidence sur le plan cognitif, émotionnel ou comportemental.

Il est également essentiel de dresser un portrait complet de la médication actuelle, qu'elle soit prescrite par un professionnel de la santé ou prise de manière autonome par le client. Cette liste inclut aussi bien les médicaments psychotropes (p. ex., antidépresseurs, anxiolytiques, antipsychotiques) que les médicaments non psychiatriques (p. ex., pour la tension artérielle, le diabète, etc.), ainsi que les produits naturels, suppléments ou médications en vente libre si cela est jugé pertinent.

Enfin, le clinicien mentionne toute autre particularité physiologique ou comportementale pouvant influencer l'état général du client ou la validité des observations cliniques, telles qu'une diète particulière, une consommation excessive de caféine, des habitudes de sommeil irrégulières ou l'usage de substances pouvant affecter l'humeur ou la cognition.

7. Histoire familiale et sociale (anamnèse)

Cette section du rapport a pour objectif de situer les difficultés actuelles du client dans leur contexte développemental, familial et social, en retraçant les principales étapes de son histoire de vie. L'anamnèse permet non seulement de mieux comprendre l'origine et l'évolution des difficultés présentées, mais elle joue également un rôle important dans l'établissement d'un diagnostic formel, ainsi que dans l'élaboration d'une compréhension psychodynamique du fonctionnement du client.

Le clinicien y dresse un portrait synthétique, mais significatif des sphères de vie suivantes : enfance et milieu familial d'origine, adolescence, vie de jeune adulte, vie conjugale et familiale actuelle, le cas échéant, parcours scolaire et professionnel et situation de vie actuelle, incluant les conditions de logement, les sources de revenus, et si le client vit seul ou avec quelqu'un.

De plus, le clinicien peut aussi inclure des données sur :

- L'histoire personnelle de troubles de santé mentale ou de consommation de substances ;
- L'histoire familiale de ces mêmes problématiques ;
- Et tous les antécédents médicaux pertinents qui auraient contribué à la trajectoire développementale ou psychosociale du client.

Bien que cette section vise à démontrer l'évaluation rigoureuse des différentes sphères du fonctionnement, le clinicien doit veiller à ne rapporter que les informations réellement utiles à la compréhension du problème et à la finalité de l'évaluation, afin d'éviter d'alourdir inutilement le rapport.

Le choix du temps verbal dans la rédaction d'un rapport psychologique revêt une importance particulière, car il contribue à préciser la temporalité des informations rapportées. De manière générale, tout ce que le client a exprimé lors de l'entrevue doit être introduit au passé, à l'aide de formules comme « Le client a rapporté que... ». Cette convention tient compte du fait que, au moment de la rédaction, certains comportements ou états décrits par le client peuvent ne plus être actuels. Le passé permet donc de situer l'information dans le cadre temporel de la collecte de données, sans présumer de sa persistance. En ce qui concerne le contenu des propos rapportés, celui-ci peut être exprimé au présent ou au passé, selon qu'il est encore d'actualité ou non :

› Si le contenu décrit une réalité toujours présente au moment de la rédaction, on utilisera le présent :

« Le client a rapporté qu'il a des difficultés de sommeil. »

› Si le contenu réfère à une situation passée, on emploiera le passé :

« Le client a rapporté qu'il avait des difficultés de sommeil lorsqu'il était enfant. »

Cette distinction permet de préserver la fidélité des propos du client tout en assurant une cohérence temporelle dans le rapport.

8. Observations cliniques et examen du statut mental

Cette section vise à documenter les observations objectives faites par le clinicien au cours de l'évaluation, notamment durant l'entrevue clinique et les séances de passation des tests psychométriques. Elle constitue une sorte de photographie du fonctionnement affectif et cognitif du client au moment de l'évaluation. Il ne s'agit pas ici de formuler des interprétations cliniques ou des hypothèses diagnostiques, mais bien de rapporter de manière descriptive les manifestations observables.

L'examen du statut mental inclut les aspects liés à l'apparence générale, au comportement, à l'humeur et à l'affect, ainsi qu'aux fonctions cognitives (p. ex., attention, mémoire, langage, pensée, jugement, orientation). Pour assurer une objectivité maximale, chaque observation doit être étayée par un exemple comportemental concret. Le clinicien peut recourir fréquemment à la formule « tel que démontré par... » afin d'illustrer ses propos. Par exemple, au lieu d'écrire « Le client est apparu anxieux durant l'entrevue », il est préférable de noter : « Le client est apparu anxieux durant l'entrevue, comme démontré par le fait qu'il bougeait constamment sur son siège et qu'il serrait ses mains de manière répétée. »

Outre les observations issues de l'entrevue, cette section inclut également les comportements manifestés par le client durant l'évaluation psychométrique. Le clinicien y rapporte l'attitude générale du client envers l'évaluateur, sa relation avec le matériel de test, ainsi que son engagement face aux tâches proposées. Toute réaction particulière (propos dénigrants, résistance, évitement, demande de rassurance, etc.) est notée lorsqu'elle éclaire la compréhension du fonctionnement psychologique du client.

Il est aussi crucial de documenter toute circonstance ayant entraîné une administration non standardisée des tests (p. ex., adaptation linguistique, explications additionnelles, encouragements fréquents, bruits distrayants), en évaluant ses impacts possibles sur la validité des résultats. Dans ces cas, le clinicien formule une réserve explicite, par exemple : « Les résultats de la présente évaluation doivent être interprétés avec prudence en raison de [X]. »

À l'inverse, si les conditions de passation ont été respectées de manière adéquate ou que des variations ont eu lieu, mais sont demeurées somme toute mineures, il est approprié d'ajouter une mention à l'effet que : « Les résultats obtenus sont jugés représentatifs du fonctionnement actuel du client ».

9. Évaluation psychométrique

Cette section du rapport est consacrée à la présentation, à la synthèse et à l'interprétation des résultats issus des tests psychométriques administrés au client. Elle vise à mettre en lumière, de manière intégrée, les forces et les faiblesses personnelles sur les plans cognitif, affectif et de la personnalité, en s'appuyant sur des données standardisées et validées.

Le clinicien y regroupe les résultats par grandes catégories fonctionnelles, telles que :

› Le rendement intellectuel ou le fonctionnement cognitif général ;

› Le fonctionnement émotionnel et affectif ;

› Les caractéristiques de personnalité, tant sur le plan structurel que sur celui du contenu.

D'autres domaines peuvent être ajoutés au besoin, par exemple le fonctionnement adaptatif dans les cas où l'évaluation vise à documenter une suspicion de trouble neurodéveloppemental ou de retard intellectuel.

Il est recommandé d'introduire chaque sous-section par une brève préface indiquant :

› Quels instruments ont été utilisés ;

› Et quels aspects du fonctionnement ils visent à évaluer.

Lorsque plusieurs épreuves évaluent différentes sphères de fonctionnement (par exemple l'attention, la mémoire, les fonctions exécutives), chaque sous-section peut débuter par une formulation structurée du type : « Sur le plan attentionnel, les résultats du client à l'épreuve X indiquent que… ». La dernière phrase de chaque sous-section doit permettre au clinicien de formuler une interprétation synthétique : elle résume ce que les résultats révèlent sur le plan clinique et propose des pistes explicatives aux performances observées (p. ex., limite cognitive, forces, faiblesses, anxiété, manque de motivation).

Le compte rendu doit respecter la structure propre à chaque instrument, en suivant les conventions de présentation spécifiques à ceux-ci (p. ex., format du WAIS-IV, MMPI-2, PAI, etc.). La longueur de cette section variera en fonction de l'ampleur de la batterie utilisée, de la complexité du cas et du rôle que jouent les tests dans la formulation globale.

10. Compréhension clinique

La section sur la compréhension clinique constitue, avec celle des recommandations, l'un des points culminants du rapport d'évaluation psychologique. Elle permet au clinicien de présenter de manière intégrée et cohérente sa compréhension du fonctionnement du client, tout en répondant aux questions initiales de la référence. Il s'agit de l'aboutissement du processus d'évaluation, où le clinicien mobilise ses compétences d'analyse et de jugement pour formuler des hypothèses explicatives fondées sur l'ensemble des données recueillies.

Cette section ne vise pas à introduire de nouvelles informations, mais plutôt à résumer, à organiser et à interpréter les données déjà présentées dans les sections précédentes, en les articulant dans une perspective clinique synthétique. Elle repose sur une capacité de réflexion intégrative, dans laquelle les observations comportementales, les résultats psychométriques, les données historiques et les éléments subjectifs rapportés par le client sont rassemblés en un tout intelligible et cliniquement pertinent.

Le premier paragraphe (ou encore la première ligne selon le cas) peut rappeler brièvement le portrait général du client, le motif de consultation, ainsi que les questions de la référence. Les paragraphes suivants présentent les hypothèses explicatives retenues concernant les difficultés et les ressources du client, en s'appuyant sur un ou plusieurs modèles théoriques adaptés à la nature de la problématique évaluée. Ces modèles peuvent être diathèse-stress, développementaux, psychodynamiques ou cognitivo-comportementaux, à condition qu'ils soient utilisés de manière cohérente et intégrée.

Le contenu de cette section devrait permettre de décrire de manière narrative et nuancée le fonctionnement actuel du client, en mettant en lumière, par exemple :

› La dynamique entre ses vulnérabilités et les facteurs de stress ;
› Les facteurs déclencheurs et de maintien des difficultés ;
› Les conflits sous-jacents aux comportements ;
› Les ressources et mécanismes d'adaptation en place.

La conclusion de cette section peut prendre la forme d'une formulation synthétique, intégrant les éléments cognitifs, émotionnels et comportementaux les plus saillants. Cette compréhension clinique constitue la base sur laquelle s'appuieront les impressions diagnostiques et les recommandations formulées dans les sections suivantes.

11. Impressions diagnostiques

La section des impressions diagnostiques permet au clinicien de formuler, de manière explicite et rigoureuse, son jugement diagnostique en se référant aux critères nosographiques du *Manuel diagnostique et statistique des troubles mentaux* (DSM-5 ; American Psychiatric Association, 2013). Cette formulation peut prendre la forme d'un court paragraphe narratif ou d'une liste structurée, incluant les codes diagnostiques officiels et les intitulés complets des troubles identifiés.

Lorsque des diagnostics sont posés, le clinicien précise que le client répond aux critères d'un ou de plusieurs troubles mentaux, en mentionnant les symptômes pertinents et les critères diagnostiques qui justifient cette conclusion. Il est important de souligner que toutes les données invoquées doivent déjà avoir été présentées dans les sections précédentes du rapport. Aucune information nouvelle ne devrait apparaître ici.

Si la demande initiale portait sur l'évaluation d'un trouble spécifique qui n'est finalement pas retenu, le clinicien consacre un paragraphe explicite pour justifier son exclusion, en s'appuyant sur l'analyse des symptômes absents, insuffisants ou incompatibles avec les critères diagnostiques.

La démarche diagnostique s'appuie sur les principes proposés par Morrison (2014), incluant :

› L'identification du diagnostic principal, c'est-à-dire celui qui explique le mieux la souffrance actuelle du client ou son niveau de dysfonctionnement ;
› La présence éventuelle de comorbidités, mentionnées de manière hiérarchisée en fonction de leur urgence clinique et de leur pronostic ;
› La possibilité de formuler, lorsque les données sont insuffisantes ou ambiguës, un diagnostic différé ou provisoire, en mentionnant les raisons qui justifient cette prudence.

Dans les cas plus complexes, une liste de diagnostics différentiels peut être dressée afin d'orienter les efforts cliniques futurs. Le clinicien y précise les éléments qui appuient, réfutent ou manquent pour chacune des hypothèses considérées. Cette démarche contribue à documenter le raisonnement clinique et à ouvrir la voie à un suivi diagnostique évolutif, lorsque de nouvelles données viendront clarifier le portrait.

Enfin, si aucun trouble mental n'est retenu, cela doit également être clairement mentionné par la mention « aucun diagnostic » ou « non diagnostiqué », en précisant que les difficultés présentées ne répondent pas aux seuils requis pour établir un diagnostic formel selon le DSM-5.

12. Recommandations, pronostic et urgence de l'intervention

Cette section permet au clinicien de formuler ses recommandations thérapeutiques, en s'appuyant sur la compréhension clinique développée tout au long du rapport, le motif de consultation et les questions formulées dans la demande de référence. Il s'agit d'une mise en application concrète des conclusions cliniques, orientée vers l'action.

Les recommandations peuvent porter sur le type de traitement (p. ex., psychothérapie individuelle), les stratégies d'intervention (p. ex., approche cognitive comportementale), la durée (p. ex., court terme) et la fréquence (p. ex., une rencontre par semaine). Le clinicien peut s'appuyer sur le modèle de planification du traitement de Beutler *et al.* (2004), qui propose une prise en compte intégrée du diagnostic, des caractéristiques du client et des propriétés du traitement. En plus des modalités proposées, le rapport peut mentionner les objectifs généraux visés (p. ex., travailler sur l'estime de soi, réduire l'humeur dépressive).

Le clinicien émet également une estimation du pronostic thérapeutique, en prenant en compte des facteurs tels que :

- La nature et la sévérité du trouble diagnostiqué ;
- Le niveau de motivation et d'engagement du client ;
- Sa capacité d'introspection, son degré d'ouverture ;
- Ses ressources internes et externes (forces personnelles, réseau de soutien) ;
- L'historique des traitements antérieurs et les obstacles potentiels.

Le pronostic peut être qualifié selon des termes cliniques usuels tels que : excellent, bon, favorable, incertain, réservé ou défavorable.

Lorsque le clinicien juge qu'un suivi auprès d'un autre professionnel est indiqué, il doit le mentionner clairement en précisant :

- Le motif de cette référence ;
- Le nom du professionnel ou du service visé (si connu) ;
- La position du client face à cette recommandation (acceptation, réticence, refus).

Enfin, le clinicien doit estimer le degré d'urgence à intervenir, en évaluant les risques associés à l'absence de prise en charge rapide. Cette estimation tient compte du niveau de détresse subjective et du degré d'altération fonctionnelle.

13. Plan d'intervention : objectifs thérapeutiques, priorités et stratégies d'intervention

Dans cette dernière section du rapport, le clinicien propose un plan d'intervention structuré, fondé sur les données évaluatives, les besoins exprimés par le client et les conclusions cliniques formulées précédemment. L'objectif est de traduire la compréhension clinique en objectifs concrets de traitement. Les objectifs thérapeutiques sont formulés, autant que possible, selon les critères SMART : spécifiques, mesurables, atteignables, réalistes et limités dans le temps. Le clinicien tient compte :

- Des attentes du client ;
- De ses motivations et résistances ;
- Des priorités cliniques identifiées durant l'évaluation.

Les objectifs peuvent être intermédiaires (à court ou moyen terme) ou finaux (à plus long terme). Le clinicien peut les organiser selon un ordre de priorité, en les répartissant sur différents horizons temporels (court, moyen, long terme). Ils doivent être rédigés en termes opérationnels, permettant d'observer et d'évaluer les progrès du client.

Le plan comprend également les mesures et moyens suivants :

- Les stratégies ou techniques d'intervention envisagées (p. ex., remédiation cognitive) ;
- Les indicateurs de changement ;
- Un échéancier réaliste pour l'atteinte des objectifs.

Enfin, le clinicien peut recommander l'utilisation d'instruments de suivi brefs (p. ex., questionnaires standardisés) afin de documenter l'évolution du client au fil des séances et d'évaluer l'efficacité des interventions mises en place.

23.2 COMMUNICATION DES RÉSULTATS

Présentation des résultats au client lors de l'entrevue bilan

La communication des résultats de l'évaluation psychologique au client, réalisée lors de l'entrevue de rétroaction (ou *entrevue bilan*), constitue une étape cruciale du processus évaluatif (Wright, 2021). Elle vise à favoriser la compréhension du client à l'égard de son fonctionnement, à valider son expérience subjective et à renforcer son engagement envers les recommandations proposées.

Le clinicien adapte tant le contenu que le style de présentation aux capacités de compréhension du client, à son niveau d'introspection, ainsi qu'à sa disponibilité affective à recevoir les informations. Cette adaptation suppose de moduler le langage employé, d'éviter les formulations trop techniques et de s'assurer que le client saisit bien le sens et les implications des résultats qui lui sont communiqués.

Bien qu'il doive faire preuve de tact, d'empathie et de sensibilité clinique, le clinicien a également le devoir d'honnêteté et de transparence. Les conclusions doivent être transmises de manière respectueuse, mais sans minimisation, de manière à préserver la clarté de l'information et à soutenir la prise de conscience du client quant à ses difficultés psychologiques.

La rétroaction peut aussi servir de tremplin pour amorcer une réflexion commune sur les étapes suivantes du processus thérapeutique, en intégrant les objectifs de traitement dans une perspective collaborative. Ainsi, cette rencontre ne se limite pas à la transmission de données, mais représente un moment d'intervention en soi, propice au changement, à la motivation envers une prise en charge thérapeutique.

Préparation du clinicien à l'entrevue bilan

Avant de rencontrer le client qui a reçu le service d'évaluation, c'est-à-dire la personne qui a été évaluée, le clinicien doit prendre le temps de bien planifier cette rencontre. D'abord, il doit s'assurer de disposer d'informations suffisantes pour répondre de manière rigoureuse au motif de consultation (Groth-Marnat

& Wright, 2016). Il lui revient également de valider sa propre compréhension des difficultés du client, en s'appuyant sur l'ensemble des données cliniques et psychométriques recueillies au cours de l'évaluation. Cette étape préalable est essentielle afin de formuler un bilan clair, cohérent et adapté au client.

De plus, dans sa planification, le clinicien prendra le temps de considérer de quelle manière l'information qui sera transmise sera le plus utile à la personne évaluée (Wright, 2021). Dans la majorité des cas, une rencontre individuelle avec le client peut être suffisante. Toutefois, dans d'autres cas, il peut être utile de partager certaines informations avec le médecin traitant du client ou encore le thérapeute qui assurera le suivi thérapeutique, et ceci, dans le but d'améliorer le fonctionnement général de la personne et la qualité des soins qu'elle recevra. Toujours avec l'autorisation du client, une telle transmission peut même se faire dans le cadre d'une rencontre conjointe où le client et le thérapeute futur ou actuel (si l'évaluation faisait suite à une demande de consultation) sont présents. Le fait de rencontrer le client et son thérapeute permet à ces derniers d'entendre les mêmes conclusions, d'avoir un langage et une expérience commune sur ce qui a été dit durant le bilan, et de décider ensemble de la manière d'intégrer les recommandations. Dans une telle rencontre, le thérapeute du client peut aussi l'aider à clarifier certains aspects de la rétroaction. Enfin, ce processus peut réduire le risque de clivage entre l'évaluateur et le thérapeute (p. ex., idéaliser un clinicien, et dévaluer l'autre), ce qui peut arriver lorsque le client reçoit des services de deux cliniciens simultanément.

Une autre considération importante pour le clinicien qui planifie sa rencontre bilan est la décision de présenter ou non ses impressions diagnostiques. Cette question peut devenir délicate lorsque le clinicien anticipe que la réception du diagnostic par le client peut susciter en lui des réactions négatives, sinon préjudiciables. Dans sa réflexion, le clinicien doit soupeser les pour et les contre, par exemple en se demandant si une meilleure connaissance de la part du client de sa condition de santé mentale peut lui être profitable pour recevoir des interventions adaptées à celle-ci.

De manière similaire, la décision de remettre une copie du rapport d'évaluation au client découlera d'une réflexion sur les avantages et désavantages de procéder ainsi (Wright, 2021). Il est généralement recommandé au clinicien d'être transparent dans ses conclusions envers le client à moins qu'il existe des raisons importantes de ne pas le faire, dont le risque de causer une détresse importante ou un préjudice. Le clinicien doit se faire une opinion sur la question au meilleur de son jugement clinique. Lorsque le contenu du rapport pose un risque (p. ex., réactions négatives à recevoir un diagnostic), le clinicien peut préférer donner ces mêmes informations verbalement dans le cadre d'une rencontre où il pourra rester sensible aux réactions du client, s'assurer de la manière dont l'information est comprise, en faisant appel à des interventions psychoéducatives qui offrent une explication sur ce que veulent dire les catégories diagnostiques, les bénéfices de poser un diagnostic et les limites de celui-ci pour décrire une personne. Dans certains cas, si l'information contenue dans le rapport risque d'être accablante pour un client dont le niveau de fonctionnement cognitif ou émotionnel est limité, il est aussi possible de résumer l'essentiel des résultats, conclusions et recommandations du rapport dans un format plus simple qui tient sur une page.

Généralement, le clinicien prend soin de préparer l'entrevue bilan selon une structure logique et individualisée, qui tient compte de sa conceptualisation des difficultés, des caractéristiques cognitives et affectives du client, de son niveau de réceptivité émotionnelle et de ses capacités d'introspection. Par exemple, il peut choisir d'organiser les informations par grands thèmes cliniques, en sélectionnant trois ou quatre axes majeurs qui rendent compte de la dynamique du client (Friedman, Bolinskey, Levak, & Nichols, 2015). Le choix de ces thèmes repose sur la compréhension clinique du cas, mais aussi sur l'anticipation des réactions possibles du client face aux contenus abordés.

Structure et conduite de l'entrevue bilan

Il n'existe pas une seule manière de structurer une entrevue de rétroaction (Wright, 2021). La forme que prend cette rencontre dépend du contexte clinique, des objectifs de l'évaluation, ainsi que des préférences du clinicien et des caractéristiques propres au client. Toutefois, certaines balises générales peuvent guider le clinicien dans la conduite efficace et collaborative de cette rencontre. Wright (2021) propose quatre manières de structurer la rencontre bilan. D'abord, en suivant simplement les sections du rapport d'évaluation, notamment si une copie du rapport est remise au client. Une autre manière consiste à se centrer principalement sur les recommandations afin d'avoir l'occasion de discuter plus longuement avec le client sur chacune, surtout si des résistances sont anticipées et qu'il sera nécessaire pour le clinicien d'être plus explicite sur leurs rationnels. Les deux autres manières sont celles présentées dans ce qui suit.

Dans le cadre d'une clinique externe de psychologie, une approche fréquemment utilisée consiste à structurer la rencontre bilan autour des questions faisant l'objet de l'évaluation psychologique. Il convient dans ce cas d'ouvrir l'entrevue bilan par une validation du ou des motifs de consultation et des questions posées par le client, tels que compris et reformulés par le clinicien. Cette étape permet de confirmer l'alignement entre les préoccupations du client et le cadre de l'évaluation avant de procéder au bilan. Le clinicien prend aussi soin d'expliquer le déroulement de la rencontre, en disant par exemple qu'il prendra un rôle plus actif en proposant une manière d'expliquer les difficultés du client, mais que celui-ci est invité à poser toutes les questions qu'il désire, et que les informations transmises peuvent parfois susciter toutes sortes de réactions, ou encore des désaccords, et que, si c'est le cas, il sera intéressé à en discuter avec lui. Par exemple, le clinicien peut dire « Svp, vous me direz si cela a du sens pour vous, et arrêtez-moi n'importe quand si vous avez des questions ou si quelque chose n'est pas clair ».

Le clinicien présente ensuite, en termes simples et accessibles, les grandes lignes de sa formulation de cas et, le cas échéant, les impressions diagnostiques. Il précise également son niveau de confiance à l'égard de ses conclusions, en tenant compte des limites méthodologiques ou contextuelles. Tout au long de l'entrevue, le clinicien reste centré sur les éléments essentiels, c'est-à-dire ceux qui répondent directement au motif de consultation et aux questions initiales, et qui sont les plus susceptibles d'aider le client et de guider l'intervention à venir. L'utilisation de jargon médical ou professionnel est évitée, au profit d'un langage clair, compréhensible et respectueux de la perspective du client. Les informations sont présentées une à une, en prenant soin de vérifier la compréhension du client après chaque point, et en lui laissant l'occasion de poser des questions. Ainsi, le clinicien peut s'arrêter régulièrement afin d'aller chercher la réaction du client, en demandant par exemple « Est-ce que ce que je viens de présenter a du sens pour vous ? Avez-vous des exemples qui vous viennent sur ce qui a été dit ? ».

L'autre manière de structurer la rencontre bilan découle de l'approche de Finn (2007 ; voir Wright, 2021) sur les niveaux d'information en fonction de ce que le client connaît de son fonctionnement et de son ouverture à en prendre connaissance. Dans cette logique, il est recommandé d'adopter une progression graduelle dans la présentation, en commençant par des éléments que le client connaît déjà de son fonctionnement, qui sont plus accessibles à sa conscience ou encore, moins conflictuels, afin d'établir un climat de confiance et de le préparer à ce qui suit comme transmission d'informations. Les éléments moins connus de la part du client, plus délicats, plus heurtants, ou encore moins accessibles à sa conscience, peuvent être abordés par la suite. Par exemple, un client présentant des défenses narcissiques peut être surpris d'entendre que son estime de soi est fragile. Cette approche graduée facilite la réception des informations par le client. De plus, étant donné que les premières informations n'ont pas besoin d'être autant discutées, cette approche permet au clinicien de consacrer plus de temps aux réactions du client devant les informations plus délicates, en adoptant une posture plus thérapeutique.

Peu importe le niveau des informations transmises, le clinicien demeure attentif aux comportements non verbaux de son client et explore activement ses réactions face à ce qui est dit : comment il se sent, ce qu'il en pense, et dans quelle mesure les informations ont du sens pour lui. Lorsque le client réagit positivement à une thématique ou que celle-ci a du sens pour lui, le clinicien peut enrichir l'échange par une exploration plus poussée, recueillir de nouvelles informations cliniques, et ainsi affiner sa compréhension de la problématique.

En somme, l'entrevue bilan ne se limite pas à une transmission de résultats. Elle représente un moment interactif et dynamique, un équilibre entre présentation, exploration et collecte de données complémentaires, entre des habiletés techniques et thérapeutiques, entre une séance d'information et une séance de thérapie. Il n'est donc pas rare que l'entrevue bilan constitue aussi une rencontre clinique à part entière, dans laquelle le style relationnel du clinicien joue un rôle déterminant dans la réception, l'intégration et l'impact des informations présentées. Tout au long de la rencontre, le clinicien adopte une attitude empathique, contenue et respectueuse, et intègre au besoin des interventions de soutien, des reflets de sentiments ou des formulations de validation. Il cherche ainsi à favoriser un climat d'ouverture et d'espoir, même dans les situations où les résultats sont perçus comme difficiles à entendre.

Par ailleurs, le clinicien veille à mettre en lumière non seulement les difficultés, mais également les forces, les ressources personnelles et les capacités d'adaptation du client (Maruish, 2008). En soulignant les aspects positifs du fonctionnement, il contribue à renforcer l'estime de soi et à mobiliser l'engagement du client dans un éventuel processus thérapeutique.

Lorsque des désaccords ou des réactions de surprise surviennent, le clinicien évite de tomber dans la confrontation ou l'argumentation (Wright, 2021). Il commence par vérifier que les explications ont été bien comprises et reformule au besoin. Il peut aussi juger de la nécessité de faire des interventions psychoéducatives à propos des construits discutés ou encore à propos du processus d'évaluation, quels types de données sont recueillies, etc. Dans tous les cas, il s'abstient d'imposer sa propre vision. Les désaccords peuvent être abordés comme des occasions de dialogue clinique : le clinicien explore alors les réactions du client avec curiosité et respect, dans le but de mieux comprendre son point de vue et de favoriser l'alliance thérapeutique.

Discussion du plan de traitement en fin d'entrevue bilan

Vers la fin de l'entrevue bilan, le clinicien amorce une discussion collaborative sur les suites à donner à l'évaluation, notamment en ce qui concerne le plan de traitement proposé (Groth-Marnat & Wright, 2016). Cette étape constitue un pont naturel entre la compréhension clinique partagée et les actions concrètes à entreprendre pour répondre au motif de consultation.

S'appuyant sur les données issues de l'évaluation et sur sa formulation de cas, le clinicien présente au client différentes options thérapeutiques, en expliquant leurs modalités, leurs objectifs et leurs implications pratiques. Il prend soin de discuter :

- Du pronostic anticipé selon que le client entreprend ou non un traitement;
- De la durée approximative du processus thérapeutique, ainsi que de l'investissement en temps et en énergie qu'il peut requérir;
- Des modalités d'intervention envisagées (psychothérapie individuelle, de groupe, intégrée à un suivi médical, etc.);
- Des approches thérapeutiques potentiellement appropriées (p. ex., thérapie cognitive-comportementale, thérapie de soutien, approche psychodynamique, intervention motivationnelle).

Le clinicien propose ensuite des objectifs de traitement en lien avec le motif de consultation, tout en tenant compte du niveau d'acceptation, de motivation et de réceptivité du client face aux informations partagées. Les moyens pour atteindre ces objectifs sont également présentés de manière claire et adaptée, dans une logique de collaboration sur le plan d'action.

Tout au long de cette discussion, le clinicien s'assure que le client comprend les recommandations formulées, qu'il se sent libre d'exprimer ses préférences ou ses réticences, et qu'il dispose de l'information nécessaire pour prendre une décision éclairée quant à la suite des démarches.

Communication des résultats aux proches et à des tiers

Dans certaines situations cliniques, lorsque cela est jugé utile pour la prise en charge thérapeutique du client, la présentation des résultats de l'évaluation psychologique peut être élargie à des tiers, comme les membres de la famille ou des professionnels impliqués, à condition d'obtenir au préalable le consentement libre et éclairé du client (Wright, 2021). Lorsque cette démarche est jugée pertinente sur le plan clinique, elle peut s'avérer bénéfique pour mobiliser l'environnement du client et favoriser l'adhésion au traitement.

La rencontre avec les proches devrait, dans la mesure du possible, se dérouler en présence du client, afin de préserver la transparence et de respecter son droit à l'autodétermination. Il peut toutefois être utile, avec l'autorisation du client, de consacrer une partie de l'entrevue à un échange confidentiel avec les proches, notamment pour recueillir des informations supplémentaires ou aborder certains enjeux délicats susceptibles d'interférer avec le traitement (Morrison, 1995). Le clinicien s'informe au préalable du niveau de connaissance des proches quant à la condition du client, afin d'adapter ses explications en conséquence. Si le clinicien est appelé à assurer lui-même le suivi thérapeutique, il informe la famille qu'un plan de traitement a été discuté avec le client, et présente à nouveau les grandes lignes de ce plan, y compris les signes de changement à surveiller, les modalités de soutien attendues et les coordonnées de contact en cas de besoin.

Dans d'autres contextes, notamment lorsque le client qui demande l'évaluation est un professionnel référent ou une institution (p. ex., tribunal, organisme gouvernemental), une rencontre spécifique peut être organisée pour communiquer les résultats de manière adaptée au mandat. Le contenu et la formulation de l'information partagée doivent alors être ajustés au destinataire. En toutes circonstances, le clinicien s'engage à :

- Informer la personne évaluée des informations qui seront partagées avec les tiers ;
- Expliquer l'objectif de cette transmission ;
- Clarifier l'usage qui en sera fait, conformément aux principes éthiques de confidentialité et de respect du client.

Dans le contexte de services multidisciplinaires, la présentation orale par le clinicien des résultats de son évaluation doit être brève et structurée. Selon Morrison (1995), cette présentation devrait idéalement durer environ cinq minutes et suivre la même organisation que celle du rapport psychologique. Cette manière de présenter permet de refléter à la fois la compréhension approfondie du fonctionnement du client et la rigueur méthodologique du clinicien. Il est essentiel que cette présentation mette en évidence les conclusions principales, les hypothèses retenues et les recommandations cliniques, tout en étant adaptée au niveau de formation et aux besoins des autres professionnels. Le clinicien doit également être en mesure de justifier son raisonnement diagnostique, notamment en ce qui concerne le diagnostic différentiel, en expliquant pourquoi certaines hypothèses ont été retenues et d'autres écartées à la lumière des données recueillies.

23.3 RÉSUMÉ

Le rapport d'évaluation psychologique constitue bien plus qu'un simple compte rendu des données recueillies au cours de l'évaluation : il incarne un outil central de réflexion clinique, de communication professionnelle et d'orientation thérapeutique. Sa fonction première est de documenter et de transmettre une compréhension intégrée du fonctionnement psychologique du client, en respectant les standards déontologiques et les exigences de qualité professionnelle. Sa structure s'articule généralement autour d'une logique hypothético-déductive. Le rapport inclut notamment : les données sociodémographiques et administratives, le motif de consultation, la procédure d'évaluation, la description du problème actuel, son histoire, les antécédents médicaux, l'histoire familiale et sociale, les observations cliniques, l'évaluation psychométrique, la compréhension clinique, les impressions diagnostiques, les recommandations et un plan d'intervention. Le style d'écriture doit allier rigueur technique et clarté, en tenant compte des destinataires du rapport. Le clinicien adopte un langage nuancé et précise la source des informations. Il s'appuie sur des exemples concrets pour illustrer ses observations, tout en gardant un ton professionnel et accessible. L'objectif est de produire un document à la fois intelligible, crédible et utile, autant pour les professionnels que pour le client lui-même.

La communication des résultats de l'évaluation psychologique constitue un moment clé de la démarche clinique, à la fois sur le plan des informations à transmettre et de la relation avec le client. Réalisée lors de l'entrevue de rétroaction, ou entrevue bilan, cette rencontre permet de présenter les conclusions de l'évaluation, de favoriser la compréhension du client à l'égard de son propre fonctionnement et de l'engager activement dans la suite du processus. Pour ce faire, le clinicien adapte le contenu, le style et la structure de sa présentation au niveau d'introspection, de réceptivité émotionnelle et de compréhension du client. Il s'efforce d'éviter le jargon professionnel, de rester accessible, et de transmettre l'information avec tact, honnêteté et sensibilité. La structure de la rencontre peut varier selon le contexte. Le clinicien peut commencer par valider les motifs de consultation, puis présenter sa formulation de cas et ses impressions diagnostiques, en insistant sur les éléments importants qui répondent aux questions initiales et qui guideront les recommandations. Il reste attentif aux réactions verbales et non verbales du client, reformule, questionne, et ajuste sa communication selon la réceptivité de ce dernier. L'entretien devient alors un espace interactif, parfois aussi thérapeutique que technique. Vers la fin de la rencontre, une discussion sur le plan de traitement est amorcée. Le clinicien présente les options thérapeutiques, discute du pronostic, des modalités d'intervention et des objectifs possibles, en tenant compte de la motivation, des attentes et des ressources du client.

CHAPITRE 24

EXEMPLE DE RAPPORT D'ÉVALUATION PSYCHOLOGIQUE

RAPPORT D'ÉVALUATION PSYCHOLOGIQUE (CONFIDENTIEL)

Nom : Monsieur V.	**État civil :** conjoint de fait, père d'un enfant
Adresse :	**Occupation :** pas de retour au travail à la suite d'un AVC subi le x
Téléphone :	**Date d'ouverture du dossier :**
Nationalité : canadienne	**Date de l'évaluation** :
Date de naissance :	**Date du rapport d'évaluation :**
Sexe : masculin	**Demande de consultation :** par le client

Identification

Monsieur V., âgé de 32 ans, demeure actuellement au domicile de ses parents alors que sa conjointe qu'il fréquente depuis 3 ans demeure au Chili avec ses deux enfants, un garçon âgé de 2 ans et une fille âgée de 3,5 ans. Monsieur V. est le père du garçon, alors que la fille de sa conjointe est issue d'une première union. Il parle l'espagnol comme langue seconde. Il a une scolarité de DEP comme machiniste. Monsieur ne travaille pas depuis qu'il a subi un AVC le x et reçoit les prestations d'une assurance invalidité ainsi que le soutien financier de ses parents. Auparavant, il travaillait depuis 4 mois comme machiniste dans une entreprise aéronautique. Il pratiquait aussi le patinage à roues alignées et le vélo dans des compétitions nationales. Depuis son accident neurologique, il a repris le vélo et une partie de son entraînement sportif.

Motif de la consultation

Monsieur V. consulte de son gré à la suite des encouragements de ses parents qui lui ont trouvé quelques ressources pour consultation. Il dit traverser le pire moment de sa vie, car sa conjointe au Chili menace de le laisser, car elle lui pardonne difficilement ce qu'il a fait. Monsieur ne peut accepter cette situation d'autant plus qu'il ne se sent pas pleinement responsable des actions qu'il aurait commises. En effet, monsieur rapporte ne pas comprendre ce qu'il a fait au point où il a l'impression que ce n'était pas lui qui a commis ces gestes. Par conséquent, il ne peut accepter d'être face à une rupture dans laquelle il est jugé pour celui qu'il n'est pas. Par ailleurs, il rapporte ne pas se pardonner ce qu'il a fait à sa conjointe et à ses propres enfants. Il regrette amèrement et est prêt à tout pour reprendre sa relation avec sa conjointe. Monsieur éprouve le besoin de lui téléphoner plusieurs fois par jour (parfois plus de 6 fois) et d'entendre sa conjointe lui dire qu'elle l'aime encore. Il se dit convaincu que c'est le cas. Il se dit très amoureux de sa conjointe.

Monsieur vient consulter dans l'espoir qu'on lui explique les raisons de son écart de comportement. Il souhaite aussi obtenir une lettre signée de notre part qu'il pourra faire lire à sa conjointe. Sa présente démarche avec nous ainsi que notre lettre pourrait l'aider à convaincre sa conjointe de ses bonnes intentions et aussi de l'aspect inhabituel de son écart de comportement afin qu'elle lui accorde une seconde chance. Monsieur exprime le souhait de rejoindre sa conjointe et ses enfants aussitôt que sa démarche en psychothérapie sera terminée. Il planifie retourner au Chili en décembre x ou en janvier x. D'ici là, monsieur se sent responsable du bien-être de sa conjointe et de ses enfants et continue de leur apporter son soutien financier.

Procédure d'évaluation et instruments de mesure

Nous avons rencontré monsieur à la Clinique x dans le cadre de quatre entrevues d'évaluation d'une durée variant entre 60 et 120 minutes, soit les x. Les tests suivants ont été administrés : Échelle d'intelligence de Wechsler pour adultes – 4e édition (WAIS-IV) et l'Inventaire multiphasique de la personnalité du Minnesota – 2e édition (MMPI-2). Étant donné la fatigabilité et les difficultés de lecture du client rendant la passation du MMPI-2 difficile à administrer en une seule rencontre, il lui a été permis de répondre au questionnaire à plusieurs reprises. Par ailleurs, avec l'autorisation du client, nous avons contacté par téléphone la mère de monsieur pour obtenir un complément d'information et nous avons consulté le rapport d'évaluation neuropsychologique de Mme x daté x.

Description du problème

Il y a quelques années, soit en x, monsieur a débuté une relation avec R., une jeune femme monoparentale qu'il a connue au Chili lors d'un voyage pour une compétition de vélo. Au retour de son second séjour de quelques mois, R. lui apprend qu'elle est enceinte. En août x, il décide de retourner au Chili afin de s'y installer. Monsieur rapporte que lui et sa conjointe ont dû fonder une famille dans des conditions sociales et financières très défavorables. Touché par la pauvreté de sa belle-famille, monsieur dit avoir donné beaucoup d'argent afin de leur venir en aide et avoir assumé une grande partie de leurs problèmes (ex. : hébergement, achat d'appareils électroménagers, etc.). À cela s'ajoutent les nombreuses disputes du jeune couple au sujet de l'éducation des enfants. Monsieur se dit aussi têtu que sa conjointe, et le couple aurait beaucoup de difficultés à faire des compromis. Le voyant épuisé, la conjointe de monsieur lui suggère de faire un voyage de repos chez des membres de la parenté. Lors de ce voyage, monsieur rencontre une autre jeune femme avec qui il n'a pas de rapport sexuel, mais qui prend une grande place dans sa vie (p. ex. : nombreux échanges sur Internet). À son retour au domicile familial, monsieur apprend à R. qu'il désire la quitter et cela l'aurait profondément blessée. En décembre x, monsieur revient au Québec, où il rencontre une autre femme avec qui il a des rapports sexuels.

En juillet x, il retourne au Chili avec l'honnête intention d'avouer à sa conjointe son infidélité. C'est dans ce contexte de crise conjugale que l'état psychologique de monsieur s'est détérioré. Monsieur a rapporté qu'il serait devenu dépressif et suicidaire, et aurait forcé sa conjointe à adopter des comportements de sauvetage. Par exemple, à une occasion, monsieur a traversé la rue sans regarder et sa conjointe n'a pas eu le choix d'intervenir. Monsieur nous dit qu'il attendait un signe de la part de sa conjointe. Par la suite, sa conjointe se serait liée d'amitié avec un homme. Un soir où elle accompagnait cet homme dans une sortie d'amis, il s'est retrouvé seul au domicile avec son garçon et sa belle-fille. Après un incident banal impliquant un des enfants, monsieur a rapporté qu'il aurait piqué une « colère bleue » et aurait été tout près de frapper sa belle-fille. Il se serait retenu in extremis et aurait plutôt brisé un meuble de salon. Il aurait ensuite téléphoné à sa conjointe pour lui dire qu'il était devenu dangereux avec les enfants et qu'elle devait revenir à domicile. C'est à ce moment que monsieur réalise qu'il a besoin d'une aide psychologique. En septembre x, ses parents lui ont payé le billet de retour afin qu'il puisse venir se faire soigner au Québec.

Au moment de l'évaluation, monsieur a rapporté qu'il ne présente plus de symptômes dépressifs, mais conserve une irritabilité. Depuis son AVC, monsieur observe des changements au niveau de sa personnalité. Selon ses dires, ses désirs sexuels (libido) seraient augmentés, il se fâcherait plus facilement et ses colères seraient plus intenses. Monsieur n'a jamais été infidèle auparavant et gèrait bien ses désirs sexuels. Les comportements de colère ne sont pas nouveaux, mais leur fréquence est très variable et liée à la situation en cours (p. ex. : quelques fois par jour à quelques fois par mois). Les comportements de colère observables sont les suivants : argumenter, lever le ton de la voix, crier, insulter, frapper sur la table. Monsieur n'a jamais démontré d'agressivité physique envers une autre personne. Selon le client, l'épisode où il s'est fâché devant ses enfants était la première fois qu'il se conduisait de manière « aussi méchante ». Parmi les facteurs qui sont susceptibles de faire apparaître le comportement de colère, il y a les discussions dans lesquelles il se sent incompris ou ressent qu'on ne fait pas attention à ses besoins. Lorsqu'il se fâche, monsieur quitte l'interaction et va se défâcher à l'extérieur. Il finit par regretter sa réaction et revenir pour s'expliquer.

La mère de monsieur confirme les observations précédentes. Elle décrit son fils comme un garçon très actif avant son AVC qui dépensait son énergie dans les activités sportives. Selon elle, il était impulsif et manquait de concentration. Il avait aussi une grande confiance en lui et en la vie. Depuis son AVC, le plus gros changement selon elle est la diminution de sa confiance personnelle. Il ne peut plus se réaliser autant au travail ou dans les sports. Elle observe qu'il est plus fatigable et plus impulsif sur le plan de ses réactions émotionnelles. Il serait encore plus généreux dans ses relations amoureuses qu'il l'était auparavant, et son caractère entêté se serait intensifié. Par ailleurs, la désinhibition sociale (p. ex. : besoin de se rapprocher et de toucher les gens) qu'il présentait à la suite de son AVC se serait beaucoup estompée grâce à ses apprentissages au niveau du contrôle de soi qu'il a faits durant sa réadaptation post-AVC. Face au départ éventuel de son fils au Chili, la mère du client exprime une seule inquiétude, soit l'absence de réseau social en cas de rupture avec sa conjointe. Par rapport à son comportement, elle croit que le comportement d'infidélité qu'il a posé ne lui ressemble pas du tout et qu'il n'est pas le seul responsable. Elle croit cependant que monsieur est influençable et qu'il a besoin d'une conjointe qui est stable et prévisible. De son côté, le client explique son comportement comme étant le résultat des nombreux facteurs de stress (c.-à-d. deuil des pertes post-AVC, nouveau rôle et responsabilités familiales, arrêt de son entraînement physique, problèmes financiers, douleurs).

Il est à noter que, selon les dires de monsieur, la crise que vivait le couple s'est rapidement résorbée au fil des rencontres. Ainsi, après discussion, le couple se dit prêt à reprendre leur union de manière graduelle et de prendre le temps de se connaître avant de vivre ensemble.

Histoire familiale et sociale

Monsieur est le deuxième fils d'une famille de 3 garçons. L'enfance de monsieur a été marquée par son trouble d'attention et d'hyperactivité devant lequel ses parents se sont montrés très compréhensifs et présents. Ils l'auraient ainsi encouragé à canaliser ses énergies dans les sports, ce qui lui a rendu un grand service. Son père occupe un emploi dans la construction. Il est décrit comme une personne qui s'oppose difficilement devant sa conjointe. Il démontrerait de l'intérêt et du respect envers la vie du client et serait capable de comprendre ses besoins actuels. Par exemple, il aurait encouragé son fils à rejoindre sa conjointe et son enfant au Chili lorsqu'il était tourmenté par sa situation et serait intéressé à les rencontrer. La mère du client est ménagère. Elle est décrite comme autoritaire et surprotectrice. Le client a tendance à percevoir l'attitude protectrice de sa mère devant sa situation actuelle comme un désintérêt de sa part envers sa conjointe et ses enfants, et comme un manque de confiance envers ses capacités. Les conditions de réussite qu'elle lui impose parfois pour l'encourager à faire face à ses responsabilités sont vécues par monsieur comme des obstacles à la réalisation de ses projets personnels. Par conséquent, malgré les efforts de sa mère pour l'aider, le client se dit davantage blessé dans son rapport avec elle. Le frère aîné du client est marié et père d'un enfant, il travaille en informatique et aurait un tempérament fort. Son frère cadet travaille à la ferme avec sa conjointe et aurait un caractère plus docile. Monsieur se dit blessé de voir sa mère toujours parler en bien de ses belles-filles alors qu'elle ne le fait jamais à propos de sa conjointe ou de ses enfants.

Son plus vieux souvenir est celui d'une panne d'essence sur l'autoroute alors qu'il était avec sa mère et ses deux frères. Étant garçon, le client était combatif et finissait toujours par obtenir ce qu'il voulait. Par exemple, il aurait obtenu son diplôme malgré ses difficultés d'apprentissage du français, de l'anglais et de la lecture. Il était hyperactif, mais sans trouble du comportement. Il a repris sa 5e année primaire et sa 2e année secondaire. Il aurait changé d'école à 4 reprises pour se retrouver dans une école spécialisée pour élèves ayant des troubles d'apprentissage. Par contre, il a toujours bien réussi en mathématiques.

Il a commencé à patiner très jeune pour ensuite s'entraîner sérieusement et connaître des succès. Il aurait été classé au xe rang au Canada en patins à roues alignées. Cependant, le sport demeure avant tout une source de plaisir pour lui. Il aurait délaissé l'entraînement depuis qu'il a rencontré R., et cela aurait contribué à la survenue de son épisode dépressif selon lui. Sur le plan social, il a toujours eu beaucoup d'amis malgré ses nombreux changements d'école.

Après son AVC, monsieur rapporte qu'il a tout perdu, sauf sa famille : sa copine, ses amis et son travail. Ce fut une épreuve très difficile. Selon le client, ce fut encore plus difficile pour sa famille, car il s'est alors dit qu'il avait encore sa tête et que ses amis n'étaient pas de vrais amis. Il a continué à se battre comme il l'avait toujours fait et il a repris la compétition paralympique à vélo.

Sa rencontre avec R. a été un tournant dans sa vie post-AVC. En effet, il est tombé amoureux d'elle. Il était heureux qu'elle l'accepte tel qu'il est, avec son côté excentrique. Il a aussi été touché par l'importance de sa présence dans la vie de la fille de R., qu'il a connue alors qu'elle n'avait que 7 mois et qu'il considère comme sa propre fille. La naissance de son fils a été un moment très spécial. En somme, la relation que monsieur entretient avec R. est très spéciale, car, comme le dit monsieur, elle est la mère de ses deux enfants.

Histoire médicale

Durant ses années scolaires, monsieur a reçu le diagnostic de trouble du déficit d'attention avec hyperactivité non contrôlé par la médication (Ritalin). Il avait conservé ce trouble jusqu'à l'âge adulte, mais arrivait à trouver des stratégies pour mieux le gérer. Ce trouble n'interférait pas non plus avec sa performance dans un travail actif. Le 11 avril x, monsieur se trouvait sur le circuit Gilles-Villeneuve pour une compétition de patins à roues alignées lorsqu'il est tombé en pleine course. La chute serait consécutive à une hémorragie secondaire à la rupture d'une malformation artérioveineuse. Hospitalisé à l'Hôpital x, on note un état d'agitation, un trouble du langage et une hémiplégie droite. L'examen de tomodensitométrie révélait une hémorragie intraparenchymateuse au niveau des noyaux gris centraux du côté gauche. Le client a débuté sa réadaptation à l'Hôpital x pour la terminer au Centre de réadaptation x. L'évaluation neuropsychologique menée lors de son passage au centre a révélé de légères lacunes sur le plan du fonctionnement cognitif, compatibles avec l'événement neurologique et se manifestant par les déficits suivants : léger ralentissement psychomoteur, difficulté à partager son attention, fragilité de la mémoire de travail, problème d'alternance entre deux concepts, tendance à être impulsif pouvant nuire à la résolution de problème, une certaine immaturité affective et tendance à la désinhibition pouvant nuire aux relations interpersonnelles. D'autre part, on soulignait que les forces suivantes étaient bien préservées : gnosies, praxies, capacités d'apprentissage, capacités de raisonnement non verbal, de planification, de génération de stratégies et de résolution de problèmes. Aujourd'hui, le client se plaint des séquelles résiduelles suivantes : désinhibition émotionnelle, difficulté de mémoire récente, hémiparésie droite, fatigabilité accrue et douleurs à l'hémicorps droit (température et humidité) pour lesquelles il reçoit des traitements d'acuponcture.

Observations et examen mental

Monsieur V. est un homme de petite taille qui paraît son âge. Sa démarche est ralentie par une hémiparésie droite. Le niveau de vigilance est adéquat. Monsieur présente des signes de fatigue après une heure de concentration. Il est habillé de manière soignée et décontracté. Il apporte parfois une touche distinctive à son apparence (p. ex. : chapeau). On note l'utilisation d'une chaîne attachée à son portefeuille comme moyen compensatoire mnésique. Il apparaît détendu et reste assis sans difficulté pour la durée de la rencontre. Il est souriant. Il établit un bon contact visuel avec son interlocuteur. Il parle d'une voix affirmative. On note une légère dysarthrie résiduelle. Il offre spontanément sa collaboration et se montre désireux d'offrir tout ce qu'il peut pour répondre aux besoins de son interlocuteur.

L'humeur est plutôt positive et optimiste. L'affect est légèrement labile, mais demeure approprié au discours. Monsieur s'émeut rapidement lorsqu'il rapporte les comportements qu'il ne se pardonne pas. On note des sentiments d'insécurité affective, de tristesse, de honte, mais aucun signe d'irritabilité. Le discours est fluent, parfois fuyant, parfois désorganisé. On note la présence de contradictions au niveau des idées. Du point de vue du contenu de la pensée, on note la présence de croyances déviantes (p. ex. : être l'objet de sorcellerie). Il n'y a pas de délires ou d'hallucinations. Il n'y a pas d'idéations suicidaires. Il n'y a pas de phobies ou d'anxiété généralisée.

Monsieur suit la conversation sans difficulté. La compréhension et l'expression verbale sont fonctionnelles. Il est bien orienté dans les trois sphères. Les souvenirs récents sont intacts. Par contre, il arrive au client de poser des gestes qu'il regrette et de ne plus se souvenir de ceux-ci. La pensée apparaît plutôt concrète. Le niveau d'introspection est faible. Monsieur tend à chercher des raisons extérieures à ses difficultés. On note l'usage du déni et de la rationalisation. Le jugement est partiel. Le client éprouve des difficultés à prendre la perspective d'autrui. Ses solutions apparaissent parfois simplistes. Il se montre toutefois ouvert aux interprétations.

Évaluation psychométrique

Sur le plan du rendement intellectuel, les résultats obtenus à l'Échelle d'intelligence de Wechsler pour adultes (WAIS-IV) évaluant le fonctionnement intellectuel général indiquent que monsieur fonctionne actuellement à l'intervalle d'intelligence moyenne, obtenant 95 à l'Échelle globale du quotient intellectuel, ce qui le place au 37e percentile par rapport aux autres personnes de son groupe d'âge (entre 91 et 99 pour un intervalle de confiance à 90 %). Cependant, le rendement obtenu à l'Échelle globale ne reflète pas son réel niveau de fonctionnement intellectuel général, étant donné qu'il existe des différences significatives entre les composantes qui composent cet indice global, dont l'ampleur de certaines divergences se retrouve chez seulement 3 % de la population. L'Indice d'aptitude générale estimant le rendement global à partir de construits verbaux et perceptuels ne peut pas s'interpréter non plus, car il ne représente pas un indice cohérent et valide étant donné les divergences entre les indices qui le composent. À l'Indice d'efficience cognitive mesurant l'efficacité de traitement démontrée par une grande vitesse visuelle et un bon contrôle mental, monsieur obtient 94, ce qui le place au 34e percentile par rapport à son groupe de référence (entre 89-100 pour un intervalle de confiance à 90 %). Ce dernier indice ne présente pas de divergence entre les scores qui le composent. Il peut donc être interprété, mais ne peut être comparé à l'Indice d'aptitude générale, qui lui présente des divergences. Un examen des différentes composantes de la WAIS-IV s'avère donc pertinent pour mieux décrire les habiletés cognitives de monsieur, soit l'Indice de compréhension verbale pour lequel monsieur obtient 86 (rang centile = 18 ; intervalle = 81-92), l'Indice de raisonnement perceptif pour lequel monsieur obtient 112 (rang centile = 79 ; intervalle = 106-117), l'Indice de mémoire de travail pour lequel monsieur obtient 94 (rang centile = 34 ; intervalle = 88-101) et l'Indice de vitesse de traitement pour lequel monsieur obtient 94 (rang centile = 34 ; intervalle = 88-102). Tous ces indices sont interprétables et situent monsieur dans la moyenne de son groupe de référence. Toutefois, il existe des divergences entre ces quatre indices qui sont plus à même de décrire le profil intellectuel de monsieur.

Une différence significative de 26 points a été trouvée entre la performance de monsieur à l'Indice de raisonnement perceptif, le situant au 79e percentile, et sa performance à l'Indice de compréhension verbale, le situant au 18e percentile. Cette divergence marquée est la plus à même de contraster les habiletés verbales et non verbales de monsieur. En effet, cela indique que ce dernier performe nettement mieux à des tâches mesurant ses capacités de raisonnement non verbal et fluide qu'à des épreuves évaluant ses capacités à comprendre et à conceptualiser l'information verbale. Le trouble des apprentissages qu'a connu monsieur durant ses années scolaires explique possiblement cette divergence. Étant donné que l'Indice de compréhension verbale reflète un type d'intelligence dite cristallisée qui est basée sur des épreuves verbales largement influencées par le rendement et les acquisitions scolaires, il est donc attendu que monsieur connaisse une pauvre performance à cet indice. Il est aussi connu que les individus avec un trouble des apprentissages ont de meilleures habiletés visuo-spatiales que séquentielles. Les habiletés visuo-spatiales incluent le traitement holistique et simultané d'un ensemble et de ses différentes parties durant la perception visuelle, alors que les habiletés séquentielles renvoient au traitement des informations ordonnées dans le temps. La différence significative de 18 points retrouvée entre la performance de monsieur à l'Indice de raisonnement perceptif (79e percentile) et celle obtenue à l'Indice de mémoire de travail le situant au 34e percentile semble aller dans cette direction. En effet, l'Indice de mémoire de travail est basé essentiellement sur un traitement de type séquentiel. Enfin, les grandes qualités de travailleur manuel que monsieur démontrait avant son AVC expliquent ses forces sur le plan visuo-spatial.

Par ailleurs, une différence significative de 18 points a été trouvée entre la performance de monsieur à l'Indice de raisonnement perceptif (79e percentile) et sa performance à l'Indice de vitesse de traitement, le situant au 34e percentile. L'indice de vitesse de traitement se compose de sous-tests évaluant la vitesse à la fois motrice et mentale, ainsi que la mémoire à court terme visuelle durant la résolution d'un problème non verbal. À une tâche supplémentaire de la WAIS-IV, monsieur a été capable de se souvenir de 9/9 paires de nombre-symbole, ce qui dénote d'excellentes capacités de mémoire à court terme en modalité visuelle. De plus, aux épreuves de résolution de problèmes non verbaux, monsieur a obtenu plusieurs points bonus pour sa rapidité d'exécution, ce qui témoigne de sa vigilance mentale. Il est donc possible que la pauvre performance de monsieur aux épreuves de rapidité de type papier-crayon soit principalement attribuable à un certain malaise sur le plan de la coordination visuomotrice consécutive à son atteinte cérébelleuse.

De manière à faire ressortir les forces et faiblesses du client, il est possible de comparer monsieur à lui-même au niveau des scores d'indices, puis au niveau des scores obtenus aux différentes épreuves. D'abord, lorsque ses performances aux différents indices sont comparées au score moyen de ces mêmes indices, l'Indice de compréhension verbale représente une faiblesse personnelle dans son profil, alors que l'Indice de raisonnement perceptif représente une force. Ceci confirme le contraste entre les habiletés verbales et visuo-spatiales décrit plus haut. Lorsque les scores aux différentes épreuves sont comparés au score moyen de ces mêmes épreuves, il est possible de dégager un profil de forces et faiblesses plus spécifique. Le client a démontré une force à trois épreuves. Dans la première épreuve, le participant doit reproduire, à l'aide de blocs, des modèles ou des illustrations de dessins bicolores, alors que dans la seconde, il doit observer une matrice visuelle incomplète et sélectionner la partie manquante parmi cinq choix de réponses. Lorsque ces tâches sont comparées à d'autres faisant appel à des habiletés partagées, il apparaît que la force de monsieur tient davantage à sa capacité de traitement holistique et simultanée envers des formes et des objets ainsi qu'à sa capacité à répondre devant l'incertitude. Dans la troisième épreuve, on pose au participant une série de questions portant sur la résolution de problèmes de la vie quotidienne ou sur la compréhension de concepts et de pratiques sociales. Il apparaît que la force de monsieur tient à ses capacités de raisonnement et à son bon jugement pratique et social. Ceci est appuyé par les grandes capacités d'adaptation dont monsieur a fait preuve pour compenser son trouble des apprentissages et décrocher son diplôme d'études professionnelles, ainsi que par ses capacités interpersonnelles dont il fait preuve en entrevue.

Par ailleurs, monsieur a démontré une faiblesse à deux épreuves de la WAIS-IV, une où le sujet doit donner la définition des mots, et une autre où on lui demande de répéter une série de chiffres, d'abord dans le même ordre et ensuite dans l'ordre inverse. Les faiblesses cognitives sous-jacentes à la pauvre performance obtenue à la première épreuve semblent être tributaires d'une difficulté à former et à manipuler des concepts verbaux abstraits, ainsi qu'à certaines limites sur le plan du bagage des connaissances. Quant à la pauvre performance obtenue à la deuxième épreuve, celle-ci semble s'expliquer par un malaise à conserver et à manipuler l'information en mémoire à court terme en modalité auditivo-verbale. Il est possible que cette difficulté soit en lien avec une certaine désinhibition des processus de pensée telle qu'elle a pu être observée à travers les nombreuses digressions du discours, la persévération sur le plan des idées et le manque de sélectivité des idées durant les épreuves verbales.

Sur le plan de la personnalité, le protocole MMPI-2 du client est valide. La passation du questionnaire a exigé de multiples séances étalées sur 6 jours, étant donné la fatigabilité accrue que monsieur ressent depuis son AVC et le ralentissement qu'il présente du point de vue de ses capacités de lecture. Malgré ces conditions difficiles, monsieur a démontré une excellente collaboration en répondant à presque tous les items (3 omissions : items 25, 171, 492). Il a répondu à ceux-ci de manière cohérente (VRIN = 57 ; TRIN = 65), hormis un changement de style dans la fréquence des problèmes atypiques rapportés entre la première (F = 73) et la seconde moitié (Fb = 42) du test. Le protocole ne présente pas d'indice d'exagération des difficultés (Fp = 56) ou d'attitude défensive devant les problèmes (K = 47 ; S = 51). Bien au contraire, on note que le client fait preuve d'une franchise inhabituelle pour rapporter ses problèmes. Il est possible que des défenses psychologiques affaiblies soient en cause derrière cette grande ouverture. En effet, monsieur aurait tendance à nier ses défauts les plus évidents (L = 65). Ce dernier indice suggère une faiblesse du point de vue des capacités d'introspection et de la conscience de soi.

Monsieur ne rapporte pas de détresse psychologique ou d'émotions négatives dans le contexte de vie actuel et se montre plutôt confiant envers ses capacités pour résoudre ses difficultés (Moyenne des scores T des 8 échelles cliniques = 55,5 ; RCd = 47 ; A = 43 ; Es = 56). Il ne rapporte pas de symptômes d'anxiété (7 = 53 ; RC7 = 47 ; ANX = 50 ; FRS = 41 ; OBS = 41) ou de dépression (2 = 50 ; RC2 = 46 ; DEP = 41). Monsieur ne présente ni symptôme de somatisation (1= 54 ; RC1 = 54) ni préoccupations pour la santé (HEA : T = 56) bien qu'il rapporte plusieurs plaintes somatiques pouvant être en lien avec un tableau de séquelles post-AVC, par exemple la perte de la sensibilité (item 247), la fatigabilité (item 464) et les douleurs (item 224).

Sur le plan des émotions, monsieur se décrit comme une personne souvent en colère et qui peut vivre du ressentiment envers les autres (ANG = 67 ; ANG2 = 67). Par exemple, le client rapporte se mettre facilement en colère, mais jamais pour longtemps, et il s'emporte facilement (items 213 et 389). Il n'est pas enclin à exprimer cette colère de manière incontrôlée en frappant les gens ou les objets (ANG1 = 58). Cependant, le contrôle des émotions demeure fragile étant donné une faiblesse sur le plan des capacités d'inhibition (Sc5 = 61) et le risque de passage à l'acte (0 = 38). Ainsi, monsieur peut apparaître plutôt labile du point de vue émotionnel, il peut changer d'humeur rapidement (6 = 61) et agir parfois de manière agressive (4 = 59). La gestion des émotions et des impulsions est affaiblie par un manque d'introspection et une tendance au déni (L = 65). De plus, la faiblesse sur le plan des capacités d'inhibition de monsieur se grefferait possiblement à sa tendance à rechercher des activités à risque et excitantes pour l'aider à se sentir mieux (Pa = 62 ; MAC-R = 64). Sur le plan cognitif, le client rapporte vivre des expériences sensorielles bizarres (Sc6 = 70) et des difficultés de concentration et de mémoire (Sc3 = 60). Par exemple, le client mentionne avoir déjà eu des visions (item 427). De plus, certaines croyances déviantes sont aussi notées.

Par exemple, le client rapporte qu'il a souvent eu l'impression dans sa vie que quelqu'un lui faisait faire des choses en l'hypnotisant (item 355). Cependant, ces expériences aberrantes ne présentent pas l'intensité des symptômes psychotiques, tels délires et hallucinations pouvant diminuer le contact avec la réalité (RC8 : T = 59 ; BIZ : T = 54). Du point de vue du concept de soi, monsieur apparaît comme une personne généreuse et très sensible à l'opinion des autres (6 = 61 ; 8 = 60). Il se définit par des valeurs très masculines, et ses intérêts en ce qui concerne le travail et les loisirs rejoignent ceux qui sont habituellement associés aux rôles traditionnels (5 = 40). Par exemple, monsieur est une personne active et énergique, qui recherche les situations compétitives et les aventures (4 = 59 ; 0 = 38). Il se perçoit aussi comme une personne non conformiste, excentrique et non conventionnelle (8 = 60 ; R = 39). Sur le plan interpersonnel, monsieur est de nature extravertie et recherche les contacts sociaux (0 = 38). Il est confiant et à l'aise en situation sociale (Si1 = 42), il établit les contacts sociaux et aime être en situation de groupe (Si2 = 41). Cependant, il peut être parfois perçu par les autres comme une personne immature, égocentrique et impulsive (4 = 59 ; 8-60), ou une personne qui n'accepte pas facilement les conséquences de ses actions ou ses responsabilités (Re = 42). Monsieur perçoit son environnement comme aidant (FAM^2 = 58), mais très critique et manquant de compréhension à son égard (Pd1 = 84). Il a aussi le sentiment d'être contrôlé par les autres (RC6 = 65) et rapporte par exemple que les gens de son environnement tentent d'influencer ses pensées (item 361). Il rapporte un grand nombre de discordes familiales durant lesquelles il vit beaucoup de ressentiment et de colère qui alimentent son désir de s'en éloigner (FAM1 = 63). Le client a tendance à blâmer les autres pour ses difficultés (4 = 59 ; 6 = 61). Il rapporte aussi des problèmes conjugaux (MDS = 60). En somme, monsieur a le sentiment que la vie est difficile (6 = 61) et qu'il ne fait pas partie de son environnement (8 = 60).

Sur le plan des impressions diagnostiques, le profil actuel de monsieur ne correspond pas à un tableau diagnostique. Cependant, en tenant compte de la labilité émotionnelle de monsieur et de ses moyens de défenses habituelles (c.-à-d. déni, passage à l'acte), il est probable que le tableau clinique varie rapidement selon le contexte de vie et la présence ou non d'un réseau de soutien. D'autre part, monsieur présente des traits de personnalité rigides et inadaptés (HST : T = 61 ; BDL : T = 60 ; PAG = 60). Il est nécessaire d'établir le diagnostic différentiel entre une personnalité histrionique, limite et passive-agressive. Monsieur bénéficierait grandement d'une aide psychothérapeutique, étant donné ses problèmes relationnels et ses difficultés sur le plan du contrôle émotionnel. Monsieur démontre également une grande ouverture envers les professionnels de la santé et la capacité à se dévoiler et à parler de ses difficultés (TRT = 43 ; K = 47). Cependant, le pronostic est plutôt réservé étant donné que la motivation à s'engager dans un véritable processus de changement est minée par l'absence de détresse émotionnelle (A : T = 43 ; Es : T = 56 ; RCd : T = 47), la faiblesse du point de vue des capacités d'introspection (L = 65) et la tendance à blâmer les autres pour ses difficultés (4 = 59 ; 6 = 61).

Compréhension clinique

Il s'agit d'un homme âgé de 32 ans, qui a présenté un trouble d'adaptation avec humeur dépressive en rémission complète à la suite de l'apparition de responsabilités familiales nouvelles et imprévues. Le trouble d'adaptation s'est greffé sur un tableau de séquelles cognitives et comportementales post-AVC consolidé depuis plusieurs années. L'humeur dépressive de monsieur a évolué favorablement dans un contexte familial apportant soutien affectif et financier, soit à l'abri des facteurs de stress associés à la reprise des responsabilités familiales.

À cause de son AVC, monsieur conserve des séquelles cognitives et comportementales modérées qui le rendent plus susceptible de se retrouver dans des situations problématiques avec, en parallèle, une plus grande vulnérabilité à gérer le stress découlant de ces dernières. En effet, monsieur conserve une diminution de ses capacités de contrôle émotionnel qui l'amène à réagir plus rapidement et intensément devant les sources de plaisir et de frustration. Il peut perdre de vue l'appréciation de la situation dans son ensemble et se laisser influencer par les stimulations les plus immédiates. Il est alors à risque de poser des gestes qu'il regrette amèrement et qui entrent en conflit avec son système de valeurs personnelles qui sont plutôt traditionnelles. De plus, la rigidité de ses processus de pensée diminue sa capacité à résoudre ses problèmes interpersonnels. Il lui est difficile de voir la perspective de l'autre et il demeure fixé à ses perceptions premières. Sa prise de décision et son jugement dans la vie quotidienne peuvent en souffrir. Ces séquelles cognitives et comportementales et la nécessité de composer avec de nouvelles et importantes responsabilités familiales ont probablement contribué à la survenue du trouble d'adaptation. La rémission de ce trouble une fois de retour au domicile familial rappelle l'importance du réseau de soutien dans le cas de monsieur.

Par ailleurs, il est facile d'imaginer que l'arrivée de sa conjointe, de son garçon, ainsi que de sa belle-fille dans sa vie post-AVC est venue donner une signification nouvelle à son existence et combler un besoin de rehausser l'estime de soi et le statut social. Monsieur est à l'âge de vouloir s'engager dans une relation intime, source de valorisation personnelle. Il est de nature généreuse et sensible, et ses intentions d'assurer le bien-être de sa famille apparaissent tout à fait sincères. Cependant, ces besoins apparaissent parfois entrer en conflit avec son tempérament extraverti et aventureux. Le client recherche les stimulations, les aventures, les situations à risque et les compétitions, où il peut mobiliser ses énergies. Monsieur éprouve de la difficulté à faire preuve de compromis entre ces deux tendances de la personnalité et à répondre à tous ses besoins de manière plus équilibrée.

Enfin, les comportements d'agressivité verbale et les comportements à risque (p. ex. : traverser la rue sans regarder) apparaissent survenir lorsque monsieur se sent blessé ou diminué sur le plan de sa valeur personnelle. Les réponses de sauvetage de la part de l'entourage en réponse à ces comportements apportent un soulagement aux sentiments d'insécurité affective de monsieur et maintiennent probablement les comportements problématiques.

Impressions diagnostiques

Trouble de l'adaptation avec humeur dépressive (309.0), en rémission complète.

Modification de la personnalité due à un AVC (310.1), type désinhibé.

Séquelles cognitives et comportementales d'un AVC survenu le 11 avril x.

Nouvelles responsabilités familiales non planifiées. Absence d'un réseau de soutien adéquat au Chili.

Différentiel :

- Éliminer la possibilité d'un trouble de la personnalité histrionique en déterminant le caractère primaire ou secondaire des traits suivants : besoin d'être au centre de l'attention, comportement de séduction, émotions changeantes, utilisation de son physique pour attirer l'attention.
- Éliminer la possibilité d'un trouble de la personnalité limite en déterminant le caractère primaire ou secondaire des traits suivants : efforts pour éviter un abandon, impulsivité, instabilité affective et colères incontrôlées.

Recommandations, pronostic et urgence de l'intervention

Nous recommandons une psychothérapie individuelle à court terme avant le départ de monsieur au Chili (p. ex. : entre 5 et 10 séances) à raison d'une rencontre par semaine afin d'aider monsieur à mieux comprendre les raisons qui ont contribué à la survenue de ses difficultés d'adaptation envers ses nouvelles responsabilités familiales, et cela, dans un but de prévention. Compte tenu de la chronicité des séquelles cognitives et comportementales, ainsi que de l'absence d'un réseau de soutien adéquat au Chili, il est possible que monsieur soit de nouveau confronté aux mêmes difficultés une fois qu'il aura repris ses responsabilités familiales. Par conséquent, le pronostic demeure réservé. Il n'y a pas d'urgence à intervenir. Cependant, une prise en charge rapide est souhaitée, étant donné l'intention du client de retourner au Chili en janvier prochain.

Par ailleurs, une fois de retour au Chili, nous croyons qu'il serait important que le client puisse bénéficier d'un suivi professionnel, soit par un médecin généraliste ou un autre professionnel de la santé (psychologue, travailleur social), afin d'assurer le suivi de la réintégration familiale, de lui apporter du soutien et de le diriger au besoin vers d'autres professionnels. À cette ressource pourrait aussi s'ajouter un groupe de soutien auprès des personnes avec atteintes neurologiques.

Plan d'intervention : objectifs thérapeutiques, priorités et stratégies d'intervention

Étant donné les contraintes de temps et le fait que les aidants naturels qui formeront le réseau social de monsieur au Chili ne sont pas accessibles, un seul objectif thérapeutique prioritaire sera visé.

Objectif : Que monsieur puisse mieux comprendre les raisons qui ont contribué à l'apparition de son trouble d'adaptation envers ses responsabilités familiales et l'importance de changer certains comportements de manière à prévenir une rechute.

Moyens :

1. Éducation sur la problématique actuelle. Par exemple, explications permettant à monsieur de bien comprendre les raisons de son trouble d'adaptation, ses difficultés à concilier ses besoins et les facteurs de maintien de ses comportements à risque.
2. Confrontation sur l'impact des séquelles cognitives et comportementales sur les difficultés familiales.
3. Sensibilisation sur l'importance d'avoir des stratégies compensatoires afin de mieux gérer les débordements émotionnels et les difficultés à comprendre le point de vue de l'autre. Par exemple, monsieur est invité à reconnaître les signes précurseurs d'une crise de colère et d'adopter des comportements adaptatifs afin d'éviter l'escalade vers la crise. De plus, le client pourrait expliquer calmement son point de vue sur une situation et demander à son interlocuteur de lui expliquer le sien. Ainsi, le client pourrait se laisser un temps de réflexion et tenir compte de différentes perspectives et de leurs conséquences respectives avant de prendre une décision.
4. Sensibilisation sur l'importance de se donner une programmation fixe pour ce qui est de ses activités (horaire hebdomadaire) afin d'équilibrer les besoins familiaux et les besoins personnels sur le plan de l'entraînement sportif;
5. Écrire un résumé de l'évaluation à la demande du client.

Signature

Nom et abréviation de grade universitaire

Profession (n° de permis ordre professionnel)

Adresse

RÉFÉRENCES

AEgisdottir, S., White, M. J., Spengler, P. M., Maugherman, A. S., Anderson, L. A., Cook, R. S., & Rush, J. D. (2006). The Meta-Analysis of Clinical Judgment Project : Fifty-Six Years of Accumulated Research on Clinical Versus Statistical Prediction. *The Counseling Psychologist, 34*(3), 341-382.

AERA, APA, & NCME. (2003). *Normes de pratique du testing en psychologie et en éducation (Traduit par l'OCCOPPQ sous la direction de Georges Sarrazin).* Montréal : Institut de Recherche Psychologiques.

Ainsworth, M. D. S., Blehar, M. C., Waters, E., & al., e. (1978). *Patterns of Attachment : A Psychological Study of the Strange Situation.* Hillsdale, NJ Lawrence Erlbaum Ass.

American Psychiatric Association. (2000a). *Diagnostic and statistical manual of mental disorders (DSM-IV-R).* Washington, DC : Author.

American Psychiatric Association. (2013). *Diagnostic and statistical manual of mental disorders (5th ed.).* Washington, DC : Authors.

American Psychiatric Association (Ed.) (1994). *Diagnostic and statistical manual of mental disorders* (4 ed.). Washington, DC : Author.

American Psychiatric Association (Ed.) (2000b). *Diagnostic and statistical manual of mental disorders—IV—Text Revision* (4th ed.). Washington, DC : Author.

American Psychological Association. (2002). Ethical principles of psychologists and code of conduct. *American Psychologist, 57*(12), 1060-1073.

Anastasi, A. (1994). *Introduction à la psychométrie.* Montréal Guérin Universitaire.

Bandura, A. (1986). *Social Foundations of Thought and Action : A Social Cognitive Theory.* Englewoods Cliffs, NJ : Prentice Hall.

Beck, A. T., & Beck, J. S. (1991). *The Personality Belief Questionnaire.* Bala Cynwyd, PA : The Beck Institute for Cognitive Therapy and Research.

Beck, A. T., Butler, A. C., Brown, G. K., Dahlsgaard, K. K., Newman, C. F., & Beck, J. S. (2001). Dysfunctional beliefs in personality disorders : A test of the cognitive theory. *Journal of Consulting and Clinical Psychology, 69*(2), 349-357.

Beck, A. T., Epstein, N., Brown, G. K., & Steer, R. A. (1988). An inventory for measuring clinical anxiety : psychometric properties. *Journal of Counseling and Clinical Psychology, 56*, 893-897.

Beck, A. T., & Freeman, A. (1990). *Cognitive Therapy of Personality Disorders.* New York : Guilford.

Beck, A. T., Freeman, A., Davis, D. D., Pretzer, J., Fleming, B., Ottaviani, R., . . . Trexler, L. (2004). *Cognitive Therapy of Personality Disorders* (2nd ed.). New York, NY : Guilford Press.

Beck, A. T., Kovacs, M., & Weissman, A. (1979). Assessment of suicidal intention : The Scale for Suicidal Ideation. *Journal of Counseling and Clinical Psychology, 47*, 343-352.

Beck, A. T., Rush, A. J., Shaw, B. F., & Emery, G. (1979). *Cognitive therapy of depression.* New York, NY : Guilford Press.

Beck, A. T., & Steer, R. A. (1991). *Manual for the Beck scale for suicide ideation.* San Antonio, TX : The Psychological Corporation.

Beck, A. T., Steer, R. A., & Brown, G. K. (1996). *Manual for Beck Depression Inventory-II.* San Antonio, TX : Psychological Corporation.

Bellack, A. S., & Hersen, M. (1998). *Comprehensive Clinical Psychology. Vol.4 : Assessment.* Kidlington, Oxford Elsevier Science.

Bellak, L., & Abrams, D. M. (1997). *The Thematic Apperception Test, the Children's Apperception Test, and the Senior Apperception Technique in clinical use* (6th ed.). Needham Heights, MA : Allyn & Bacon.

Berg, R., Franzen, M., & Wedding, D. (1987). *Screening for Brain Impairment : A manuel for Mental Health Practice*. New York, N.Y. : Springer

Bergeret, J. (2004). *Psychologie pathologique : théorique et clinique* (9e ed.). Paris : Masson.

Bernreuter, R. G. (1933). The theory and construction of the personality inventory. *Journal of Social Psychology, 4*, 387-405.

Beutler, L. E., & Clarkin, J. F. (1990). *Systematic Treatment Selection : Toward targeted therapeutic interventions* : Brunner/Mazel.

Beutler, L. E., Harwood, T. M., Alimohamed, S., & Malik, M. (2002). The empirical status of the Systematic Treatment Selection model. In J. C. Norcross (Ed.), *Psychotherapy relationships that work : Therapist contributions and responsiveness to patients* (pp. 373-401) : Oxford University Press.

Beutler, L. E., Malik, M., Talebi, H., Fleming, J., & Moleiro, C. (2004). Use of psychological tests/instruments for treatment planning. In M. E. Maruish (Ed.), *The Use of Psychological Testing for Treatment Planning and Outcomes Assessement* (3rd ed., Vol. 1). Hove, East Sussex : Psychology Press.

Biberdzic, A., & Grenyer, B. F. S. (2023). How much training do we need? Assessing the validity and interrater reliability of the PDM-2's Psychodiagnostic Chart among less experienced clinicians. *Journal of Personality Assessment, 105*(3), 436-444.

Blais, M. A., & Hopwood, C. J. (2017). Model-based approaches for teaching and practicing personality assessment. *Journal of Personality Assessment, 99*(2), 136-145.

Blais, M. A., & Smith, S. (2014). Improving the integration process in psychological assessment : Data organization and report writing. In R. Archer & S. Smith (Eds.), *Personality assessment* (pp. 4005-4439). New York, NY : Routledge.

Bordin, E. S. (1979). The generalizability of the psychoanalytic concept of the working alliance. *Psychotherapy : Theory, Research & Practice, 16*(3), 252-260.

Borum, R., Otto, R., & Golding, S. (1993). Improving clinical judgment and decision making in forensic evaluation. *The Journal of Psychiatry & Law, 21*(1), 35-76.

Bouvard, M. (2008). *Questionnaires et échelles d'évaluation de la personnalité* (4e ed.). Issy-les-Moulineaux Elsevier Masson.

Bowlby, J. (1969). *Attachment and loss : Vol. 1. Attachment*. New York, NY : Basic Books.

Brown, G. K., Newman, C. F., Charlesworth, S. E., Crits-Christoph, P., & Beck, A. T. (2004). An open clinical trial of cognitive therapy for borderline personality disorder. *Journal of Personality Disorders, 18*(3), 257-271.

Brown, T. A., Di Nardo, P. A., & Barlow, D. H. (1994). *Anxiety Disorders Interview Schedule for DSM-IV (ADIS-IV)*. Albany, NY : Graywind.

Buhr, K., & Dugas, M. J. (2002). The Intolerance of Uncertainty Scale : psychometric properties of the English version. *Behavior Research and Therapy, 40*, 931-945.

Butcher, J. N. (1998). *The Butcher Treatment Planning Inventory : Manual*. San Antonio, TX : The Psychological Corporation.

Butler, A. C., Beck, A. T., & Cohen, L. H. (2007). The Personality Belief Questionnaire–Short Form : Development and preliminary findings. *Cognitive Therapy and Research, 31(3), 357–370, 31*(3), 357-370.

Butler, A. C., Brown, G. K., Beck, A. T., & Grisham, J. R. (2002). Assessment of dysfunctional beliefs in borderline personality disorder. *Journal of Personality Disorders, 16*(3), 201-214.

Castro, D. (2006). *Pratique de l'examen psychologique en clinique adulte : WAIS-III, MMPI-2, Rorschach, TAT* Dunod : Dunod

Castro, D. (2016). *Pratique de l'examen psychologique en clinique adulte – Approches intégratives* (3e ed.). Paris : Dunod.

Cervone, D., & Pervin, L. A. (2014). *Personnalité : théorie et recherche* (2nd ed.). Saint-Laurent (Québec) : Éditions du renouveau pédagogique inc. (ERPI).

Chaloult, L. (2008). *La thérapie cognitivo-comportementale : théorie et pratique.* . Montréal Gaëtan-Morin.

Chin, F. T., Stanton, C. E., Sanford, B. T., & Hayes, S. C. (2022). Case conceptualization in Acceptance and Commitment Therapy. In T. D. Eells (Ed.), *Handbook of Psychotherapy Case Formulation* (3rd ed.). N.Y. : Guilford.

Clum, G. A., & Curtin, L. (1993). Validity and reactivity of a system of self-monitoring suicide ideation. *Journal of Psychopathology and Behavioral Assessment, 15*, 375-385.

Conners, C. K. (2022). *Conners 4th Edition (Conners 4™)*. Toronto, ON Multi-Health Systems Inc.

Coyle, E. L., Willis, D. J., Leber, W. R., & Culbertson, J. L. (1998). Clinical Interviewing. In A. S. Bellack & M. Hersen (Eds.), *Comprehensive Clinical Psychology. Vol.4 : Assessment.* Kidlington, Oxford Elsevier Science.

Craig, R. J. (1989). *Clinical and Diagnostic Interviewing.* Northvale, N.J. : Jason Aronson.

Craig, R. J. (2008). Millon Clinical Multiaxial Inventory-III. In R. P. Archer & S. R. Smith (Eds.), *Personality Assessment. Routledge.* . N.Y. : Routledge.

Cramer, P. (1991). *The development of defense mechanisms : Theory, research and assessment.* N.Y. : Springer Verlag.

Cull, J. G., & Gill, W. S. (1988). *Suicide probability scale manual.* Los Angeles, CA : Western Psychological Services.

Daniel, M., & Carothers, t. (2007). Mental status examination. In M. Hersen & J. C. Thomas (Eds.), *Handbook of Clinical Interviewing with Adults.* Thousand Oaks, CA : Sage.

Derogatis, L. R. (1993). *Brief Symptom Inventory (BSI) administration, scoring, and procedures manual* (3rd ed.). Minneapolis, MN : National Computer Systems.

Derogatis, L. R. (1994). *SCL-90-R : Administration, scoring, and procedures manual.* Minneapolis, MN : National Computer Systems.

Desjardins, P. (2017). L'utilisation des tests. *Psychologie Québec.*

Dudley, R., & Kuyken, W. (2014). Case formulation in cognitive behavioral therapy : a principle-driven approach. In L. Johnstone & R. Dallos (Eds.), *Formulation in Psychology and Psychotherapy : Making Sense of People's Problems* (2nd ed., pp. 18-44) : Routledge.

Dugas, M. J., Freeston, M. H., Provencher, M. D., Lachance, S., Ladouceur, R., & Gosselin, P. (2001). Le Questionnaire sur l'inquiétude et l'anxiété : validation dans des échantillons non cliniques et cliniques. *Journal de Thérapie Comportementale et Cognitive, 11*, 31-36.

Dugas, M. J., Gagnon, F., Ladouceur, R., & Freeston, M. H. (1998). Generalized anxiety disorder : a preliminary test of a conceptual model. *Behavior Research and Therapy, 36*, 215-226.

Dupuis, D. (2009). Évaluation psychologique et déontologie. *Psychologie Québec, 26.*

Durand, V. M. B., D.H. : (2002). *Psychopathologie : une perspective multidimensionnelle.* Paris : De Boeck : De Boeck.

Eells, T. D. (2022). History and current status of psychotherapy case formulation. In T. D. Eells (Ed.), *Handbook of Psychotherapy Case Formulation* (3rd ed.). N.Y. : Guilford.

Eells, T. D. (Ed.) (2007). *Handbook of Psychotherapy Case Formulation.* New York, NY : Guilford.

Ellenberger, H. F. (1970). *The Discovery of the Unconscious : the History and Evolution of Dynamic Psychiatry.* N.Y. : Basic Books.

Ellis, A. (1977). *Anger : How to live with and without it.* Secaucus, NJ : Citadel Press.

Erikson, E. H. (1950). *Childhood and Society.* New York, NY : W. W. Norton.

Faust, D. (1997). Of science, meta-science, and clinical practice : The generalization of a generalization to a particular. *Journal of Personality Assessment, 68*(2), 331-354.

Finn, S. E., & Tonsager, M. E. (1997). Information-gathering and therapeutic models of assessment : complementary paradigms. *Psychological Assessment, 9*, 374-385.

First, M. B., & First, M. B. (2015). *Structured Clinical Interview for DSM-5 Disorders, Clinician Version (SCID-5-CV).* : American Psychiatric Association.

First, M. B., Skodol, A. E., Bender, D. S., & Oldham, J. M. (2018a). *Structured Clinical Interview for the DSM-5® Alternative Model for Personality Disorders (SCID-5-AMPD).* Arlington, VA : American Psychiatric Association Publishing.

First, M. B., Skodol, A. E., Bender, D. S., & Oldham, J. M. (2018b). *User's Guide for the Structured Clinical Interview for the DSM-5® Alternative Model for Personality Disorders (SCID-5-AMPD).* Arlington, VA : American Psychiatric Association Publishing.

First, M. B., Williams, J. B. W., Benjamin, L. S., & Spitzer, R. L. (2015a). *Structured Clinical Interview for DSM-5® Personality Disorders (SCID-5-PD).* Arlington, VA : American Psychiatric Association Publishing.

First, M. B., Williams, J. B. W., Benjamin, L. S., & Spitzer, R. L. (2015b). *User's Guide for the SCID-5-PD (Structured Clinical Interview for DSM-5® Personality Disorders).* Arlington, VA : American Psychiatric Association Publishing.

First, M. B., Williams, J. B. W., Karg, R. S., & Spitzer, R. L. (2016). *User's guide for the SCID-5-CV Structured Clinical Interview for DSM-5® disorders : Clinical version* : American Psychiatric Association Publishing.

Frances, A. (2013). *Essentials of psychiatric diagnosis : Responding to the challenge of DSM-5.* New York : Guilford.

Freeston, M. H., Rhéaume, J., Letarte, H., Dugas, M. J., & Ladouceur, R. (1994). Why do people worry? *Personality and Individual Differences, 17*, 791-802.

Freud, A. (1936). *Le moi et les mécanismes de défense.* Paris : PUF.

Freud, S. (1981). *Psychopathologie de la vie quotidienne.* ((œuvre originale publiée en 1901) ed.). Paris : Payot.

Freud, S. (1987). *Trois essais sur la théorie sexuelle* (œuvre originale publiée en 1905 ed.). Paris : Gallimard.

Freud, S. (2011). *Deuil et mélancolie* (oeuvre originale publiée en 1917 ed.). Paris : Payot.

Freud, S. (2012). *Pour introduire le narcissisme* (oeuvre originale publiée en 1915 ed.). Paris : Payot.

Freud, S. (2013). *Essais de psychanalyse* (oeuvre originale publiée en 1915-1923 ed.). Paris : Payot.

Freud, S. (2019). *Métapsychologie* (œuvre originale publiée en 1915 ed.). Paris : Gallimard.

Friedman, A. F., Bolinskey, P. K., Levak, R. W., & Nichols, D. S. (2015). *Psychological Assessment with the MMPI-2/MMPI-2-RF* (3rd ed.) : Routledge.

Frisch, M. B., Cornell, J., Villanueva, M., & Retzlaff, P. J. (1992). Clincical validation of the Quality of Life Inventory : a measure of life satisfaction for use in treatment planning and outcome assessment. *Psychological Assessment, 4*, 92-101.

Fruzzetti, A. E., & Levensky, E. R. (2000). Dialectical Behavior Therapy for Domestic Violence : Rationale and Procedures. *Cognitive and Behavioral Practice, 7*(4), 435-447.

Gabbard, G. O. (2005). *Psychodynamic Psychiatry in Clinical Practice* (4th ed.) : American Psychiatric Publishing.

Gagnon, F. (Ed.) (2010). *Le diagnostic différentiel du trouble de l'humeur dû à une affection médicale et du trouble de l'humeur induit par une substance.* Montréal : Ordre des psychologues du Québec.

Gagnon, J. (à paraître). *Évaluation des adultes par les tests.* Département de psychologie. Université de Montréal. Montréal, Québec.

Garb, H. N. (1994). Judgment research : Implications for clinical practice and testimony in court. . *Applied & Preventive Psychology, 3*(3), 173-183.

Garb, H. N. (1996). The representativeness and past-behavior heuristics in clinical judgment. *Professional Psychology : Research and Practice, 27*(3), 272-277.

Gervais, N. J., & Dugas, M. J. (2008). Generalized Anxiety Disorder. In J. Hunsely & E. J. Mash (Eds.), *A Guide to Assessments That Work* (pp. 254-274). N.Y. : Oxford.

Goldstein, G., Allen, D. N., & DeLuc, J. (2019). Historical perspectives. In G. Goldstein, D. N. Allen, & J. DeLuca (Eds.), *Handbook of Psychological Assessment* (4th ed.). London, UK : Academic Press.

Goldstein, G., & Hersen, M. (Eds.). (2000). *Handbook of Psychological Assessment* (3rd ed.). Kidlington, Oxford : Elsevier Science. .

Gordon, R. M., & Bornstein, R. F. (2015). The Psychodiagnostic Chart–2 (PDC-2) [Version 8.1]. Disponible sur ResearchGate.

Gosselin, P., Ladouceur, R., Langlois, F., Freeston, M. H., & Dugas, M. J. (2003). Développement et validation d'un nouvel instrument évaluatn les croyances erronées à l'égard des inquiétudes. *European Review of Applied Psychology, 53*, 199-211.

Gosselin, P., Ladouceur, R., & Pelletier, O. (2005). Évaluation de l'attitude d'un individu face aux différentes problèmes de vie : le Questionnaire d'Attitude face aux Problèmes (QAP). *Journal de Thérapie Comportementale et Cognitive, 15*, 141-153.

Gosselin, P., Langlois, F., Freeston, M. H., Ladouceur, R., Dugas, M. J., & Pelletier, O. (2002). Le Questionnaire d'Évitement Cognitif (QEC) : développement et validation auprès d'adultes et d'adolescents. *Journal de Thérapie Comportementale et Cognitive, 12*, 24-37.

Goupil, G., & Marchand, A. (2001). *Rédiger un rapport psychologique.* Montréal Gaëtan Morin.

Greene, R. L. (2011). *The MMPI-2/MMPI-2-RF : an Interpretative Manual* (3e ed.). Boston, MA : Allyn & Bacon.

Greenson, R. R. (1977). *Technique et pratique de la psychanalyse.* Vendôme : Presses universitaires de France.

Groth-Marnat, G. (2006). *Handbook of Psychological Assessment (6th ed.). John Wiley.* (4th ed.). Hoboken, N.J. : Wiley.

Groth-Marnat, G., & Wright, A. J. (2016). *Handbook of Psychological Assessment* (6th ed.). Hoboken, N.J. : John Wiley.

Grove, W. M., & Lloyd, M. (2006). Meehl's contribution to clinical versus statistical prediction. *Journal of Abnormal Psychology, 115*(2), 192-194. doi :doi :10.1037/0021-843X.115.2.192

Grove, W. M., Zald, D. H., Lebow, B. S., Snitz, B. E., & Nelson, C. (2000). Clinical vs. mechanical prediction : a meta-analysis. *Psychological Assessment, 12*(1), 19-30. doi :DOI : 10.1037//1040-3590.12.1.19

Gurley, J. R. (2017). *Essentials of Rorschach Assessment : Comprehensive System and R-PAS.* Hoboken, New Jersey : Wiley.

Habersaat, S., d'Huart, D., & Fegert, J. M. (2022). *SCID-5-CV : Entretien clinique structuré pour les troubles du DSM-5®.* Paris : Hogrefe.

Hamilton, M. (1960). *Hamilton Rating Scale for Depression (HRSD, HAM-D)* : APA PsycTests.

Harwood, T. M., & Williams, O. B. (2003). Identifying treatment relevant assessment : The STS. In L. E. Beutler & G. Groth-Marnat (Eds.), *Integrative assessment of adult personality* (2nd ed.). New York : Guilford.

Hathaway, S. R., & McKinley, J. C. (1951). *MMPI manual.* New York : Psychological Corporation.

Hayes, S. N., & O'Brien, W. H. (2000). *Principles and practice of behavioral assessment.* New York, NY : Kluwer Academic.

Heimann, P. (1950). On counter-transference. *International Journal of Psychoanalysis, 31*, 81-84.

Hersen, M. (Ed.) (2005). *Psychological Assessment in Clinical Practice : A Pragmatic Guide.* New York : Routledge.

Hersen, M., & Thomas, J. C. (2007). *Handbook of Clinical Interviewing with Adults.* Los Angeles : Sage.

Hétu, J.-L. (2019). *La relation d'aide : éléments de base et guide de perfectionnement* (6 ed.). Montréal : Chenelière Éducation.

Hibbard, S., Farmer, L., Wells, C., Difillipo, E., Barry, W., Korman, R., & Sloan, P. (1994). Validation of Cramer's Defense Mechanism Manual for the TAT. , 63(2), 197–210. *Journal of Personality Assessment, 63*(2), 197-210.

Hogan, T. P. (2007). *Psychological Testing : a Practical Introduction* (2nd ed.). Hoboken, N.J. : John Wiley.

Hollender, M. H., & Ford, C. V. (1990). *Dynamic Psychotherapy : An introduction Approach.* Washington : American Psychiatry Press.

Holowka, D. W., Dugas, M. J., Francis, K., & Laugesen, N. (2000). *Measuring beliefs about worry : a psychometric evaluation of the Why Worry-II Questionnaire.* Paper presented at the annual convention of the Association for Advancement of Behavior Therapy, New Orleans, LA.

Holt, R. R. (1970). Yet another look at clinical and statistical prediction : or, is clinical psychology worthwhile? *American Psychologist, 25*(4), 337-349.

Horvath, A. O., & Greenberg, L. S. (1989). Development and validation of the Working Alliance Inventory. *Journal of Counseling Psychology, 36*, 223-233.

Hunsely, J., & Lee, C. M. (2003). *Introcution to clinical psychology.* Mississauga : Wiley.

Hunsley, J., & Lee, C. M. (2006). *Introduction to clinical psychology : An evidence-based approach.* Mississauga Wiley.

Hunsley, J., & Mash, E. J. (2008). *A Guide to Assessments that Work.* N.Y. : Oxford University Press.

Jolicoeur, M., & Sauvé, F. (2000). *Mieux comprendre la psychothérapie : 27 questions-réponse.* Montréal : Stanké.

Kabat-Zinn, J. (2003). Mindfulness-based interventions in context : past, present, and future. *Clinical Psychology : Science and Practice, 10*(2), 144-156.

Kaplan, H. I., & Sadock, B. J. (2005). *Manuel de poche de psychiatrie clinique* (2e édition ed.). Cedex Éditions Pradel.

Kernberg, O. (1975). *Borderline Conditions and Pathological Narcissism.* New York : Jason Aronson.

Kernberg, O. (1976). *Object Relations Theory and Clinical Psychoanalysis.* New York : Jason Aronson.

Kernberg, O. (1984). *Object Relations and Theory and Clinical Psychoanalysis.* New Jersey : Aronson.

Kiresuk, T. J., & Sherman, R. E. (1968). Goal Attainment Scaling : a general method for evaluating comprehensive community mental health programs. *Community Mental Health Journal, 4*, 443-453.

Klein, M. (1935). A contribution to the psychogenesis of manic-depressive states. *International Journal of Psychoanalysis, 16*, 145-174.

Klein, M. (1940). Mourning and its relation to manic-depressive states. *International Journal of Psychoanalysis, 21*, 21-153.

Klein, M. (1946). Notes on some schizoid mechanisms. *International Journal of Psychoanalysis, 27*, 99-110.

Klein, M. (1957). Envy and gratitude. In *In Envy and gratitude & other works 1946-1963* (pp. 176-235) : Tavistock.

Kohut, H. (1966). Forms and transformations of narcissism. *Journal of the American Psychoanalytic Association, 14*, 243-272.

Kohut, H. (1971). *The analysis of the self : A systematic approach to the psychoanalytic treatment of narcissistic personality disorders.* New York, NY : International Universities Press.

Kohut, H. (1977). *The restoration of the self.* New York, NY : International Universities Press.

Konstantinos, K., Machery, E., Pachur, T., & Wallin, A. (2004). The search for models of clinical judgments : fast, frugal, and friendly in Paul Meehl's spirit. *Journal of Behavioral Decision Making.* doi : https://hal.science/ijn_00000533

Kring, A. M., Davison, G. C., Neal, J. M., & Johnson, S. L. (2007). *Abnormal Psychology* (10th Edition ed.). NJ : John Wiley & Sons.

Lambert, M. J., Burlingame, G. M., Umphress, V. J., Hansen, N. B., Vermeersch, D. A., Clouse, G. C., & Yanchar, S. C. (1996). The reliability and validy of the outcome questionnaire. *Clinical Psychology and Psychotherapey, 3*, 106-116.

Lambert, M. J., Gregersen, A. T., & Burlingame, G. M. (2004). The Outcome Questionnaire-45. In M. E. Maruish (Ed.), *The use of psychological testing for treatment planning and outcomes assessment : Instruments for adults* (3 ed., pp. 191–234) : Lawrence Erlbaum Associates Publishers.

Lazarus, A. A. (1973). Multimodal behavior therapy : Treating the "BASIC ID". *Journal of Nervous and Mental Disease, 156*, 404-411.

Leiper, R. (2014). Psychodynamic formulation : looking beneath the surface. In L. Johnstone & R. Dallos (Eds.), *Formulation in Psychology and Psychotherapy : Making Sense of People's Problems* (pp. 45-66) : Routledge.

Lichtenberger, E. O., & Kaufman, A. S. (2009). *Essentials of WAIS-IV Assessment.* NY : Wiley.

Linehan, M. M. (1993). *Cognitive-Behavioral Treatment of Borderline Personality Disorder.* New York, NY Guilford Press.

Lingiardi, V., & McWilliams, N. (2017a). *Psychodynamic Diagnostic Manual (PDM-2)* (2 ed.) : The Guilford Press.

Lingiardi, V., & McWilliams, N. (Eds.). (2017b). *Psychodynamic Diagnostic Manual : Second Edition (PDM-2).* . New York, NY : The Guilford Press.

Luborsky, L., Barber, J., Siqueland, L., Johnson, S., Najavits, L., Franks, A., & al., e. (1996). The revised Helping Alliance Questionnaire (HAq-II). *Journal of Psychotherapy Practice and Research, 5*, 260-271.

MacCluskie, K. C., Welfel, E. R., & Toman, S. M. (2002). *Using Test Data in Clinical Practice : A Handbook for Mental Health Professionals* : SAGE Publications.

MacPhillany, D. J., & Lewinsohn, P. M. (1982). The pleasant events schedule : studies on reliability, validity, and scale intercorrelation. *Journal of Counseling and Clinical Psychology, 50*, 363-380.

Mahler, M., Pine, F., & Bergman, A. (1990). *La naissance psychologique de l'être humain : symbiose humaine et individuation.* Paris : Payot.

Maloney, M. P., & Ward, M. P. (1976). *Psychological Assessment : A Conceptual Approach.* N.Y. : Oxford University Press.

Marleau, I. (2019). *L'évaluation des troubles mentaux.* Ordre des psychologues du Québec

Maruish, M. E. (2008). The Clinical Interview. In R. P. Archer & S. R. Smith (Eds.), *Personality Assessement.* N.Y. : Routledge Taylor & Francis Group. .

Maruish, M. E. (2019). *Essentials of treatment planning* (2nd ed.) : John Wiley.

Masterson, J. F. (1976). *Psychotherapy of the borderline adult : A developmental approach.* New York, NY Brunner/Mazel. .

Mayer, J. D. (1998). A systems framework for the field personality. *Psychological Inquiry : An International Journal for the Advancement of Psychological Theory, 9*(2), 118-144.

Mayer, J. D. (2004). A classification système for the data of personnality psychology and adjoining fields. *Review of General Psychology, 8*, 208-219.

Mayer, J. D. (2005). A tale of two visions : Can a new view of personality help integrate psychology? *American Psychologist, 60*(4), 294-307.

McWilliams, N. (1994). *Psychoanalytic Diagnosis : Understanding Personality Structure in the Clinical Process.* New York, NY : Guilford.

McWilliams, N. (1999). *Psychoanalytic Case Formulation.* New York, NY : Guilford.

Meehl, P. E. (1954). *Clinical vs. statistical prediction : A theoretical analysis and a review of the evidence.* Minneapolis : University of Minnesota Press.

Messer, S. B., & Wolitzky, D. L. (1997). The Psychoanalytic Approach to Case Formulation. In T. D. Eells (Ed.), *Handbook of Psychotherapy Case Formulation* (pp. 26-57). New York, NY : Guilford.

Meyer, G. J., Finn, S. E., Eyde, L. D., Kay, G. G., Moreland, K. L., Dies, R. R., … Reed, G. M. (2001). Psychological testing and psychological assessment : A review of evidence and issues. *American Psychologist, 56,* 128-165.

Meyer, G. J., & Kurtz, J. E. (2006). Advancing personality assessment terminology : time to retire "objective" and "projective" as personality test descriptors. *Journal of Personality Assessment, 87*(3), 223-225.

Meyer, G. J., Viglione, D. J., Mihura, J. L., Erard, R. E., & Erdberg, P. (2011). *Rorschach Performance Assessment System : Administration, Coding, Interpreting, and Technical Manual.* Toledo, OH : R-PAS. Org.

Millon, T., Grossman, S., & Millon, C. (2015). *Millon Clinical Multiaxial Inventory–IV (MCMI-IV) manual.* Minneapolis, MN : Pearson Clinical Assessments.

Mischel, W. (1968). *Personality and Assessment.* N.Y. : Wiley.

Mischel, W., Shoda, Y., & Ayduk, Ö. (2008). *Introduction to Personality : Toward an Integrative Science of the Person* (8th ed.). Hoboken, NJ John Wiley & Sons.

Morey, L. C. (1991). *Personality Assessment Inventory professional manual.* Odessa, FL : Psychological Assessment Resources.

Morrison, J. (1995). *The First Interview : Revised for DSM-IV.* N.Y. : Guilford.

Morrison, J. (2014). *Diagnosis made easier : principles and techniques for mental health clinicians* (2nd ed.). N.Y. : Guilford.

Murphy, K. R., & Davidshofer, C. O. (1998). *Psychological Testing : Principles and Applications* (4th ed.). Upper Saddle River, N.J. : Prentice Hall. .

Newman, M. G., Zuellig, A. R., Kachin, K. E., Constantino, M. J., Przeworski, A., Erickson, T., & al., e. (2002). Preliminary reliability and validity of the Generalized Anxiety Disorder Questionnaire-IV : a revised self-report diagnostic measure of generalized anxiety disorder. *Behavior Therapy, 33,* 215-233.

Nichols, D. S. (2011). *Essentials of MMPI-2 assessment* (2e ed.). Hoboken, New Jersey : Wiley.

Nock, M. K., Holmberg, E. B., Photos, V. I., & Michel, B. D. (2007). Self-Injurious Thoughts and Behaviors Interview : development, reliability, and validity in an adolescent sample. *Psychological Assessment, 19,* 309-317.

Nock, M. K., Wedig, M. M., Janis, I. B., & Deliberto, T. L. (2008). Self-injurious thoughts and behaviors. In J. Hunsley & E. J. Mash (Eds.), *A Guide to Assessments that Work.* N.Y. : Oxford University Press.

O'Donohue, W., Beitz, K. K., & Byrd, M. (2006). Overview of behavioral assessment with adults. In M. Hersen (Ed.), *Clinician's Handbook of Adult Behavioral Assessment* (pp. 3-16) : Elsevier.

Ogden, T. H. Ontological psychoanalysis or "What do you want to be when you grow up?". *The Psychoanalytic Quarterly, 88*(4), 661-684.

OPPQ. (2017). *L'utilisation des instruments de mesures : lignes directrices.* Ordre des psychoéducateurs et psychoéducatrices du Québec

Ordre des psychologues du Québec. (2000). *Les tests et leur usage. Fiche déontologique. Volume 1, numéro 3.* Montréal : OPQ.

Organisation mondiale de la Santé. *Classification internationale des maladies* (11 ed.). Genève.

Osman, A., Downs, W. R., Kopper, B. A., Barrios, F. X., Baker, M. T., Osman, J. R., & al., e. (1998). The Reasons for Living Inventory for Adolescents (RFL-A) : development and psychometric properties. *Journal of Clinical Psychology, 54*, 1063-1078.

Paris, J. (2015). *The Intelligent Clinician's Guide to the DSM-5* (2 ed.) : Oxford University Press.

Pavlov, I. P. (1927). *Conditioned Reflexes*. London : Oxford University Press.

Persons, J. B., & Fresco, D. M. (2008). Adult depression. In J. Hunsley & E. J. Mash (Eds.), *A Guide to Assessment That Work* (pp. 96-120). N.Y. : Oxford.

Persons, J. B., & Tompkins, M. A. (1997). Cognitive-behavioral case formulation. In H. o. P. C. Formulation (Ed.), (pp. 314–339). New York, NY : Guilford Press.

Persons, J. B., & Tompkins, M. A. (2007). Cognitive-Behavioral Case Formulation. In T. D. Eells (Ed.), *Handbook of Psychotherapy Case Formulation* (2nd ed., pp. 290-316). New York, NY : Guilford.

Peterson, C., Semmel, A., von Baeyer, C., Abramson, L. Y., Metalsky, G. I., & Seligman, M. E. P. (1982). The attributional style questionnaire. *Cognitive Therapy and Research, 6*, 287-299.

Pretzer, J. L., & Beck, A. T. (2004). A cognitive theory of personality disorders. In M. F. Lenzenweger & J. F. Clarkin (Eds.), *Majory Theories of Personality Disorder*. New York, NY : Guilford.

Québec. (2023). *Code de déotologie des psychologues. Code des professions (chapitres C-26, a. 87).* Québec : Éditeur officiel du Québec

Regier, D. A., Rae, D. S., Narrow, W. E., Kaelber, C. T., & Schatzberg, A. F. (1998). Prevalence of anxiety disorders and their comorbidity with mood and addictive disorders. *The British Journal of Psychiatry, 173*(S34), 24-28.

Reynolds, W. M. (1991). Psychometric characteristics of the Adult Suicide Ideation Questionnaire in college students. *Journal of Personality Assessment, 56*, 289-307.

Ridley, C. R., & Shaw-Ridley, M. (2009). Clinical judgment accuracy : From meta-analysis to metatheory. *The Counseling Psychologist, 37*(3), 400-409. doi :doi :10.1177/0011000008330830

Robichaud, M., & Dugas, M. J. (2005). Negative problem orientation (part I) : psychometric properties of a new measure. *Behavior Research and Therapy, 43*, 391-401.

Rogers, C. (1968). *Le développement de la personne*. Paris : Bordas.

Rush, A. J., Trivedi, M. H., Ibrahim, H. M., Carmody, T. J., Arnow, B., Klein, D. N., & al., e. (2003). The 16-Item Quick Inventory of Depressive Symptomatology (QIDS), Clinician Rating (QIDS-C), and Self-Report (QIDS-SR) : A psychometric evaluation in patients with chronic major depression. *Biological Psychiatry, 54*, 585.

Sandler, J., Holder, A., Dare, C., & Dreher, A. U. (1997). *Freud's Models of the Mind : An Introduction*. Madison, CT International Universities Press.

Santé_Canada. (2025). Directives de consommation d'alcool à faible risque du Canada. Retrieved from https://www.canada.ca/fr/sante-canada/services/dependance-aux-drogues/alcool/directives-consommation-alcool-faible-risque-canada.html

Sarason, I. G., Johnson, J. H., & Siegel, J. M. (1978). Assessing the impact of life changes : Development of Life Experiences Survey. *Journal of Counseling and Clinical Psychology, 45*, 932-946.

Sayers, S. L., & Tomcho, T. J. (2006). Behavioral interviewing. In M. Hersen (Ed.), *Clinician's Handbook of Adult Behavioral Assessment* (pp. 63-84) : Elsevier.

SCP. (2017). *Code canadien d'éthique pour les psychologues (4e édition).* (4 ed.) : Société canadienne de psychologie.

Segal, D. L., & Hutchings, P. S. (2007). Writing up the intake interview. In J. C. Thomas & M. Hersen (Eds.), *Handbook of clinical interviewing with adults. Sage Publications.* Los Angeles, CA : Sage Publications.

Sexton, K. A., & Dugas, M. J. (2008). The Cognitive Avoidance Questionnaire : Validation of the English translation. *Journal of Anxiety Disorders, 22*(3), 355-370.

Shea, S. C. (2005). *La conduite de l'entretien psychiatrique : l'art de la compréhension.* Paris : Elsevier.

Sigmon, S. T., & Lamattina, S. M. (2006). Self-assessment. In M. Hersen (Ed.), *Clinician's Handbook of Adult Behavioral Assessment* (pp. 145-164) : Elsevier.

Skinner, B. F. (1974). *About Behaviorism.* New York : Knopf.

Smith, S. R., & Archer, R. P. (2008). Introducing personality assessment. In R. P. Archer & S. R. Smith (Eds.), *Personality Assessment.* New York, N.Y. : Routledge.

Sommers-Flanagan, J., & Sommers-Flanagan, R. (2009). *Clinical Interviewing* (4 ed.). Hoboken, N.J. : John Wiley & Sons.

Spengler, P. M., & Pilipis, L. A. (2015). A comprehensive meta-reanalysis of the robustness of the experience-accuracy effect in clinical judgment. *Journal of Counseling Psychology, 62*(3), 360-378. doi :doi :10.1037/cou0000065

Summerfeldt, L. J., & Antony, M. M. (2002). Structured and semistructured diagnostic interviews. In M. M. Antony & D. H. Barlow (Eds.), *Handbook of Assessment and Treatment Planning for Psychological Disorders* (pp. 3-37). N.Y. : Guilford.

Teng, E. L., & Chui, H. C. (1987). The Modified Mini-Mental State (3MS) examination. *Journal of Clinical Psychiatry, 48*(8), 314-318.

Thibaudeau, M. (1986). *La première entrevue en psychothérapie.* Montréal Méridiens.

Truax, P., & Wright, S. (2007). Selecting treatment targets and referral. In M. Hersen & J. C. Thomas (Eds.), *Handbook of Clinical Interviewing with Adults.* Thousand Oaks, CA : Sage Publications.

Weissman, A. N., & Beck, A. T. (1978). *Development and validation of the Dysfunctional Attitude Scale : a preliminary investigation.* Paper presented at the American Education Research Association Meeting, Toronto, Canada.

Westen, D. (1991). Clinical assessment of object relations using the TAT. *Journal of Personality Assessment, 56*(1), 56-74.

Westen, D., Lohr, N., Silk, K. R., Gold, L., & Kerber, K. (1990). Object relations and social cognition in borderlines, major depressives, and normals : A thematic apperception test analysis. *Psychological Assessment, 2*(4), 355-364.

Westen, D., & Weinberger, J. (2004). When clinical description becomes statistical prediction. *American Psychologist, 59*(7), 595-613.

Widiger, T. A. (2008). Personality Disorders. In J. Hunsely & E. J. Mash (Eds.), *A Guide to Assessements That Work.* N.Y. : Oxford.

Woodworth, R. S. (1920). *Personal data sheet.* Chicago : Stoelting.

World Health Organization. (2022). *International Classification of Diseases Eleventh Revision (ICD-11).* Geneva : Authors.

Wright, A. J. (2021). *Conducting Psychological Assessment : a Guide for Practioners.* Newark : Wiley.

Young, J. E. (2005). *Schema Therapy : A Practitioner's Guide.* New York, NY : Guilford.

Zarling, A., Lawrence, E., & Marchman, J. (2015). A randomized controlled trial of Acceptance and Commitment Therapy for aggressive behavior. *Journal of Consulting and Clinical Psychology, 83*(1), 199-212.

INDEX

A

B

C

D

E

I

J

K

L

M

N

O

P

Q

R

S

T

V

W

ÉDITEUR AGRÉÉ
Québec

Imprimé sur Rolland Enviro®.
Ce papier contient 100% de fibres recyclées durables,
est fabriqué avec un procédé sans chlore
et à partir d'énergie biogaz.

100% PCF BIOGAZ ÉNERGIE PERMANENT

www.ingramcontent.com/pod-product-compliance
Lightning Source LLC
LaVergne TN
LVHW082026051026
849532LV00011B/3283
* 9 7 8 2 8 9 7 9 9 6 8 1 9 *